心血管病

第4版

诊疗指南解读

主　编　周胜华　赵水平

副主编　刘启明　赵　旺

U0332790

人民卫生出版社

·北京·

图书在版编目（CIP）数据

心血管病诊疗指南解读/周胜华，赵水平主编. —
4 版. —北京：人民卫生出版社，2022.7
ISBN 978-7-117-33339-9

Ⅰ.①心… Ⅱ.①周…②赵… Ⅲ.①心脏血管疾病
-诊疗 Ⅳ.①R54

中国版本图书馆 CIP 数据核字（2022）第 120197 号

人卫智网	www.ipmph.com	医学教育、学术、考试、健康，购书智慧智能综合服务平台
人卫官网	www.pmph.com	人卫官方资讯发布平台

心血管病诊疗指南解读

Xinxueguanbing Zhenliao Zhinan Jiedu

第 4 版

主　　编：周胜华　赵水平
出版发行：人民卫生出版社（中继线 010-59780011）
地　　址：北京市朝阳区潘家园南里 19 号
邮　　编：100021
E - mail：pmph @ pmph. com
购书热线：010-59787592　010-59787584　010-65264830
印　　刷：中农印务有限公司
经　　销：新华书店
开　　本：787×1092　1/16　印张：28
字　　数：699 千字
版　　次：2004 年 4 月第 1 版　　2022 年 7 月第 4 版
印　　次：2022 年 8 月第 1 次印刷
标准书号：ISBN 978-7-117-33339-9
定　　价：89.00 元

打击盗版举报电话：010 - 59787491　E - mail：WQ @ pmph. com
质量问题联系电话：010 - 59787234　E - mail：zhiliang @ pmph. com
数字融合服务电话：4001118166　E - mail：zengzhi @ pmph. com

编者（按姓氏笔画排序）

于碧莲　中南大学湘雅二医院心血管内科
马长生　首都医科大学附属北京安贞医院心脏内科中心
王　帅　中南大学湘雅二医院心血管内科
方臻飞　中南大学湘雅二医院心血管内科
仝其广　首都医科大学附属北京胸科医院心脏中心
伍　莎　中南大学湘雅二医院心血管内科
刘　玲　中南大学湘雅二医院心血管内科
刘启明　中南大学湘雅二医院心血管内科
刘征宇　湖南省人民医院心血管内科
刘振江　中南大学湘雅二医院心血管内科
江　洪　武汉大学人民医院心血管内科
许丹焰　中南大学湘雅二医院心血管内科
阳　辉　中南大学湘雅二医院心血管内科
李　江　中南大学湘雅二医院心血管内科
李向平　中南大学湘雅二医院心血管内科
李旭平　中南大学湘雅二医院心血管内科
杨　阳　中南大学湘雅二医院心血管内科
肖宜超　中南大学湘雅二医院心血管内科
吴智鸿　中南大学湘雅二医院心血管内科
陈明鲜　中南大学湘雅二医院心血管内科
陈雅琴　中南大学湘雅二医院心血管内科
罗小岚　中南大学湘雅二医院心血管内科
周胜华　中南大学湘雅二医院心血管内科
郑小燕　中南大学湘雅二医院心血管内科
郑昭芬　湖南省人民医院心血管内科
赵　旺　中南大学湘雅二医院心血管内科
赵水平　中南大学湘雅二医院心血管内科
赵延恕　中南大学湘雅二医院心血管内科
胡信群　中南大学湘雅二医院心血管内科
段　书　中南大学湘雅二医院心血管内科
柴湘平　中南大学湘雅二医院急诊医学科
唐建军　中南大学湘雅二医院心血管内科
涂　涛　中南大学湘雅二医院心血管内科
黄全跃　中南大学湘雅二医院心血管内科
黄贤圣　中南大学湘雅二医院心血管内科
彭道泉　中南大学湘雅二医院心血管内科
傅庆华　湖南省人民医院心血管内科
潘宏伟　湖南省人民医院心血管内科

第 4 版前言

指南对规范临床医师的医疗行为和提高临床诊疗质量已起到了非常积极的作用。学习和熟悉各类指南的要点，是当前临床医师继续教育的重要内容。然而，临床医师在学习、理解和应用各类指南时，常遇到许多困难。其主要原因是对各类指南制定的背景资料不熟悉。

《心血管病诊疗指南解读》第 1 版于 2004 年出版，第 2 版于 2006 年出版，第 3 版于 2008 年出版，深受广大临床医师的欢迎。《心血管病诊疗指南解读》一书在重点介绍各类心血管诊疗指南要点的同时，还全面地复习各种指南中所依照或参考的重要临床研究证据。所以，许多临床医师阅读了此书后，都感觉这是一本实用性很强的参考书。

临床医学总是在不断发展，心血管病诊疗的指南也在不断更新。从第 3 版《心血管病诊疗指南解读》至今过去了 14 年，所有心血管病诊疗相关的指南都有更新版本，而且还有少数新的心血管病诊疗指南也相继发表。为了给临床医师提供一部与时俱进的有关心血管病诊疗指南方面的参考书，我们决定编写第 4 版《心血管病诊疗指南解读》。在这一版中，我们完全按照最新版本的心血管病新指南进行解读，若多部相同的指南发表，则综合性进行解读。

在编写第 4 版《心血管病诊疗指南解读》时，我们特别注重临床实用性。对指南中的重要推荐内容进行仔细解读，介绍与这些推荐相关的大规模临床试验的背景、内容和结果。同时，较为客观地评价指南中的局限性，能使临床医师更全面地认识指南。在该版《心血管病诊疗指南解读》中，我们特别注重解读中国专家制定的指南，使其更适合中国人临床实际情况，更好地指导医师在临床实际工作中正确应用指南。

由于各种心血管病诊疗的自身特点，不同的指南格式并不完全一样。所以，对各类指南进行解读的方式也不尽相同。此外，作者对指南的理解程度和角度也存在差别，所以，本书中的解读内容很可能是不全面的，错误之处也会在所难免，敬请广大读者提出宝贵意见或建议，以便我们在今后再版时改正。

周胜华　赵水平
2022 年 3 月

第1版前言

循证医学(evidence-based medicine)即遵循证据的医学,是现代医学领域新兴发展起来的临床医学模式。在临床实际工作中,循证医学的具体操作是较为复杂的,不可能要求每位临床医生亲自在较短的时间内完成循证医学的具体步骤。基于循证医学,许多专家共同讨论,并达成共识,然后制定出各种疾病诊治指南。因此,权威性的疾病诊断与治疗的现代指南就成为了循证医学与临床工作的桥梁。

在最新的疾病诊治指南中,对临床实际工作的具体诊治措施的有效性进行了客观的分级,即Ⅰ级、Ⅱa级、Ⅱb级和Ⅲ级。Ⅰ级:已有充分的证据或一致的观点认定,该诊治措施是有益、有用和有效的。Ⅱa级:对诊治措施的有益、有用和有效性尚存争议,较多的证据倾向于支持其有益、有用和有效性。Ⅱb级:对诊治措施的有益、有用和有效性尚存争议,较多的证据不支持其有益、有用和有效性。Ⅲ级:已有充分的证据或一致的观点认定,该诊治措施是无益、无用和无效的,有时甚至是有害的。这些指南对规范医生的行为起到非常重要的作用。这也是现阶段循证医学在临床工作中的具体应用。所以,在目前阶段,能使临床日常实践更具有循证医学特性的最重要的途径是制订和传播各类疾病的循证指南。

近年来,许多国家和地区都制定了或正在制定各类心血管疾病的诊断和治疗指南。这些指南对规范临床医生的医疗行为和提高临床诊疗质量起到了非常积极的作用。学习和熟悉各类指南的要点是当前临床医生继续教育的重要内容。然而,临床医生在学习、理解和应用各类指南时,常遇到许多困难。其主要原因是对各类指南制定的背景资料不熟悉。为此,我们决定编写"心血管病诊疗指南解读"一书,旨在帮助广大临床医生充分理解和正确应用各类心血管病诊疗指南。

本书主要内容有:①回顾指南制定的依据。复习相关的大规模临床试验的背景、内容和结果。有些疾病的临床试验太多,则仅选择与指南制定相关的重要试验进行介绍。②分析指南的局限性。客观地评价指南中的局限性,能使临床医生更全面地认识指南。③展望指南在近期内可能会出现的修改部分。对指南进行展望,尤其是对正在进行但尚未公布结果的临床试验进行介绍或对其结果进行预测,能使医生了解该领域的动态,关注其发展方向。④评价指南的实用性。在临床实际工作中正确地应用指南。

世界各国制定了许多有关心血管病的诊断和治疗指南。我们只对已正式公开发表的指南进行了解读,以每一项指南作为单独一章,全书共计25章。在本书的编写过程中,我们试图尽可能地统一写作格式,但由于各指南的特点不同,故各章节的格式并不完全一致。我们希望该书的出版对广大临床医生熟悉和应用现代心血管病诊疗指南将会有一定的帮助。由于作者的水平有限,书中的错误在所难免,敬请同道们批评指正。

主编　赵水平　胡大一

第 2 版前言

《心血管病诊疗指南解读》于 2004 年出版后,深受广大临床医生的欢迎。近年来,许多国家和地区都制定了或正在制定各类心血管疾病的诊断和治疗指南(或建议)。这些指南对规范临床医生的医疗行为和提高临床诊疗质量起到了非常积极的作用。学习和熟悉各类指南的要点是当前临床医生继续教育的重要内容。然而,临床医生在学习、理解和应用各类指南时,常遇到许多困难。其主要原因是对各类指南制定的背景资料不熟悉。我们编写《心血管病诊疗指南解读》一书,在重点介绍各类心血管诊疗指南要点的同时,较全面地复习了指南制定过程中所需依照或参考的临床研究证据。所以,许多临床医生阅读了此书后,都感觉这是一本实用性很强的参考书。

由于医学在不断地发展,而近年来有关心血管病诊疗的新知识和新观念又出现很多,所以有关心血管病诊疗的指南也在不断更新。同时,还发表了数个心血管病诊疗的新指南。为了给临床医生提供一部更新的参考书,我们决定再版《心血管病诊疗指南解读》。在这一版中,除增补了近 3 年新发表的心血管病指南的解读外,还针对新的临床研究结果,对以往指南中的某些解读内容进行了较大的修改。此次再版时,我们所参考资料是来源于国内外最新发表重要文献。

我们在编写此书时,曾制定了写作的基本格式和要求,如以最新发表的指南为蓝本,介绍该指南要点,对指南进行解读;提出指南制定的依据,复习相关的大规模临床试验的背景、内容和结果;有些疾病的临床试验太多,则仅选择与指南制定相关的重要试验进行介绍;客观地评价指南中的局限性,能使临床医生更全面地认识指南;展望指南在近期可能会出现的修正,对指南进行展望,关注其发展方向;评价指南的实用性,指导医生在临床实际工作中如何正确地应用指南。然而,由于各种心血管病诊疗的自身特点,不同的指南格式不一样,所以,对各类指南进行解读的方式也不尽相同。此外,作者对指南的理解程度和角度也存在差别,所以,本书中的解读内容很可能是不全面的,错误之处也会在所难免,敬请广大读者批评指正。

中南大学湘雅二医院心内科　赵水平
北京大学人民医院心脏科　胡大一

第 3 版前言

《心血管病诊疗指南解读》第 1 版于 2004 年出版,第二版于 2006 年出版,深受广大临床医师的欢迎。指南对规范临床医师的医疗行为和提高临床诊疗质量已起到了非常积极的作用。学习和熟悉各类指南的要点,是当前临床医师继续教育的重要内容。然而,临床医师在学习、理解和应用各类指南时,常遇到许多困难。其主要原因是对各类指南制定的背景资料不熟悉。我们编写《心血管病诊疗指南解读》一书,在重点介绍各类心血管诊疗指南要点的同时,将全面地复习各种指南中所依照或参考的重要临床研究证据。所以,许多临床医师阅读了此书后,都感觉这是一本实用性很强的参考书。

临床医学总是在不断发展,心血管病诊疗的指南也在不断更新。近 2 年就发表了 10 余种心血管病诊疗新指南和原有指南的更新版。为了给临床医师提供一部与时俱进的有关心血管病诊疗指南方面的参考书,我们决定编写第 3 版《心血管病诊疗指南解读》。在这一版中,除了增补近 2 年发表的心血管病新指南和原有指南更新版外,还在编写内容上有较大的改动。

在编写第 3 版时,我们特别注重临床实用性。以最新发表的指南为蓝本,介绍该指南要点,对指南中的 Ⅰ 类和 Ⅲ 类推荐进行重新解读;提出指南制定 Ⅰ 类和 Ⅲ 类推荐的依据,简要介绍与这些推荐相关的大规模临床试验的背景、内容和结果。同时,较为客观地评价指南中的局限性,能使临床医师更全面地认识指南;展望指南在近期可能会出现的修正,关注其发展方向;评价指南的实用性,指导医师在临床实际工作中如何正确地应用指南。在 3 版中,我们还将绝大多数指南的要点进行了小结,在每章末以专节列出,便于读者在最短的时间内,了解指南的核心内容。

目前大多数指南都提出推荐分类:①Ⅰ 类:已经证实和(或)一致公认有益、有用和(或)有效的操作和治疗。②Ⅱ 类:有用性和(或)有效性的证据相矛盾或存在不同观点的操作和治疗。③ⅡA 类:有关证据/观点倾向于有用和(或)有效。④ⅡB 类:有关证据/观点不能充分说明有用和(或)有效。⑤Ⅲ 类:已经证实和一致公认无用和(或)无效,并对有些病例可能是有害的操作和治疗。推荐的证据级别:①A 级:证据资料来源于多个随机的临床试验并包含了大量病例。②B 级:资料来源于数量有限的试验,且所包含的病例数相对较少,或来源于设计合理的非随机试验的资料分析或者是观察性注册资料。③C 级:以专家们的一致意见作为建议的主要依据。为了避免重复,本书中所列出的推荐分类和证据均是基于上述原则,个别特殊情况则单独列出。

　　由于各种心血管病诊疗的自身特点,不同的指南格式并不完全一样。所以,对各类指南进行解读的方式也不尽相同。此外,作者对指南的理解程度和角度也存在差别,所以,本书中的解读内容很可能是不全面的,错误之处也会在所难免,敬请广大读者提出宝贵意见或建议,以便我们在今后再版时改正。

中南大学湘雅二医院心内科　赵水平
北京大学人民医院心脏科　胡大一
2008 年 8 月

目录

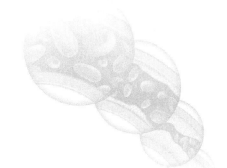

第一章　高血压

概　述

在 2017 年 11 月的美国心脏协会（AHA）年会上，AHA 联合美国心脏病学会（ACC）等多家组织联合制定的《2017 年美国成人高血压预防、检测、评估和管理指南》（简称"2017 年美国指南"）正式发布，同步发表于 *Hypertension* 杂志。

在 2018 年 6 月的欧洲高血压学会（ESH）年会上，发布了由 ESH 和欧洲心脏病学会（ESC）共同制定的《2018 年 ESC/ESH 高血压管理指南》（简称"2018 年欧洲指南"）。8 月 25 日正式发表于 *European Heart Journal* 杂志。

在 2018 年 9 月的第 27 届国际高血压学会科学会议（ISH 2018）上，《中国高血压防治指南（2018 年修订版）》（简称"2018 年中国指南"）得以发布。

2020 年 5 月，为了履行"减轻血压升高带来的全球负担"这一使命，国际高血压学会（ISH）制定了世界范围内适用的《2020 年 ISH 国际高血压实践指南》（简称"2020 年 ISH 指南"），并于 2020 年 5 月 6 日正式发布。这是继 1999 年和 2003 年与世界卫生组织（WHO）联合发布高血压指南以来，ISH 首次单独发布国际高血压指南。

对于中国的临床医师来说，如何正确解读、借鉴最新的欧美高血压指南，如何根据我国高血压防治的现状来理解和执行 2018 年中国指南，成为当务之急。本章将主要从高血压的定义、血压的测量方法、高血压的总体风险评估、启动降压药物时机、降压目标值、降压药物选择这六个方面来比较和解读最新的四个指南。

【高血压的定义】

不同指南中有关高血压的定义与分级总结于表 1-1。

（一）2017 年美国指南

高血压定义被更新为：血压 ≥ 130/80mmHg。原来的高血压前期（120～139/80～89mmHg）重新被划分为"血压升高"（SBP 为 120～129mmHg 且 DBP<80mmHg）和 1 级高血压（130～139/80～89mmHg）。

（二）2018 年欧洲指南

高血压的定义并未改变，沿用了 2013 年 ESH 指南的标准，即以诊室血压 140/90mmHg 作为诊断界值。动态血压和家庭血压的高血压定义也未改变。

（三）2018 年中国指南

高血压的定义不变：在未使用降压药物的情况下，诊室 SBP ≥ 140mmHg 和/或 DBP ≥ 90mmHg。

表 1-1　四个高血压指南的高血压定义与分级

单位:mmHg

2017 年美国指南	2018 年欧洲指南	2018 年中国指南	2020 年 ISH 指南
正常:SBP<120 和 DBP<80	理想:SBP<120 和 DBP<80 正常:SBP 120~129 和/或 DBP 80~84	正常:SBP<120 和 DBP<80	正常:SBP<130 和 DBP<85
升高:SBP 120~129 和 DBP<80	正常高值:SBP 130~139 和/或 DBP 85~89	正常高值:SBP 120~139 和/或 DBP 80~89	正常高值:SBP 130~139 和/或 DBP 85~89
高血压:SBP≥130 或 DBP≥80 • 1 级:SBP 130~139 或 DBP 80~89 • 2 级:SBP≥140 或 DBP≥90	高血压:SBP≥140 和/或 DBP≥90 • 1 级:SBP 140~159 和/或 DBP 90~99 • 2 级:SBP 160~179 和/或 DBP 100~109 • 3 级:SBP≥180 或 DBP≥110 • 单纯收缩期高血压:SBP≥140 和 DBP<90	高血压:SBP≥140 和/或 DBP≥90 • 1 级:SBP 140~159 和/或 DBP 90~99 • 2 级:SBP 160~179 和/或 DBP 100~109 • 3 级:SBP≥180 或 DBP≥110 • 单纯收缩期高血压:SBP≥140 和 DBP<90	高血压:SBP≥140 和/或 DBP≥90 • 1 级:SBP 140~159 和/或 DBP 90~99 • 2 级:SBP≥160 和/或 DBP≥100

(四) 2020 年 ISH 指南

与大多数指南一致,高血压定义为多次重复测量后诊室 SBP≥140mmHg 和/或诊室 DBP≥90mmHg。分级更为简单:有"正常血压"的定义,而没有"理想血压"的定义;将高血压分为 1 级与 2 级。

(五) 解读

2017 年美国指南关于高血压的诊断标准修改为≥130/80mmHg,是基于一些重要的荟萃分析、流行病学证据和收缩期血压干预试验(Systolic Blood Pressure Intervention Trial, SPRINT)研究所获得的证据。SPRINT 研究是美国指南更新的重要依据,也是迄今为止美国最大规模的高血压临床研究项目,旨在比较强化降压(<120mmHg)和标准降压(<140mmHg)对患者死亡和心血管事件风险的影响。患者被随机分为两组,其 SBP 目标值分别为<120mmHg 或<140mmHg。主要复合终点包括首次发生心肌梗死、急性冠脉综合征(ACS)、卒中、心力衰竭或心血管死亡。实际平均随访 3.26 年。结果显示,1 年时强化降压组和标准降压组患者平均 SBP 分别为 121.4mmHg 和 136.2mmHg。强化降压组主要复合终点事件发生率(1.65%/年)显著低于标准降压组(2.19%/年)。强化降压组的全因死亡率亦显著降低(危险比为 0.73)。但值得注意的是,强化降压组严重低血压不良事件、晕厥、电解质异常、急性肾损伤或衰竭等发生率较标准降压组稍高。

130/80mmHg 的高血压定义降低了高血压的诊断标准,美国 20 岁及以上的人群高血压患病率将由 32%提高至 46%。美国的专家认为:强调血压值在 130~139/80~89mmHg 这部分人群的风险,有利于高血压患者包括生活方式在内的早期干预,但并不意味着患者一定要服药,而是可以通过生活方式干预降低危险。这一变化主要影响的是年轻人。根据 2017 年美国指南,有9.4%的患者将被建议接受高血压的非药物干预。

　　然而,有学者认为SPRINT研究存在一定的局限性:①该研究排除了糖尿病、大量蛋白尿、有卒中病史、终末期肾病以及近期发生急性冠脉综合征或因心力衰竭住院等高危患者,还不清楚这些患者是否从更为严格的血压控制中获益。此外,SPRINT研究局限于心血管疾病(CVD)风险高于平均水平的中老年人,故其结论不能简单推广至所有高血压患者。②SPRINT研究采取了一种新的真实血压测量方式——无人值守自动诊室血压测量(AOBP),以避免白大衣效应对血压测量值的影响。AOBP是患者在独处(无医务人员或研究者值守)的安静环境中休息后,使用全自动、示波法的血压计来记录多次血压读数的平均值。但有证据显示,AOBP获得的血压值与觉醒后的动态血压相近,显著低于传统的诊室血压,SBP相差约15mmHg,DBP相差5mmHg以上。

　　鉴于既往提供了高血压治疗的循证医学证据的任何随机对照试验均未使用AOBP方法;并且,由于无白大衣效应,AOBP测得的血压值较低,在SPRINT研究中,强化降压组和标准降压组的SBP值分别相当于传统诊室SBP的130~140mmHg和140~150mmHg,因此,2018年欧洲指南与2018年中国指南维持了原有的高血压定义。

　　与2018年欧洲指南相比,2020年ISH指南的分级更为简单,"正常高值血压"的定义与2018年欧洲指南一致,将SBP<130mmHg和DBP<85mmHg定义为"正常血压"。取消单纯收缩期高血压的定义,将高血压分为1级与2级。定义简明扼要,易于临床使用。

【血压的测量方法】

　　2017年美国指南要求诊室血压应做到精准测量,为了更好地管理与诊断高血压,推荐在诊室中采用更好的方法来准确测量与记录血压(Ⅰ类推荐,C级证据)。因此,推荐无人值守的AOBP方法来代替传统的诊室血压测量,以排除白大衣高血压的干扰。

　　另外,针对诊室外血压测量,再次对家庭血压监测给予了肯定。推荐诊室外血压测量用于确诊高血压、结合远程医疗咨询或在临床干预中调整或滴定降压药物(Ⅰ类推荐,A级证据)。

　　虽然动态血压测量被认为是最好的诊室外血压测量方式,但是在临床应用中家庭血压监测更加实用。患者可在早上服药前和晚餐前应至少测量2次血压,间隔1分钟,然后取平均数。如果更换降压药物,应在药物变动2周后获取最近1周的血压值,并交给医师评判。

　　2018年中国指南推荐,家庭测量血压时,要求间隔1~2分钟重复测量,取2次读数的平均值记录。如果SBP或DBP的2次读数相差5mmHg以上,应再次测量,取3次读数的平均值记录。2020年ISH指南要求,家庭血压测量每次应间隔至少1分钟、重复测量3次血压,取后面2次读数的平均值记录。

　　诊室血压、家庭自测血压、日间/夜间血压、24小时动态血压中相对应的数值见表1-2。

表1-2　2017年美国指南关于不同血压测量方法对应的血压数值

单位:mmHg

诊室血压	家庭自测血压	日间血压	夜间血压	24小时动态血压
120/80	120/80	120/80	100/65	115/75
130/80	130/80	130/80	110/65	120/75
140/90	135/85	135/85	120/70	130/80
160/100	145/90	145/90	140/85	145/90

2018 年欧洲指南没有推荐 AOBP,但认同诊室外血压测量的重要性(表 1-3),指出所有成人至少每 5 年测定 1 次血压,血压正常高限者要更为频繁测量。怀疑高血压患者要多次就诊,反复测定诊室血压或者采用动态血压以及家庭自测血压进行测量。在诊断高血压时,诊室≥140/90mmHg 等同于 24 小时动态血压平均值≥130/80mmHg 或家庭自测血压平均值≥135/85mmHg。

表 1-3　2018 年欧洲指南关于高血压诊断与筛查的建议

血压/mmHg	建议	注意事项	测量方法
理想血压<120/80	至少每 5 年重复测量血压		
正常血压 120~129/80~84	至少每 3 年重复测量血压		
正常高值 130~139/85~89	至少每年重复测量血压	鉴别隐匿性高血压	诊室外血压
高血压≥140/90	反复随访,测量诊室血压诊室外血压测量(动态或家庭血压监测)	两种诊断方式任选其一	诊室或诊室外血压

2020 年 ISH 指南在诊断高血压时,与表 1-4 中的定义一致,即诊室≥140/90mmHg 等同于 24 小时动态血压平均值≥130/80mmHg、日间血压平均值≥135/85mmHg、夜间血压平均值≥120/70mmHg 或家庭自测血压平均值≥135/85mmHg。

表 1-4　2018 年欧洲指南、2018 年中国指南和 2020 年 ISH 指南
根据不同血压测量方法对应的高血压诊断标准

血压分类	SBP/mmHg		DBP/mmHg
诊室血压	≥140	和/或	≥90
动态血压			
日间(或清醒)平均血压	≥135	和/或	≥85
夜间(或睡眠)平均血压	≥120	和/或	≥70
24 小时平均血压	≥130	和/或	≥80
家庭平均血压	≥135	和/或	≥85

动态血压测量的优势在于:可以识别直立性低血压、餐后低血压、白大衣高血压和隐匿性高血压,是更有力的预后证据;可评估 24 小时血压昼夜节律,提供夜间血压读数和额外的预后血压;属于真实世界的测量值,而且单次测量的信息丰富,包括短期血压变异性。不足之处在于:价格相对昂贵和有时使用受限,患者可能在夜间血压测量时会有不适。

家庭自测血压的优势在于:可以识别白大衣高血压和隐匿性高血压,便宜且可广泛使用,患者采用家庭自测比诊室测量更放松,便于重复测量,且长期使用可评估血压变异性,还可辅助调整治疗方案。不足之处在于:只能评估静态血压,可能存在测量误差和没有夜间读数。但不建议精神高度焦虑的患者频繁地自测血压。

2018 年中国指南指出,诊室血压是我国目前临床诊断高血压、进行血压水平分级以及观察降压疗效的常用方法(表 1-4)。有条件者应完成 24 小时动态血压,来鉴别白大衣高血压及隐匿性高血压,鼓励诊室外血压测量,包括家庭血压测量用于评估降压治疗的疗效,辅助

难治性高血压的诊治。基于互联网的远程实时血压监测是血压管理的新模式。

2018年中国指南与2018年欧洲指南针对不同血压测量方法对应的高血压诊断采用了相同的标准。

2017年美国指南基于本土的SPRINT研究,将无人陪伴的AOBP方法作为诊室血压测量的新方法。2018年欧洲指南和2018年中国指南制定者一方面认同无人陪伴的AOBP测量值可避免产生白大衣高血压的优势,另一方面认为源自美国的单一的临床研究还不足以支持AOBP在临床实践中的常规使用。相比而言,临床医师更要关注和鼓励患者进行诊室外的血压测量,以反映日常的血压变化。

【高血压的总体风险评估】

基于高血压是一种"心血管综合征"的概念,2016—2017年以来先后发布的多个国家的最新高血压指南一致推荐,应全面评估高血压患者的总体心血管风险。2017年美国指南沿用了2013年提出的ASCVD风险评估系统,并进一步将其定量。2018年欧洲指南采用的是基于欧洲循证医学证据的SCORE风险评估系统。2018年中国指南在保持原有风险评估表的大部分内容不变的基础上,借鉴了2018年欧洲指南的部分评估内容。

AHA和ACC在2013年的血脂管理指南中提出"动脉粥样硬化性心血管疾病(ASCVD)"的概念后,在2017年高血压指南中也将这个概念纳入,作为一个治疗高血压的依据,建议根据风险进行高血压管理。

2017年美国指南提出了定量的ASCVD风险评估,采用汇总队列分析方程,根据人口统计学(年龄、性别、种族)、实验室或检查结果(TC、LDL-C、HDL-C、SBP)、个人史(糖尿病史、吸烟情况、正在服用降压药物、他汀类药物、阿司匹林)来评估患者定量的10年ASCVD事件风险(图1-1)。这对于高血压或其他心血管疾病预防都有非常积极的意义。

2018年欧洲指南采用了基于SCORE评分系统的10年心血管风险评估方法(表1-5)。

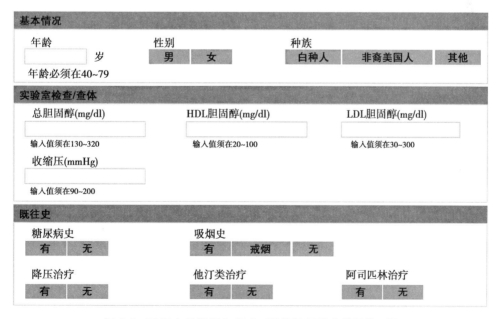

图1-1 2017年美国指南10年ASCVD风险在线评估工具

表 1-5　2018 年欧洲指南 10 年心血管风险分层（SCORE 评分系统）

风险分级	内容
极高危	有以下任何一项的人群： 确诊的心血管病：临床或影像学确认 临床：急性心肌梗死、急性冠脉综合征、冠状动脉或其他动脉的血运重建、卒中、TIA、主动脉瘤、周围血管疾病 影像学：造影或超声显示明显的斑块（≥50%）（不包括 IMT） 存在靶器官损伤的糖尿病：如蛋白尿或有一项主要的风险因素如 3 级高血压或高脂血症 严重 CKD：eGFR≤30ml/（min・1.73m^2） 10 年 SCORE 风险≥10%
高危	有以下任何一项的人群： 单个风险因素显著升高，特别是胆固醇≥8mmol/L（≥310mg/dl），如家族性高脂血症、3级高血压 大部分糖尿病患者（除没有危险因素的年轻 1 型糖尿病患者外，应为中危） 高血压性左心室肥大 中度 CKD：eGFR 30~59ml/（min・1.73m^2） 10 年 SCORE 风险 5%~10%
中危	10 年 SCORE 风险 1%~5% 2 级高血压 多数中年高血压患者属于这一类
低危	10 年 SCORE 风险<1%

注：SCORE，冠状动脉病变整体风险评估；TIA，短暂性脑缺血发作；IMT，颈动脉内中膜厚度；CKD，慢性肾脏病；eGFR，肾小球滤过率估算值。

高血压患者可根据血压升高的程度、存在的心血管危险因素、高血压相关靶器官损害或合并症进行心血管风险的评估（表 1-6）。

表 1-6　2018 年欧洲指南推荐高血压患者进行总体 CVD 风险评估

高血压分期	其他危险因素、HMOD 或者疾病	血压分级			
		正常高值（130~139/85~89mmHg）	1 级（140~159/90~99mmHg）	2 级（160~179/100~109mmHg）	3 级（≥180/110mmHg）
1 期（无合并症）	无其他危险因素	低危	低危	中危	高危
	1~2 个危险因素	低危	中危	中危~高危	高危
	≥3 个危险因素	中低危	中危~高危	高危	高危
2 期（无症状疾病）	HMOD、CKD 3 级或无器官损害的糖尿病	中危~高危	高危	高危	高危~很高危
3 期（确诊疾病）	有症状 CVD、CKD≥4 级或伴器官损害的糖尿病	很高危	很高危	很高危	很高危

注：CVD，心血管病；HMOD，高血压介导的靶器官损害。

2018 年中国指南与 2010 年中国指南相比:①增加了 130~139/85~89mmHg 这一血压范围,并列入危险分层表;②将糖尿病区分为无并发症的糖尿病和有并发症的糖尿病;③疾病史增加了 CKD,并按照 CKD 3 期和 CKD 4 期进行了区分;④没有单列"≥3 个危险因素",而是将其与靶器官损害、CKD 3 级或无并发症的糖尿病合并(表 1-7)。

表 1-7　2018 年中国指南高血压患者的心血管风险分层

危险因素或者疾病	血压分级			
	SBP 130~139mmHg/DBP 85~89mmHg	SBP 140~159mmHg/DBP 90~99mmHg	SBP 160~179mmHg/DBP 100~109mmHg	SBP≥180mmHg/DBP≥110mmHg
无其他危险因素		低危	中危	高危
1~2 个危险因素	低危	中危	中/高危	很高危
≥3 个危险因素、靶器官损害、CKD 3 级或无并发症的糖尿病	中/高危	高危	高危	很高危
有临床并发症、CKD≥4 级或伴并发症的糖尿病	高/很高危	很高危	很高危	很高危

2020 年 ISH 指南推荐,所有高血压患者都应进行心血管风险评估,使用基于血压水平和其他危险因素的简易评分表,可以根据 ESC/ESH 指南提出的方法进行简化(表 1-8)。与 2018 年欧洲指南相比,取消了高血压分期,取消了很高危的风险分层,将高血压介导的靶器官损害、CKD 3 期、糖尿病与 CVD 同列,再结合新的高血压分级,进一步简化了风险分层的内容,更加便于临床使用。

表 1-8　2020 年 ISH 指南高血压患者的心血管风险分层

其他危险因素、HMOD 或者疾病	正常高值(130~139/85~89mmHg)	1 级(140~159/90~99mmHg)	2 级(≥160/100mmHg)
无其他危险因素	低危	低危	中危~高危
1~2 个危险因素	低危	中危	高危
≥3 个危险因素	低危~中危	高危	高危
HMOD、CKD 3 级、糖尿病、CVD	高危	高危	高危

【启动降压药物时机】

2017 年美国指南推荐,根据血压水平、ASCVD 风险,启动降压药物治疗。指南建议:如果患有冠心病和卒中,或 10 年 ASCVD 风险≥10%,血压≥130/80mmHg 时,就应考虑应用降压药物。血压≥140/90mmHg 的患者,无须风险评估,可直接启动药物治疗(图 1-2)。

此外还有一个特殊情况:当患者是 1 级高血压时,若其 10 年 ASCVD 风险<10%,或者既往患有脑梗死而担心其再次发生脑梗死时,启动药物治疗的时机要稍晚,待其血压≥140/90mmHg 再启动药物治疗。

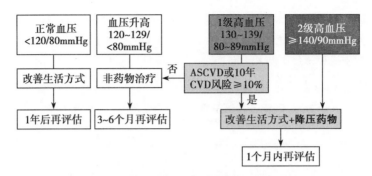

图 1-2 2017 年美国指南降压治疗策略

2018 年欧洲指南提出,80 岁以下成人:①对于 1 级高血压(诊室血压 140~159/90~99mmHg)患者,如经过运动及生活方式治疗仍然控制不佳时,需启动药物治疗;②对于 1 级高血压且心血管风险较高的患者或者 2 级以上高血压(≥160/100mmHg)患者,在改善生活方式的同时,需即刻启动降压药物治疗(图 1-3)。

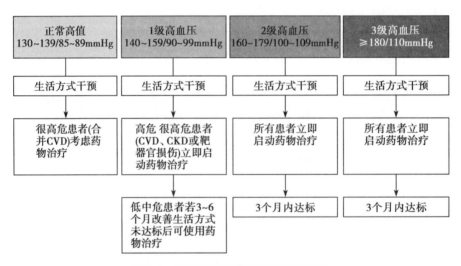

图 1-3 2018 年欧洲指南降压治疗策略

老年、体质较弱者:80 岁以上未接受过降压治疗者,如诊室血压≥160mmHg,可以启动药物治疗。除此之外,还要考虑衰弱、自主能力及治疗的获益程度等情况。

2018 年中国指南中降压药物治疗的时机:在改善生活方式的基础上,血压仍≥140/90mmHg 和/或高于目标血压的患者应启动药物治疗(Ⅰ类推荐,A 级证据)。

降压药物治疗的时机取决于心血管风险水平:

(1)高危和很高危的患者:应及时启动降压药物治疗,并对并存的危险因素和合并的临床疾病进行综合治疗。

(2)中危患者:可观察数周,评估靶器官损害,改善生活方式,如血压仍不达标,则应开始药物治疗。

(3)低危患者:可对患者进行 1~3 个月的观察,密切随诊,尽可能进行诊室外血压监测,评估靶器官损害,改善生活方式,如血压仍不达标,则应开始药物治疗。

循证医学证据表明,针对高血压患者的综合心血管风险管理不仅有助于更好地降压达标,更有助于控制总体心血管风险。三个高血压指南关于启用药物治疗的共同点是:基于血压水平与合并症/10 年心血管风险,推荐高危或很高危患者更早启动降压药物治疗。对于心血管风险≥高危的患者,都强调在生活方式干预基础上更早地启动药物治疗这一观念。

2020 年 ISH 指南对于启动药物治疗的时机的推荐(图 1-4),与 2017 年美国指南和 2018 年欧洲指南的推荐相似。但是提供了基本标准和最佳标准两个选择,以便于医务工作者根据当地医疗条件来具体实施。

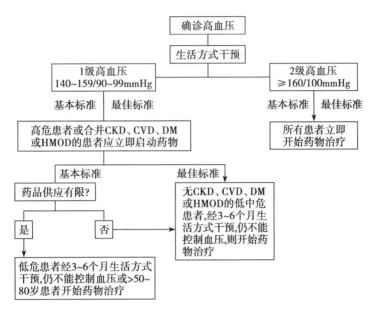

图 1-4 2020 年 ISH 高血压指南药物治疗启动流程图

【降压目标值】

(一) 2017 年美国指南

推荐降压目标值见表 1-9。

表 1-9 2017 年美国指南统一的降压目标值

患者情况	目标值	推荐等级	证据水平
已知 CVD 或 10 年 ASCVD 风险≥10%	<130/80mmHg	Ⅰ	SBP:B DBP:C
ASCVD 风险<10%	<130/80mmHg	Ⅱb	SBP:B DBP:C
可活动的老年患者,≥65 岁	<130/80mmHg	Ⅰ	A

(二) 2018 年欧洲指南

高血压患者的诊室血压治疗目标的一般性推荐(表 1-10):

1. 所有患者的首个治疗目标应是将血压降至<140/90mmHg(Ⅰ类推荐,A 级证据)。

2. 如对治疗的耐受性良好,则大多数患者的降压治疗目标应是≤130/80mmHg(Ⅰ类推荐,A 级证据)。

3. 对于所有的高血压患者,应考虑 DBP 的目标为<80mmHg,这与合并症的风险与水平无关。

表 1-10   2018 年欧洲指南的降压目标范围

年龄组	SBP 治疗目标范围/mmHg					DBP 治疗目标范围/mmHg
	高血压	+糖尿病	+CKD	+CAD	+卒中或 TIA	
18~65 岁	如耐受,可≤130,但不得<120	如耐受,可 130~140	如耐受,可≤130,但不得<120			70~80
65~79 岁	如耐受,可 130~140					
≥80 岁	如耐受,可 130~140					
DBP 治疗目标范围/mmHg	70~80					

注:CAD,冠状动脉性心脏病(简称冠心病)。

(三) 2018 年中国指南

推荐:

1. 一般高血压患者应降至<140/90mmHg(Ⅰ类推荐,A 级证据);能耐受和部分高危及以上的患者可进一步降低至<130/80mmHg(Ⅰ类推荐,A 级证据)。

2. 65~79 岁老年人首先应降至<150/90mmHg,如能耐受,可进一步降至<140/90mmHg;≥80 岁老年人应降至<150/90mmHg。

3. **特殊患者**

(1) 妊娠高血压患者<150/100mmHg。

(2) 脑血管病患者:病情稳定的卒中患者<140/90mmHg,急性缺血性卒中并准备溶栓者<180/110mmHg。

(3) 冠心病患者<140/90mmHg(Ⅰ类推荐,A 级证据),如果能耐受,可降至<130/80mmHg,应注意 DBP 不宜降得过低。

(4) 一般糖尿病患者的血压目标<130/80mmHg,老年和冠心病<140/90mmHg。

(5) 慢性肾脏病患者:无蛋白尿者<140/90mmHg(Ⅰ类推荐,A 级证据),有蛋白尿者<130/80mmHg。

(6) 心力衰竭患者<140/90mmHg(Ⅰ类推荐,C 级证据)。

(四) 2020 年 ISH 指南

2020 年 ISH 指南基本推荐的血压目标是血压至少降低 20/10mmHg,最好是<140/90mmHg。

最佳推荐的血压目标是:<65 岁患者的血压应<130/80mmHg,但应>120/70mmHg。>65 岁患者如果能够耐受,血压应<140/90mmHg。老年患者根据身体虚弱情况、独立生活能力和可耐受性,设定个性化的血压目标。争取 3 个月内达到目标血压。注意降压药物不良反应和治疗的长期依从性。

(五) 解读

2017 年美国指南部分接受了 2016 年 SPRINT 研究的结论。SPRINT 研究支持将降压目标值设定在收缩压 120mmHg。而 2017 年美国指南的编写者对此结论做了一定程度妥协,将降压目标值定在了收缩压 130mmHg。这一改变不仅体现了早期干预的重要性,在 130/

80mmHg 就开始干预可以预防更多亚临床靶器官损害和高血压并发症;而且统一的目标值使得临床操作更为简便。这一目标值不仅适用于不同年龄的高血压患者,而且适用于高血压合并 CKD、糖尿病、稳定性冠心病、心力衰竭、卒中(非急性期)的患者。

中国、欧洲两个指南关于收缩压的控制是双目标,可理解为:分阶段,两步走。如果患者能够耐受,可以降至 <130mmHg。尽管有荟萃分析与 SPRINT 研究显示,当收缩压降至 <130mmHg 时,心血管事件与死亡的风险下降会更多,但基于血压 J 型曲线与心血管事件关系的循证医学证据,2018 年中国指南的制定者与 2018 年欧洲指南的制定者同样认为,血压的控制除了要有上限外,还需要有下限。

随着目标血压降低,降低血压增加的获益减少。另外,治疗中的血压值降低与严重不良事件的发生率增高及治疗终止相关。关于治疗中血压的最低安全性界限问题,指定目标范围而非目标值更适宜,因为更低的安全性界限很重要。在随机对照研究中,当血压降至 <120/70mmHg 时,危害大于临床获益。因此,2018 年欧洲指南认为,降压治疗目标不得小于 120/70mmHg。2018 年中国指南也提醒,冠心病患者降压时,舒张压不宜更低。

2020 年 ISH 指南的血压目标是根据医疗情况设定的,有基本推荐和最佳推荐两种情况。相比其他指南,2020 年 ISH 指南更加简单、容易记忆,在一定程度上,也参照了 2018 年欧洲指南关于降压目标的理念。

【降压药物选择】

(一) 2017 年美国指南推荐

1. 高血压的初始治疗,一线降压药物包括利尿剂、钙通道阻滞剂、ACEI 或 ARB(Ⅰ类推荐,A 级证据)。单药起始治疗的药物选择需要考虑合并症的情况(例如冠心病、心力衰竭、慢性肾脏病等)。

2. 高血压 2 级或者平均血压在目标值以上 20/10mmHg,可以起始 2 种一线药物自由联合或固定复方联合治疗(Ⅰ类推荐,C 级证据)。

3. 高血压 1 级时,起始单药治疗是合理的,通过逐渐增加到最大剂量,然后再加用另一种药物来控制血压达标 <130/80mmHg。

4. 患者接受起始的新药物治疗或者方案调整,需要每月进行随访,评估其依从性和对治疗的反应,直至血压达标(Ⅰ类推荐,B 级证据)。

(二) 2018 年欧洲指南提出

1. 在所有的降压药物中,ACEI、ARB、β 受体阻滞剂、钙通道阻滞剂及利尿剂(噻嗪类与噻嗪样利尿剂,如氯噻酮和吲达帕胺)均可以作为降压治疗策略的基础药物(Ⅰ类推荐,A 级证据)。

2. 推荐大多数高血压患者进行初始联合治疗。优选组合应该包含 RAS 阻滞剂(ACEI 或 ARB)与钙通道阻滞剂或利尿剂联合。可以使用五大类药物的其他联合方案(Ⅰ类推荐,A 级证据)。

3. 当出现特殊临床表现(例如心绞痛、心肌梗死后、心力衰竭或心率控制)时,推荐 β 受体阻滞剂与任何其他主要药物种类联合(Ⅰ类推荐,A 级证据)。

4. 推荐起始使用两种药物联合的降压治疗策略,优选 SPC。虚弱的老年患者及具有较低风险的 1 级高血压患者除外(尤其当收缩压 <150mmHg 时)(Ⅰ类推荐,B 级证据)。

5. 如果使用两种药物联合,血压未得到控制,推荐治疗增加至 3 种药物联合,通常为

RAS 阻滞剂+钙通道阻滞剂+噻嗪类/噻嗪样利尿剂,优选 SPC(Ⅰ类推荐,A 级证据)。

6. 如果使用 3 种药物联合,血压未得到控制,推荐通过加入螺内酯来强化治疗,如果不可耐受,可加入其他利尿剂(如阿米洛利)或更高剂量的其他利尿剂、β 受体阻滞剂或者 α 受体阻滞剂(Ⅰ类推荐,A 级证据)。

7. 不推荐两种 RAS 阻滞剂联合。

(三) 2018 年中国指南提出

1. 常用的五大类降压药物(ACEI、ARB、β 受体阻滞剂、钙通道阻滞剂及利尿剂)均可作为初始治疗用药,建议根据特殊人群的类型、合并症选择针对性的药物,进行个体化治疗。

2. 应根据血压水平和心血管风险选择初始单药或联合治疗。

3. 一般患者采用常规剂量,老年人及高龄老年人初始治疗时通常采用较小的有效治疗剂量;根据需要,可考虑逐渐增加至足剂量。

4. 优先使用长效降压药物,以有效控制 24 小时血压,更有效预防心脑血管并发症的发生。

5. 对血压≥160/100mmHg、高于目标血压 20/10mmHg 的高危患者或单药治疗未达标的高血压患者,应进行联合降压治疗(Ⅰ类推荐,C 级证据),包括自由联合或单片复方制剂。

6. 对血压≥140/90mmHg 的患者,也可起始小剂量联合治疗(Ⅰ类推荐,C 级证据)。

(四) 2020 年 ISH 指南提出

基本标准推荐:①使用任何可获得的尽可能多理想特点的降压药物。②优选单片复方制剂降压药物。如果没有或负担不起,可以选择自由联合。③如果没有噻嗪样利尿剂,可以选择噻嗪利尿剂。④如果没有二氢吡啶类钙通道阻滞剂或不耐受,可以选择其他药物替代如非二氢吡啶类钙通道阻滞剂。

最佳标准推荐的理想药物是单片复方制剂。第一步是两种药物小剂量联合,推荐 ACEI/ARB 与钙通道阻滞剂(即 A+C)联合。如果不能血压达标,第二步是 A+C 两种药物的全剂量联合。仍不能血压达标,第三步是 A+C+利尿剂(D)的三药联合。对于仍然不能控制的难治性高血压,第四步可以在 A+C+D 的基础上联合螺内酯(12.5~25mg/d)或其他药物。当然,对于低危的高血压、年龄>80 岁或身体虚弱的患者,可以起始单药治疗。卒中后、高龄、不耐受钙通道阻滞剂或早期心力衰竭患者,可用 A+D 的联合降压方案。对于肾功能不全或血钾>4.5mmol/L 的患者,要慎用螺内酯或其他保钾利尿剂。

(五) 解读

虽然 2017 年美国指南没有将 β 受体阻滞剂列为高血压初始治疗的一线降压药物,但并不否认单药起始治疗的药物选择需要考虑合并症的情况,例如 β 受体阻滞剂可用于高血压合并冠心病、心力衰竭、心房颤动等患者。这与欧洲指南对于准备妊娠的女性高血压患者,以及临床上有冠心病、心力衰竭、心率快的高血压患者,起始可使用 β 受体阻滞剂的推荐不谋而合。

中国、欧洲两个指南推荐更为积极的联合降压方案。欧洲指南推荐大多数高血压患者进行初始联合治疗。我国规模最大的高血压临床试验——CHIEF 研究发现,初始小剂量两药联合降压治疗伴有心血管病危险因素的 1~2 级高血压患者是有益的,明显降低患者血压,显著提高血压控制率。2018 年中国指南基于 CHIEF 研究的结果,推荐血压≥140/90mmHg 的患者也可起始小剂量联合治疗。

根据 2020 年 ISH 指南,无论选择基本标准或最佳标准降压药物,当患者有心力衰竭、心绞痛、心肌梗死后、心房颤动、已怀孕或有怀孕计划的女性,在任何治疗步骤都应考虑使用 β 受体阻滞剂。

另外,2020 年 ISH 指南认为降压药物的理想特点如下:①治疗药物应该有证据支持可降低发病率/死亡率;②采用每天服药一次可提供 24 小时血压控制的药物;③与其他药物相比,治疗费用应该是可承受的和/或具有成本效益的;④患者对治疗药物应具有良好的耐受性;⑤有证据表明该药物在即将被使用的人群中是显著获益的。

-------- **指南要点小结** --------

1. 2017 年美国指南将高血压的诊断标准修改为 ≥130/80mmHg。2018 年中国指南和 2018 年欧洲指南保持了 ≥140/90mmHg 的高血压诊断标准。

2. 一致推荐全面评估高血压患者的总体心血管风险并进行管理。

3. 对于高危和很高危的患者,应及时启动降压药物治疗。

4. 2017 年美国指南推荐,将患者血压一致性降到 <130/80mmHg,但没有明确底线。2018 年中国指南、2018 年欧洲指南采用分步走的降压策略,先将血压降到 <140/90mmHg,如果能够耐受,再降到 <130/80mmHg;且欧洲指南认为,血压不宜 <120/70mmHg。

5. 2020 年 ISH 指南的三大特点为 ISH 具有全球使用性、设有基本和最佳双重推荐标准,以及易于使用。

(刘 玲)

参考文献

[1] WHELTON P K,CAREY R M,ARONOW W S,et al. 2017 ACC/AHA/AAPA/ABC/ACPM/AGS/APhA/ASH/ASPC/NMA/PCNA Guideline for the Prevention,Detection,Evaluation,and Management of High Blood Pressure in Adults:Executive Summary:A Report of the American College of Cardiology/American Heart Association Task Force on Clinical Practice Guidelines[J]. Hypertension,2018,71(6):1269-1324.

[2] WILLIAMS B,MANCIA G,SPIERING W,et al. 2018 ESC/ESH Guidelines for the management of arterial hypertension[J]. Eur Heart J,2018,39(33):3021-3104.

[3] 中国高血压防治指南修订委员会. 中国高血压防治指南(2018 年修订版)[M]. 北京:人民卫生出版社,2018.

[4] UNGER T,BORGHI C,CHARCHAR F,et al. 2020 International society of hypertension global hypertension practice guidelines[J]. Hypertension,2020,75(6):1334-1357.

[5] RAPSOMANIKI E,TIMMIS A,GEORGE J,et al. Blood pressure and incidence of twelve cardiovascular diseases:lifetime risks,healthy life-years lost,and age-specific associations in 1. 25 million people[J]. Lancet,2014,383(9932):1899-1911.

[6] WILLIAMSON J D,SUPIANO M A,APPLEGATE W B,et al. Intensive vs Standard Blood Pressure Control and Cardiovascular Disease Outcomes in Adults Aged ≥75 Years:A Randomized Clinical Trial[J]. JAMA,2016,315(24):2673-2682.

[7] ARMSTRONG D,MATANGI M,BROUILLARD D,et al. Automated office blood pressure-being alone and not location is what matters most[J]. Blood Press Monit,2015,20(4):204-208.

[8] GABB G M,MANGONI A A,ANDERSON C S,et al. Guideline for the diagnosis and management of hypertension in adults-2016[J]. Med J Aust,2016,205(2):85-89.

[9] LEUNG A A,DASKALOPOULOU S S,DASGUPTA K,et al. Hypertension Canada's 2017 Guidelines for Di-

agnosis,Risk Assessment,Prevention,and Treatment of Hypertension in Adults[J]. Can J Cardiol,2017,33 (5):557-576.

[10] YU E Y,WAN E Y,WONG C K,et al. Effects of risk assessment and management programme for hypertension on clinical outcomes and cardiovascular disease risks after 12 months:a population-based matched cohort study[J]. J Hypertension,2017,35(3):627-636.

[11] ETTEHAD D,EMDIN C A,KIRAN A,et al. Blood pressure lowering for prevention of cardiovascular disease and death:a systematic review and meta-analysis[J]. Lancet,2016,387(10022):957-967.

第二章 慢性心力衰竭

概 述

《中国心力衰竭诊断和治疗指南2014》发布以来,心力衰竭的诊断、治疗、预防、管理等相关领域都有较多新进展。为此,中华医学会心血管病学分会心力衰竭学组、中国医师协会心力衰竭专业委员会、中华心血管病杂志编辑委员会组织专家组根据国内外最新临床研究成果,参考2017年美国心脏病学会(ACC)/美国心脏协会(AHA)以及2016年欧洲心脏病学会(ESC)等发布的相关指南,结合我国国情及临床实践,对《中国心力衰竭诊断和治疗指南2014》进行更新。本文对《中国心力衰竭诊断和治疗指南2018》(以下简称"新指南")中慢性心力衰竭相关部分进行解读,着重心力衰竭新分类、慢性心力衰竭的诊断和评估、心力衰竭的预防、慢性HFrEF的药物治疗、慢性HFrEF患者的心脏植入型电子器械治疗、修订慢性HFrEF治疗流程、新增高原心脏病、心力衰竭管理等部分内容。

心力衰竭是多种原因导致心脏结构和/或功能的异常改变,使心室收缩和/或舒张功能发生障碍,从而引起的一组复杂临床综合征,主要表现为呼吸困难、疲乏和液体潴留(肺淤血、体循环淤血及外周水肿)等。定义强调临床症状和/或体征是心力衰竭的必备条件。

【心力衰竭新分类】

新指南提出根据左室射血分数(LVEF),将心力衰竭分为射血分数降低的心力衰竭(heart failure with reduced ejection fraction,HFrEF)、射血分数保留的心力衰竭(heart failure with preserved ejection fraction,HFpEF)和射血分数中间值的心力衰竭(heart failure with mid-range ejection fraction,HFmrEF)。

(一) HFrEF

诊断标准为:①具有心力衰竭的症状和/或体征;②LVEF<40%。该类心力衰竭患者应接受大量随机对照临床试验证实有效的药物/器械治疗以改善预后。

(二) HFpEF

诊断标准为:

(1) 具有心力衰竭症状和/或体征。

(2) LVEF≥50%。

(3) 利钠肽升高,并符合以下至少1条:①左心室肥厚(左心室质量指数:男性≥115g/m²,女性≥95g/m²)和/或左心房扩大(左心房容积指数>34ml/m²);②心脏舒张功能异常(主要包括E/e'≥13,室间隔和游离壁e'平均值<9cm/s)。

临床研究未能证实 ACEI/ARB、β 受体阻滞剂能改善该类心力衰竭的预后,螺内酯可能降低因心力衰竭的住院风险。应针对症状、心血管基础疾病和合并症、心血管危险因素,采取综合治疗。

（三）HFmrEF

诊断标准除 LVEF 为 40%~49% 与 HFpEF 不同外,其余与 HFpEF 相同。该类心力衰竭患者临床特征、病理生理、治疗和预后尚不清楚。一些研究显示,ACEI/ARB、β 受体阻滞剂、醛固酮受体拮抗剂可能改善预后。

【慢性心力衰竭的诊断和评估】

（一）慢性心力衰竭的诊断流程

心力衰竭的诊断应依据病史、体格检查、实验室检查、心脏影像学检查和功能检查。新指南提出分步骤的慢性心力衰竭诊断流程:第一步,根据病史、体格检查、心电图、胸部 X 线片判断有无心力衰竭的可能性;第二步,利钠肽水平测定（NT-proBNP ≥125ng/L 或 BNP ≥ 35ng/ml）和超声心动图检查（心脏结构和/或功能异常）明确是否存在心力衰竭;第三步,进一步确定心力衰竭的病因和诱因;第四步,评估病情严重程度及预后,以及是否存在并发症和合并症。基于我国临床实践,胸部 X 线检查对判定心脏大小、肺淤血、肺水肿及识别/排除肺部疾病或其他引起呼吸困难的疾病仍有重要价值,与《2016 年 ESC 急性和慢性心力衰竭诊断与管理指南》（以下简称"2016 年 ESC 心力衰竭指南"）中"非急性心力衰竭诊断流程"不同,新指南诊断流程第一步中加入胸部 X 线检查。

（二）心力衰竭特殊检查

需要进一步明确病因和病情评估时,需做特殊检查,并提出了推荐类别及证据等级。

1. **心脏磁共振（CMR）** 是测量左、右心室容量、质量和射血分数的"金标准";当超声心动图不能作出诊断时,CMR 是最好的替代影像检查;CMR 也是评估心肌纤维化和诊断复杂先天性心脏病的首选检查方法。延迟钆增强可鉴别缺血性和非缺血性心肌损害。怀疑心肌炎、淀粉样变、结节病、Chagas 病、Fabry 病、血色病、致密化不全心肌病时,推荐 CMR 检查显示心肌组织特点。

2. **核素心室造影及核素心肌灌注和/或代谢显像** 超声心动图未能作出评估时,使用核素心室造影评估左心室容量和 LVEF。核素心肌灌注显像包括单光子发射计算机断层显像（SPECT）和正电子发射计算机断层显像（PET）,可用于诊断心肌缺血。代谢显像可判断心肌存活情况。对心力衰竭合并冠心病,在决定血运重建前,可考虑用心脏影像学检测（CMR、负荷超声心动图、SPECT、PET）评估心肌缺血和心肌存活情况。

3. **心肺运动试验** 心肺运动试验可用于:①心脏移植和/或机械循环辅助的临床评估;②指导运动处方优化;③原因不明呼吸困难的鉴别。

4. **有创血流动力学检查** 在慢性心力衰竭患者中右心导管和肺动脉导管检查适用于:①心脏移植或机械循环辅助的重症心力衰竭患者术前评估;②肺动脉高压患者,瓣膜性或结构性心脏病干预治疗前评估肺动脉高压及其可逆性;③对经规范化治疗后仍存在严重症状或血流动力学状态不明的患者,为调整治疗方案,可考虑行此检查。

此外,对心力衰竭患者冠状动脉造影、心脏 CT、负荷超声心动图、6 分钟步行试验、心肌活检、基因检测、生活质量评估均推荐明确。

【心力衰竭的预防】

为新指南增加的新内容,建议对所有患者进行临床评估以识别心力衰竭危险因素,控制心力衰竭危险因素、治疗无症状的左心室收缩功能异常有助于延缓或预防心力衰竭发生。

(一) 控制心力衰竭危险因素

强调遵循相关指南对高血压、血脂异常、糖尿病等的控制。早期干预,减少发生心力衰竭的风险或延缓心力衰竭的进展。对存在多种心血管疾病危险因素、靶器官损伤或心血管疾病的高血压患者,血压应控制在 130/80mmHg 以下(Ⅰ类推荐,B 级证据)。对冠心病患者或冠心病高危人群,推荐使用他汀类药物预防心力衰竭(Ⅰ类推荐,A 级证据)。近年来研究显示,钠-葡萄糖协同转运蛋白 2 抑制剂(恩格列净或卡格列净)能够降低具有心血管高风险的 2 型糖尿病患者的死亡率和心力衰竭住院率。控制肥胖、糖代谢异常可能有助于预防心力衰竭发生。戒烟和限酒有助于预防或延缓心力衰竭的发生(Ⅰ类推荐,C 级证据)。已有研究显示,BNP 可预测新发心力衰竭的风险。STOP-HF 研究表明,心力衰竭高危人群(高血压、糖尿病、血管疾病)经 BNP 筛查,并进行干预,可预防心力衰竭发生。建议检测利钠肽水平以筛查心力衰竭高危人群,控制其危险因素和干预生活方式有助于预防左心室功能异常或新发心力衰竭。新指南明确,利钠肽测定不仅应用于心力衰竭诊断和鉴别诊断(Ⅰ类推荐,A 级证据)、病情严重程度及预后评估(Ⅰ类推荐,A 级证据)、出院后心血管事件风险评估(Ⅰ类推荐,B 级证据),而且扩展至心力衰竭筛查(Ⅱa 类推荐,B 级证据)。

(二) 治疗无症状的左心室收缩功能异常

所有无症状的 LVEF 降低患者应用 ACEI(Ⅰ类推荐,B 级证据)和 β 受体阻滞剂(Ⅰ类推荐,C 级证据),以预防和延缓心力衰竭发生;既往心肌梗死后 LVEF 降低和/或局部室壁运动异常,应用 ACEI/ARB 和 β 受体阻滞剂以预防和延缓心力衰竭发生(Ⅰ类推荐,A 级证据);急性心肌梗死后,应尽早应用 ACEI/ARB、β 受体阻滞剂和醛固酮受体拮抗剂,特别是存在左心室收缩功能异常的患者,可降低心力衰竭住院率和死亡率。稳定性冠心病患者考虑应用 ACEI 预防或延缓心力衰竭发生(Ⅱa 类推荐,A 级证据)。

【慢性 HFrEF 的药物治疗】

(一) 推荐血管紧张素受体脑啡肽酶抑制剂(ARNI)

心力衰竭既存在肾素-血管紧张素-醛固酮系统及交感神经系统过度激活,产生持续心脏损害;也同时存在利钠肽系统相对不足,缺乏保护。ARNI 阻断血管紧张素受体,升高利钠肽水平而发挥作用。PARADIGM-HF 研究入选 8 442 例 NYHA 心功能 Ⅱ、Ⅲ 或 Ⅳ 级,LVEF≤40% 的心力衰竭患者,随机分为沙库巴曲/缬沙坦组(200mg,2 次/d)或依那普利组(10mg,2 次/d)治疗。两组基线资料一致,具可比性。亚裔人群占 18.0%(华裔人群占 5.9%),缺血性心力衰竭占 60.0%,NYHA 心功能 Ⅱ 级占 70.5%,Ⅲ 级占 24.0%,Ⅰ 级占 4.6%,Ⅳ 级占 0.7%,利尿剂使用率为 80.0%,洋地黄制剂使用率为 30.2%,β 受体阻滞剂使用率为 93.0%,盐皮质激素受体拮抗剂使用率为 55.6%。中位随访 27 个月,因沙库巴曲/缬沙坦组显著获益已达预先设定界值,研究被提前终止。沙库巴曲/缬沙坦组较依那普利组主要终点(心血管死亡或心力衰竭住院复合终点)风险降低 20%,心血管死亡风险降低 20%,全因死亡风险降低 16%,心力衰竭住院风险降低 21%。因此,新指南推荐,对于 NYHA 心功能 Ⅱ~Ⅲ 级、有症状的 HFrEF 患者,若能够耐受 ACEI/ARB,推荐以 ARNI 替代 ACEI/ARB,以进一步减少心力衰竭发病率及死亡率(Ⅰ类推荐,B级证据)。能耐受 ACEI/ARB,指耐受中高剂量 ACEI/ARB,即相当于依那普利≥10mg、2 次/d 或缬沙坦≥80mg、2 次/d。未使用 ACEI/ARB、有症状的 HFrEF 患者,如血压能够耐受,虽然首选 ARNI 也有效,但缺乏循证医学证据,临床应用需审慎。

对于 NYHA 心功能Ⅳ级患者可否应用 ARNI,因 PARADIGM-HF 研究纳入该类患者少(占 0.7%),新指南未推荐。近期发表的 PIONEER-HF 研究入选 881 例因急性失代偿性 HFrEF 住院患者,其中 NYHA 心功能Ⅳ级占 8.5%。随机分为沙库巴曲/缬沙坦组(200mg、2 次/d)440 例,依那普利组(10mg、2 次/d)441 例。随访 8 周,沙库巴曲/缬沙坦组较依那普利组主要有效性指标(时间平均 NT-proBNP)下降 29%,且第 1 周时即有明显差异性;安全性指标(肾功能恶化、高钾血症、症状性低血压、血管性水肿)两组间无差异。上述提示,对于因急性失代偿性 HFrEF 住院的患者(包括 NYHA 心功能Ⅳ级),应用 ARNI 也可能获益,值得进一步临床研究。

(二) 醛固酮受体拮抗剂

RALES、EPHESUS 和 EMPHASIS-HF 研究均显示,对于 NHYA 心功能Ⅱ~Ⅳ级 HFrEF 患者,应用 ACEI/ARB、β 受体阻滞剂基础上加用醛固酮受体拮抗剂(螺内酯或依普利酮),可降低全因死亡、心血管死亡、猝死和心力衰竭住院风险。近年来我国临床实践中出现了少部分未严格遵循指南推荐应用该类药物,为避免应用泛化,新指南强调在特定患者中应用该类药物,适用于:①使用 ACEI/ARB/ARNI 和 β 受体阻滞剂后仍有症状,LVEF≤35% 的 HFrEF 患者(Ⅰ类推荐,A级证据);②急性心肌梗死后 LVEF≤40%,有心力衰竭症状或合并糖尿病患者(Ⅰ类推荐,B级证据)。通常醛固酮受体拮抗剂应与袢利尿剂合用;除非存在低钾血症,应避免同时补钾及食用高钾食物;使用后 3 天和 1 周应监测血钾和肾功能,前 3 个月每月监测 1 次,以后每 3 个月 1 次。强调加强监测,以避免高钾血症危及生命。

(三) 洋地黄类药物

地高辛治疗可改善 HFrEF 患者的症状和运动耐量。荟萃分析显示,HFrEF 患者长期应用地高辛对死亡率的影响是中性的,但可降低住院风险。ARISTOTLE 研究显示,心房颤动患者服用地高辛后,死亡风险与血清地高辛浓度独立相关,浓度≥1.2μg/L 患者死亡风险最高;无论是否合并心力衰竭,启动地高辛治疗与心房颤动患者死亡率独立相关。2016 年 ESC 心力衰竭指南将洋地黄类药物降为Ⅱb 类推荐。经指南撰写组专家反复讨论,考虑到我国不同地区医疗资源的显著差异性和临床使用地高辛现状,新指南对洋地黄类药物推荐仍维持不变。适用于经利尿剂、ACEI/ARB/ARNI、β 受体阻滞剂和醛固酮受体拮抗剂治疗后,仍持续有症状的 HFrEF 患者。强调低剂量并监测地高辛血药浓度,建议维持在 0.5~0.9μg/L。

【慢性 HFrEF 患者的心脏植入型电子器械治疗】

心脏植入型电子器械治疗是部分 HFrEF 患者的重要治疗方法,主要包括两项:①CRT 植入,用于纠正 HFrEF 患者的心脏失同步以改善症状及降低病死率;②ICD 植入,用于心力衰竭患者心脏性猝死的一级预防或二级预防。

(一) 修订了 CRT 植入在 HFrEF 中应用指征

强调优化药物治疗或血运重建 3 个月后再评估是否需要 CRT 植入。荟萃分析显示,QRS 时限≥130 毫秒植入 CRT 获益;EchoCRT 研究显示,NYHA 心功能Ⅲ~Ⅳ级合并左心室收缩不同步的 HFrEF 患者,若 QRS 时限≤130 毫秒,CRT 植入不减少病死率及心力衰竭住院率,反而增加病死率。新指南修订 CRT 植入的 QRS 时限为≥130 毫秒。

(二) 审慎推荐希氏束起搏作为 CRT 植入治疗的方法

双心室起搏是纠正室间及室内不同步的经典方法,在此基础上,优化的单左心室起搏、左心室多部位起搏等适用于特定患者。理论上,希氏束起搏比双心室起搏更符合生理性。近年来随着器械的改进,希氏束起搏成功率提高,希氏束起搏在 HFrEF 患者中应用逐渐增多,主要适用于:①左心室导线植入失败患者;②CRT 术后无应答患者;③药物控制心室率不理想的心房颤动伴 HFrEF 且心房颤动经导管消融失败或不适合消融,需要房室结消融控制心室率的患者;④慢性心房颤动伴 HFrEF,需要高比例心室起搏(>40%)的患者。希氏束起搏的近期及远期疗效,尤其是对生存率的影响,尚需开展大规模的临床试验来确定。

(三) 修订 ICD 植入的一级预防指征

1. **缺血性心脏病患者**　优化药物治疗至少 3 个月,心肌梗死后至少 40 天及血运重建后至少 3 个月,预期生存期>1 年:LVEF≤35%、NYHA 心功能Ⅱ~Ⅲ级,或 LVEF≤30%、NYHA 心功能Ⅰ级,推荐植入 ICD 以减少心脏性猝死和总死亡率(Ⅰ类推荐,A 级证据)。

2. **非缺血性心脏病患者**　优化药物治疗至少 3 个月,预期生存期>1 年:LVEF≤35%、NYHA 心功能Ⅱ~Ⅲ级,推荐植入 ICD 以减少心脏性猝死和总死亡率(Ⅰ类推荐,A 级证据);LVEF≤35%、NYHA 心功能Ⅰ级,可考虑植入 ICD(Ⅱb 类推荐,B 级证据)。对缺血性 HFrEF 患者,增加血运重建 3 个月后再评估的限定条件,避免不必要的 ICD 植入。同时新增缺血性心脏病患者,NYHA 心功能Ⅰ级、LVEF≤30% 和非缺血性心脏病患者,NYHA 心功能Ⅰ级、LVEF≤35% 为适应证。为了更合理地植入 ICD,有限制,也有扩展。

【修订慢性 HFrEF 治疗流程】

第一步,对所有慢性 HFrEF(NYHA 心功能Ⅰ~Ⅳ级)患者,除非有禁忌证或不能耐受,均应尽早使用 ACEI/ARB 和 β 受体阻滞剂,有淤血症状和/或体征时,应先使用利尿剂。

第二步,接受上述治疗后再评估:①若 NYHA 心功能Ⅱ~Ⅲ级,血压能耐受,建议 ARNI 替代 ACEI/ARB;②若 NYHA 心功能Ⅱ~Ⅳ级,eGFR≥30ml/(min¹·1.73m²)、血钾<5.0mmol/L,推荐加用醛固酮受体拮抗剂;③若 NYHA 心功能Ⅱ~Ⅳ级,LVEF≤35%、β 受体阻滞剂已达目标剂量或最大耐受量或 β 受体阻滞剂禁忌证、窦性心律≥70 次/min,可加用伊伐布雷定;④若经优化药物治疗或血运重建至少 3 个月,符合 CRT/ICD 适应证,推荐植入该类装置。

第三步,若仍有持续症状,考虑加用地高辛。

第四步,经上述治疗后,仍病情进展至终末期心力衰竭,可选择心脏移植、左心室辅助装置或姑息治疗。

【新增高原心脏病】

我国幅员辽阔,高原人口众多,高原心脏病不少见。高原心脏病包括高原肺水肿和慢性高原心脏病。

高原肺水肿是由于快速进入高原或从高原进入更高海拔地区,肺动脉压突然升高,肺毛细血管内皮和肺泡上皮细胞受损,通透性增加,液体漏至肺间质和/或肺泡,严重时危及生命的高原地区特发病。治疗措施包括转运至低海拔地区、坐位、吸氧(使 SpO_2>90%)。如无条件转运,可使用便携式高压氧舱。药物治疗包括解痉平喘、糖皮质激素、利尿剂、硝苯地平缓释片、β₂ 受体激动剂,必要时气管插管和呼吸机辅助呼吸、血液超滤等。

慢性高原心脏病是由慢性低压低氧引起的肺组织结构和功能异常,肺血管阻力增加,右心扩张、肥大,伴或不伴右心衰竭的心脏病。确诊后应送患者至平原,治疗包括吸氧、控制呼吸道感染、纠正右心衰竭。针对高原肺动脉高压,临床大多参考应用肺高血压的治疗药物。

【心力衰竭管理】

心力衰竭为慢性疾病,是一个长期的过程,加强心力衰竭管理能改善生活质量,延缓疾病恶化,降低再住院率,改善预后。心力衰竭管理需多学科合作,涉及住院前、住院中、出院后多环节,包括急性期救治、慢性心力衰竭治疗的优化、合并症的有效干预、积极康复治疗(包括运动康复、改善生活方式等)、计划性的长期随访、患者健康教育、家庭和患者参与的自我管理、精神心理和社会支持等。

新指南一方面借鉴国外经验,另一方面结合中国国情,提出心力衰竭的多学科合作团队由心脏专科医师、全科医师、护士、药师、康复治疗师、营养师等组成。针对管理流程、随访频率和内容、患者教育、运动康复、终末期心力衰竭患者姑息治疗和临终关怀等,均给出了具体建议。

指南要点小结

新指南全面制定了目前我国心力衰竭领域的规范,明确了心力衰竭的新分类及其诊断标准;提出了慢性心力衰竭分步骤的诊断流程;在慢性 HFrEF 中,肯定了 ARNI 的治疗地位,CRT/ICD 植入指征有限制、有扩展,修订了该类心力衰竭治疗流程;大篇幅增加了心力衰竭的预防和管理,强调多学科合作、全程管理、患者自我管理的重要性。既吸纳了国内外本领域临床研究的最新成果,又有鲜明的中国特色。新指南的发布和推广,将进一步提高我国心力衰竭防治水平。

(郑昭芬 傅庆华 刘征宇)

参考文献

[1] 中华医学会心血管病学分会,中华心血管杂志编辑委员会.中国心力衰竭诊断和治疗指南2014[J].中华心血管病杂志,2014,42(2):98-122.

[2] YANCY C W,JESSUP M,BOZKURT B,et al. 2017 ACC/AHA/HFSA focused update of the 2013 ACCF/AHA guidelines for the management of heart failure:a report of the American College of Cardiology/American Heart Association Task Force on Clinical Practice Guidelines and the Heart Failure Society of America[J]. Circulation,2017,136(6):e137-e161.

[3] PONIKOWSKI P,VOORS A A,ANKER S D,et al. 2016 ESC Guidelines for the diagnosis and treatment of acute and chronic heart failure:the Task Force for the diagnosis and treatment of acute and Chronic heart failure of the European Society of Cardiology (ESC) Developed with the special contribution of the Heart Failure Association (HFA) of the ESC[J]. Eur Heart J,2016,37(27):2129-2200.

[4] 中华医学会心血管病学分会心力衰竭学组,中国医师协会心力衰竭专业委员会,中华心血管病杂志编辑委员会.中国心力衰竭诊断和治疗指南2018[J].中华心血管病杂志,2018,46(10):760-789.

[5] MCMURRAY J J,PACKER M,DESAI A S,et al. Angiotensin-neprilysin inhibition versus enalapril in heart

failure[J]. N Engl J Med,2014,371(11):993-1004.

[6] VELAZQUEZ E J,MORROW D A,DEVORE A D,et al. Angiotensin-neprilysin inhibiton in acute decompensated heart failure[J]. N Engl J Med,2019,380(6):539-548.

[7] BERG D D,BRAUNWALD E,DEVORE A D,et al. Efficity and safety of sacubitril/valsartan by dose level achieved in the PIONEER-HF trial[J]. JACC Heart Fail,2020,8(10):834-843.

[8] CLELAND J G,ABRAHAM W T,LINDE C,et al. An individual patient meta-analysis of five randomized trials assessing the effects of cardiac resynchronization therapy on morbidity and mortality in patients with symptomatic heart failure[J]. Eur Heart J,2013,34(46):3547-3556.

[9] WOODS B,HAWKINS N,MEALING S,et al. Individual patient data network meta-analysis of mortality effects of implantable cardiac devices[J]. Heart,2015,101(22):1800-1806.

[10] RUSCHITZKA F,ABRAHAM W T,SINGH J P,et al. Cardiac resynchronization therapy in heart failure with a narrow QRS complex[J]. N Engl J Med,2013,369(15):1395-1405.

第三章 急性心力衰竭

　　2017 年 12 月,中国医师协会急诊医师分会和中国心胸血管麻醉学会急救与复苏分会联合发布了《中国急性心力衰竭急诊临床实践指南》。该指南详细阐述了急性心力衰竭诊断及治疗领域的最新视点。该指南较 2014 年中华医学会心血管病学分会发布的《中国心力衰竭诊断和治疗指南》的急性心力衰竭部分有了新的推荐和要求。急性心力衰竭起病急骤且常危及生命,需要紧急处理。熟识急性心力衰竭诊治的理论知识及技术,对于提高救治水平具有重要意义。结合目前我国急性心力衰竭诊治现状,特对急性心力衰竭急诊临床实践指南做简要解读。

【急性心力衰竭的定义】

　　急性心力衰竭是指继发于心脏功能异常而迅速发生或恶化的症状和体征,并伴有血浆利钠肽水平的升高。相比欧洲和美国的急性心力衰竭指南,中国指南增加了血浆利钠肽对心力衰竭的诊断价值。临床上最为常见的急性心力衰竭是急性左心衰竭,该指南主要是针对急性左心衰竭的诊治。指南指出,急性心力衰竭的临床表现是以肺淤血、体循环淤血以及组织器官低灌注为特征的各种症状和体征。急性心力衰竭的严重阶段是心源性休克,共识中定义为:没有低血容量存在的情况下,收缩压<90mmHg 持续 30 分钟及以上或平均动脉压<65mmHg 持续 30 分钟及以上,或需要血管活性药物才能维持收缩压>90mmHg,存在肺淤血或左室充盈压升高,伴有组织低灌注的症状(神志改变、皮肤湿冷、少尿、血乳酸升高)。

　　急性心力衰竭包括初次发作和慢性心力衰竭急性发作,后者更为多见,占 70%~80%。初发急性心力衰竭最常见的病因包括由急性缺血、感染和中毒等所致的急性心肌细胞损伤或坏死、急性瓣膜功能不全和急性心脏压塞。慢性心力衰竭急性发作常由一个或多个诱发因素引发,例如感染、心律失常、高血压、不恰当地调整或停止药物等。

【急性心力衰竭的诊断和评估】

(一) 院前和急诊评估

　　该指南强调急性心力衰竭院前急救的重要性,将其纳入急性心力衰竭诊断和处理的重要部分。在院前急救阶段,紧急评估循环和呼吸状态。完善心电图;早期无创监测,包括脉搏血氧饱和度(SpO_2)、血压、呼吸频率及连续心电监测等,必要时进行氧疗,甚至无创通气治疗。早期检测血利钠肽也将对明确诊断带来益处。一旦患者到达急诊科后,需立即采取进一步的综合评估,并给予必要的循环和呼吸支持治疗。迅速识别出致命性病因的心力衰竭及需要紧急处理的促使心功能恶化的各种可逆性因素(如急性冠脉综合征、高血压危象、急性肺栓塞、严重心律失常等)。

(二) 急性心力衰竭的诊断

指南虽然强调仔细询问病史、症状和诱因的重要性,但通过症状和体征评价急性心力衰竭特异性和敏感性较差。因此,指南肯定了血浆利钠肽水平检测对可疑急性心力衰竭诊断的重要性。利钠肽有助于鉴别心源性和非心源性呼吸困难,所有怀疑急性心力衰竭的呼吸困难患者均推荐进行检测。利钠肽还可用于评估心力衰竭严重程度和预后,心力衰竭程度越重,利钠肽水平越高。当血 BNP<100pg/ml、NT-BNP<300pg/ml、MR-BNP<120pg/ml 基本可排除急性心力衰竭。此外,该指南还主张常规进行肌钙蛋白 I/T(cTnI/T)等生物学标记物、心电图、胸部 X 线检查、超声心动图检查、常规实验室检查与动脉血气分析,以便综合评估病情,早期作出诊断。

(三) 急性心力衰竭的分型与分级

指南推荐依据临床表现特征、血流动力学等进行临床分型,以便于临床医师进行恰当的病情评估和制订个体化治疗。根据是否存在淤血和外周组织器官低灌注的临床表现,将急性心力衰竭快速分为四型,即暖而干型、暖而湿型、冷而干型、冷而湿型。急性心肌梗死合并心力衰竭可采用 Killip 分级方法。

(四) 急性心力衰竭的监测

指南强调急性心力衰竭患者均应监测症状和体征,并首先应用无创性方法严密监测心率和心律、呼吸频率、SpO_2 和血压。严格控制与记录出入液量,每天称量体重,反复评估患者的容量状态、淤血证据,动态监测肾功能和电解质。血流动力学监测容易对机体造成损伤,应根据患者的病情与治疗的需要充分权衡利弊,血流动力学状态不稳定、病情严重且治疗效果不理想、心功能恶化机制不明的患者应尽早使用有创血流动力学监测。中心静脉压不作为常规监测。

(五) 急性心力衰竭的治疗

该指南强调急性心力衰竭治疗的连贯性,依据心力衰竭的不同阶段而不同,早期急诊抢救阶段以迅速稳定血流动力学状态、纠正低氧、改善症状、维护重要脏器灌注和功能、预防血栓栓塞为主要治疗目标。后续阶段应进一步明确心力衰竭的病因和诱因,给予相应处理,控制症状和淤血,并优化血压,制订随访计划,改善远期预后。

1. 识别急性可逆病因和诱因　早期识别 AHF 的病因或诱因,并积极处理部分急性可逆性因素,可以避免心功能进一步恶化,有利于控制心力衰竭。STEMI 或 NSTEMI 的 AHF 患者应积极进行再灌注治疗;高血压急症所致的 AHF 应尽早应用血管扩张剂积极控制血压;因快速性心律失常或严重的缓慢性心律失常所致 AHF 应通过药物或电转复、临时起搏等纠正心律失常。

2. 氧疗与通气支持　患者不伴低氧血症者不推荐常规吸氧,因为吸氧可能会引起血管收缩和心排出量下降,合并 COPD 者高流量吸氧会增加通气/血流异常,引起高碳酸血症。氧疗适用于呼吸困难明显伴低氧血症(SaO_2<90% 或 PO_2<60mmHg)的患者。当常规氧疗方法(鼻导管和面罩)效果不满意时,应尽早使用无创正压通气。经积极治疗后病情仍继续恶化、不能耐受 NIPPV 或存在 NIPPV 治疗禁忌证者,应考虑气管插管,行有创机械通气。

3. 心源性休克的救治　心源性休克表现为液体量充足情况下的低血压(收缩压<90mmHg)且伴有低灌注体征。其病因复杂多样,指南建议尽早进行心脏超声检查,急性冠

脉综合征并发心源性休克的患者,建议尽早(在入院 2 小时内)行冠脉造影,以期对冠脉行血运重建。在无临床征象提示容量负荷增多的情况下,可考虑在 15~30 分钟内给予生理盐水或平衡盐溶液 200ml。静脉使用正性肌力药物限于心排出量严重降低导致组织器官低灌注的患者。对于存在持续组织低灌注,需要使用血管收缩药维持收缩压者,首选去甲肾上腺素,并最好监测动脉内血压。欧洲指南提到,心源性休克患者在多巴胺和去甲肾上腺素联合基础上加用左西孟旦可改善血流动力学,且不增加低血压风险。与以往指南一致的是,心源性休克的治疗不常规使用主动脉内球囊反搏(IABP)。对于难治性心源性休克,结合患者的年龄、合并症和神经功能情况,体外模式人工肺氧合器(ECMO)可以部分或全部代替心肺功能,短期应用可改善预后。

4. 药物治疗

(1) 利尿剂:利尿剂是治疗心力衰竭的重要基石,通过增加尿量和减轻水肿有效治疗急性心力衰竭的作用已被临床观察所证实。指南强调,急性心力衰竭合并组织低灌注患者,在未达到充分灌注前,应避免使用利尿剂。一线药物选择袢利尿剂,如呋塞米、布美他尼和托拉塞米等,治疗过程中需注意低钾血症、肾功能受损和低血容量风险。新型利尿剂托伐普坦能选择性阻断肾小管上的精氨酸血管升压素受体,具有排水不排钠的特点,特别适用于心力衰竭合并低钠血症的患者。

(2) 血管扩张药物:血管扩张药物适用于高血压性 AHF 患者,收缩压低于 90mmHg 或伴症状性低血压者禁用。应谨慎控制剂量,避免降压幅度过大而带来不良预后。严重二尖瓣和主动脉瓣狭窄患者慎用血管扩张药物。硝酸酯类药物主要是扩张静脉容量血管、降低心脏前负荷,特别适用于 ACS 伴心力衰竭的患者。硝普钠能均衡地扩张动脉和静脉,同时降低心脏前、后负荷,适用于严重心力衰竭、有高血压以及伴肺淤血或肺水肿患者。奈西立肽是重组人 BNP,具有扩张静脉、动脉和冠脉,降低前、后负荷,增加心排量,增加钠盐排泄,抑制肾素-血管紧张素系统和交感神经系统的作用。

(3) 正性肌力药物:正性肌力药物用于合并心排出量急剧降低、影响重要脏器灌注者,通常指低血压性 AHF 患者。低血容量或其他可纠正原因导致的低血压性 AHF,在病因消除前,不推荐使用正性肌力药物。洋地黄类制剂主要适应证是心房颤动伴快速心室率(>110次/min)的 AHF 患者。间断或持续应用正性肌力药物可能会增加远期病死率,应在密切监护下从最小剂量开始逐渐加量,并适当控制用药疗程。常用药物见表 3-1。

(4) 其他药物治疗:

1) 阿片类药物:目前没有证据表明吗啡能改善预后,不推荐常规使用。但对烦躁不安,又除外持续低血压、意识障碍、严重慢性阻塞性肺疾病的患者,可小剂量应用吗啡。

2) 预防血栓药物:先前未接受抗凝治疗或无抗凝禁忌证的患者,推荐使用肝素或其他抗凝药物预防血栓形成。

3) β 受体阻滞剂:是心房颤动合并快速心室率的 AHF 患者控制心率的一线选择。发生持续的心肌缺血或心动过速,可考虑谨慎地静脉使用美托洛尔或艾司洛尔。

4) 氨茶碱:适用于伴有支气管痉挛的 AHF 患者。因其会增加心肌耗氧量,AMI 和心肌缺血者不宜使用。

5) 血管收缩药:对外周动脉有显著缩血管作用的药物,如去甲肾上腺素、肾上腺素等,适用于已应用正性肌力药物后仍出现心源性休克或合并明显低血压状态的患者。常用药物见表 3-1。

表 3-1　急性心力衰竭常用的正性肌力药物和血管收缩药及其剂量

药物类别	药物	剂量	剂量调整与疗程
β肾上腺素能激动剂	多巴胺	<3μg/(kg·min)：激动多巴胺受体，扩张肾动脉 3~5μg/(kg·min)：激动心脏 β₁ 受体，正性肌力作用 >5μg/(kg·min)：激动心脏 β₁ 受体，外周血管 α 受体	小剂量起始，>10μg/(kg·min)外周血管收缩明显，增加脏器缺血风险
	多巴酚丁胺	2.5~10μg/(kg·min)维持	用药不超过 3~7d
磷酸二酯酶抑制剂	米力农	负荷量 25~75μg/kg 静脉推注(>10min)，继以 0.375~0.75μg/(kg·min)静脉滴注	用药 3~5d
钙离子增敏剂	左西孟旦	负荷量 6~12μg/kg 静脉推注(>10min)，继以 0.05~0.2μg/(kg·min)静脉滴注维持24h	低血压时不推荐予以负荷剂量
血管收缩剂	去甲肾上腺素	0.2~1.0μg/(kg·min)静脉滴注维持	—
	肾上腺素	复苏时首先 1mg 静脉推注，效果不佳时每3~5min 重复静脉推注，每次 1~2mg，总剂量不超过 10mg	—

5. 非药物治疗

（1）肾脏替代治疗：对减轻 AHF 患者容量负荷很有效，但不建议代替袢利尿剂作为 AHF 患者的一线治疗。对于难治性容量负荷过重或对液体复苏无效的少尿，建议进行肾脏替代治疗。

（2）主动脉内球囊反搏。

（3）机械通气：包括无创呼吸机辅助通气和气道插管/人工机械通气。

（4）心室辅助装置和其他循环支持手段：包括经皮心室辅助装置、体外生命支持装置和体外膜肺氧合装置。在积极治疗基础心脏疾病的前提下，短期辅助心脏功能，也可作为心脏移植或心肺移植的过渡。

指南要点小结

　　该指南强调了急性心力衰竭治疗的及时性，需要院前急救人员和急诊医疗团队的支持和配合。重视急性心力衰竭患者的危险分层和转诊，早期识别高危患者及强化的重症监护治疗和支持对急性心力衰竭救治的重要性。明确了阿片类镇痛镇静药物、血管收缩剂及主动脉内球囊反搏在急性心力衰竭治疗中的地位。阐述了床旁心脏超声检查对急性心力衰竭诊断和评估的意义，强调了利钠肽的检测价值。强调急性心力衰竭治疗的连续性，一方面在稳定病情的基础上继续循证药物的治疗，另一方面是早期救治和后期稳定病情相结合。总之，急性心力衰竭的诊治仍存在巨大挑战，还有一系列亟待解决的临床问题，并且需要循证医学证据支持，无论是临床工作者，还是科研工作者，均需在急性心力衰竭领域进一步探索，最终提高急性心力衰竭的生存率，降低再住院率和短期、长期病死率。

（杨　阳　彭道泉）

参考文献

［1］ 中国医师协会急诊医师分会,中国心胸血管麻醉学会急救与复苏分会.中国急性心力衰竭急诊临床实践指南(2017)[J].中华急诊医学杂志,2017,26:1347-1357.

［2］ 中华医学会心血管病学分会,中华心血管病杂志编辑委员会.中国心力衰竭诊断和治疗指南2014[J].中华心血管病杂志,2014,42:98-122.

［3］ PONIKOWSKI P,VOORS A A,ANKER S D,et al. 2016 ESC Guidelines for the diagnosis and treatment of acute and chronic heart failure:The Task Force for the diagnosis and treatment of acute and chronic heart failure of the European Society of Cardiology (ESC)Developed with the special contribution of the Heart Failure Association (HFA) of the ESC[J]. Eur Heart J,2016,37(27):2129-2200.

［4］ YANCY C W,JESSUP M,BOZKURT B,et al. 2017 ACC/AHA/HFSA Focused Update of the 2013 ACCF/AHA Guideline for the Management of Heart Failure:A Report of the American College of Cardiology/American Heart Association Task Force on Clinical Practice Guidelines and the Heart Failure Society of America [J]. Circulation,2017,136(6):e137-e161.

第四章 右心衰竭

右心衰竭(right heart failure,RHF)是发生在右心收缩和/或舒张功能障碍,不足以产生机体所需要的心排出量或不能形成正常充盈压时所出现的一种临床综合征。RHF 的诊断至少具备两个特征:与 RHF 一致的症状与体征;右侧心脏结构和/或功能异常,或心内压增加的客观依据。

目前国外尚没有制定专门的右心衰竭诊断和治疗指南和/或专家共识。2006 年在 Circulation 杂志上发表了《右心室功能和右心衰竭》,该文阐述了右心室的正常结构和生理学特点、右心室在相关疾病中的病理生理学变化、右心衰竭与左心衰竭的不同、右心功能的检查方法、右心衰竭的治疗措施以及右心功能未来的研究方向等。2009 年加拿大心血管病学会发布了《加拿大心血管病学会 2009 年心力衰竭更新共识会指南》,将右心衰竭诊断和治疗的内容作为独立的章节列出,介绍了右心衰竭的定义、病因以及不同病因引起的右心衰竭的诊断和治疗措施。2018 年 AHA 颁布了《右心衰竭评估和管理》的科学声明,主要阐述导致右心功能障碍的病因和流行病学,急、慢性右心衰竭的病理以及右心衰竭的管理指导。

目前在我国也没有颁发专门的右心衰竭的指南。2007 年中国《慢性心力衰竭诊断治疗指南》没有涉及右心衰竭的诊断和治疗。2010 年中国《急性心力衰竭诊断和治疗指南》中包含了急性右心衰竭的内容,介绍了急性右心衰竭的病因和病理生理机制、临床表现诊断和鉴别诊断,并分别介绍了右心室梗死、急性大块肺栓塞、右侧心瓣膜病所致急性右心衰竭的治疗。2014 年发布了《中国右心衰竭诊断和治疗专家共识》,旨在为我国右心衰竭的诊断和治疗提供科学建议。现将综合国内、外共识及指南对右心衰竭作一简述。

【流行病学】

据报道,在美国 RHF 的患病率为 5%,和左心衰竭相当,我国右心衰竭的患病率尚无流行病学数据。左心疾病所致慢性心力衰竭可进一步发展为肺动脉高压和右心衰竭。我国发展成慢性心力衰竭的患病率较高,而且其病因的发病率有逐年上升的趋势,因此可见引起右心衰竭基础疾病的患病率和/或发病率较高,估计右心衰竭也具有较高的发病率。

引起右心衰竭有多种危险因素。各种类型肺动脉高压可导致右心衰竭,高原相关的疾病如急性高原肺水肿、亚急性高原病、慢性高原病等均与肺动脉高压、右心衰竭相关。肺血栓栓塞症患者死因多为急性右心衰竭。各种心血管疾病引起的左心衰竭均可发生右心衰竭。右心室梗死、致心律失常性右心室心肌病、右心室心肌致密化不全、心肌浸润、心肌炎、代谢性疾病与右心衰竭发病直接相关。另外,睡眠呼吸暂停、结缔组织病、脓毒血症、心脏手术、正压机械通气、左心辅助装置的使用、药物(博来霉素、胺碘酮、甲氨蝶呤)都与右心衰竭发病相关。

心力衰竭是各种心血管疾病的共同通路,右心衰竭是心力衰竭的共同最终通路,其病残率、病死率均高于左心衰竭,是左心衰竭预后的独立预测因素。右心衰竭病因不同、个体遗传背景不同,预后存在差异。

【分期和分级】

(一) 分期

右心衰竭可依据类似左心衰竭的分期划分为四个阶段:

阶段 A:有右心衰竭高危因素,无心脏结构性变化及心力衰竭症状和体征。

阶段 B:出现右心衰竭或结构性变化,但无心力衰竭症状。

阶段 C:出现有心功能不全或结构性变化,伴有体液潴留、运动耐量下降、疲劳、心悸等右心衰竭的症状和/或体征。

阶段 D:难治性右心衰竭,虽积极治疗,休息时也出现严重症状。

(二) 分级

右心衰竭目前没有单独的分级方法。纽约心脏病协会心功能分级也可以用于右心衰竭。

1. **心功能 I 级**　患者患有心脏病,但日常活动不受限制,一般活动不引起疲乏、心悸、呼吸困难或心绞痛。

2. **心功能 II 级**　心脏病患者的体力活动受到轻度的限制,休息时无自觉症状,但平时一般活动下可出现疲乏、心悸、呼吸困难或心绞痛。

3. **心功能 III 级**　心脏病患者体力活动明显受限,小于平时一般活动即引起上述症状。

4. **心功能 IV 级**　心脏病患者不能从事任何体力活动。休息状态下也出现心力衰竭的症状,体力活动后加重。

【发病因素】

任何导致心血管结构和/或功能异常,损害右心室射血和/或充盈能力的因素,都可引起右心衰竭。从临床与病理生理角度大致分为三类(表4-1):①右心室压力负荷和/或容量负荷过度;②右心室心肌自身病变;③心包疾病和体循环回流受阻。

表 4-1　右心衰竭的病因

	右室收缩力降低	右室容量超负荷	右室压力超负荷
急性	败血症	败血症	酸中毒
	LVAD 支持	LVAD 支持	低氧血症
	右室心肌梗死(RVMI)	过多输液	肺栓塞(PE)
	心肌炎		
	围手术期损伤/缺血(心脏术后)		正压通气
慢性	右室心肌病	左心疾病	左心疾病
	AVRC	单心室	单心室
	三尖瓣下移畸形	三尖瓣下移畸形	心包疾病
		肺动脉瓣反流(PR)	肺动脉高压(PAH)
		大动脉转位(TGA)	慢性血栓栓塞性 PH
		三尖瓣反流(TR)	肺动脉瓣狭窄(PS)
			左心瓣膜病变
			限制型心肌病

【病理生理机制】

当右心室超压力负荷时,如严重肺动脉高压,使右心室后负荷增加和扩张,导致右心衰竭;右心排出量降低导致体循环和心功能改变,出现血压下降、心动过速、冠状动脉灌注不足;对呼吸系统的影响主要是气体交换障碍;各种血管活性物质的释出,使广泛的肺小动脉收缩,增加了缺氧程度,又反射性促进肺动脉压升高,形成恶性循环。

右室收缩力的降低可导致右室搏出量减少,引起右心室扩张,从而促进三尖瓣反流,加重体循环充血。三尖瓣反流又可加重右室扩张,并驱动对左室充盈的心室相互依赖的影响。当右室充盈压的病理性增高传导到室间隔,右室受到心包限制时,室间隔向左移,左心室的形状发生改变,影响左室舒张期充盈,从而导致心排出量降低。同时,由于右室舒张末期压力升高,继发于心包限制的室间隔左移,右心室的几何形状也发生改变,右室的收缩功能也受损(图 4-1)。

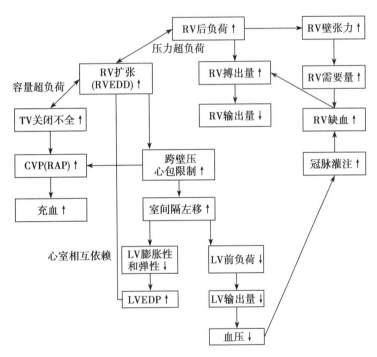

图 4-1 右心衰竭的病理生理学机制

LV,左心室;LVEDP,左室舒张末期压;CVP,中心静脉压;RAP,右房压;
RV,右心室;RVEDD,右室舒张末内径;TV,三尖瓣。

【临床表现】

(一)急性右心衰竭的临床表现

ARHF 一般以急性右室扩张、右室前向血流减少和全身静脉压升高为特征。ARHF 患者表现为低灌注和低血压,包括出汗、精神萎靡、发绀、肢端发凉、低血压和心动过速。除了系统性低灌注外,ARHF 突出的临床表现包括由于外周氧供减少所致的气促以及房性或室性心律失常。体征包括颈静脉压升高伴显著的 V 波、心前区心脏抬举性搏动、右侧第三心音和三尖瓣反流的全收缩期杂音。若 CRHF 急性加重时,可出现肝大、腹水和外周水肿。若肺部听诊存在肺水肿,提示合并或继发于左心衰竭。

(二)慢性右心衰竭的临床表现

右心衰竭的临床表现以体循环静脉如肝、肾等器官和周围静脉淤血的表现为主。

1. 症状

(1)劳力性呼吸困难、疲乏:由于右心负荷增加,心脏储备能力降低,心排出量减少,运动耐量降低;肺静脉和毛细血管充血也可以引起呼吸困难;继发于左心功能不全的右心衰竭呼吸困难已存在,单纯性右心衰竭为分流性先天性心脏病或肺部疾病所致,也均有明显的呼吸困难。

(2)消化道症状:胃肠道和肝脏淤血可引起上腹饱胀、食欲缺乏、恶心、呕吐及便秘等常见症状。长期肝淤血可以引起黄疸、心源性肝硬化相应的临床表现。

(3)下肢水肿、胸腔积液、腹水:右心衰竭时,体静脉压力升高时可出现。

(4)夜尿增多:由于肾脏淤血引起尿量减少、夜尿增多、蛋白尿和肾功能减退。

(5)心悸、心律失常:在右心衰竭的患者中,有交感神经系统过度兴奋的证据,因此,存在自主的心脏节律紊乱,表现为心率加快、出现各种心律失常。致心律失常性右室心肌病可引起严重的室性心律失常。

2. 体征

(1)原有心脏病的体征。

(2)心脏增大、出现病理性心音及心脏杂音:以右心室增大为主者,可伴有心前区抬举性搏动。心率增快,部分患者可在胸骨左缘第3、4肋间听到舒张早期奔马律。右心室明显扩大可形成功能性三尖瓣关闭不全,产生三尖瓣区收缩期反流性杂音,吸气时增强;肺动脉高压时可有肺动脉瓣第二音亢进,并可出现胸骨左缘第2、3肋间的舒张期杂音(Graham-Stell杂音)。

(3)肝大:右心衰竭时肝脏因淤血而肿大,常伴有疼痛,大多发生于皮下水肿之前。剑突下较肋缘下明显,质地较软,具有充实饱满感,边缘有时扪不清,叩诊剑突下有浊音区,且有压痛。重度三尖瓣关闭不全时,可发生肝脏收缩期扩张性搏动。持续慢性右心衰竭可致心源性肝硬化,此时肝脏扪诊质地较硬,压痛可不明显,晚期可出现黄疸。

(4)颈静脉征:颈静脉压升高,反映右房压力升高。颈静脉充盈、怒张,可出现搏动是右心衰竭时的主要体征,肝颈静脉反流征阳性则更具特征性。

(5)体重增加、水肿:早期右心衰竭水肿常不明显,多在体静脉压力升高,颈静脉充盈和肝大较明显后才出现。先有皮下组织水分积聚,体重增加,到一定程度后才引起凹陷性水肿,常为对称性。水肿最早出现在身体最低垂部位,病情严重者可发展到全身水肿。

(6)胸腔积液和腹水:胸膜静脉回流至上腔静脉、支气管静脉和肺静脉。胸腔积液也是因体静脉压力增高所致的。胸腔积液最常见于两个静脉系统压力均升高者,所以更多见于同时有左、右心衰竭时。可有双侧或单侧胸腔积液,双侧胸腔积液时右侧量常较多,单侧胸腔积液也以右侧为多见,可能与右膈下肝淤血有关。毛细血管通透性增加,可能也是心源性胸腔积液形成的原因之一。大量腹水多见于三尖瓣狭窄、三尖瓣下移和缩窄性心包炎,亦可见于晚期心力衰竭和右心房球形血栓堵塞下腔静脉入口时。

(7)心包积液:少量心包积液在右心衰竭或全心衰竭时不少见,常于超声心动图时发现,并不引起心脏压迫症状。

(8)发绀:长期右心衰竭患者大多有发绀,可表现为面部毛细血管扩张、青紫和色素沉着。发绀是血液供应不足时,组织摄取血氧相对增多,静脉血氧低下所致。

（9）晚期患者可有明显的营养不良、消瘦甚至恶病质。

【诊断】

目前尚无国际统一公认的右心衰竭的诊断标准。考虑这一因素并参考部分国家的建议专家委员会建议采用下述标准：

1. 存在右心衰竭的症状和体征　症状主要是活动耐量下降、乏力及呼吸困难。体征主要包括颈静脉压增高的征象、肝脏扩大、外周水肿，以及这些体征的组合。

2. 存在右心结构、功能和心腔内压力增高的客观证据　这些证据主要来自影像学检查，包括超声心动图、核素、磁共振等。

3. 存在可能导致右心衰竭的病因　其中最重要的是存在左心衰竭、肺动脉高压（包括慢性阻塞性肺疾病所致）、右室心肌病变（包括右室梗死、限制性病变和 ARVC 等）、右侧瓣膜病变和某些先天性心脏病。

【急性右心衰竭的处理】

ARHF 的管理侧重在容量、前负荷、心肌收缩力及右心室负荷的管理，必要时可使用机械循环辅助。

（一）血容量管理

在初始检查时，应该确定患者的血容量状态，旨在降低左房压和减轻右心室负荷。若患者总量超负荷（如存在外周水肿情况），观察颈静脉搏动可使临床医师明确中心静脉压是否升高。顺应性差的右心室在心房收缩时出现大 A 波，顺应性差的右心房或显著三尖瓣反流时出现大 V 波。若患者容量状态不明确、血流动力学不稳定或肾功能恶化，可进行中心静脉压的监测或肺动脉导管的监测。ARHF 的容量管理详见图 4-2。

（二）利尿剂

在急性失代偿时，中心静脉压（central venous pressure，CVP）的升高、肾静脉充血、低血压、低输出量及少尿性急性肾损伤等多种综合因素可引起利尿剂抵抗，对大剂量静脉内袢利尿剂反应差。对于起初利尿无效的患者，应早期、积极地大剂量利尿剂快速滴定，可考虑一种噻嗪类利尿剂和静脉内袢利尿剂一起增强利钠。醛固酮拮抗剂有助于血钾的稳态，碳酸酐酶抑制剂能改善由袢利尿剂和噻嗪类利尿剂所致的低氯性代谢性碱中毒。

低血压是 ARHF 患者病情危重的标志。对于明显容量超负荷的低血压患者，禁用利尿剂，应使用血管活性药物维持血压的稳定，无效者可考虑使用 MCS。

（三）肾脏替代治疗

对于逐步增加利尿剂而无反应的患者，可以持续的肾脏替代治疗（静脉-静脉血液透析或超滤），减轻容量负荷。

在很多临床试验中评估了超滤对急性心力衰竭的疗效，目前的证据并不支持超滤作为急性心力衰竭的一线治疗，且目前尚无特别针对 RHF 的治疗。UNLOAD 研究（超滤与静脉注射利尿剂治疗因急性失代偿性充血性心力衰竭住院的患者）显示，与静脉内用利尿剂相比，早期超滤更能有效去除液体。然而，随后的 CARRESS-HF 试验（急性失代偿性心力衰竭心肾挽救研究），对于急性心力衰竭合并肾功能恶化患者，与规定的利尿剂逐步加量治疗相比，超滤并没有明显获益。利尿剂方案（表 4-2）包括大剂量袢利尿剂通过静脉推注和连续滴注、加用噻嗪类利尿剂、选择的静脉内用正性肌力药和血管扩张剂治疗。

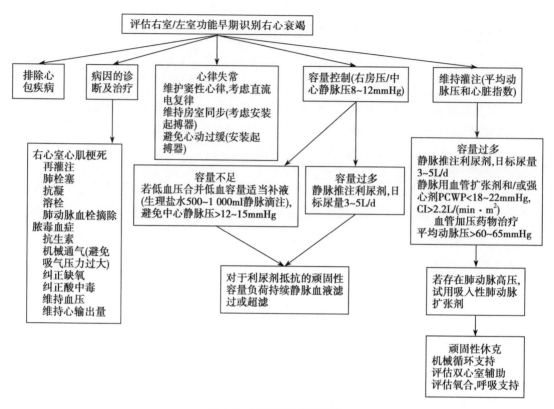

图 4-2　ARHF 的容量管理

CI,心脏指数;PCWP,肺毛细血管楔压。

表 4-2　阶梯式药物治疗:CARRESS-HF 试验的治疗方案

从随机到 96 小时,每天评估尿排出量
尿量>5L/d:必要时,减少当前的利尿剂使用剂量
尿量 3~5L/d:继续当前的利尿剂方案
尿量<3L/d:见表 4-3
24 小时评估
尿量推荐如上
如尿量<3L/d:见表 4-3
48 小时评估
尿量推荐如上
如尿量<3L/d:见表 4-3
如 SBP<110mmHg、EF<40%或右室收缩功能不全,考虑以 $2\mu g/(kg \cdot h)$ 使用多巴胺或多巴酚丁胺
如 SBP>120mmHg(任何 EF)、症状严重,考虑使用硝酸甘油或奈西立肽
72 小时和 96 小时评估
尿量推荐如上
如尿量<3L/d:见表 4-3
如 SBP<110mmHg、EF<40%或右室收缩功能不全,考虑以 $2\mu g/(kg \cdot h)$ 使用多巴胺或多巴酚丁胺
如 SBP>120mmHg(任何 EF)、症状严重,考虑使用硝酸甘油或奈西立肽
考虑血流动力学指导的静脉注射治疗、左室辅助装置、透析或联合超滤

注:CARRESS-HF,急性失代偿性心力衰竭的心肾挽救研究;SBP=收缩压;EF=射血分数。

表 4-3　利尿剂推荐剂量

当前剂量	每天袢利尿剂(以呋塞米为例)剂量	噻嗪类剂量
<80mg	40mg 静脉推注+5mg/h	无
80~160mg	80mg 静脉推注+10mg/h	美托拉宗 5mg、1 次/d
161~240mg	80mg 静脉推注+20mg/h	美托拉宗 5mg、2 次/d
>240mg	80mg 静脉推注+30mg/h	美托拉宗 5mg、2 次/d

(四)　血管活性药物

在 ARHF 的管理中,血管活性药物治疗的目标降低右室后负荷、增加前向血流以及增加右室灌注。指导选择血管活性药物治疗 ARHF 的临床试验很少,大多数可用的数据来自观察性研究。药物选择倾向于临床医师的经验、专家共识以及对药物作用机制和心血管生理学的理解。

1.　**降低前负荷**　首先要纠正可逆的外周血管阻力(peripheral vascular resistance,PVR)升高的原因如低氧血症和酸中毒。血管扩张剂可松弛血管张力,降低收缩期负荷。非选择性的血管扩张剂包括静脉内用硝酸甘油和硝普钠,可降低 PVR 和全身血管阻力,增加右室和左室搏出量,并促进肺循环和体循环减轻充血。同时,血管扩张剂治疗还可缓解肾静脉充血,并增强肾功能。硝酸甘油和硝普钠半衰期短,在低血压患者中有优势。部分选择性肺血管扩张剂可降低 PVR,提高右室搏出量。药物包括吸入和胃肠道外用的依前列醇和一氧化氮。口服药物有 5 型磷酸二酯酶抑制剂(PDE5i)。据报道,这类药物对 LVAD 植入后合并 ARHF 的持续性肺动脉高压是有益的。

2.　**增强心肌收缩力**　正性肌力药可增加心肌收缩力和增加右心衰竭的右室搏出量,同时降低右室舒张末期容量和压力,药物包括米力农和多巴酚丁胺。与多巴酚丁胺相比,米力农能扩张肺动脉和外周血管,能更好地降低右心室和左心室舒张末期压力,引起心动过速少见,较少发生耐药,但特别在静脉推注时更有可能出现低血压反应。多巴酚丁胺具有半衰期短、起效迅速和停用后作用即消失的优势,通过 β_2 肾上腺能介导的外周血管扩张,因此,引起低血压的倾向较低。相应地,其对右室和左室后负荷影响较轻。在罕见的情况下,多巴酚丁胺可引起嗜酸性粒细胞性心肌炎。

虽然短期使用正性肌力药可改善血流动力学,但长期使用可增加心肌氧耗潜在死亡率。因此,在急性心力衰竭住院的患者中,临床指南不推荐常规使用这些药物。

3.　**维持组织灌注**　在低血压的情况下,为了维持足够的灌注,使用兼有正性肌力和血管扩张特性的药物是必要的。比较血管活性药物预后的研究有限。在明显低血压(SBP<80mmHg)的情况下,鉴于 α_1 受体激动剂固有的正性肌力特性和剂量依赖的血管扩张作用,多巴胺、去甲肾上腺素和肾上腺素是有用的增强心肌收缩力的辅助药物。

【慢性右心衰竭的治疗】

(一)　一般治疗

1.　**去除诱因**　右心衰竭常见的诱因有感染、发热、劳累、情绪激动、妊娠、分娩、乘飞机或高原旅行等。禁止妊娠,因右心衰竭患者在妊娠和分娩时发生死亡率高,如果患者意外妊娠,建议及早终止妊娠。对于妊娠晚期和即将分娩的右心衰竭患者,应及早行剖宫产术。积极控制围手术期的右心衰竭,建议手术麻醉方式选用硬膜外麻醉,不选用全身麻醉。

2. 调整生活方式　严格限制盐的摄取,每天摄入盐的总量控制在2g;戒烟、戒酒。

3. 氧疗　氧疗可以改善全身重要脏器的缺氧,降低肺动脉阻力,减轻心脏的负荷。对于血氧饱和度低于90%的患者建议进行常规氧疗,肺心病患者动脉血氧分压小于60mmHg时,每天要持续15小时以上的低流量氧疗,维持动脉血氧分压在60mmHg以上。

(二) 药物治疗

1. 利尿剂　右心衰竭可导致体循环液体潴留,加重患者心脏的前负荷,影响胃肠道的吸收和消化功能,因此,出现颈静脉充盈、下肢水肿和胸腹水明显时,建议给予利尿剂。但对于COPD患者,应注意避免使用强效的利尿剂,容易出现代谢性碱中毒。使用利尿剂治疗期间,必须密切监测血气分析、血电解质,防止患者体内电解质和酸碱失衡发生。

2. 洋地黄制剂　洋地黄类药物可以增强心肌收缩力,减慢心室率,对于心排出量低于4L/min或心指数低于2.5L/(min·m^2)是应用地高辛的首选指征;右心衰竭合并窦性心律>100次/min或快速心房颤动也均是应用地高辛的指征。缺氧和低血钾时容易发生洋地黄中毒,对于COPD患者使用洋地黄要慎重。

3. 抗凝治疗　右心衰竭患者因体循环淤血,血流缓慢,常卧床不起,活动减少,很容易合并静脉血栓的形成,甚至发生肺血栓栓塞,因此需要抗凝治疗,使用低分子量肝素或口服华法林,使用华法林时要定期查INR,建议INR维持在1.5~2.5。

4. 血管活性药物

(1) 硝酸酯类药物和硝普钠:通过扩张静脉和动脉,可以减轻心脏的前、后负荷,尤其适用于左心收缩或舒张功能不全发展导致的右心衰竭患者。但是对于第一大类肺动脉高压导致右心衰竭的患者,这两类药物不能选择性地扩张肺动脉,反而因为降低主动脉及外周动脉血压加重右心的缺血、缺氧,增加肺动脉阻力,加快患者死亡,应避免使用。

(2) 多巴酚丁胺和多巴胺:是治疗重度右心衰竭的首选药物。多巴酚丁胺主要增强心肌收缩力,增加心排出量,不影响心脏前负荷,大剂量时还有血管扩张的作用,对心率影响小。小剂量多巴胺可以扩张肾动脉,改善肾血流量,增加尿量,中等剂量多巴胺可以起到正性肌力作用,增强心肌的收缩,随剂量增加还可收缩动脉,提高血压,因此对于血压偏低患者首选多巴胺;两种药物的推荐起始剂量为2μg/(kg·min),可逐渐加量至8μg/(kg·min)左右。

(3) ACEI与β受体阻滞剂:在全心衰竭的患者,ACEI能增加右室射血分数,减少右心室舒张末容量,减轻右心室充盈压;β受体阻滞剂卡维地洛或比索洛尔能改善右心室功能。但对于第一大类肺动脉高压导致的右心衰竭患者,ACEI不能增加患者的运动耐量和改善血流动力学,反而可能因动脉血压下降而使病情恶化;β受体阻滞剂亦会使患者的运动耐量和改善血流动力学恶化。

(4) 合并心律失常的治疗:右心衰竭患者常合并有QRS间期明显增宽,当QRS间期大于180毫秒时,容易发生室性心动过速和心脏猝死,主要通过治疗导致右心衰竭的原发疾病以减少室性心律失常的发生,如开通狭窄的冠脉、矫正心脏畸形、解除瓣膜的狭窄和降低肺动脉压力,控制右心衰竭;对于可诱发的单型室速可以考虑行射频消融治疗,对于发生猝死可能性大的患者建议植入ICD。

(三) 机械循环辅助

机械循环辅助(mechanical circulatory support,MCS)可用于急性或慢性RHF经优化药物

治疗无效的患者。及时的 MCS 启动治疗,对患者的成功救治和预后起到至关重要作用。MCS 作为永久性使用,主要用于桥接恢复、桥接心、肺或心-肺移植等多种情况。最近有研究表明,42%~75%的 RHF 患者经 MCS 治疗后可完全恢复功能,随后可将 MCS 装置移出体内。用于 RHF 的 MCS 装置的适宜类型,取决于其发病机制是原发性右心室受损还是肺血管床或者左心室疾病导致的(图 4-3)。

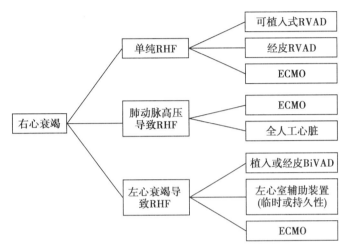

图 4-3 根据右心衰竭发病机制的机械循环辅助选择
RHF,右心衰竭;RVAD,右心室辅助装置;ECMO,体外膜肺氧合;BiVAD,双心室辅助装置。

(四)心脏移植

对于晚期难治性 CRHF,在排除了 CRHF 所有可逆的原因和仔细评估了合并症包括恶病质、心源性肝硬化、慢性肾脏病、蛋白质营养不良及其他潜在的移植禁忌证后,可以考虑心脏移植。在伴有 CRHF[RAP>15mmHg 和心脏指数<2.0L/(min·m²)]的 PH 患者中,一般预后较差,应当考虑行心脏移植。若因严重肺血管疾病所致的 CRHF 患者,可考虑行心-肺或双肺移植。

孤立的心脏移植的预后一般是极好的,患者 1 年生存率约为 90%。然而,在心脏移植前需要 RVAD 支持的患者,移植后相对死亡率风险为 3.03。

(五)瓣膜性病变的手术管理

1. 三尖瓣手术 三尖瓣反流(TR)是一种常见的瓣膜疾病;然而,与主动脉瓣或二尖瓣病变相比,目前缺乏手术干预的预后数据。重度 TR(有效反流口面积>0.4cm²)可引起明显的症状并增加死亡率,但目前的治疗仍然是不足的。TR 患者罕见进行单独的手术干预,大多数三尖瓣的手术是与其他心脏计划性手术一同进行的。由 ICD 或起搏器导线所致严重 TR 引起 RHF 的患者,也应考虑手术评估。AHA/ACC 对三尖瓣手术指南的推荐见图 4-4。

2. 三尖瓣狭窄(TS) 重度 TS 的手术一般是与左心瓣膜病变(最多见的是二尖瓣狭窄)共同进行的。TS 通常是由风湿性心脏病引起的,心脏良性肿瘤引起的少见。对缓解 TS 的症状,经胸三尖瓣手术优于经皮球囊三尖瓣连合部位切开术,因为大多数重度 TS 患者伴有严重的 TR(风湿性、良性肿瘤或先天性)。TS 手术的适应证包括以 $T_{1/2} \geq 190$ 毫秒瓣膜面积<1.0cm² 为特征的 C 阶段或 D 阶段的 TS,伴有或不伴有症状。

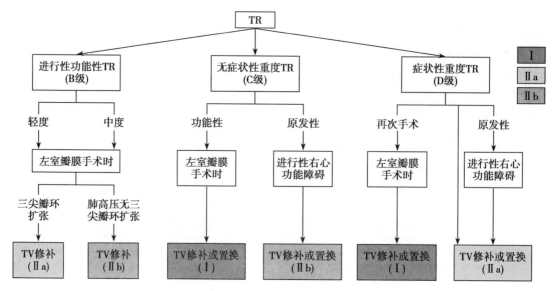

图 4-4　三尖瓣手术治疗的推荐

TR,三尖瓣反流;TV,三尖瓣。

3. **肺动脉瓣关闭不全(PR)**　当 RVD 的症状和体征已经发生或 PR 严重时,要考虑 PR 手术。在重度右心室扩张和功能不全(心脏 MRI 检查提示右室舒张末期容量指数>150ml/m²、右室收缩末容量指数>80ml/m²、RVEF<47%)或症状性房性和室性心律失常的情况下,对于症状性重度 PR,一般推荐手术。对于重度 PR 伴有以下症状者,当前的指南支持手术治疗:①中到重度 RVD;②中到重度右心室扩大;③症状性或持续性房性和室性心律失常;④中到重度 TR。经导管肺动脉瓣置换现在也是可能的。在进行了经导管肺动脉瓣置换伴重度 TR 的患者中,经 5 年随访,经导管肺动脉瓣置换可引起临床相关的 TR 减轻。

4. **肺动脉瓣狭窄(PS)**　PS 常见于先天性心脏病,而后天获得性的较为少见,后天原因包括良性肿瘤病变、心内膜炎的阻塞性赘生物或阻塞性肿瘤。PS 可用经皮球囊肺动脉瓣连合部切开术或瓣膜置换术治疗。与经皮治疗相反,对于重度 PS 伴有发育不良的肺动脉瓣环、重度 PR、瓣下 PS 或瓣上 PS 的患者,推荐手术治疗。对于发育不全的肺动脉瓣、有相关的重度 TR 或需要外科迷宫手术时,手术治疗一般也是首选的。

---- **指南要点小结** ----

1. 正确理解 RHF 的病理生理机制,识别 RHF 病因,有助于 RHF 的规范化管理。

2. 多种影像学成像模式用于评估右心室功能已经得到验证;然而,目前磁共振成像是测量体积、质量和收缩功能的"金标准"。

3. 容量管理对急性右心衰竭的治疗至关重要,因为其会影响负荷情况、右心室功能、全身充血,还会进一步影响左心室充盈、每搏输出量和心排出量。

4. 急性右心衰竭患者早期考虑机械循环辅助很重要,这有助于右心室功能的恢复。

5. 慢性右心衰竭管理的基石是口服利尿剂进行容量管理。其他治疗主要针对右心衰竭的病因,"黄金三角"治疗可能有益。

(陈明鲜)

参考文献

［1］KONSTAM M A, KIERNAN M S, BERNSTEIN D, et al. Evaluation and Management of Right-Sided Heart Failure: A Scientific Statement From the American Heart Association ［J］. Circulation, 2018, 137（20）: e578-e622.

［2］中华医学会心血管病学分会, 中华心血管病杂志编辑委员会. 急性心力衰竭诊断和治疗指南［J］. 中华心血管病杂志, 2010, 38（3）: 195-206.

［3］中华医学会心血管病学分会, 中华心血管病杂志编辑委员会. 右心衰竭诊断和治疗中国专家共识［J］. 中华心血管病杂志, 2012, 40: 449-461.

［4］YANCY C W, JESSUP M, BOZKURT B, et al. 2013 ACCF/AHA guideline for the management of heart failure: a report of the American College of Cardiology Foundation/American Heart Association Task Force on Practice Guidelines［J］. Circulation, 2013, 128（16）: e240-e327.

［5］BART B A, GOLDSMITH S R, LEE K L, et al. Cardiorenal rescue study in acute decompensated heart failure: rationale and design of CARRESS-HF［J］. J Card Fail, 2012, 18（3）: 176-182.

［6］SKHIRI M, HUNT S A, DENAULT A Y, et al. Evidence-based management of right heart failure: a systematic review of an empiric field［J］. Rev Esp Cardiol, 2010, 63（4）: 451-471.

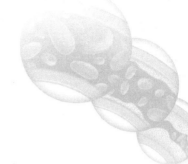

第五章　心房颤动

心房颤动(简称房颤)是临床上最常见的心律失常。房颤的患病率随年龄增长而增加。国外资料显示,在普通人群中其患病率为0.4%~2%,在85岁以上人群中约10%。我国30~85岁人群年龄校正后房颤的患病率为0.65%,80岁以上人群患病率达7.5%。随着人口的老龄化,冠心病、高血压和心力衰竭等慢性病的患病率增加,房颤的患病率仍呈上升趋势。房颤不但可引起血流动力学损害和血栓栓塞事件,增加患者的致残率和死亡率,还与患者的认知功能下降/血管性痴呆、抑郁(包括自杀倾向)等相关,严重影响患者的生活质量,大大增加患者的医疗费用。因此,房颤已成为最大的公共卫生问题之一。对于房颤患者如何进行规范化和最优化的治疗,使患者从中获得最大的益处,是我们临床医师经常所面临的问题。2001年,美国心脏病学会(ACC)、美国心脏病协会(AHA)和欧洲心脏病学会(ESC)联合公布了房颤患者管理指南。2006年,ACC/AHA/ESC对该指南进行了修订。随后欧美分别对2006年版指南进行了更新。美国ACCF/AHA/HRS(美国心律学会)在2011年进行指南更新后,于2014年联合美国心外科学会(STS)共同发布了房颤患者管理指南,2019年ACCF/AHA/HRS再次发布了房颤患者管理指南(更新版)。ESC和ESC/EACTS(欧洲心胸外科协会)则先后于2010年和2016年对房颤管理指南进行了更新。中国也先后发布了多项房颤诊断与管理指南(简称"2020年指南"),该指南对房颤的诊断、治疗、用药及围手术期管理等方面进行了证据更新与推荐等级的调整,延续了2016年房颤综合管理的理念,以"CC-ABC"的诊疗管理方案为核心,用更为凝练、可操作性强的路径来管理房颤。

【发病机制】

(一) 遗传倾向

房颤尤其是早发房颤具有很强的遗传倾向,独立于其伴随的心血管疾病。少数年轻人中的房颤患有遗传性心肌病或基因突变所致的离子通道病,这些单基因疾病有导致猝死的风险。有高达1/3的房颤患者携带易发房颤的常见基因变异。另有研究提示,心房动作电位特性的改变、心房重塑和罕见基因缺陷的作用,是常见基因变异携带者房颤风险增加的潜在机制。

(二) 引起房颤的机制

1. 心房结构重构　结构性心脏病、高血压、糖尿病及房颤本身可引起心房的结构重构。心房结构重构的特征性改变包括成纤维细胞活化、心房结缔组织沉积增加和纤维化。在房颤患者中,还可见心房的脂肪浸润、炎症浸润、心肌细胞肥大、坏死和淀粉样变性。心房的结构重构可引起肌束与局部传导异质性之间的电分离,而易产生折返和持续性的心律失常。

2. 电生理机制

(1) 心房的电重构:房颤在最初发作期间,主要由于 Ca^{2+} 内流下调和整流性 K^+ 内流上调使心房的不应期和房颤的周期缩短。相反,结构性心脏病可延长心房不应期,说明不同患者引起房颤的机制不同。Ca^{2+} 转运调控蛋白的高度磷酸化可能与 Ca^{2+} 自发释放事件和触发活动有关,从而引起异位激动和促发房颤。在结构重构的心房中,Ca^{2+} 转运调控不稳定可能介导房颤,并可以解释自主神经张力改变可引发房颤。

(2) 关于房颤的触发和维持机制目前有多个理论假说,包括:①局灶起源机制:部分房颤患者,尤其是阵发性房颤,肺静脉等异位兴奋灶发放的快速冲动可触发房颤,对局灶起源进行消融可减少房颤的复发。肺静脉异常电活动触发/驱动房颤是目前公认的房颤重要发生机制,并为房颤的肺静脉前庭电隔离治疗奠定了理论基础。②多子波折返学说:该学说认为房颤可由连续传导的几个独立的微波以混乱的方式在心房肌组织中传播所触发。只要波前数量没有下降到临界水平以下,房颤将会持续。大量实验和临床观察支持这种多子波折返学说。③转子(rotors)学说:房颤可能由多个折返环参与,但仅有一个或数个主导折返环或母环,以转子的形式在心房内传播,在传播过程中遇到各种功能或解剖障碍碎裂为更多子波,形成所谓颤动样传导,进而触发房颤并维持,而在心内或体表可记录到这些"转子",改良转子可以提高手术效果。

【筛查和分类】

(一) 房颤的诊断和筛查

房颤患者可以没有症状,无症状性房颤也称"沉默性房颤",常未被发现,而可导致卒中和死亡等严重后果。房颤的漏诊尤其是在老年人和心力衰竭的患者中很常见。在高危人群中积极筛查房颤,对于指导抗凝治疗、改善患者的预后具有重要的临床意义。研究表明,心房高频事件(atrial high rate episodes, AHRE)与显性房颤、缺血性卒中和系统性栓塞风险增加相关,但其卒中风险低于已确诊房颤的患者,对于植入起搏器或 ICD 患者在回访时应注意识别 AHRE。

2020 年指南强调了房颤筛查的重要性。2020 年指南的标题为《房颤诊断和管理指南》,较 2016 年 ESC 和 ESC/EACTS《房颤管理指南》(简称"2016 年 ESC 指南")增加了"诊断"两个字,这是为了适应目前心电监测技术快速发展以及检查方法方便易及和多样性,也进一步肯定了采用不同工具筛查对房颤早期诊断的意义。目前已有许多可穿戴式的工具可用于房颤的筛查,如自动血压测量仪、单导联心电记录仪、光电容积脉搏波(PPG)记录仪、可检测心率的智能手机、腕带和手表等。

2020 年指南提出了临床房颤(clinical AF)、AHRE 和亚临床房颤的定义。临床房颤是指标准 12 导联心电图或≥30 秒的心电图记录到没有可识别的 P 波,且 RR 间期不规则(不伴房室传导阻滞时)的心电活动。AHRE 是由心脏植入性电子设备记录到的≥175 次/min 和持续时间≥5 分钟的事件。亚临床房颤包括被确定为房颤、心房扑动或房性心动过速的 AHRE,以及植入或可穿戴性电子设备记录到,且经过医师评阅后确定的房颤。新指南重视对 AHRE 及亚临床房颤的管理,提出应对 AHRE 患者定期监测和评估,了解是否进展为临床房颤及患者的血栓栓塞危险分层是否变化,如 CHA_2DS_2-VASc 评分的变化;对于 AHRE 持续时间较长(尤其是>24 小时),且血栓栓塞风险较高的患者,在充分沟通和讨论的基础上考虑启动抗凝治疗。

1. 2016 年 ESC 指南对房颤筛查的推荐建议

(1) 房颤的筛查:

1) 对于>65 岁的老年人,推荐通过触诊脉搏或行心电图检查对房颤进行筛查。

2) 对于短暂性脑缺血发作(TIA)或缺血性卒中的患者,推荐通过心电图检查后,再进行至少 72 小时的连续心电图监测,以筛查房颤。

3) 对于植入了起搏器和 ICD 的患者,推荐在定期随访时注意检测心房高频事件(AHRE);对于伴有 AHRE 者,应进一步行心电图监测,在明确房颤诊断之后启动房颤的治疗。

4) 对于卒中患者,应考虑使用额外的心电图监测,如长程无创性心电图监测或植入式心电记录仪,以检出沉默性房颤。

5) 对于 75 岁以上或有高危卒中风险的患者,可考虑进行系统的心电图检查以筛查房颤。

(2) 房颤的诊断:

1) 确诊房颤需要心电图的证据。

2) 除通过心电图确诊房颤之外,所有房颤患者应进行全面的心血管评估包括详细的病史、仔细的体格检查和合并疾病的评估。

3) 所有房颤患者应行经胸超声心动图检查以指导治疗。

4) 对于有选择的患者应考虑行长程心电图监测,以评估心率的控制情况,有症状的房颤患者评估症状与房颤发作之间的关系。

2. 2020 年指南新增以下推荐

(1) 标准 12 导联心电图或≥30 秒心电图记录显示:没有可识别的 P 波,并且 RR 间期不规则(没有房室传导阻滞时),可诊断为临床房颤(Ⅰ类推荐)。

(2) 对于房颤患者应考虑其结构化特征(structured characterization),包括对卒中风险、症状状态、房颤负担的临床评估以及对房颤基质(substrate)的评价,以简化在不同级别医疗机构对房颤患者的评估,告知治疗决策,并促进房颤患者的最佳管理(Ⅱa 类推荐)。

(3) 对房颤进行筛查时,推荐:应告知接受筛查者房颤检测的重要性和其对治疗的影响(Ⅰ类推荐)。建立结构化的转诊平台,对房颤筛查阳性者,进一步接受临床评估以确定房颤的诊断,并对确诊房颤者提供最佳的管理(Ⅰ类推荐)。

(4) 房颤筛查阳性者,在临床医师评阅了≥30 秒心电图记录或 12 导联心电图并确认为房颤后,才可确诊为房颤(Ⅰ类推荐)。

(二) 房颤的分类

2020 年指南仍然按照房颤发作的频率和持续时间将房颤分为 5 类,而不建议使用孤立性房颤、瓣膜/非瓣膜性房颤和慢性房颤等术语(表 5-1)。

2016 年 ESC 指南及 2020 年指南均建议,采用修订的欧洲心律学会(EHRA)症状分级评估房颤患者症状的严重程度(表 5-2)。对房颤的症状进行量化,有助于指导临床医师对房颤患者采取不同治疗策略。

表 5-1　房颤的分类

房颤的类型	定义
首诊房颤	首次检测到的房颤,无论其持续时间、症状和严重程度
阵发性房颤	发作后 7 天内自行或干预终止的房颤
持续性房颤	持续时间超过 7 天的房颤,包括发作≥7 天后通过药物或直流电转复者
长程持续性房颤	持续时间≥1 年的房颤,决定接受节律控制策略者
永久性房颤	房颤已被患者和医师接受,且不再寻求恢复/维持窦性心律。永久性房颤代表患者和医师的治疗态度,而不是房颤固有的病理生理情况。因此,对于抗心律失常药物治疗或房颤消融进行节律控制的患者,不应使用该术语。若采用节律控制策略,则应再次被定义为长程持续性房颤
应放弃的术语	
孤立性房颤	以往曾使用的术语。现已知每位房颤患者存在着不同的病理生理原因。该术语可能造成混淆,故应放弃
瓣膜/非瓣膜性房颤	中/重度二尖瓣狭窄和机械人工心脏瓣膜房颤患者与其他房颤患者之间存在差异,该术语可能造成混淆,故不应使用
慢性房颤	有不同的含义,不应使用该术语来描述房颤人群

表 5-2　欧洲心律学会(EHRA)房颤症状分级

EHRA 分级	症状	描述
1	无	房颤未引起任何症状
2a	轻度	日常活动不受影响
2b	中度	日常活动不受影响,但受到症状困扰
3	重度	正常的日常活动受影响
4	致残	不能进行正常的日常活动

（三）房颤的诊断评估

2020 年指南指出:房颤常发生在伴有心血管危险因素或疾病的患者中,房颤有时可能是未能诊断的潜在疾病的一个标志。因此,所有房颤患者将能从全面的心血管评估中获益。对于房颤患者,诊断和随访的流程如下。

1. **对于所有房颤患者**　应采集病史,包括房颤相关的症状、房颤的类型、并存疾病和 CHA_2DS_2-VASc 评分;进行 12 导联心电图、血常规、甲状腺功能、肾功能和电解质测定以及经胸超声心动图检查。

2. **对于有选择的房颤患者**　进行动态心电图检查,以了解心率控制情况和房颤再发的相关症状;经食管超声心动图检查,以评估心脏瓣膜病变或左心耳血栓;检测 hs-cTnT、CRP、BNP/NT-proBNP 和进行认知功能评估;可疑卒中患者行头部 CT 和 MRI;左心房延迟钆增强 CMR 检查以帮助作出房颤治疗的抉择。

3. **结构性随访**　一方面确保持续最佳的治疗,另一方面心脏专科医师应协同专业培训的护士和初级医师对患者进行随访。

【危险因素和综合管理】

（一）房颤的危险因素及并存疾病的筛查和管理

多个危险因素与房颤发作、并发症发生及导管消融术后复发风险增加相关。其中,高血压、糖尿病、心力衰竭、心肌梗死、心脏瓣膜病、慢性阻塞性肺疾病、慢性肾脏病、肥胖、耐力运动、睡眠呼吸暂停、甲状腺功能异常、吸烟、饮酒为可干预的临床危险因素;不可干预的临床危险因素包括年龄、性别、家族史、种族、身高、基因等。加强可干预危险因素和并存疾病的管理,是房颤整体管理的重要组成部分。2020 年指南进一步强调了危险因素和并存疾病的识别和管理,以减少房颤的负担并减轻其症状。

1. 2016 年 ESC 指南对房颤并存疾病的推荐建议

（1）对于严重的二尖瓣反流、射血分数保留的患者,如有新发房颤,即使没有症状,如果能行瓣膜修复,则应考虑早期行二尖瓣手术。

（2）对于无症状的严重二尖瓣狭窄患者,如有新发房颤,且适合行瓣膜手术者,应考虑行二尖瓣手术。

（3）对于肥胖的房颤患者,应积极控制体重与其他危险因素,以减少房颤的发作和减轻其症状。

（4）对于急性肺部疾病或慢性肺部疾病加重的患者,如出现房颤,治疗应首先考虑纠正低氧血症和酸中毒。

（5）对于所有房颤患者,应仔细询问有无阻塞性睡眠呼吸暂停（OSA）的临床表现。

（6）优化治疗 OSA,以减少房颤的复发并改善房颤的治疗效果。

（7）对所有房颤患者,推荐通过检测血清肌酐或肌酐清除率评估肾功能,以发现肾脏疾病和指导使用房颤治疗正确的药物剂量。

（8）对所有用口服抗凝治疗的房颤患者,应考虑至少每年评估 1 次肾功能以发现慢性肾脏病。

2. 2020 年指南对上述第 3 项和第 6 项更新

（3）推荐肥胖的房颤患者减重,尤其是那些正在接受房颤消融评估的患者（Ⅰ类推荐）。

（6）可考虑对 OSA 进行优化管理,以减少房颤发生、进展、复发和症状（Ⅱb 类推荐）。

3. 2020 年指南新增以下推荐

（1）建议将危险因素和并存疾病的识别和管理作为房颤患者整个治疗的一部分（Ⅰ类推荐）。

（2）建议改变不健康的生活方式并对并发疾病进行针对性的治疗,以减少房颤负担和症状的严重程度（Ⅰ类推荐）。

（3）建议对高血压患者进行房颤的筛查（Ⅰ类推荐）。

（4）OSA 患者应考虑进行房颤的筛查（Ⅱa 类推荐）。

（二）房颤的综合管理

指南强调对房颤患者要进行综合的结构化管理。为所有患者提供一致的、指导性的管理,可能改善患者的预后。生活方式干预、潜在的心血管疾病的治疗、房颤的治疗方案,应由初级保健医师、心脏内科和心脏外科医师、房颤和卒中专家、专业医疗人员和患者共同制订。房颤患者的综合管理的组成部分包括:患者参与、多学科医疗团队、非专家成员和支持房颤治疗的技术等。

对于新诊断房颤的患者,应对以下 5 个方面进行评估:①血流动力学是否稳定或受限,症状是否严重;②有无诱因(如甲亢、脓毒症或手术后)和潜在的心血管疾病;③卒中风险的评估,是否需要抗凝治疗;④心率和是否需要心率的控制;⑤症状评估和节律控制的决策。

房颤治疗的目标包括改善预后(抗凝和心脏病的治疗)和减轻症状(心率和节律的控制)。指南建议,随访应以治疗目标为基础,注意肥胖、高血压、心力衰竭、冠心病、糖尿病和瓣膜性心脏病等合并疾病的控制情况,抗凝的指征和治疗的依从性并酌情调整药物剂量,心率或节律的控制情况以及患者的症状、相关药物的不良反应,对患者进行疾病知识的宣教,告知其治疗的方法及目的,提高患者治疗的依从性。

2020 年指南延续了其综合管理的理念,并提出了“CC-ABC 整体路径管理”,为房颤的综合管理设立了具体的目标和路线。“CC”指诊断房颤(confirm AF)和房颤特征评估(charaterise AF)。后者采用 4S 法则,即评估卒中风险(stroke risk)、症状严重程度(symptom severity)、房颤负荷(severity of AF burden)和基质特征(substrate severity)。在不同水平的医疗机构均应有这 4 个方面的格式化评估流程(Ⅱa 类推荐,C 级证据)。卒中风险通过 CHA_2DS_2-VASc 评分评估;症状严重程度依靠 EHRA 症状评分;房颤负荷指持续时间、自发终止情况;房颤基质特征是指年龄、合并症、左心房扩大和纤维化、左心房电机械传导延迟和功能下降,可以用多种非介入性影像学检查方法来评估,包括经胸或经食管超声心动图、心脏 CT 和磁共振成像等。“ABC 整体路径管理”中,A 是抗凝或卒中预防(anticoagulation/avoid stroke),即确定卒中风险及评估患者出血风险,并注意可控的出血因素,综合选择口服抗凝药物;B 是指更好的症状管理(better symptom management),即根据患者症状、生活质量评分及患者意愿,选择更好的措施控制心率和心律,包括电复律、抗心律失常药物及消融;C 是指优化心血管合并症和危险因素的管理(cardiovascular and comorbidity optimization),即加强对心血管危险因素和生活方式的管理,如戒烟、减肥、避免饮酒过量和适当运动。

总之,房颤综合管理的核心是以患者为中心的多学科合作,其目的是提高房颤治疗的科学性,改善患者对治疗方案的依从性,从而使房颤治疗更为有效。

1. 2016 年 ESC 指南对房颤综合管理的推荐建议

(1)对于所有房颤患者均应考虑进行结构化的综合管理与随访,目的在于提高患者对指南的依从性、减少住院率与病死率。

(2)在制订决策时,应考虑以患者为中心,根据患者的意愿进行个体化管理,改善长期治疗的依从性。

2. 2020 年指南对上述第 2 项更新

(2)为优化特定房颤治疗方案的共同决策,推荐医师告知患者所考虑治疗方案的优点/局限性和益处/风险(Ⅰ类推荐);与患者讨论潜在的治疗负担,并将患者对治疗负担的看法纳入治疗决策中(Ⅰ类推荐)。

3. 2020 年指南新增一项推荐　定期收集患者报告的效果(patient-reported outcome,PRO),以评估疗效并改进患者的管理(Ⅰ类推荐)。

【卒中预防】

口服抗凝药(oral anticoagulant,OAC)治疗能预防大部分房颤患者的缺血性卒中事件,并延长患者寿命。对于不同卒中风险的患者,OAC 治疗效果优于未治疗或使用阿司匹林治疗的患者。除卒中风险极低的患者外,OAC 治疗几乎可为所有房颤患者带来临床净获益。因此,大部分房颤患者应使用 OAC 治疗。

(一) 血栓栓塞和出血危险评估

1. 血栓栓塞危险评估　CHADS$_2$ 评分简单易行,但在评分为 0~1 分(低危)的患者中,仍有较高的卒中发生率。CHA$_2$DS$_2$-VASc 评分(表 5-3)可在原来 CHADS$_2$ 评分为 0 分的所谓低危患者中细化分层,区分真正低危及部分中高危患者。在国人中的数据也提示,CHA$_2$DS$_2$-VASc 评分可更准确地预测血栓栓塞事件。因此,近年欧美指南及我国专家建议均推荐应用 CHA$_2$DS$_2$-VASc 评分来评估房颤患者的血栓栓塞风险。已有强的证据表明,男性患者 CHA$_2$DS$_2$-VASc 评分≥2 分以及女性患者评分≥3 分时,OAC 治疗可获益。观察性研究表明,在 CHA$_2$DS$_2$-VASc 评分≥1 分的男性和评分≥2 分的女性房颤患者中给予抗凝治疗可以带来临床获益,应在平衡卒中事件、出血风险和患者的意愿后,考虑使用 OAC 治疗。阵发性房颤与持续性或永久性房颤具有同样的危险性,其抗凝治疗的方法均取决于危险分层;房扑的抗凝原则与房颤相同。鉴于瓣膜病房颤(包括风湿性二尖瓣狭窄、机械瓣或生物瓣置换术后或二尖瓣修复术后合并的房颤)为血栓栓塞的高危因素,具有明确抗凝适应证,无需进行栓塞危险因素评分。值得注意的是,阿司匹林、维生素 K 拮抗剂(vitamin K antagonist,VKA)或非维生素 K 拮抗的口服抗凝药物(non-vitamin K antagonist oral anticoagulant,NOAC)治疗的出血风险并无不同,VKA 和 NOAC 可有效预防房颤患者的卒中事件,而阿司匹林不能有效预防卒中发生。

表 5-3　CHA$_2$DS$_2$-VASc 评分

危险因素	积分
C——充血性心力衰竭:临床心力衰竭,或有中重度左心功能降低的客观证据,或肥厚型心肌病	+1
H——高血压:≥2 次静息血压>140/90mmHg 或正在接受降压药物治疗	+1
A——年龄:≥75 岁	+2
D——糖尿病:空腹血糖>125mg/dl(7mmol/L)或口服降糖药和/或注射胰岛素治疗	+1
S——卒中:既往卒中/TIA/血栓栓塞	+2
V——血管疾病:血管影像学有意义的冠心病,既往心肌梗死,周围动脉疾病,或主动脉斑块	+1
A——年龄:65~74 岁	+1
Sc——性别(如女性)	+1

2. 抗凝出血危险评估　有多种应用于 VKA 治疗患者的出血风险评分方法。以往多采用 HAS-BLED 评分,即高血压、肾或肝功能异常、卒中、出血史或出血倾向、INR 值不稳定、老年人(年龄>65 岁)、合并用药(如联用抗血小板或非甾体抗炎药)或嗜酒各占 1 分,评分≥3 分时提示出血风险高。房颤优效治疗结局登记研究(ORBIT)评分以及最近推出的 ABC(年龄、生物标志物、临床既往史)出血评分,也能较好地预测出血的风险。2016 年 ESC 指南在 HAS-BLED 评分基础上,结合上述多种评分方法增加了一些出血相关的危险因素,并按出血危险因素能否干预进行分类,目的在于通过控制可变因素,减少出血风险,更好地应用抗凝治疗预防卒中。2020 年指南进一步完善了此分类(表 5-4)。一般而言,不应将出血风险评分较高作为 OAC 治疗的禁忌证,只要患者具有抗凝治疗的适应证,仍应进行抗凝治疗,但应

注意筛查并纠正增加出血风险的可干预的危险因素,并在开始抗凝治疗之后加强监测。对于出血危险评估,2020 年指南仍建议采用 HAS-BLED 评分。

表 5-4 OAC 和抗血小板治疗患者出血的危险因素

可干预的危险因素	不可干预的危险因素
• 高血压/升高的收缩压 • 合并应用抗血小板药/非甾体抗炎药 • 过量酒精摄入 • OAC 不依从 • 不利的嗜好/职业 • 用肝素桥接治疗 • INR 控制(目标 2.0~3.0),达到治疗目标范围内时间(TTR)>70% • 选择适当的 OAC 和正确的剂量	• 年龄>65 岁 • 大出血史 • 严重肾功能不全(正在透析治或肾移植) • 严重肝功能不全(肝硬化) • 恶性肿瘤 • 遗传因素(例如 CYP2C9 多态性) • 既往卒中、小血管疾病等 • 糖尿病 • 认知障碍/痴呆
潜在可干预的危险因素	生物标志物
• 过度虚弱±跌倒风险高 • 贫血 • 肾功能不全 CrCl<60ml/min • 血小板数量或功能降低 • VKA 管理策略	• 生长分化因子 15 • 胱抑素 C/慢性肾脏病流行病学协作组(CKD-EPI) • hs-cTnT • von Willebrand 因子(+其他凝血标志物)

(1) 2016 年 ESC 指南对卒中及出血风险评估的推荐建议:

1) 推荐使用 CHA_2DS_2-VASc 评分用于房颤患者卒中风险的预测。

2) 使用口服抗凝药的房颤患者应进行出血风险评分,以识别造成大出血的可干预因素。

3) 可考虑用生物标记物如高敏肌钙蛋白和脑钠肽进一步评估房颤患者卒中和出血的风险。

(2) 2020 年指南对上述第 2 项更新:

2) 推荐所有房颤患者根据正式的结构化风险评分来评估出血风险,以帮助识别不可干预和可干预的出血危险因素,并识别出潜在高出血风险的患者,应安排早期和更频繁的临床监测和随访的计划。

(3) 2020 年指南新增以下推荐:

1) 出血风险评估应考虑使用 HAS-BLED 评分,以帮助解决可纠正的出血危险因素,并识别出血风险高的患者(HAS-BLED 评分≥3 分),以更早、更频繁地进行临床监测和随访(Ⅱa 类推荐)。

2) 推荐定期评估卒中和出血风险,以告知治疗决策(例如对于低卒中风险的患者,不再启动口服抗凝药治疗)并解决潜在可纠正的出血风险因素(Ⅰ 类推荐)。

3) 对于起初为低卒中风险的房颤患者,应在初次指标评估 4~6 个月后再次评估卒中风险(Ⅱa 类推荐)。

4) 在无 OAC 绝对禁忌证的情况下,估计的出血风险本身不应指导 OAC 预防卒中的治疗决策(Ⅲ 类推荐)。

5) 房颤的临床类型(即首次确诊、阵发性、持续性、长程持续性、永久性房颤)不应影响血栓预防的适应证(Ⅲ类推荐)。

(二) 抗凝药物的选择

1. 维生素 K 拮抗剂(VKA)　华法林和其他 VKA 是最先应用于房颤患者的抗凝剂。与对照组相比(阿司匹林治疗或无治疗患者),华法林治疗降低了 2/3 的卒中发生风险以及 1/4 的死亡率。但因治疗窗窄、抗凝作用易受多种食物和药物的影响,需频繁监测和剂量调整,使华法林的应用受到限制。但对于风湿性二尖瓣疾病和/或心脏机械瓣膜的房颤患者,VKA 仍是目前唯一明确的安全的治疗方法。

华法林抗凝治疗的效益和安全性取决于抗凝治疗的强度和稳定性。临床研究证实,抗凝强度为 INR 2~3 时,华法林可有效预防卒中事件,并不明显增加出血的风险。华法林抗凝治疗的稳定性常用 INR 在治疗目标范围内的时间百分比(time within therapeutic range,TTR)表示,一般情况下,应尽量使 TTR>65%。

2. 非维生素 K 拮抗剂口服抗凝药(NOAC)　NOAC 包括直接凝血酶抑制剂达比加群以及 Xa 因子抑制剂阿哌沙班、艾多沙班、利伐沙班。NOAC 的优点是:具有稳定的剂量相关性抗凝作用,受食物和其他药物的影响小,应用过程中无须常规监测凝血功能,便于患者长期治疗。一项华法林与 NOAC 高剂量治疗组对比研究的荟萃分析共纳入 42 411 例接受 NOAC 治疗的患者及 29 272 例接受华法林治疗的患者,结果显示,与华法林相比,NOAC 可显著降低卒中或全身性栓塞风险约 19%,死亡率降低了 10%,颅内出血的发病数量减半,然而胃肠道出血事件的发生增加。在所有亚组中均发现 NOAC 降低卒中风险,而在 INR 值控制不佳的亚组中,NOAC 治疗可在更大限度上减轻 NOAC 相关出血风险。

3. 抗血小板药物　研究表明,VKA 预防房颤患者卒中、全身性栓塞、心肌梗死及血管源性死亡事件的效果优于阿司匹林和氯吡格雷单药或双联治疗。抗血小板治疗增加出血的风险,尤其是双联抗血小板治疗其出血事件发生率与 OAC 治疗患者相似。因此,不推荐抗血小板治疗用于房颤患者血栓栓塞的预防。

4. 2016 年 ESC 指南对房颤患者卒中预防的推荐建议

(1) 对于 CHA_2DS_2-VASc 评分≥2 分的男性房颤患者,推荐 OAC 治疗,以预防血栓栓塞事件的发生。

(2) 对于 CHA_2DS_2-VASc 评分≥3 分的女性房颤患者,推荐 OAC 治疗,以预防血栓栓塞事件的发生。

(3) 对于 CHA_2DS_2-VASc 评分≥1 分的男性房颤患者,可根据个体特征及患者意愿应用 OAC 治疗,以预防血栓栓塞事件的发生。

(4) 对于 CHA_2DS_2-VASc 评分≥2 分的女性房颤患者,可根据个体特征及患者意愿应用 OAC 治疗,以预防血栓栓塞事件的发生。

(5) 对于中-重度二尖瓣狭窄或机械心脏瓣膜的房颤患者,推荐使用 VKA 治疗(INR 2.0~3.0 或更高),以预防卒中发生。

(6) 适宜使用 NOAC(阿哌沙班、达比加群、艾多沙班或利伐沙班)的房颤患者,推荐 NOAC 优先于 VKA 作为初始口服抗凝治疗药物。

(7) 服用 VKA 的患者,应密切监测 INR,并尽可能保持高的 TTR。

(8) 服用 VKA 的患者,即使依从性较好,但 TTR 控制不佳或患者有意愿,且无 NOAC 禁忌证(如人工瓣膜),可考虑换用 NOAC 治疗。

（9）抗凝联合抗血小板治疗会明显增加房颤患者出血风险,若无明确使用抗血小板药物的指征,应避免使用抗血小板药物。

（10）男性或女性房颤患者,若无卒中危险因素,则不推荐抗凝或抗血小板治疗用于卒中的预防。

（11）无论卒中风险高低,均不推荐抗血小板药物单药治疗用于房颤患者卒中的预防。

（12）机械心脏瓣膜(Ⅲ类推荐,B级证据)或中-重度二尖瓣狭窄(Ⅲ类推荐,C级证据)的房颤患者,不推荐使用NOAC(阿哌沙班、达比加群、艾多沙班及利伐沙班)。

5. 2020年指南对上述第8项更新

（8）对于已接受VKA治疗、TTR较低(如TTR<70%)的患者,推荐的选择是:改用NOAC,但要确保良好的治疗依从性和持久性(Ⅰ类推荐);或努力改善TTR(如通过教育/咨询和更频繁的INR检查)(Ⅱa类推荐)。

（三）卒中的二级预防

1. 急性缺血性卒中的治疗　对于症状发作4.5小时以内的患者,使用重组组织型纤溶酶原激活物(rt-PA)溶栓是一种有效的治疗手段。但口服抗凝药治疗的患者是溶栓治疗的禁忌证。服用VKA的患者,若INR值低于1.7;或服用达比加群,部分凝血酶活化时间(aPTT)正常,且距离末次服用>48小时,则可使用rt-PA。全身性溶栓后是否可使用特定的NOAC,仍需进一步研究。接受抗凝治疗的患者发生颈内动脉远端或大脑中动脉闭塞,若在<6小时的时间窗内,则可行取栓术。

2. 短暂性脑缺血发作或缺血性卒中后的抗凝治疗　梗死面积较大的卒中患者,卒中后早期应用肠外抗凝药物带来的出血风险大于预防卒中复发的获益,而对于TIA或梗死面积较小的卒中患者,早期启动或恢复抗凝治疗则可获益。长期应用OAC,可使卒中后存活的房颤患者获益,而NOAC治疗似乎可使患者获得更佳结局,因为其颅内出血及出血性卒中发生率更低(*OR*=0.44,95%*CI* 0.32~0.62)。若患者在服用一种抗凝药时发生了卒中或TIA,则可考虑换用另一种抗凝药物。

3. 颅内出血后的抗凝治疗　现有证据表明,房颤患者的抗凝治疗可以在出血后4~8周后重新开始,尤其是当出血的原因和相关危险因素(如高血压等)已被处理时,上述治疗会减少缺血性卒中复发及死亡率。如果恢复抗凝治疗,应考虑使用出血风险较低的抗凝药物。

4. 2016年ESC指南对卒中二级预防的推荐建议

（1）房颤患者发生缺血性卒中后,不推荐立即启动肝素或低分子量肝素抗凝治疗。

（2）若患者在接受抗凝治疗期间出现TIA或卒中,应评估患者治疗依从性,并优化患者治疗的依从性。

（3）若患者于接受抗凝治疗期间发生中至重度缺血性卒中,应经多学科会诊,根据急性卒中和出血风险的评估,暂停抗凝治疗3~12天。

（4）对于已发生卒中的房颤患者,在启动或恢复口服抗凝治疗前,应考虑使用阿司匹林作为卒中的二级预防药物。

（5）不推荐INR>1.7(或目前应用达比加群治疗且aPTT超过正常范围)时使用rt-PA静脉溶栓治疗。

（6）既往有卒中病史的房颤患者推荐使用NOAC优先于VKA或阿司匹林。

（7）不推荐TIA或卒中患者联合使用OAC及抗血小板药治疗。

（8）若接受OAC治疗的房颤患者发生脑出血,则在出血病因及相关危险因素获得控制后 4~8 周可重新启动抗凝治疗。

5. 2020 年指南对上述第 8 项更新

（8）关于颅内出血（ICH）后房颤患者的卒中预防，对于有高缺血性卒中风险的房颤患者，若符合 NOAC 适应证，则优先选择 NOAC，在发生以下情况后，开始或重启 OAC 治疗应考虑咨询神经科医师/卒中专家：创伤相关的 ICH（Ⅱa 类推荐）；急性自发性 ICH（包括硬膜下、蛛网膜下腔或脑内出血），经过仔细考虑风险和获益（Ⅱa 类推荐）。

（四）抗凝治疗出血事件的预防

减少可干预的出血危险因素，对于减少抗凝治疗相关出血风险是至关重要的。除食物及药物的作用外，多种基因变异也影响 VKA 的代谢。但基因型检测对华法林的 TTR 和出血风险影响很小，目前不推荐临床使用。大多数出血事件为胃肠道出血。使用华法林治疗的患者，推荐 INR 维持在 2.0~3.0，并维持较高的 TTR（如≥70%）。当无法维持较高的 TTR 时，可考虑更换使用 NOAC。NOAC 的剂量应根据临床试验中评估的减量原则使用，需考虑患者肾功能、年龄和体重。此外，需对服用 NOAC 患者进行定期随访，每次随访应了解是否有血栓栓塞和出血事件、药物不良反应、用药依从性和合并用药。由于达比加群酯或艾多沙班主要通过肾脏清除，监测肾功能尤为重要。

（五）抗栓治疗的中断和桥接

正在接受抗栓治疗的房颤患者如果发生出血、拟行外科手术或介入操作前后，可能需要暂时中断抗栓治疗。停用口服抗凝药，代之以皮下或静脉抗凝药物的治疗方法称为桥接。临床医师应在综合评估患者血栓和出血风险以及拟进行的手术或介入操作的潜在出血风险后，决定抗栓治疗中断和恢复时间。对于无出血风险及出血容易控制的手术，不建议中断药物治疗。建议最后一次服用 NOAC 后的 12~24 小时行手术治疗。NOAC 停药时间依具体手术操作的出血风险（表 5-5）、肌酐清除率和所使用的药物种类而定。出血风险低危的手术，术后 24 小时后可重启抗凝治疗；出血风险高危的手术，可予术后 48~72 小时重启抗凝治疗。近年来多项研究显示，桥接治疗与不中断华法林治疗相比，在预防血栓栓塞事件上并无优势，反而增加大出血事件的发生率。

表 5-5　外科手术及干预的出血风险分类

无须停用抗凝药物的手术或侵入性操作	血管造影（冠状动脉造影及非冠状动脉的血管造影）
牙科	起搏器或 ICD 植入（除非解剖结构复杂，如先天性心脏病）
拔 1~3 颗牙	**高出血风险的手术或侵入性操作**
牙周手术	复杂的左侧消融（肺静脉隔离、室性心动过速消融）
脓肿切开	椎管或硬膜外麻醉
种植牙	诊断性腰椎穿刺
眼科	胸外科手术
白内障或青光眼手术	腹部手术
无手术的内镜检查	骨科大手术
浅表的手术（如脓肿切开、小面积皮肤切除）	肝脏活检
低出血风险的手术或侵入性操作	经尿道前列腺电切术
内镜+活检	肾活检
前列腺或膀胱穿刺活检	
室上性心动过速电生理检查和射频消融（包含需穿间隔途径进行的左侧消融）	

2018 年中国专家建议认为以下情况可不考虑桥接：①CHA$_2$DS$_2$-VASc 评分≤4 分，既往无缺血性卒中、TIA 或外周动脉栓塞者；②CHA$_2$DS$_2$-VASc 评分为 5～6 分或既往有缺血性卒中、TIA 或 3 个月前发生外周动脉栓塞，经评估患者出血风险较高者。而下列情况建议桥接：①CHA$_2$DS$_2$-VASc 评分为 5～6 分或既往有缺血性卒中、TIA 或 3 个月前发生外周动脉栓塞，经评估患者出血风险较低者；②CHA$_2$DS$_2$-VASc 评分为 7～9 分或 3 个月内发生缺血性卒中、TIA 或外周动脉栓塞者。

（六）抗凝治疗中出血事件的管理

为控制活动性出血，应停止抗凝治疗，但在出血事件之后很少绝对禁忌长期口服抗凝药。当轻度出血是影响抗凝治疗的因素时，可考虑换一种抗凝剂。当出血的原因或诱因是可以治疗或去除的，如未控制的高血压、胃肠道溃疡及颅内动脉瘤，在出血事件后可考虑重新启动抗凝治疗。建议或停止抗凝治疗应该由多学科的团队决策，且应在平衡出血和卒中复发风险，以及比较多种预防卒中复发治疗方法的出血风险后进行。左心耳封堵或切除术可作为部分患者的替代疗法。

1. 2016 年 ESC 指南对房颤患者出血管理的推荐建议

（1）接受抗凝治疗的高血压患者，则推荐控制血压，以减少出血风险。

（2）使用达比加群时，若患者年龄>75 岁，则应减少剂量（110mg、2 次/d），以降低出血风险。

（3）胃肠道出血风险较高的患者，推荐使用 VKA 或其他 NOAC 治疗，而不推荐使用达比加群 150mg、2 次/d，利伐沙班 20mg、1 次/d 或依度沙班 60mg、1 次/d。

（4）对于所有考虑接受 OAC 治疗的房颤患者，应建议和治疗其酗酒问题。

（5）启动 VKA 治疗前，不推荐进行基因检测。

（6）出血事件后，经多学科治疗小组评估适宜的患者可考虑重新启动 OAC 治疗，治疗小组应比较不同抗凝治疗及卒中预防治疗方法，加强可疑出血及卒中危险因素管理。

（7）对于存在严重活动性出血的房颤患者，在解决出血原因之前，推荐暂停 OAC 治疗。

2. 2020 年指南对上述第 1 项更新

（1）合并高血压的房颤患者，推荐注意维持良好的血压管理，以减少房颤复发，降低卒中和出血风险（Ⅰ类推荐）。

3. 2020 年指南新增一项推荐 对于接受 VKA 治疗出现严重出血并发症的房颤患者，应考虑给予Ⅳ因子凝血酶原复合物浓缩物（Ⅱa 类推荐）。

（七）口服抗凝药和抗血小板药物的联合治疗

急性冠脉综合征（ACS）和接受冠状动脉介入治疗（PCI）的房颤患者常面临口服抗凝药和抗血小板药物联合治疗的问题。在这些情况下，应谨慎考虑抗栓治疗方案，平衡出血/卒中及 ACS 风险。联合应用 OAC 及抗血小板治疗，尤其是三联治疗（华法林、阿司匹林和氯吡格雷），增加严重出血的绝对风险。通常情况下，推荐短期应用三联治疗（OAC、阿司匹林及氯吡格雷）、桥接双联治疗（OAC 加单药抗血小板治疗）。三联治疗时，应避免使用普拉格雷或替格瑞洛，除非明确需要上述药物（如支架后联合应用阿司匹林及氯吡格雷治疗，仍发生支架血栓），因使用上述药物缺乏证据，且有更高的严重出血事件风险。对于冠心病合并房颤出血风险较高的患者，2020 年指南建议尽早缩短三联抗栓治疗的时间。

1. 2016 年 ESC 指南对口服抗凝药及抗血小板药联合治疗的推荐建议

（1）对于有选择的冠状动脉支架术后的稳定性冠心病伴房颤患者，若存在卒中风险，推荐联合使用阿司匹林、氯吡格雷及口服抗凝药三联治疗 1 个月,预防冠脉及脑缺血事件发生。

（2）对于支架植入术后 ACS 伴房颤患者,若存在卒中风险,推荐联合应用阿司匹林、氯吡格雷及口服抗凝药三联治疗 1~6 个月,预防冠脉及脑缺血事件发生。

（3）对于未行支架植入术的 ACS 伴房颤患者,若存在卒中风险,推荐联合应用口服抗凝药物及阿司匹林或氯吡格雷双联治疗 12 个月,预防冠脉及脑缺血事件发生。

（4）平衡冠脉事件复发风险及出血风险,联合抗栓治疗的时间尤其是三联治疗应限制在一定范围内。

（5）对于有选择的患者,联合应用任一口服抗凝药物及氯吡格雷（75mg、1 次/d）的双联治疗可代替三联治疗作为起始治疗。

2. 2020 年指南对冠心病合并房颤患者的治疗新增以下推荐

（1）对于接受非复杂经皮冠脉介入术（PCI）的急性冠脉综合征（ACS）合并房颤患者,如果支架内血栓风险较低或者对出血风险的担忧高于支架内血栓风险,无论使用何种支架,建议尽早停用阿司匹林（≤1 周）,并继续使用 OAC 和 P2Y$_{12}$ 受体拮抗剂（首选氯吡格雷）双联治疗 12 个月（Ⅰ类推荐）。

（2）接受 PCI 的慢性冠脉综合征（CCS）合并 AF 患者,如果支架内血栓风险低或出血风险的担忧高于支架内血栓风险,无论使用何种支架,建议在非复杂的 PCI 术后尽早停用阿司匹林（≤1 周）,并继续进行 OAC 联合氯吡格雷双联治疗 6 个月。

（八）左心耳封堵和切除术

1. 左心耳封堵 观察性研究及注册登记研究表明,在中度卒中风险的房颤患者中使用左心耳封堵作为卒中的预防治疗,效果不劣于华法林治疗,并可能在后续随访中有更低的出血率。左心耳封堵也可以降低有口服抗凝药禁忌证患者的卒中风险。但封堵装置植入过程可能导致严重的并发症。国产 LAmbre 封堵器预防房颤患者卒中的有效性和安全性的前瞻性、多中心临床研究共入选 153 例病例,手术成功率达 99.4%,围手术期严重并发症发生率为 3.3%,随访 1 年期间缺血性卒中的实际发生率为 1.3%,较预期发生率降低 80%,提示中国房颤患者使用 LAmbre 封堵器预防房颤卒中安全、有效。

2. 外科左心耳封闭或切除术 多项观察性研究表明,外科左心耳封闭/切除术安全、可行。以往大多数研究左心耳封闭/切除是与其他开放性心脏手术同时进行,最近多与房颤外科消融术联合或作为一种独立的胸腔镜手术。有一项外科房颤手术与左心耳封闭同时进行的随机试验,在接受房颤手术亚组患者中左心耳封堵术并未显示对于卒中预防明确获益。

3. 2016 年 ESC 指南对左心耳封堵和切除术的推荐建议

（1）对于存在卒中风险的房颤患者,在外科左心耳封闭或切除术后推荐继续抗凝治疗。

（2）有长期抗凝治疗禁忌证的房颤患者（如既往非可逆因素发生致命性出血的患者）可考虑行左心耳封堵术,以预防卒中发生。

（3）对于计划进行心脏手术的房颤患者,推荐行左心耳外科切除或封闭术。

（4）对于计划进行胸腔镜手术的房颤患者,推荐行左心耳外科切除或封闭术。

【心率控制】

心率控制是房颤患者综合管理不可或缺的一部分,常能改善患者的症状。短期的交叉试验和观察性研究表明,用 β 受体阻滞剂、地高辛、钙通道阻滞剂地尔硫䓬和维拉帕米,或药物联合治疗均能达到急性和长期的心率控制。许多抗心律失常药物（胺碘酮、决奈达龙、索他洛尔和普罗帕酮）也有一定控制心率的作用，但一般只用于需要复律治疗的患者。

（一）急性心率控制

急性新发房颤常需要心率控制。对于急性的心率控制，β受体阻滞剂和地尔硫䓬/维拉帕米优于地高辛。药物的选择和心率控制的目标则需根据患者的症状、左室射血分数（LVEF）和血流动力学等情况决定，治疗初期适当放宽心率的控制目标是可取的，有时可能需要联合治疗。

（二）长期使用药物控制心率

尽管在合并 HFrEF 的房颤患者中 β受体阻滞剂未显示预后获益，但鉴于心室率控制可明显改善房颤患者的症状和心功能，未发现有害的证据，且患者的耐受性良好，β受体阻滞剂对于所有房颤患者都可作为一线的心率控制药物。非二氢吡啶类钙通道阻滞剂维拉帕米或地尔硫䓬能有效控制房颤患者的心率，但应避免用于 HFrEF 的患者。在随机洋地黄调查组（DIG）研究中，与安慰剂组相比，地高辛对窦性心律的 HFrEF 患者的死亡率没有影响，但减少了患者的住院率。观察性研究发现，地高辛的应用与房颤病死亡率增加相关，由于地高辛常用于病情更为严重的患者，此结果很可能存在选择性偏倚而不是由地高辛引起。小剂量地高辛（≤250mg/d）治疗时，血清地高辛浓度为 0.5～0.9ng/ml，可能与更好的预后相关。胺碘酮可作为一种心率控制的最后有效方法。由于胺碘酮心外的不良反应众多，只有在患者联合使用心率控制的药物效果不佳时，才考虑使用。

总之，对于房颤的心率控制，选择 β受体阻滞剂、地尔硫䓬/维拉帕米、地高辛，还是联合治疗，应根据患者的个体情况决定，包括患者的临床情况和患者的意愿。所有治疗药物都有潜在的不良反应，应从小剂量开始，逐步增加剂量，直到患者症状改善。

（三）房颤心率控制的目标

房颤患者最佳的心率目标尚不清楚。有研究将持续性房颤患者随机分成两组，一组静息时目标心率 80 次/min 和中度运动时目标心率 110 次/min 组，另一组静息时目标心率放宽至 110 次/min，结果发现两组之间临床事件、NYHA 心功能分级和住院率没有差别。但在临床上，许多房颤患者静息心率 60～100 次/min 仍有明显症状，而需要进一步处理。一般认为，在治疗初期宽松的心率控制目标是可接受的，除非症状明显而需要紧急的心率控制。

（四）房室结消融和起搏

当药物治疗无效，房室结/希氏束消融和植入 VVI 起搏器能有效控制房颤的心室率，改善症状。此方法相对简单，且并发症少、长期死亡风险低。最好在房室结消融前 4～6 周植入永久起搏器，且保证起搏器运行正常后再行房室结消融。最初将起搏频率设定在 70～90 次/min，并在数月内逐渐降低心室起搏频率，以减少猝死风险。由于房室结消融后患者需长期依赖起搏器，此方法仅限于控制心率的药物治疗或经合理的节律干预治疗不能改善症状的患者。

（五）2016 年 ESC 指南对于房颤心率控制的推荐建议

1. 对于 LVEF≥40% 房颤患者，推荐使用 β受体阻滞剂、地高辛、地尔硫䓬或维拉帕米控制心室率。

2. 对于 LVEF<40% 房颤患者，推荐使用 β受体阻滞剂和/或地高辛控制心室率。

3. 如果单药治疗不能达到所需要的心率目标，应考虑联合使用不同种类心率控制的药物。

4. 对于血流动力学不稳定或 LVEF 严重降低的患者,可考虑胺碘酮用于急性心率的控制(Ⅱb 类推荐,B 级证据)。

5. 对于永久性房颤患者(无复律计划),不应常规使用抗心律失常药物控制心室率。

6. 静息心率<110 次/min 可作为最初的心率控制治疗目标。

7. 对于预激或妊娠合并房颤的患者,节律控制应优先于心率控制。

8. 对于强化心率和节律控制治疗无效或不能耐受的患者,如果患者能接受长期起搏器依赖,应考虑房室结消融以控制心室率。

【房颤的节律控制】

节律控制也是房颤综合管理的重要措施之一。理论上维持窦性心律能够改善房颤患者的预后,但目前节律控制与心率控制比较的试验都是中性的结果。是否现代的节律控制治疗包括射频消融、联合治疗和早期治疗能够减少主要心血管事件,相关研究仍在进行之中。目前节律控制治疗的适应证主要是经适当的心率控制治疗仍有症状的房颤患者。

（一）房颤的复律

1. **药物复律**　新发房颤药物复律的成功率接近 50%。用于房颤复律常用的抗心律失常药物有氟卡尼、普罗帕酮、胺碘酮、伊布利特(ibutilide)和维纳卡兰(vernakalant)。氟卡尼和普罗帕酮仅能用于没有结构性心脏病的患者,也可选用伊布利特,但有尖端扭转型室性心动过速的风险。维纳卡兰可用于没有低血压或严重主动脉瓣狭窄的轻度心力衰竭(NYHA Ⅰ~Ⅱ级)患者,包括缺血性心脏病的患者。胺碘酮可用于心力衰竭和缺血性心脏病的患者。

2. **"口袋药(pill in the pocket)"复律策略**　对于发作不频繁的阵发性症状性房颤患者,已在医院通过监测确认下述药物有效且安全后,可由患者在家中自行服用单剂量氟卡尼(200~300mg)或普罗帕酮(450~600mg)以恢复窦性心律。

3. **电复律**　同步直流电复律的适应证包括:①血流动力学不稳定的房颤;②预激综合征旁路前传伴快速心室率的房颤患者;③有症状的持续性或长期持续性房颤。在实施电复律之前,静脉使用咪达唑仑和/或丙泊酚镇静,操作过程中应持续监测血压和血氧饱和度。应备有静脉使用的阿托品、异丙肾上腺素或临时经皮起搏,以防复律后出现的心动过缓。双相波除颤比单相波更有效。电极放置在左胸的前后部位比放置在前侧部位对左房产生的电击作用更强,复律的效果更好。在复律前预先使用胺碘酮、索他洛尔、伊布利特、维纳卡兰、氟卡尼或普罗帕酮,可提高电复律的成功率,β 受体阻滞剂、维拉帕米、地尔硫䓬和地高辛对房颤没有可靠的复律作用或易化电复律作用。如果复律之后计划用抗心律失常药物维持窦性心律,可在复律治疗前 1~3 天开始使用这些药物(胺碘酮需使用数周),以促进药物复律和达到药物的有效浓度。

4. **房颤复律前、后的抗凝治疗**　抗凝药物的使用可降低复律可能带来的卒中风险。对于所有准备复律的房颤患者,应立即启动抗凝治疗。房颤持续时间<48 小时的患者,不需要常规行经食管超声心动图(TEE)检查,预先抗凝可直接复律,复律后仍需要 4 周的抗凝,是否需要长期服用抗凝药物,应根据 CHA_2DS_2-VASc 评分决定。围复律期可以应用肝素、低分子量肝素或使用因子 Ⅹa、直接凝血酶抑制剂抗凝。如果房颤持续时间>48 小时,则应在复律前 3 周开始使用 OAC,并持续至复律后 4 周,再根据 CHA_2DS_2-VASc 评分决定是否需要长期抗凝;如需要早期复律,可行 TEE 检查排除左心房血栓后,立即行复律。如果 TEE 检查证实有血栓,应再进行≥3~4周抗凝,经 TEE 复查,确保血栓消失后行电复律;若仍存在血栓,则不建议复律。

(二) 窦性心律的维持

决定是否启用长期抗心律失常药物以维持窦性心律,需平衡症状负担、可能的药物不良反应和患者的意愿。对于抗心律失常药物治疗应明确以下几点:①治疗的目的是减轻房颤的症状;②抗心律失常药物维持窦性心律的作用并不是很强;③抗心律失常药物治疗如能减少房颤的复发即认为有效,而不必追求完全消除房颤;④如果一种抗心律失常药物治疗无效,可换用另一种临床认为有效的药物;⑤药物可能引起的致心律失常作用或心外的不良反应;⑥药物的选择首先应考虑其安全性,而不是有效性。

1. **抗心律失常药物的选择** 药物选择取决于抗心律失常药物治疗的安全性。用于房颤复律后窦性心律维持常用的药物有胺碘酮、决奈达隆、氟卡尼及其缓释剂、普罗帕酮及其缓释剂和索他洛尔。胺碘酮常引起心外的不良反应,尤其是长期使用时,在适合使用其他抗心律失常药物的患者中,胺碘酮作为二线治疗。决奈达隆能维持窦性心律、减慢心室率并减少心血管情况住院和心血管死亡,但在近期失代偿心力衰竭患者中和窦性心律未恢复的永久性房颤患者中,决奈达隆可增加死亡率。氟卡尼和普罗帕酮预防房颤复发有效,但只能用于没有明显缺血性心脏病或心力衰竭的患者,以免发生致命性室性心律失常。双异丙吡胺对"迷走介导的"房颤可能有效(如运动员房颤或睡眠中的房颤),有资料显示,其在肥厚型心肌病患者中可降低左室流出道压力阶差,改善症状。使用索他洛尔有尖端扭转型室性心动过速的风险,发生率约 1%。多非利特为钾通道阻滞剂,其可用于心力衰竭患者窦性心律的恢复和维持,偶尔用于其他抗心律失常药物无效的患者。

在抗心律失常药物治疗的过程中,监测 PR、QT 和 QRS 间期,能够识别长期药物治疗引起致心律失常作用风险较高的患者。"异常的 TU 波"是即将发生尖端扭转型室性心动过速的征象。尤其是在开始使用氟卡尼、普罗帕酮或索他洛尔时,对患者进行心电图监测 1~3 天,以识别致心律失常的风险。

2. **非抗心律失常药物的作用** 多项研究表明,ACEI 或 ARB 对于左室功能障碍和高血压伴左室肥厚的患者有预防新发房颤的作用。在抗心律失常药物基础上加用 ACEI/ARB,可减少房颤复律后的再发。与安慰剂相比,β 受体阻滞剂与降低 HFrEF 窦性心律患者的新发房颤相关。β 受体阻滞剂可降低症状性房颤的复发,其可能与心率的控制作用有关,即使房颤发作,也没有明显症状。

3. **2016 年 ESC 指南对房颤节律控制治疗的推荐建议**

(1) 一般推荐:①节律控制的适应证是缓解房颤患者的症状;②对于节律控制治疗的房颤患者,应强调心血管危险因素的管理和避免房颤的诱因,将有助于其窦性心律的维持;③除血流动力学不稳定的房颤患者外,电复律或药物复律的选择应由患者和医师共同来决定。

(2) 房颤复律:①对于急性血流动力学不稳定的房颤,推荐行电复律以恢复心排出量;②对于持续性或长程持续性症状性房颤患者,推荐房颤的复律(电或药物)作为节律控制治疗的一部分;③胺碘酮、氟卡尼、伊布利特或普罗帕酮预处理,可提高电复律的成功率和预防房颤复发;④无缺血性或结构性心脏病病史的新发房颤患者,推荐用氟卡尼、普罗帕酮或维纳卡兰药物复律;⑤无缺血性或结构性心脏病病史的房颤患者,应考虑用伊布利特药物复律;⑥经过安全评估后,对于有选择的新发房颤且无明显结构性或缺血性心脏病的患者,应考虑口服单剂量氟卡尼或普罗帕酮("口袋药"策略)复律;⑦对于缺血性和/或结构性心脏病的房颤患者,推荐使用胺碘酮复律;⑧对于无低血压、严重心力衰竭或严重结构性心脏病(尤其是主动脉瓣狭窄)的患者,可考虑维纳卡兰作为胺碘酮的替代用于房颤的复律。

2020 年指南对房颤复律新增以下推荐:①在考虑血栓栓塞风险后,药物复律只适用于血流动力学稳定的患者(Ⅰ类推荐);②对于病态窦房结综合征、房室传导阻滞或 QTc 延长(>500 毫秒)的患者,除非已考虑致心律失常和心动过缓风险,否则不应尝试药物复律(Ⅲ类推荐)。

(3) 拟行房颤复律患者的卒中预防:①在房颤或房扑复律前,一旦可能,应启动肝素或 NOAC 抗凝。②在房颤或房扑复律前,有效的抗凝至少 3 周(Ⅰ类推荐,B 级证据)。③当准备早期复律时,推荐采用经食管超声(TEE)检查排除左心房血栓代替复律前的抗凝。④房颤发作时间<48 小时的患者,未行 TEE,可行早期复律。⑤对于有卒中风险的患者,不管采用何种复律或窦性心律维持的方法,房颤复律后抗凝治疗应按长期抗凝的推荐继续长期抗凝。无卒中危险因素的患者,复律后推荐抗凝治疗 4 周。⑥TEE 发现血栓的患者,有效的抗凝治疗至少 3 周。⑦为确定血栓溶解,在复律前,应考虑复查 TEE。

2020 年指南对上述第 1 项更新:①行心脏复律的房颤患者,推荐应用至少与华法林具有相似疗效和安全性的 NOAC(Ⅰ类推荐)。

2020 年指南对心脏复律围手术期卒中风险的管理新增以下内容:①建议向患者强调复律前、后坚持 NOAC 治疗的重要性(Ⅰ类推荐);②对于房颤持续时间>24 小时进行心脏复律的患者,即使成功转复为窦性心律,治疗性的抗凝至少应持续 4 周(根据卒中危险因素决定 4 周之后是否长期使用 OAC 治疗)(Ⅱa 类推荐);③对于房颤持续时间≤24 小时且卒中风险极低(CHA_2DS_2-VASc 评分男性为 0 分或女性为 1 分)的患者,复律后无须抗凝治疗 4 周(Ⅱb 类推荐)。

(4) 长期使用抗心律失常药物(AAD)维持窦性心律/预防房颤复发:①AAD 的选择需进行仔细评估,包括合并疾病的存在、心血管风险和严重的致心律失常可能性、心外的毒性作用、患者的意愿和症状负担;②对于左室功能正常且没有左室病理性肥厚的患者,为预防症状性房颤复发,推荐用决奈达隆、氟卡尼、普罗帕酮或索他洛尔;③对于无心力衰竭的稳定性冠心病患者,推荐用决奈达隆预防症状性房颤的复发;④对于心力衰竭的患者,推荐用胺碘酮预防症状性房颤的复发;⑤胺碘酮预防房颤复发比其他 AAD 更有效,但随用药时间的延长,其心外的毒性作用常见,基于此原因,应首先考虑使用其他 AAD;⑥AAD 治疗的患者应定期评估,以证实其治疗的效果;⑦在用 AAD 治疗期间应考虑记录心电图,以监测心率、发现 QRS、QT 间期延长以及房室传导阻滞;⑧对于 QT 间期延长(>0.5 秒)、明显窦房结或房室结功能障碍而未植入起搏器的患者,不推荐用 AAD;⑨对于不愿行房颤消融或无指征的患者,药物治疗引起或加重了窦房结功能障碍,如继续使用 AAD 治疗,应考虑给以心房为基础的心动过缓起搏(atrial-based bradycardia pacing);⑩房颤射频消融后,如有复发可能时,应考虑继续用 AAD 治疗。

2020 年指南对上述第 5 项更新:⑤对于所有房颤患者,包括合并 HFrEF 患者,推荐使用胺碘酮进行长期心律控制。但是,由于其心外毒性,应尽可能先考虑其他抗心律失常药物(Ⅰ类推荐)。

2020 年指南新增以下推荐:①在接受索他洛尔治疗的房颤患者中,建议密切监测 QT 间期、血钾水平、CrCl 和其他致心律失常的危险因素(Ⅰ类推荐);②在用氟卡尼治疗以长期节律控制的房颤患者中,应考虑同时使用房室结阻滞药物(如能耐受)(Ⅱa 类推荐);③如能密切监测 QT 间期、血钾水平、CrCl 和其他致心律失常的危险因素,对于 LV 功能正常或伴缺血性心脏病患者,可考虑使用索他洛尔进行长期的节律控制(Ⅱb 类推荐)。

(5) 非抗心律失常药物的抗心律失常作用:①对于心力衰竭和射血分数降低的患者,应考虑使用 ACEI/ARB 和 β 受体阻滞剂预防新发房颤;②对于高血压尤其是伴有左室肥厚的患者,应考虑使用 ACEI/ARB 预防新发房颤;③对于电复律后并接受了 AAD 治疗的房颤复发患者,可以考虑用 ACEI/ARB 预处理;④不推荐 ACEI/ARB 用于轻微或不伴潜在心脏病的阵发性房颤患者的二级预防。

(三) 导管消融

对于症状性阵发性、持续性和可能的长程持续性房颤患者,导管消融能有效恢复和维持窦性心律,一般作为抗心律失常药物治疗失败或不能耐受患者的二线治疗。对此类患者,导管消融比抗心律失常药物更有效。在有经验的中心,对于有选择的阵发性房颤要求行介入治疗的患者,可将导管消融作为一线治疗。

大多数患者需要多次消融才能达到症状控制。一般而言,在年轻的、房颤病史较短的和无明显结构性心脏病频繁发作短阵性房颤的患者中,疗效较好,且手术相关并发症较少。在作出导管消融的决定之前,应评估潜在的获益与风险,以及抗心律失常药物治疗或不进行节律控制治疗患者对症状的耐受性。

对于有选择的 HFrEF 合并房颤的患者,在导管消融后能够达到左室收缩功能恢复(可能提示为心动过速性心肌病),并减少住院率,尤其是既往没有心肌梗死的患者。但是,仍需更大规模的试验来证实这些发现。因此,房颤合并 HFrEF 患者导管消融的适应证应仔细权衡,手术应在有经验的中心进行。

用华法林抗凝的患者在射频消融术中应继续使用(保持 INR 2~3)。NOAC 可作为华法林的替代。消融术中,应使用肝素维持活化凝血时间>300 秒。射频消融术后,所有患者抗凝应持续至少 8 周。2020 年指南更为积极地推荐房颤患者导管消融治疗,特别是药物治疗无效及房颤诱发心动过速性心肌病的患者。同时强调考虑房颤复发的危险因素,以指导消融决策。

(四) 房颤的外科手术

研究表明,在外科手术的同时行房颤 Cox 迷宫手术,与未行房颤手术者相比,房颤、房扑和房性心动过速的发生率减少。但行 Cox 迷宫手术的患者中,需要植入起搏器的更多。目前的技术(如双极射频或低温)使 Cox 迷宫手术操作更容易、更具可重复性和可行性,只需小型开胸手术。胸腔镜双极射频肺静脉隔离(PVI)可预防阵发性房颤复发(1 年有效率为 69%~91%),对射频消融无效的患者也有效。

(五) 治疗失败后节律控制的选择

鉴于抗心律失常药物和消融可能有协同作用,对于以往单一治疗无效的患者,应考虑抗心律失常药物联合消融杂交治疗(hybrid therapy)。在最初治疗失败后需要进一步节律控制的患者,治疗的选择应考虑患者的意愿和当地的治疗条件。应建立由心脏病学专家、介入电生理专家和有经验的心脏外科专家组成的房颤心脏团队,以提供优化的建议,最终达到改善患者的心律结局。

(六) 杂交手术治疗

房颤有不同的驱动机制,而抗心律失常药物或导管消融的作用环节不同。因此,联合或杂交的节律控制方案是合理的。杂交方案包括抗心律失常药物与导管消融联合,以及抗心律失常药物与起搏器联合。在射频消融之后,常使用抗心律失常药物 8~12 周,以降低房颤的早期复发。

1. 2016 年 ESC 指南对房颤导管消融和外科手术的推荐建议

（1）对于症状性阵发性房颤患者,在抗心律失常药物治疗(胺碘酮、决奈达隆、氟卡尼、普罗帕酮、索他洛尔)的情况下,症状性房颤复发并愿意接受进一步节律控制治疗,当施行手术者为接受了适当训练的电生理学专家并且手术在有经验的中心进行时,推荐导管消融以改善房颤的症状。

（2）如果在房颤消融术中出现房扑,应考虑同时消融房扑,以防房扑复发。

（3）对于有选择的症状性阵发性房颤患者,结合患者的选择、获益和风险,应考虑导管消融替代抗心律失常药物治疗作为一线治疗,以预防房颤复发并改善症状。

（4）在导管消融后或外科手术消融后,所有患者应该接受口服抗凝药物至少 8 周。

（5）房颤患者在成功的导管或外科消融后,如果卒中风险高,为预防卒中,应该继续抗凝。

（6）当准备进行房颤导管消融,在手术过程中应考虑继续口服 VKA 或 NOAC 抗凝,维持有效的抗凝作用。

（7）导管消融应该采用射频消融或冷冻球囊导管进行肺静脉隔离。

（8）当怀疑为心动过速性心肌病时,对于症状性房颤伴心力衰竭和射血分数降低的患者,应考虑行房颤的消融,以改善症状和心功能。

（9）在房颤相关的心动过缓患者,为避免起搏器植入,应考虑房颤消融。

（10）对于有症状的持续性或长程持续性房颤患者,AAD 治疗无效,考虑到患者的选择、获益与风险、房颤心脏团队的支持,应考虑导管或外科消融以改善症状。

（11）对于有症状的房颤患者导管消融失败,应考虑心外膜肺静脉隔离微创外科手术。此类患者治疗方案应由房颤心脏团队决定。

（12）在有经验的中心,手术由经过适当培训的操作者实施,由房颤心脏团队为有症状的难治性持续性房颤患者或房颤消融手术后患者作出治疗的选择,应考虑迷宫手术(可能通过微创途径)。

（13）对于进行心脏外科手术患者,在权衡附加手术的风险和节律控制的获益之后,应考虑最好行双房迷宫手术,以改善房颤相关的症状。

（14）对于进行心脏外科手术无症状的房颤患者,可以考虑行双房迷宫手术或肺静脉隔离手术。

2. 2020 年指南对上述第 2、4、7、8、10 项更新

（2）如果患者有三尖瓣峡部(CTI)依赖的心房扑动(房扑)史或在房颤消融时诱发出典型房扑,可考虑消融 CTI(Ⅱb 类推荐)。

（4）房颤导管消融术后,推荐进行以下管理:消融术后,继续使用华法林或 NOAC 抗凝治疗至少 2 个月,以及消融术 2 个月后是否继续全身抗凝治疗,取决于患者的卒中风险状况,而非消融手术成功与否。

（7）推荐在所有房颤导管消融术中完全电隔离肺静脉(Ⅰ 类推荐)。

（8）无论房颤患者的症状如何,当高度怀疑心动过速性心肌病时,推荐进行导管消融,以逆转左室功能不全(Ⅰ 类推荐);在合并 HFrEF、有选择的房颤患者中,应考虑进行导管消融,以改善生存和减少心力衰竭住院率(Ⅱa 类推荐)。

（10）当 Ⅰ 类或 Ⅲ 类抗心律失常药物无效或不能耐受时,建议行肺静脉隔离(PVI)房颤导管消融以控制心律,来改善以下患者房颤复发的症状:阵发性房颤;或持续性房颤,无房颤复发的主要危险因素;或持续性房颤,有房颤复发的主要危险因素(Ⅰ 类推荐)。

3. 2020 年指南对房颤节律控制/导管消融新增以下推荐

（1）一般推荐：①对于做出房颤导管消融的决策，推荐考虑手术风险和术后复发的主要危险因素，并与患者进行讨论（Ⅰ类推荐）；②对于首次行肺静脉隔离手术（PVI）后症状得到改善的患者，若房颤复发，应考虑再次进行 PVI（Ⅱa 类推荐）。

（2）抗心律失常药物治疗失败后的房颤导管消融：对于阵发性和持续性房颤患者，如果 β 受体阻滞剂治疗改善复发症状失败或不能耐受，应考虑行 PVI 导管消融来控制节律（Ⅱa 类推荐）。

（3）一线治疗：房颤导管消融 PVI 应该/可以考虑作为一线节律控制的治疗，以改善某些有症状患者的症状如阵发性房颤发作（Ⅱa 类推荐），或考虑到患者的选择、获益和风险，对于无主要房颤复发危险因素的持续性房颤患者，可作为Ⅰ类或Ⅲ类抗心律失常药物的替代方案（Ⅱb 类推荐）。

（4）技术：可以考虑使用 PVI 以外的其他消融灶（低电压区、线、碎片活动、异位灶、转子和其他），但证据尚不充分（Ⅱb 类推荐）。

（5）生活方式改变和其他策略以改善消融的效果：推荐将严格控制危险因素并避免触发因素作为节律控制策略的一部分（Ⅰ类推荐）。

（6）导管消融围手术期卒中风险的管理：①对于有卒中危险因素、在消融前未使用 OAC 治疗的房颤患者，推荐术前进行卒中风险管理包括启动抗凝治疗：优选在消融前 OAC 治疗至少 3 周（Ⅰ类推荐）；或在消融前通过经食管超声心动图（TEE）检查，排除左心房血栓（Ⅱa 类推荐）。②对已接受华法林、达比加群、利伐沙班、阿哌沙班或艾依多沙班抗凝治疗的房颤患者进行导管消融时，建议不中断 OAC 的使用（Ⅰ类推荐）。

【特殊人群的房颤】

（一）WPW 综合征

房颤有经旁路快速传导而引起快速心室率的风险，可能引发室颤和猝死。此类患者推荐行旁路射频消融。在自发或诱发的房颤中记录到短的预激 RR 间期是 WPW 综合征猝死的危险标志之一，如有症状性心动过速病史、存在多旁路和 Ebstein 畸形，可静脉使用普鲁卡因胺、普罗帕酮、阿马林以快速减慢心室率，而禁用地高辛、维拉帕米、地尔硫䓬。腺苷、利多卡因、β 受体阻滞剂也可能有害，不建议使用。有病例报道，预激合并房颤患者静脉应用胺碘酮可恶化成为室性心律和室颤，因此使用应谨慎。

指南推荐：①对于 WPW 综合征合并房颤伴快速心室率经旁路前传者，推荐行附加旁路的导管消融以预防心脏性猝死；②对于 WPW 综合征发生心脏性猝死的幸存者，推荐尽早行附加旁路的导管消融；③对于显性预激合并无症状的房颤患者，在详细咨询后，应该考虑附加旁路的导管消融。

（二）肥厚型心肌病

指南推荐：①对于肥厚型心肌病合并房颤的患者，推荐长期口服抗凝药以预防卒中；②对于肥厚型心肌病合并新发症状性房颤的患者，推荐采用电或药物恢复窦性心律以改善症状；③对于血流动力学稳定的肥厚型心肌病合并房颤的患者，推荐使用 β 受体阻滞剂和地尔硫䓬/维拉帕米控制心室率；④对于房颤合并肥厚型心肌病的患者，应考虑治疗左室流出道梗阻以改善症状；⑤对于肥厚型心肌病症状性房颤复发的患者，应考虑使用胺碘酮达到心律的控制和窦性心律的维持。

（三）运动与房颤

指南推荐：①为预防房颤，推荐进行中等强度规律的体力活动，应劝告运动员参加长时间持续的剧烈运动可能促进房颤的发生；②对于运动员，为预防房颤复发，应考虑房颤消融；③对于有房颤的运动员，应评估运动时的心室率（通过症状和/或监测），并对心率进行适当调控；④在按"口袋药"策略服用氟卡尼或普罗帕酮之后，如果房颤持续，患者应停止运动直至抗心律失常药物超过了2个半衰期。

2020年指南对上述第1项更新：①应考虑进行体育锻炼，以防止房颤的发生或复发，但过度的耐力运动可能会促进房颤（Ⅱa类推荐）。

（四）妊娠

指南推荐：①对于房颤引起血流动力学不稳定的妊娠患者或任何时候认为房颤对于母亲和胎儿有高风险，推荐行电复律，其在妊娠的任何时期实施都是安全的。②对于妊娠合并房颤有卒中风险的患者，推荐抗凝。为减少致畸风险和宫内出血，推荐在妊娠前3个月和产前2~4周使用剂量调整的肝素。VKA或肝素可用于妊娠的其他时间。③NOAC应避免用于妊娠和准备妊娠的妇女。

2020年指南新增以下推荐：①急性期管理：对于患有肥厚型心肌病（HCM）的妊娠期女性，若发生持续性房颤，应考虑心脏复律（Ⅱa类推荐）；对于心脏结构正常、病情稳定的患者，可考虑静脉注射伊布利特或氟卡尼终止房颤（Ⅱb类推荐）。②长期管理（口服药物）：如果房室结阻滞药物失败，应考虑使用氟卡尼、普罗帕酮或索他洛尔预防房颤（Ⅱa类推荐）；如果使用β受体阻滞剂控制心率失败，应考虑使用地高辛或维拉帕米（Ⅱa类推荐）。

（五）手术后房颤

指南推荐：①行心脏外科手术的患者，推荐围手术期口服β受体阻滞剂以预防术后房颤；②术后房颤伴血流动力学不稳定的患者，推荐行电复律或抗心律失常药物以恢复窦性心律；③心脏外科术后房颤患者，如存在卒中风险，在权衡个体卒中和出血风险前提下，应考虑长期抗凝；④心脏外科术后症状性房颤患者，试图恢复窦性心律，应考虑使用抗心律失常药物；⑤无症状的术后房颤患者，初始的处理应予心率控制和抗凝；⑥术后房颤患者，如果没有严重心力衰竭、低血压或严重结构性心脏病（尤其是主动脉狭窄），可以考虑静脉使用维纳卡兰。

2020年指南对上述第3项更新：③考虑到OAC的预期净临床获益和知情者的偏好，心脏手术后具有卒中风险的房颤患者，可以考虑长期OAC治疗以预防血栓栓塞事件（Ⅱb类推荐）。

2020年指南新增以下推荐：①在考虑到OAC的预期净临床获益和知情患者偏好的情况下，对于非心脏手术后房颤患者，如存在卒中风险，应考虑长期OAC治疗以预防血栓栓塞事件（Ⅱa类推荐）；②对于非心脏手术患者，不应常规使用β受体阻滞剂预防术后AF（Ⅲ类推荐）。

（六）成年先天性心脏病（GUCH）的房性心律失常

指南推荐：①房间隔缺损封堵术应考虑在40岁之前施行，以减少房扑、房颤的发生。②房间隔缺损需要行外科手术修补的患者，如有症状性房性心律失常的病史，应考虑在外科手术时行房颤的消融术。③对于有症状的房颤患者且有先天性心脏缺陷需外科矫治的指征，应考虑行Cox迷宫手术。手术应在有经验的中心实施。④在所有心内修补、发绀、Fontan姑息术和系统性右心室的成年患者中，如有房颤、房扑或房内折返性心动过速，应考虑口服抗凝治疗。其他先天性心脏病的患者伴有房颤，如果CHA_2DS_2-VASc评分≥1分，应考虑抗凝。⑤对于与先天性心脏病相关的房性心律失常患者，在有经验的中心，可考虑射频消融。⑥先天性心脏病患者，在复律前可以考虑行经食管超声心动图和考虑抗凝治疗3周。

指南要点小结

1. 房颤的诊断需要通过常规的 12 导联心电图或>30 秒的心电图记录来证实。

2. 了解房颤的结构性特征(包括卒中风险、症状严重程度、房颤负担程度和房颤的基质),有助于改善房颤患者的个体化治疗。

3. 在有房颤风险的患者中,应用筛查和检测房颤的新工具和技术,例如(微型)植入的或可穿戴设备,可大大提高房颤的检出率。

4. 房颤患者的综合整体管理是改善其结局的基础。

5. 在作出治疗抉择时,需要考虑患者的选择,并将此纳入房颤的管理路径;对患者报告的效果(PRO)进行结构性评估,是证实和判定治疗效果的重要组成部分。

6. ABC 路径为不同级别的医院和医师提供了简化的房颤患者综合管理流程。

7. 采用 CHA_2DS_2-VASc 评分进行结构化的、临床的、以危险评分为基础的个体化血栓栓塞风险评估,应作为优化房颤患者血栓栓塞风险管理的第一步。

8. 存在卒中危险因素的房颤患者需要使用 OAC 治疗以预防卒中,适合使用 NOAC 的患者,优先选择 NOAC。

9. 采用正式的结构化风险评分对出血风险进行评估,例如 HAS-BLED 评分,以帮助识别房颤患者不能干预和可干预的出血危险因素。

10. 有卒中风险的房颤患者,不能因出血风险高而不使用 OAC。应对可干预的出血危险因素进行处理,对于出血风险高的患者应给予更密切的临床观察和更频繁的随访。

11. 心率的控制是房颤整体管理的一部分,且常常足以改善房颤相关的症状。

12. 采用抗心律失常药物和/或导管消融进行心脏复律的主要适应证是减轻房颤相关的症状和改善生活质量。

13. 作出长期抗心律失常药物治疗的决定时,需要权衡症状负担、药物可能引起的不良反应,尤其是药物的致心律失常作用或心外负作用,以及患者的意愿。

14. 已明确导管消融能有效预防房颤复发。当由经过适当培训的医师进行操作时,导管消融是安全的,并可代替抗心律失常药物用于维持窦性心律和改善患者的症状。

15. 在作出干预治疗的决定时,应对房颤复发的主要危险因素进行评估。

16. 对于 LVEF 正常的房颤患者,尚无证据表明导管消融可降低患者的总死亡率或卒中率。对于心动过速性心肌病的房颤患者,导管消融在多数情况下可逆转患者的左室功能障碍。

17. 减重、严格控制危险因素和避免房颤的诱因是改善患者心律控制结局的重要措施。

18. 识别、管理危险因素和并存疾病是房颤患者整体治疗的一部分。

19. 对于 ACS 接受了非复杂 PCI 的房颤患者,应考虑早期停用阿司匹林,由三联抗栓转换成 OAC 加 $P2Y_{12}$ 受体拮抗剂的双联抗栓治疗。

20. 对于有 AHRE 的患者,应进行定期监测,以观察其是否进展为临床房颤和其血栓栓塞风险的变化(例如 CHA_2DS_2-VASc 评分的变化)。对于持续时间较长的 AHRE(尤其是>24 小时)伴有 CHA_2DS_2-VASc 评分较高者,当在一个共享的、知情的、治疗抉择过程中预期能从 OAC 中得到临床净获益,有理由考虑使用 OAC。

(李向平)

参考文献

［1］ ZONI-BERISSO M,LERCARI F,CARAZZA T,et al. Epidemiology of atrial fibrillation：European perspective ［J］. Clin Epidemiol,2014,6：213-220.

［2］ US Preventive Services Task Force. Screening for Atrial Fibrillation With Electrocardiography：US Preventive Services Task Force Recommendation Statement［J］. JAMA,2018,320(5)：478-484.

［3］ ZHOU Z,HU D. An epidemiological study on the prevalence of atrial fibrillation in the Chinese population of mainland China［J］. J Epidemiol,2008,18(5)：209-216.

［4］ 马长生. 房颤的流行病学进展［J］. 医学与哲学,2016,37(11B)：8-9.

［5］ JANUARY C T,WANN S T,ALPERT JS,et al. 2014 AHA/ACC/HRS guideline for the management of patients with atrial fibrillation［J］. J Am Coll Cardiol,2014,64(21)：e1-e76.

［6］ 张澍,杨艳敏,黄从新,等. 中国心房颤动患者卒中预防规范(2017)［J］. 中华心律失常学杂志,2018,22(1)：17-30.

［7］ 黄从新,张澍,黄德嘉,等. 心房颤动：目前的认识和治疗建议-2018［J］. 中国心脏起搏与心电生理杂志,2018,32(4)：315-368.

［8］ HINDRICKS G,POTPARA T,DAGRES N,et al. 2020 ESC Guidelines for the diagnosis and management of atrial fibrillation developed in collaboration with the European Association of Cardio-Thoracic Surgery (EACTS)：The Task Force for the diagnosis and management of atrial fibrillation of the European Society of Cardiology (ESC) Developed with the special contribution of the European Heart Rhythm Association (EHRA) of the ESC［J］. Eur Heart J,2021,42(5)：373-498.

［9］ KIRCHHOF P,BENUSSI S,KOTECHA D,et al. 2016 ESC Guidelines for the management of atrial fibrillation developed in collaboration with EACTS［J］. Europace,2016,18(11)：1609-1678.

［10］ CHAO T F,LIU C J,WANG K L,et al. Using the CHA_2DS_2-VASc score for refining stroke risk stratification in 'low-risk' Asian patients with atrial fibrillation［J］. J Am Coll Cardiol,2014,64(16)：1658-1665.

［11］ RUFF C T,GIUGLIANO R P,BRAUNWALD E,et al. Comparison of the efficacy and safety of new oral anticoagulants with warfarin in patients with atrial fibrillation：a meta-analysis of randomised trials［J］. Lancet,2014,383(9921)：955-962.

［12］ HUANG H,LIU Y,XU Y,et al. Percutaneous Left Atrial Appendage Closure With the LAmbre Device for Stroke Prevention in Atrial Fibrillation：A Prospective,Multicenter Clinical Study［J］. JACC Cardiovasc Interv,2017,10(21)：2188-2194.

第六章　慢性冠脉综合征

概　述

2019 年 ESC 发布了《慢性冠脉综合征诊疗和管理指南》,首次提出"慢性冠脉综合征(chronic coronary syndromes,CCS)"的概念。其定义是指除急性冠脉综合征(acute coronary syndromes,ACS)以外冠状动脉病的不同发展阶段,旨在强调疾病动态变化的过程,既可以因控制不佳进展为 ACS,又可以通过有效干预降低风险。CCS 常见的临床状况如下:①怀疑CAD,有稳定的心绞痛症状和/或呼吸困难;②新发心力衰竭或左心室功能障碍,怀疑 CAD;③ACS 后 1 年内无症状或症状稳定,或近期血运重建;④初次诊断或血运重建 1 年后,无症状或有症状;⑤心绞痛,疑似血管痉挛或微血管病;⑥筛查时发现 CAD,无症状。实际上,CCS 临床场景仍以稳定性冠心病或稳定型心绞痛为主体,包括无症状心肌缺血、血管痉挛和微血管性心绞痛等。参考美国 2014 年稳定型心绞痛治疗指南、欧洲心脏学会(ESC)和欧洲心胸外科协会(EACTS)2018 年心肌血运重建指南和 2019 年 ESC 关于慢性冠脉综合征诊治指南等,并结合最近发表的有关 CCS 的文献,解读 CCS 的新认识和新进展,以下介绍的 CCS主要集中于阻塞性冠脉疾病(既往称为稳定性冠心病或稳定型心绞痛)部分。

【慢性冠脉综合征诊断】

(一) 指南推荐

慢性冠脉综合征的诊断仍然综合病史、危险因素、临床症状、体征和基本生化检查,以及无创性或有创性检查。ESC 指南从心脏的症状和体征、生化和生理、心电和影像学、静息和负荷状态、无创和有创方法、解剖学和功能学等方面,提出了较为详细、具体的推荐选择。其中,阻塞性冠脉病变的有创或无创性检查进展较快,在 CAD 的诊断中占有重要地位,ESC 有关的推荐如下:

1. 心肌缺血的无创性功能成像或冠状动脉 CTA 作为诊断 CAD 的初始检查,推荐用于单独临床评估有症状、不能排除阻塞性 CAD 的患者(I 类推荐)。

2. 推荐根据 CAD 的临床可能性和其他影响检查性能的患者特征、本地专业技能以及检查可及性,选择初始进行的无创性诊断检查(I 类推荐)。

3. 如果冠脉 CTA 显示 CAD 的功能意义不确定或无法诊断,则推荐心肌缺血的功能成像(I 类推荐)。

4. 对于临床可能性大、对药物治疗效果不佳的严重症状患者,或在低水平运动时出现典型心绞痛以及临床评估表明高事件风险的患者,推荐冠脉造影作为诊断 CAD 的一种检查选择。必须获取侵入性功能评估,并用于血运重建前评价冠脉狭窄,除非冠脉狭窄十分严重(>90%直径狭窄)(Ⅰ类推荐)。

5. 对于根据无创性检查不能确诊的患者,为了证实 CAD 的诊断,应当考虑采用侵入性冠脉造影检查,并且同时可行侵入性功能评估(Ⅱa 类推荐)。

6. 如果另一种无创性检查结果模棱两可或无法诊断,应当考虑冠脉 CTA 作为侵入性血管造影的替代方法(Ⅱa 类推荐)。

7. 当存在广泛冠状动脉钙化、心律不齐、严重肥胖、无法配合屏气指令或任何其他情况严重影像良好高质量图像时,不推荐使用冠状动脉 CTA(Ⅲ类推荐)。

(二) 解读

ESC 提出了针对 CCS 诊断管理六步法:第 1 步是评估症状和体征,以识别可能有不稳定型心绞痛或其他形式的 ACS 患者;第 2 步是评估患者的一般状况和生活质量,评估可能影响治疗决策的合并症,并考虑其他可能的症状原因;第 3 步是 LV 功能的基本检查和评估;第 4 步是估计阻塞性 CAD 的临床可能性;第 5 步是进行诊断检查,以建立 CAD 的诊断;第 6 步是确定事件风险。该方法层层递进,提高了诊断的科学性、准确选、效益和效率。

就症状而言,典型或非典型心绞痛具有一定实用诊断价值。其中,典型心绞痛症状指具有以下全部三项特征:①紧缩性胸前部或颈部、下颌、肩膀或手臂的不适;② 由体力活动而诱发;③ 通过休息或用硝酸盐在 5 分钟内缓解。非典型心绞痛满足其中两项特征,非心绞痛性胸痛指仅满足一项特征或完全没有这些特征。

ESC 指南提出了新的阻塞性 CAD 的验前概率(PTP)判定方法,是根据年龄、性别和症状给出可能概率。当判断 CAD 的 PTP>15% 时,提示进行非侵入性检查最可能获益;PTP 为 5%～15% 时,应在评估总体临床可能性后,可以考虑进行诊断检查;PTP≤5% 时,患者患病概率极低,一般不应进行诊断性检查。除非临床或其他数据表明阻塞性 CAD 的概率很高,不应常规直接进行侵入性评估。

对于可疑稳定性冠心病患者,诊断和危险分层初始往往选用无创性负荷试验检查。当负荷试验检查为阴性时,一般不再行冠脉造影。但是,对于负荷试验阴性,而胸痛症状典型,并存在多重危险因素患者,仍考虑进行冠脉造影。这种情况下,负荷试验阴性为假阴性。如心脏负荷试验结果模棱两可、不能确定,而患者高度怀疑为 CAD,这时不再进行其他无创性检查,直接选择冠脉造影。无创性检查如心脏超声静息时显示多节段室壁运动异常或心电图示多导联缺血性改变,这反映大面积心肌缺血的可能性,应进行冠脉造影,无须负荷试验筛查。对于很可能合并严重 CAD 的高危患者,往往从血运重建中获益,适合进行冠脉造影。

冠状动脉造影是诊断冠心病的"金标准",冠脉造影属于有创性检查,死亡风险在 0.1% 左右,适用于高危患者、经过最佳药物治疗仍有症状者和需要行血运重建治疗的患者。冠脉造影能够确定冠状动脉病变性质、解剖学和严重程度,以便进行血运重建;有助于明确胸痛、左室功能降低和室性心律失常的可能病因;评估外科手术心血管风险;评价严重缺血症状者血运重建的适合性。当负荷试验不能确定或结果存在矛盾,确定有无冠心病对于治疗改变意义重大时,进行冠脉造影很有价值。冠脉造影可以同时评估冠脉血流储备分数,有助于判断基础 CAD 的功能学意义,指导治疗决策,也可以提供有价值的心脏瓣膜和左室功能信息。

另一种无创性冠状动脉的检查方法是冠脉 CTA,诊断性能优良。其敏感性达 99%,特异性为 92%,阴性预测值接近 100%。冠脉 CTA 结果正常者每年主要心脏不良事件危险性低于 0.5%,这类似于正常健康人风险性,因此作为排除性检查非常有用。

从临床角度如何选择功能或解剖学检查以诊断阻塞性 CAD？

1. 以下情况优先选用无创性检查评估心肌缺血 阻塞性 CAD 临床可能性大；很可能需要行血运重建；当地技术具备和可及；需要行存活心肌评估。

2. 以下情况优先选用冠脉 CTA 评估心肌缺血 阻塞性 CAD 临床可能性小；病例特征提示能够获取高质量影像；当地技术具备和可及；预期能够获得动脉粥样硬化信息；无 CAD 病史。

3. 阻塞性 CAD 临床可能性大，症状严重，药物治疗无效；低水平运动诱发典型心绞痛，包括运动 ECG 在内的临床评估提示高事件风险；提示 CAD 的左室功能不全。

症状性 CCS 患者预后依危险大小而不同，例如低危者每年心脏死亡风险小于 1%，高危者则超过 3%。危险性取决于 CAD 基础病变严重程度、静息和运动时左室功能、诱发心肌缺血范围大小和合并症。采用无创性或有创性诊断检查结果协助判断事件风险大小，具体如下：运动 ECG 根据 Duke 评分，CVD 死亡率每年 > 3% 定义为高危，SPECT 或 PET 灌注成像则为缺血面积超过左心室心肌的 10%，负荷超声心动图显示 16 个节段中 3 个以上负荷诱发的运动减低或无运动，CMR 影像中出现 16 个节段负荷灌注缺损 2 个以上或多巴酚丁胺诱发的节段性功能障碍 3 个以上，冠脉 CTA 或 ICA 显示伴近段狭窄的 3 支血管病变、LM 病变或前降支近段病变，侵入性功能检查示 FFR≤0.8、iwFR≤0.89。

【慢性冠脉综合征药物治疗】

药物治疗是慢性冠脉综合征治疗的基石。遵循指南原则，在改变生活方式（合理膳食、戒烟、运动和心理平衡）的基础上，应用规范的冠心病二级预防药物和抗心绞痛药物，能够控制患者的症状，改善患者的预后。指南推荐的慢性冠脉综合征治疗药物见表 6-1。

表 6-1 指南关于慢性冠脉综合征药物治疗推荐

	ACC/AHA	ESC	CCS
抗心绞痛药物			
一线治疗			
硝酸甘油（含服）	Ⅰ,B	Ⅰ,B	可以使用
硝酸甘油（短效剂型）			
β受体阻滞剂（BB）			
无并发症患者	Ⅰ,B	Ⅰ,A	有条件推荐（证据中等）
陈旧性心肌梗死	Ⅰ,B	Ⅰ	有条件推荐（证据中等）
LVEF（<40%）	Ⅰ,B	Ⅰ,B	强烈推荐（证据强）
钙通道阻滞剂（CCB）			
非二氢吡啶类	Ⅰ,B 对 BB 反应不佳或有禁忌证或不耐受	Ⅰ,A	有条件推荐（证据中等）不能联用
二氢吡啶类（DHB）	Ⅱa,B	Ⅰ,A	重心动过缓风险时
长效硝酸酯类	Ⅰ,B 用于对 BB 有禁忌或反应不良时	Ⅱa,B	用于对 BB 或 CCB 控制症状不良时

续表

	ACC/AHA	ESC	CCS
二线和三线药物			
雷诺嗪	Ⅱa,A 可与 BB 联用 Ⅱa,B 用于对 BB 有禁忌或不能耐受时	Ⅱa,B	不可用
伊伐布雷定	不可用	Ⅱa,B 用于对 BB 有禁忌时	不可用
尼可地尔	不可用	Ⅱa,B（优于硝酸酯）	不可用
曲美他嗪	不可用	Ⅱb,B	不可用
别嘌醇	不可用	二、三线药以控制症状	可作为三线药物使用
减少心肌梗死或死亡风险的药物			
戒烟	Ⅰ,A	Ⅰ,A	强烈推荐（证据强）
阿司匹林	Ⅰ,A 81~160mg/d	Ⅰ,A 75~150mg/d	强烈推荐（证据强） 81mg/d
他汀	Ⅰ,A 应用高剂量他汀	Ⅰ,A 达到 LDL-C 目标靶剂量	强烈推荐（证据强）
ACEI			
LVEF（<40%）	Ⅰ,A	Ⅰ,A	强烈推荐（证据强）
正常 LVEF	Ⅱa,B	Ⅰ,B	可使用

注：①推荐级别：Ⅰ. 获益>>>风险；Ⅱa. 获益>>风险；Ⅱb. 获益>风险；Ⅲ. 获益=或<风险。②证据水平：A. 1~2 项大规模随机化试验或大型荟萃分析；B. 1 项随机化试验或小型荟萃分析；C. 专家意见。

　　ESC 指南提到伊伐布雷定、尼可地尔和曲美他嗪，这些药物在美国和加拿大尚不能使用，所以两国指南都没有涉及。加拿大指南也未提到雷诺嗪，AHA/ACC 指南推荐雷诺嗪与 β 受体阻滞剂联用级别为ⅡA，作为一线治疗为ⅡB；其他药物存在禁忌证时，作为一线药物治疗推荐。ESC 专家建议，对于大面积心肌缺血和左室功能不全的患者，长期应用 β 受体阻滞剂；而 AHA/ACC 指南建议，不管是否存在左室功能不全，β 受体阻滞剂都可用于所有 CAD 患者的长期治疗。ESC、NICE 和 AHA/ACC 指南都将抗心绞痛药物划分为一线和二线用药两类。这两线药物之间抗心绞痛疗效是否存在差异，至今仍缺乏头对头的比较研究。根据患者具体状况，临床上可以个体化选用不同药物或联合用药。

　　（一）抗缺血（心绞痛）药物

　　ESC 指南提出了依据慢性冠脉综合征患者临床基线特征长期抗缺血药物治疗的分步策

略,细化了用药的步骤和流程。按照患者的心率、血压和左室功能,提出具体的用药选择方案和策略。该策略强化了患者抗缺血治疗的个体化原则。方案提到的二线药物包括伊伐布雷定、尼可地尔、雷诺嗪和曲美他嗪。

除了近期心肌梗死和伴有射血分数降低的慢性心力衰竭患者使用 β 受体阻滞剂能够显著减少死亡与心血管事件外,抗心肌缺血药物主要用于缓解心肌缺血相关的心绞痛症状,并不能预防 CCS 患者心血管事件的发生。

临床上主要使用的抗缺血药物包括硝酸盐类药物、β 受体阻滞剂、钙通道阻滞剂、尼可地尔和伊伐布雷定,主要通过减少氧需、增加氧供发挥作用。雷诺嗪和曲美他嗪目前也获准成为抗心绞痛药物。其中,硝酸盐类药物、β 受体阻滞剂和钙通道阻滞剂被作为一线抗心绞痛药物,其他称为二线药物。这些药物能够有效缓解心绞痛,改善运动耐量,提高患者生活质量,不过仍缺乏改善稳定型心绞痛患者预后的证据。

1. **硝酸盐类药物**　硝酸盐类药物广泛用于缓解心绞痛的治疗,效果非常好。它能够扩张静脉,减轻前负荷,降低心肌耗氧量;扩张狭窄冠状动脉,增加冠脉血流量,增加心内膜下血流灌注。大剂量时可以扩张动脉,减轻后负荷。硝酸盐类药物有多种剂型,即短效剂型、长效剂型、喷剂、透皮贴剂。临床上常采用间歇给药方式,以减少耐药性。这些剂型都常用于临床心绞痛患者(表 6-2)。

表 6-2　慢性冠脉综合征推荐硝酸盐药物剂型和方案

剂型	剂量	评价
硝酸甘油(含服)	0.3~0.4mg(隔 5 分钟 1 次,最多 4 次)	适用于心绞痛发作,活动前预防用药
硝酸甘油喷剂	0.4mg(隔 5 分钟 1 次,最多 3 次)	
5-单硝酸异山梨酯(速释型)	早 20mg,7 小时后 20mg	作用持续 12~14 小时;间歇期无心绞痛反跳
5-单硝酸异山梨酯(缓释型)	早 120~240mg	作用持续 12~14 小时;无心绞痛反跳
硝酸甘油透皮贴	7.5~10mg 贴敷 12 小时;晚间移除	作用持续 12~14 小时;药物更换前夜间偶尔跳、运动耐量不佳
二硝酸异山梨酯(速释型)	30mg,2 次/d(上午 7:00,凌晨 1:00)	作用持续早晨用药后 6 小时;缺乏午后用药数据

2. **β 受体阻滞剂**　自 20 世纪 70 年代,英国即率先使用 β 受体阻滞剂治疗高血压和心绞痛,半个世纪以来,这类药物已经广泛用于心血管疾病的防治。β 受体阻滞剂通过阻断 β 肾上腺素能受体降低心率、心肌收缩力和减缓运动时血压升高来减少心肌氧耗,并延长舒张期灌注时间,从而增加冠脉灌注。β 受体阻滞剂根据阻断 β_1 和 β_2 的不同,分为选择性(阿替洛尔、美托洛尔)和非选择性(普萘洛尔、索他洛尔、卡维地洛),同时具有 α 受体阻断作用的 β 受体阻滞剂包括拉贝洛尔、卡维地洛,具有内源性拟交感活性作用(ISA)的 β 受体阻滞剂有吲哚洛尔和氧烯洛尔。这些药物的药理特性有所差异,但治疗心绞痛效果相同。稳定型心绞痛治疗用 β 受体阻滞剂制剂和方案如表 6-3。

表 6-3   稳定型心绞痛治疗用 β 受体阻滞剂制剂和方案

制剂	剂量	评价
阿替洛尔	50~100mg q24h.	心脏保护
酒石酸美托洛尔(速释剂)	50~100mg q8h. 或 q12h.	心脏保护
琥珀酸美托洛尔(长效剂)	50~200mg q24h.	心脏保护
倍他洛尔片	10~20mg q24h.	心脏保护
比索洛尔	5~10mg q24h.	心脏保护
醋丁洛尔	200~400mg q8h.	心脏保护,ISA
普萘洛尔(速释剂)	40~80mg q8h. 或 q12h.	无心脏保护
普萘洛尔(长效剂)	80~320mg q24h.	无心脏保护
氧烯洛尔	40~80mg q8h.	无心脏保护,ISA
噻吗洛尔	5~15mg q8h.	无心脏保护
纳多洛尔	80~240mg q24h.	无心脏保护
卡维地洛	5~50mg q12h.	无心脏保护,α 受体阻滞和扩血管
拉贝洛尔	100~200mg q8h.	无心脏保护,α 受体阻滞
吲哚洛尔	2.5~7.5mg q8h.	无心脏保护,ISA
塞利洛尔	400mg q24h.	心脏保护,ISA 和 β_2 受体激活

注:q8h. 指每 8 小时一次;q12h. 指每 12 小时一次;q24h. 指每 24 小时一次。

临床选择应用 β 受体阻滞剂,应综合考虑基础疾病、合并症、左心功能和不良反应等各方面。β 受体阻滞剂禁用于哮喘、严重阻塞性肺疾病、高度房室传导阻滞和严重外周动脉病。一般认为,β 受体阻滞剂优先用于 LVEF<40% 的稳定型心绞痛或梗死后心绞痛患者,也作为心绞痛合并高血压或心动过速、肥厚型心肌病患者优选一线用药。目前,尚无针对特定人群的专门临床试验。

心力衰竭患者中应用足量的长效 β 受体阻滞剂美托洛尔、卡维地洛和比索洛尔,可以降低死亡和心力衰竭发作。β 受体阻滞剂治疗稳定型心绞痛效果良好。但尚缺乏对稳定型心绞痛患者预后的确切性评价。

临床实践中,常根据静息和运动时心率以及运动耐量,判断 β 受体阻滞剂的治疗反应,并作出剂量调整。虽然 β 受体阻滞剂被列为抗心绞痛药物的一线治疗,但未能显示降低稳定型心绞痛患者死亡或心肌梗死发生率。

3. **钙通道阻滞剂**   钙通道阻滞剂(CCB)是现在广泛用于治疗高血压和心绞痛的一类药物。按化学结构特征,分为二氢吡啶类(DHP)和非二氢吡啶类药物。后者包括地尔硫草和维拉帕米,抑制窦房结和房室结,减轻心肌耗氧;并减少心肌收缩力和心率,从而增加运动耐量。DHP 包括硝苯地平、氨氯地平、非洛地平等,扩张冠脉、降低外周血管阻力,因而减轻心肌耗氧、增加冠脉血流灌注。两类 CCB 缓解心绞痛均很有效,能够减少心绞痛发作时间,增加运动耐量,并且减少硝酸甘油的使用。所有 CCB 都可阻滞平滑肌 L 型钙电流,从而扩张冠脉、防止痉挛,都能用来治疗变异型心绞痛。斯德哥尔摩心绞痛预后研究(Angina Prognosis Study in Stockholm, APSIS)显示,维拉帕米与美托洛尔对心血管预后和生理指标作用相似。维拉帕米治疗心绞痛效果与卡维地洛相同。稳定型心绞痛钙通道阻滞剂用药方案见表6-4。

表6-4　慢性冠脉综合征治疗用钙通道阻滞剂制剂和方案

制剂	剂量	评论
非二氢吡啶类药物		
地尔硫䓬(速释剂)	60~120mg q6h.	所有地尔硫䓬禁用于二度、三度 AVB 及左室收缩功能不全
地尔硫䓬(缓释剂)	80~240mg q12h.	
地尔硫䓬(长效剂)	120~420mg q24h.	240~360mg 是最有效量
维拉帕米(速释剂)	80~120mg q8h.	禁用于二度、三度 AVB 及左室收缩功能不全;引起老年人便秘
维拉帕米(持续释放剂)	180~480mg q24h.	
二氢吡啶类药物		避免用于主动脉瓣狭窄
硝苯地平(缓释剂)	30~120mg q24h.	
氨氯地平	5~10mg q24h.	
尼索地平(长效剂)	20~40mg q24h.	
非洛地平	10~20mg q24h.	

注:q6h. 指每 6 小时一次;q8h. 指每 8 小时一次;q12h. 指每 12 小时一次;q24h. 指每 24 小时一次。

临床具体选用 CCB 时,需要结合患者临床状态和药物安全性等方面,显然,维拉帕米和地尔硫䓬更适用于伴有高血压或室上性心律失常的心绞痛患者。CCB 适合于伴有哮喘、中重度 COPD 的心绞痛患者。维拉帕米和地尔硫䓬不能用于左室功能不全的心绞痛患者。硝苯地平抑制心脏收缩程度较轻。non-DHP CCB 应避免与 β 受体阻滞剂、可乐定、地高辛和胺碘酮联用。老年人应用维拉帕米可导致便秘,需要慎重。

4. 二线抗缺血(心绞痛)药物

(1)伊伐布雷定:伊伐布雷定选择性窦房结 If 通道特异性抑制剂,能够减慢心率,延长心脏舒张期时间,改善冠脉灌注。无论单用,还是在 β 受体阻滞剂基础上联合使用,都能减少心绞痛发作,改善临床症状。在应用 β 受体阻滞剂的基础上,伊伐布雷定能够改善左室收缩功能严重降低和基线心率 70 次/min 以上患者的预后,因此,美国 FDA 和欧洲国家批准该药物用于此类患者的稳定性心力衰竭的治疗。

对于射血分数正常、不存在充血性心力衰竭的稳定性冠状动脉疾病患者,伊伐布雷定未能改善心血管预后,反而增加心血管死亡和非致死性心肌梗死的发生。

(2)尼可地尔:最近一项系统性综述和荟萃分析显示,尼可地尔能够降低稳定型心绞痛患者 PCI 术后心肌梗死和对比剂肾病的发生率。

在退伍军人中进行的大规模历史性队列研究显示,与传统一线抗心绞痛药物(钙通道阻滞剂、β 受体阻滞剂和长效硝酸酯类药物)相比,使用雷诺嗪降低冠状动脉旁路移植术、全因住院与房颤住院概率,但接受 PCI 治疗和因急性冠脉综合征住院患者概率高。不过,两组经济花费基本相同。

(3)曲美他嗪:临床试验显示,服用曲美他嗪,可以缓解心绞痛症状(心绞痛发作次数减少,严重程度减轻),提高运动能力和减少运动诱发心肌缺血。同样在真实世界研究中,于抗心绞痛方案中添加曲美他嗪可以有效减少心绞痛发作和短效硝酸酯类使用,增加无痛步行距离,改善健康状态,从而减轻心绞痛负担,改善生活质量。不管心绞痛病程长短,都是如此。

(4)雷诺嗪:包含17项有关雷诺嗪疗效评估的随机对照试验的系统分析显示,雷诺嗪治疗稳定型心绞痛患者对于全因死亡、生活质量和非致死性心肌梗死的发生效果不确定;添加雷诺嗪可降低心绞痛发作,但增加非严重性不良事件;雷诺嗪单一治疗对心血管死亡无确切疗效。

(二)慢性冠脉综合征二级预防药物

慢性冠脉综合征的药物治疗仍然可分为改善症状的抗缺血用药和改善预后用药。改善预后药物是患者的根本治疗,需要长期坚持使用。

1. 阿司匹林 阿司匹林在冠心病二级预防中的历史地位非常坚实。不稳定型心绞痛患者应用阿司匹林,能够降低猝死和急性心肌梗死的发生率。针对慢性冠脉综合征患者的瑞典心绞痛阿司匹林试验(Swedish Angina Pectoris Aspirin Trial,SAPAT)显示,阿司匹林降低心肌梗死发生率。尚有待更多预后研究结果。对于所有成年人慢性冠脉综合征二级预防,尤其是阿司匹林诱发出血风险很高的患者,终身使用阿司匹林仍需要进一步研究。

ACC/AHA推荐,存在基础CAD或外周动脉疾病的稳定型心绞痛患者应用阿司匹林81~162mg,对于不伴CAD的稳定型心绞痛患者尚缺乏可用的证据。ESC推荐剂量为75~150mg,CCS指南建议为81mg,考虑到阿司匹林导致胃肠道出血的风险,建议优先选择小剂量阿司匹林(81mg)。阿司匹林过敏时可代以氯吡格雷,并不常规推荐阿司匹林与$P2Y_{12}$受体拮抗剂联用方案。

最近阿司匹林在一级预防试验未能一致显示其净获益,因此,其应用于一级预防受到越来越多的质疑。

2. β受体阻滞剂 同样,没有专门试验在心绞痛和LV功能降低患者。对于LVEF<40%的心力衰竭患者,美托洛尔、比索洛尔和卡维地洛能够改善生存。可用于LVEF<40%的心绞痛患者,也可用于心肌梗死后患者。

3. 调脂药物 他汀类药是降脂治疗的主要药物,也是以动脉粥样硬化性心血管病药物治疗的基石。对于CAD和CAD高危患者,他汀治疗能够改善预后,即降低急性冠脉事件、血运重建需求和所有原因的死亡率。

ESC指南推荐LDL-C达标治疗,推荐对于所有CCS患者都应用他汀治疗。如果使用最大可耐受他汀剂量仍未达标,应联用依折麦布。若仍未达标,对于极高危患者,推荐再加用前蛋白转化酶枯草杆菌蛋白酶/kexin 9型(proprotein convertase subtilisin-kexin type 9,PCSK9)抑制剂。他汀联用贝特和烟酸方案缺乏有力的证据。

降脂目标值:LDL-C<1.4mmol/L(<55mg/dl)或至少降低50%。

4. 降压治疗 血管紧张素转化酶抑制剂(angiotensin converting enzyme inhibitor,ACEI)能够改善存在左室功能不全、既往血管病和高危糖尿病患者的预后,因此,对于合并高血压、LVEF≤40%、糖尿病或慢性肾脏病的CCS患者,除非存在禁忌证,推荐应用ACEI或血管紧张素受体阻滞剂(angiotensin receptor blocker,ARB)治疗。对于经过最佳治疗仍有症状且LVEF≤40%的患者,建议使用沙库巴曲/缬沙坦作为替代方案。

醛固酮拮抗剂用于心肌梗死后的患者,并且存在以下情况:正在接受ACEI和β受体阻滞剂治疗,LVEF≤35%,合并糖尿病或心力衰竭。醛固酮拮抗剂慎用于eGFR<45ml/(min·

1.73m^2）和血清钾离子浓度≥5.0mmol/L的患者。

对于合并高血压的稳定型心绞痛患者，为了降低卒中和心血管死亡率，有必要将血压控制在140mmHg（收缩压）以下，如果耐受，最好降至120mmHg。

（三）慢性冠脉综合征生活方式调整

1. **吸烟**　戒烟1年，CAD死亡风险减少50%，戒烟5~15年后冠脉死亡风险与不吸烟者相同。慢性冠脉综合征患者戒烟，可降低死亡风险达36%。ESC指南推荐，采用药物和行为干预策略帮助患者戒烟，并避免被动吸烟，提倡遵循和践行5A戒烟方案，对吸烟者长期反复具体指导，达到有效控烟的目标。

2. **运动训练**　运动可以改善心血管系统生理功能，有助于控制心血管危险因素。运动可以改善心绞痛症状，提高活动耐量。ACC/AHA推荐规律运动，每周5次，每次至少30分钟。ESC也推荐运动的次数每周至少5天，每次30~60分钟，以及中等强度有氧运动方式。

3. **饮食和饮酒**　不健康饮食是造成CAD发生和发展的主要因素，健康饮食方式能够降低慢性冠脉综合征患者的死亡率和心血管事件发生率。健康饮食特征如下：每天摄入水果和蔬菜≥200g；每天摄入纤维35~45g（首先全谷类纤维）；每天摄入坚果类30g（无盐，中等量）；每周进食1~2份鱼（其中一份为油性鱼）；限制摄入瘦肉，饮低脂奶和选用植物油；饱和脂肪酸占总能量摄入<10%，以多不饱和脂肪酸替代；尽可能减少反式脂肪酸摄入，优选非加工食品来源，占总能量<1%；每天盐摄入量≤5~6g；尽量不饮酒，否则，酒精摄入量每周≤100g或每天<15g；避免进食高热量食物，如含糖软饮料等。

ESC提出健康饮食建议与以前指南变化不大，但量化方面更细致。以前认为适度饮酒（每天饮酒不超过1~2杯）不增加心肌梗死风险，不过，大规模个体数据的汇总分析发现，每周摄入超过100g与全因死亡和其他CVD死亡增高相关。对1990—2016年全球疾病负担数据分析表明，零酒精摄入人群死亡和致残的风险最小。

4. **体重管理**　超重或肥胖是心血管病的危险因素，减轻体重是控制心血管病危险因素和防治心血管病的重要方面。健康体重要求维持体重指数（body mass index，BMI）<25kg/m^2，推荐男性腰围≤94cm（南亚和亚洲男性腰围≤90cm），女性腰围≤80cm。一项基于人群的研究发现，超重者（BMI≥25kg/m^2）终身发生CVD的风险及其CVD发病率和死亡率，要高于BMI正常者（20~25kg/m^2）。肥胖与较短的总体寿命有关，而超重与年龄较轻发生CVD有关。腰围是中心型肥胖的标志，与发生CVD和糖尿病密切相关。

另外，ESC指南还提到慢性冠脉综合征患者应注意心脏康复、心理健康、环境影响和流感疫苗接种，以及对性活动的建议。

生活方式的调整强调需要长期坚持，养成良好的生活行为等习惯，才能长期或终生获益。

（四）慢性冠脉综合征双联抗栓治疗

抗栓治疗是慢性冠脉综合征患者二级预防的关键治疗之一。急性冠脉综合征和血运重建术后需要一定时期内进行双联抗血小板治疗。ESC指南给出了慢性冠脉综合征患者双联抗栓治疗的具体建议（表6-5）。

1. **慢性冠脉综合征双联抗栓的指征**　ESC指南指出，对于缺血事件风险中高危且无出血风险高危的患者，也应考虑进行双联抗栓治疗。出血、缺血风险的评估依据如下：

（1）缺血风险高危（弥漫性多支病变的CAD，合并以下至少一项）：①需要药物治疗的糖尿病；②再发心肌梗死；③外周动脉疾病；④慢性肾脏病，eGFR在15~59ml/（min·1.73m^2）。

表 6-5   高度或中度缺血事件风险和无高出血风险患者应用含阿司匹林
(75~100mg、1 次/d)的双联抗栓治疗方案

药物	剂量	指征	其他注意事项
氯吡格雷	75mg、1 次/d	心肌梗死后已耐受 DAPT 1 年	
普拉格雷	10mg、1 次/d 或 5mg、1 次/d（如体重<60kg 或年龄>75 岁）	心肌梗死 PCI 术后已耐受 DAPT 1 年	年龄>75 岁
利伐沙班	2.5mg、2 次/d	心肌梗死 1 年后或多支血管病变 CAD	肌酐清除率为 15~29ml/min
替格瑞洛	60mg、2 次/d	心肌梗死后已耐受 DAPT 1 年	

（2）缺血风险中危（满足以下至少一项）：①弥漫性/多支病变的 CAD；②需要药物治疗的糖尿病；③再发心肌梗死；④外周动脉疾病；⑤心力衰竭；⑥慢性肾脏病，eGFR 在 15~59ml/（min·1.73m^2）。

（3）出血风险高危：①脑出血、卒中或其他颅内病变病史；②近期胃肠道出血，或可能由胃肠道出血所致的贫血，或其他增加出血风险的胃肠道病变；③肝功能衰竭；④出血体质或凝血障碍；⑤高龄或体质衰弱；⑥肾衰竭需要透析治疗，或 eGFR<15ml/（min·1.73m^2）。

2. **慢性冠脉综合征双联抗血小板治疗的时程**   双联抗血小板治疗指阿司匹林+P2Y$_{12}$ 受体拮抗剂治疗。对于稳定型心绞痛患者，并不常规推荐应用双联抗血小板方案。长期以来，对于植入药物洗脱支架（DES）后的患者，都常规推荐维持双联抗血小板治疗 12 个月以上，以减少缺血性事件。CREDO 研究奠定了双联抗血小板治疗（DAPT）12 个月的临床实践标准。该标准为加拿大、欧洲、美国、英国和澳大利亚指南所采纳，推荐急性冠脉综合征植入金属裸支架或药物洗脱支架的患者进行 12 个月双联抗血小板治疗。同样，慢性稳定型心绞痛患者行支架植入或冠状动脉旁路移植术后，都需要接受双联抗血小板治疗。

后来，随机化试验验证了缩短 DAPT 时间（≤6 个月）的可行性。一项包括比较短程与标准疗程 DAPT 疗效的 7 项随机化对照试验（共有 15 874 例患者，大多数植入二代支架）荟萃分析结果显示，短程双联抗血小板治疗组死亡、心肌梗死和支架内血栓形成并没有增加，而主要出血并发症明显减少。因此，主张接受二代 DES 的患者应采用短程双联抗血小板治疗。

除了出血高危者外，急性冠脉综合征患者接受双联抗血小板治疗的持续时间公认是 12 个月。2017 年 ESC 和欧洲心胸外科学会（EACTS）推荐，对于稳定型心绞痛 PCI 后的患者，权衡抗栓治疗的疗效和安全性，大多数双联抗血小板治疗时间以 6 个月为最佳，除非因风险或发生致命性出血，采用较短疗程（1~3 个月）；对于致命性出血高危患者，可以考虑双联抗血小板治疗的时程为 3 个月；对于致死性出血极高危者，可考虑进行 1 个月双联抗血小板治疗。2019 年 ESC 指南也沿用了这一建议。

接受规范疗程的双联抗血小板治疗之后往往调整为单药抗血小板治疗，近年来这种观点受到挑战。判断冠脉支架植入术后是否需要延长双联抗血小板治疗时程，双联抗血小板研究给出了答案。该研究提出新危险计分法（"DAPT 计分"），对于 DAPT 1 年未发生明显出血或缺血事件患者，如果 DAPT 计分高（≥2 分），则延长 DAPT 的获益/风险比好；相反，

如 DAPT 计分低(<2 分),则获益/风险比不佳。用于计分的因素包括年龄、糖尿病、当前吸烟、既往经皮冠脉介入术(percutaneous coronary intervention,PCI)或心肌梗死(myocardial infarction,MI)史、慢性心力衰竭或左室射血分数(LVEF)<30%、目前 MI、隐静脉桥 PCI、紫杉醇涂层支架和支架直径<3mm(表 6-6)。

表 6-6 计算 DAPT 分值的临床指标

指标	分值/分	指标	分值/分
年龄		目前 MI	1
≥75 岁	-2	既往 PCI 或 MI 史	1
65~74 岁	-1	支架直径<3mm	1
<65 岁	0	紫杉醇涂层支架	1
当前吸烟	1	慢性心力衰竭或 LVEF<30%	2
糖尿病	1	隐静脉桥 PCI	2

注:计分≥2 分,延长 DAPT 获益/风险较好;<2 分,延长 DAPT 获益/风险比不佳。

计分适用于有所限定患者,但不能代替临床判断。该积分使用人群包括坚持服用氯吡格雷或普拉格雷,且植入 DES,应用阿司匹林和噻吩并吡啶治疗第 1 年内无下列情况的患者,包括中重度出血、支架内血栓、主要心脑血管事件。排除应用抗凝治疗和预期寿命短于 3 年的患者。另外,并不用于进行其他抗血小板治疗的患者。增加缺血风险的因素有高龄、ACS、反复多次心肌梗死史、弥漫 CAD、糖尿病、CKD;增加出血风险的因素有既往出血史、口服抗凝药、女性、老龄、低体重、CKD、糖尿病、贫血、慢性类固醇或非甾体抗炎药(nonsteroidal anti-inflammatory drugs,NSAIDs)治疗。支架内血栓形成增加的影响因素有当前 ACS、糖尿病、左室射血分数<40%、第一代药物涂层支架、支架尺寸小、支架扩张不足、小直径支架、长支架、分叉支架、支架内再狭窄。

延长双联抗血小板治疗时,需要仔细考虑出血风险、缺血风险和患者因素。出血积分高、慢性非类固醇抗感染治疗和抗凝治疗、贫血与有临床意义的出血时,不应延长双联抗血小板治疗。当存在再发缺血事件、急性冠脉综合征、既往缺血性卒中或心肌梗死和支架相关并发症时,考虑延长双联抗血小板治疗。对于预期寿命短、社会经济条件差和不能坚持 DAPT 的患者,不再延长双联抗血小板治疗。

3. 复杂情况下慢性冠脉综合征的抗栓问题 对于伴有心房颤动的 CCS 患者,推荐进行抗凝治疗。当缺血风险高危、出血风险非高危时,可考虑加用抗血小板药物。CCS 合并心房颤动患者接受 PCI 术后,当血栓风险超过出血风险时,推荐≥1 个月的三联疗法(OAC、阿司匹林和氯吡格雷),而双联治疗(OAC 联合替卡格雷或普拉格雷)替代三联治疗的证据有限。患者在 PCI 后 6~12 个月,可考虑进行 OAC 单药治疗。如果仍存在高缺血风险,可以考虑使用 OAC 和阿司匹林或氯吡格雷双联治疗。对于正在接受 VKA 治疗的患者,PCI 后双联抗血小板治疗(阿司匹林和氯吡格雷)时,应将国际标准化比值(INR)设定在 2.0~2.5。

接受择期心脏手术的 CCS 患者通常可继续服用阿司匹林,其他抗栓药物术前停用的要求如下:普拉格雷停药≥7 天;氯吡格雷停药≥5 天;替格瑞洛停药≥3 天;利伐沙班、阿哌沙班、依度沙班和达比加群停药 1~2 天(具体取决于剂量和肾功能)。CCS 患者 PCI 后接受非心脏手术时,应将手术推迟至 PCI 后 6 个月,必要时可以考虑在 3~6 个月进行手术。

除极高出血风险的手术(颅内手术、经尿道前列腺切除术、眼内手术等)外,大多数外科手术可以继续使用阿司匹林。

(五)慢性冠脉综合征血运重建指征

血运重建策略是慢性冠脉综合征的重要现代治疗方法,主要包括 PCI 和 CABG 两种方式。PCI 是 20 世纪医学领域取得的一个突破性进展,对于降低急性冠脉综合征(ACS)的死亡率至关重要。过去的 60 余年来,几项有关慢性冠脉综合征在最佳药物治疗(OMT)与 OMT 基础上常规冠脉血运重建比较,只是一定程度改善了临床症状和降低微小事件发生率,并没有减少死亡的确切证据。自 20 世纪 60 年代开展第一例冠状动脉旁路移植术(CABG)后半个多世纪以来,逐渐积累的证据表明,对于 OMT 仍不能控制症状,或存在缺血高危特点(缺血相关的左室功能不全、冠脉病变或功能评估高危),在征取患者期望和意愿的前提下,可以考虑有创治疗。

慢性冠脉综合征血运重建的研究既往主要是在稳定型心绞痛患者中进行的,因此,以下血运重建的建议源于稳定型心绞痛人群的证据资料。

1. 血运重建指南推荐 血运重建的目标仍然是缓解症状和改善预后。稳定型心绞痛血运重建指征是在患者接受最佳药物治疗后,仍然存在持续心肌缺血症状或血运重建可以改善预后。ESC 关于慢性冠脉综合征的指南在这方面似乎更关注客观缺血证据在决策中的作用。

对于具有心绞痛症状的患者考虑进行血运重建的指征:①既往存在心肌缺血证据者,影像学检查显示多支血管病变,血管功能性指标主要冠脉 FFR≤0.80 或 iwFR≤0.89;②既往无缺血证据者,需要冠脉造影中发现冠脉狭窄>90%,FFR≤0.80 或 iwFR≤0.89,或者 CAD 导致的 LVEF≤35%。

对于无心绞痛症状的患者考虑进行血运重建的指征:①既往存在心肌缺血证据者,影像学检查显示存在大面积心肌缺血(>10%左心室面积);②既往无缺血证据者,需要冠脉造影中发现冠脉狭窄>90%,主要冠脉 FFR≤0.80 或 iwFR≤0.89,或者 CAD 导致的 LVEF≤35%。

当然,血运重建应建立在最佳药物治疗基础之上。

PCI 和 CABG 是冠脉血运重建的两种主要方式。对于稳定型心绞痛患者何种病变适合进行血运重建,以及具体选择何种血运重建方式较好,ESC/EACTS 2018 年心肌血运重建指南作出的推荐见表 6-7。

表 6-7 稳定性冠状动脉疾病血运重建治疗策略推荐

CAD 病变程度	CABG		PCI	
	推荐级别	证据水平	推荐级别	证据水平
1 支血管病变				
非 LAD 近端狭窄	Ⅱa	C	I	C
LAD 近端狭窄	I	A	I	A
2 支血管病变				
非 LAD 近端狭窄	Ⅱb	C	I	C
LAD 近端狭窄	I	B	I	C

续表

CAD 病变程度	CABG		PCI	
	推荐级别	证据水平	推荐级别	证据水平
左主干 CAD				
左主干病变,SYNTAX 计分低(0~22 分)	I	A	I	A
左主干病变,SYNTAX 计分中等(23~32 分)	I	A	IIa	A
左主干病变,SYNTAX 计分高(≥33 分)	I	A	III	B
3 支血管 CAD,无糖尿病				
3 支血管病变,SYNTAX 计分低(0~22 分)	I	A	I	A
3 支血管病变,SYNTAX 计分中高(>22 分)	I	A	III	A
3 支血管 CAD,糖尿病				
3 支血管病变,SYNTAX 计分低(0~22 分)	I	A	IIb	A
3 支血管病变,SYNTAX 计分中高(>22 分)	I	A	III	A

2. 血运重建与药物治疗　众所周知,对于急性心肌梗死患者,主张应用介入办法尽早开通梗死相关血管,能够挽救缺血心肌、挽救生命。对于稳定型心绞痛患者,采用 PCI 治疗是否同样获益或优于药物治疗呢? 20 世纪 90 年代末和 21 世纪初在稳定型心绞痛中比较药物与 PCI 治疗的几项试验,如血管成形术与药物治疗的比较(Angioplasty Compared to Medicine,ACME)、心绞痛的随机化干预治疗二期研究(Second Randomized Intervention Treatment of Angina,RITA-2)、阿托伐他汀与血运重建疗效的比较(atorvastatin versus revascularization treatment,AVERT)、经皮冠状动脉血运重建与强化指南推荐的药物治疗对临床后果的评估(Clinical Outcome Utilizing Percutaneous Coronary Revascularization and Aggressive Guideline-driven Drug Evaluation,COURAGE)一致表明:对于危险水平相对低、病情较为稳定的心绞痛患者,PCI 治疗能够改善心绞痛症状,但是改善患者预后的效果并不显著。从卫生经济学角度分析也表明,PCI 治疗效价比明显逊于强化药物干预。

最近,以稳定型心绞痛患者(冠脉单支病变狭窄>70%)为研究对象的稳定型心绞痛血管成形术后最佳药物治疗随机双盲实验(Objective Randomised Blinded Investigation with optimal medical Therapy of Angioplasty in stable angina,ORBITA)并未见到 PCI 组较药物治疗组运动时间延长或进一步改善心绞痛。这再次强调了对于稳定型心绞痛患者施行最佳药物治疗的意义。FAME 2 研究随访 3 年结果提示,FFR 指导下的 PCI 可以持久地改善心绞痛,新一代 DES 较药物治疗 3 年降低紧急血运重建事件发生率,而并未明显减少死亡和心肌梗死的发生。荟萃分析也显示,在改善生存、心肌梗死方面,稳定型心绞痛患者采用 PCI 治疗并不优于药物治疗。

稳定型心绞痛伴有严重冠脉病变的患者接受冠状动脉旁路移植术治疗效果显著。对于稳定型心绞痛合并左主干或三支病变特别是有 LAD 近端病变患者,包含几项随机对照试验的荟萃分析显示,CABG 优于药物治疗(改善生存)。以 1 212 例 CAD 合并 LVEF≤35 的患者为研究对象的 STICH 试验延长随访 10 年结果表明,与药物治疗相比,CABG 显著减少全因死亡和心血管死亡。因此,针对左主干病变患者以及伴有左心室功能障碍的三支血管病变患者,与药物治疗相比,CABG 确实能够带来生存获益。再者,FREEDOM 试验支持对于糖尿病合并多支病变的冠心病患者应选择 CABG。这是因为 CABG 明显降低主要终点事件发生率(心肌梗死和全因死亡),而 PCI 则明显减少卒中风险。包括 100 项试验、共 93 553 例患者及 262 090 人年随访的网络荟萃分析表明,使用 CABG 或新一代 DES 治疗稳定型心绞痛,较药物治疗均能改善预后。

与药物治疗相比,无论短期或长期随访结果都显示,血运重建治疗(PCI 或 CABG)能够更为有效地缓解心绞痛症状,减少抗心绞痛药物使用,改善运动耐量和生活质量。其中,CABG 还能够改善患者预后。

3. **血运重建方式选择**　当患者单纯药物治疗难以解决问题或有血运重建的指征时,临床上如何选择具体的血运重建方式,是 PCI 还是 CABG 呢? 一般而言,根据 CAD 解剖学复杂性、完全血运重建预期和外科手术死亡预测结果,结合患者其他临床特点,来决定血运重建方式。

研究显示,对于孤立的 LAD 近端病变患者,无论是 CABG 还是 PCI,降低死亡、心肌梗死和卒中的效果相似,不过,PCI 治疗组接受再次血运重建的危险较高。对于冠脉左主干病变患者,早期 PCI 治疗组降低心肌梗死和围手术期卒中,5 年长期随访则自发性心肌梗死风险增加。总体上 CABG 策略与使用 DES 的 PCI 策略在减少复合终点(死亡、心肌梗死和卒中)效果相似,效果相同。但是,PCI 治疗组接受再次血运重建的危险较高。

对于左主干病变患者,MAIN COMPARE 注册研究显示,药物洗脱支架(DES)治疗与 CABG 相比,未见复合终点事件(死亡/心肌梗死/卒中)及死亡风险的差异,但后者靶血管血运重建风险更低。对 SYNTAX 研究、BEST 研究及 PRECOMBAT 研究的荟萃分析(其中左主干病变患者 1 293 例)显示,CABG 与 PCI 治疗左主干病变的结局(死亡、心肌梗死、卒中及血运重建)相似。但对于单纯左主干病变或仅合并其他一支血管病变的左主干病变患者,与 CABG 相比,PCI 可降低全因死亡率(4.4% *vs.* 10.9%)。对于特定左主干病变患者,与 CABG 相比,PCI 生存获益较好。一般认为,CABG 术后卒中风险仍更高,PCI 后再次血运重建风险更高。对既往有心力衰竭、慢性肾脏病病史及射血分数较低(<40%)的患者,选择 CABG 较好。随着介入器械和技术的飞速发展和日臻成熟,原本传统上行 CABG 的患者可以采用 PCI 治疗替代。

EXCEL 试验和 NOBLE 试验都是比较接受新一代 DES PCI 策略与 CABG 策略治疗明显左主干病变 3 年左右的疗效,前者未见差异,不过在 30 天至 3 年预计标志性分析显示出 CABG 的优越性。后者也同样显示 CABG 优势。最近一项包含 11 518 例患者的随机化试验协作病例汇总分析,旨在比较 CABG 与 PCI 治疗左主干或多支血管病变的疗效,平均随访(3.8±1.4)年,结果表明,CABG 组生存获益优于 PCI 组(全因死亡:11.2% *vs.* 9.2%,$HR=1.20$,95%CI 1.06~1.37,$P=0.003\,8$)。不过对于左主干病变患者,两种治疗策略效果相似。高 SYNTAX 计分患者,选择 CABG 策略更好。

(1) 下列因素选择 PCI 有益:

1) 临床特点:出现严重合并症(计分工具未能适当显示);高龄/虚弱/预期寿命短;运动受限和身体条件影响康复过程。

2) 解剖学和技术方面:多支血管病变并 SYNTAX 计分为 0~22 分;由于桥血管质量差或缺乏合适桥血管导致解剖上 CABG 的不完全血运重建;严重胸廓畸形或脊柱侧弯;放射性胸部损伤;瓷化主动脉。

（2）下列因素选择 CABG 有益：

1）临床特点：糖尿病；LV 功能降低（EF≤35%）；存在 DAPT 禁忌证；再发弥漫性支架内再狭窄。

2）解剖学和技术方面：多支血管病变并 SYNTAX 计分≥23 分；解剖上很可能导致 PCI 的不完全血运重建；严重钙化冠状病变限制其扩展。

（3）需要同时干预处理：升主动脉病变需要外科治疗；并存需要心脏外科手术病变。

4. 完全血运重建 心肌血运重建目标是最大限度地减少残余缺血心肌。COURAGE 分支研究显示，负荷缺血心肌面积从>10%降低至≤5%可减少死亡和心肌梗死风险。因此，提出了"完全血运重建"的概念。SYNTAX 试验定义为，至少一个影像视野中针对直径≥1.5mm和管腔面积减少≥50%的所有冠脉都进行 PCI 或 CABG。一项包含 89 883 例患者随机临床试验和观察性研究的荟萃分析表明，与不完全血运重建相比，完全血运重建长期预后较好（死亡、心肌梗死和再次血运重建比例较低）。完全血运重建的获益与重建方式无关，不管是采用 CABG 还是 PCI 进行完全血运重建，都能降低心血管事件发生率。进一步依据 FAME和 FAME 2 研究结果分析，目前认为 PCI 应达到功能性完全血运重建。冠脉造影时，通过冠状动脉血流储备分数（FFR）或瞬时无波形比率（iwFR）鉴别出靶病变血管，从而进行介入干预。目前尽管缺乏相关研究支持，仍提倡对模糊性病变进行功能性测定，有助于指导制订外科血运重建策略。

下列患者进行血运重建治疗可以改善预后：①左主干狭窄>50%（FFR≤0.80、iwFR≤0.89或主要冠脉狭窄>90%）；②近段 LAD 狭窄>50%（FFR≤0.80、iwFR≤0.89 或主要冠脉狭窄>90%）；③2 支或 3 支冠脉狭窄>50%，且左室功能受损（LVEF≤35%）（FFR≤0.80、iwFR≤0.89 或主要冠脉狭窄>90%）；④功能学检测示大面积心肌缺血（>10%LV）或 FFR 异常（FFR<0.75）；⑤单支开放冠状动脉狭窄>50%（FFR≤0.80、iwFR≤0.89 或主要冠脉狭窄>90%）。

在决定选择心肌血运重建方面，提出心脏团队的理念，强调心脏团队的作用。心脏团队由非介入心脏病专家、心外科医师、介入心脏病专家、麻醉师和必要时其他学科专家多学科专家组成，共同讨论决定是否需要进行血运重建治疗，并评价其长期和短期安全性与疗效。心脏团队内的多学科会诊能够发挥和集合团队的智慧和力量，考量更为全面与深入，使医疗决策更为科学、合理和正确。

鉴于当前指南推荐，对于显著冠状动脉疾病（CAD：左主干狭窄>50%，或 3 支血管近端病变）进行血运重建治疗有益处，其他 CAD 采用有创治疗策略并不优于最佳药物疗法。从冠脉解剖和功能学角度上讲，存在引起血流动力学显著改变的冠脉狭窄（FFR≤0.80、iwFR≤0.89 或主要冠脉狭窄>90%），同时出现限制型心绞痛或其等同症状并且对最佳药物治疗反应不好，这种情况下有指征进行血运重建治疗。临床上对于稳定型心绞痛患者，首先应用指南推荐的抗心绞痛药物治疗，如仍然持续存在缺血症状，再考虑血运重建治疗。

对于急性冠脉综合征患者，进行完全血运重建有利于尽可能减少残余心肌缺血、缓解临床症状和降低未来心血管事件风险。对于慢性冠脉综合征患者，当有血运重建指征时，应努力进行功能性完全血运重建。按照每位患者的心血管风险情况，选择使用无创性或有创性检查进行心肌缺血状况的评估，即依据每位患者缺血程度和临床症状，进而决定是否需要进行完全血运重建。

5. 再次血运重建 对于曾接受血运重建治疗的患者，再度出现心绞痛等心肌缺血性症状或相关证据时，需要再次血运重建的推荐见表6-8。

表 6-8 再次血运重建推荐

推荐	推荐级别	证据水平
早期术后缺血和旁路移植失败		
下列患者推荐 CABG 术后行冠脉造影	I	C
缺血性症状和/或生物学标志异常提示围手术期心肌梗死		
缺血性 ECG 改变提示心肌大面积缺血风险		
新出现明显室壁运动异常		
血流动力学不稳定		
推荐心脏团队专门会诊根据血运重建可行性、缺血面积、合并症和临床状态抉择急诊再手术或 PCI	I	C
疾病进展和晚期旁路移植术失败		
经过药物治疗后仍存在大面积心肌缺血或严重症状应再次行血运重建术	I	B
若安全、可行,PCI 应作为首选	Ⅱa	C
血运重建方式的流程		
CABG		
既往行 CABG 未采用 IMA 的患者再次手术可选择 IMA 做桥血管	I	B
CABG 时未采用 IMA 作为 LAD 移植血管患者可考虑再次 CABG	Ⅱa	B
PCI		
大隐静脉桥血管行 PCI 时考虑使用远端保护装置	Ⅱa	B
自体动脉桥血管先于静脉桥血管行 PCI	Ⅱa	C
再狭窄		
推荐药物洗脱支架用于裸支架或药物洗脱支架再狭窄的治疗	I	A
推荐药物涂层球囊用于裸支架或药物洗脱支架再狭窄的治疗	I	A
对于反复发生的弥漫性支架内再狭窄,心脏团队优先考虑行 CABG	Ⅱa	C
血管内超声或光学相干成像用于探测引起再狭窄的支架相关机械问题	Ⅱa	C

注:CABG,冠状动脉旁路移植术;IMA,内乳动脉;LAD,左前降支;PCI,经皮冠状动脉介入术。

--- 指南要点小结 ---

　　慢性冠脉综合征是一种慢性和动态变化的病理过程,可以长期无症状,也可能由于斑块破裂或侵蚀变得不稳定,导致急性冠脉综合征。所以,对 CCS 患者应该进行定期监测、评估和长期随访。积极改善生活方式、控制危险因素,及时实施药物与可能血运重建干预策略等。药物治疗是最基本的方法,是血运重建所不能替代的基础性治疗,所有慢性冠脉综合征患者都应充分使用以指南为指导的药物疗法。临床实践中面对具体患者选择合适的治疗方式,基本原则是权衡各种治疗方法的风险-获益,包括降低死亡、心肌梗死或再次血运重建的获益程度,权衡预期围手术期并发症风险大小(如卒中、输血、肾衰竭、新发心律失常或手术感染等),并考虑到健康生活方式的基本作用,从而选取优化的治疗方案,尽可能降低治疗风险,最终达到较为理想的治疗效果。

（仝其广）

参考文献

［1］ KNUUTI J,WIJNS W,SARASTE A,et al. 2019 ESC Guidelines for the diagnosis and management of chronic coronary syndromes［J］. Eur Heart J,2020,41(3):407-477.

［2］ FIHN S D,BLANKENSHIP J C,ALEXANDER K P,et al. 2014 ACC/AHA/AATS/PCNA/SCAI/STS Focused Update of the Guideline for the Diagnosis and Management of Patients With Stable Ischemic Heart Disease［J］. J Am Coll Cardiol,2014,64(18):1929-1949.

［3］ NEUMANN F J,SOUSA-UVA M,AHLSSON A,et al. 2018 ESC/EACTS Guidelines on myocardial revascularization［J］. Eur Heart J,2019,40(2):87-165.

［4］ THADANI U. Management of Stable Angina-Current Guidelines:A Critical Appraisal［J］. Cardiovasc Drugs Ther,2016,30(4):419-426.

［5］ FOX K,FORD I,STEG P G,et al. Ivabradine in stable coronary artery disease without clinical heart failure［J］. N Engl J Med,2014,371(12):1091-1099.

［6］ LI Y,LIU H,PENG W,et al. Nicorandil improves clinical outcomes in patients with stable angina pectoris requiring PCI:a systematic review and meta-analysis of 14 randomized trials［J］. Expert Rev Clin Pharmacol,2018,11(9):855-865.

［7］ KEREIAKES D J,YEH R W,MASSARO J M,et al. DAPT Score Utility for Risk Prediction in Patients With or Without Previous Myocardial Infarction［J］. J Am Coll Cardiol,2016,67(21):2492-2502.

［8］ HEAD S J,MILOJEVIC M,DAEMEN J,et al. Mortality after coronary artery bypass grafting versus percutaneous coronary intervention with stenting for coronary artery disease:A pooled analysis of individual patient data［J］. Lancet,2018,391(10124):939-948.

第七章　非 ST 段抬高急性冠脉综合征

概　述

过去 10 年中,中国冠心病的发病率和死亡率总体呈上升态势,成为城乡居民致残、致死的最主要原因之一。急性冠脉综合征(acute coronary syndrome,ACS)作为冠心病的严重类型,严重危害着人民健康,是心血管疾病的重要死因。

急性冠脉综合征包括急性 ST 段抬高心肌梗死(ST-segment elevation myocardial infarction,STEMI)和非 ST 段抬高急性冠脉综合征(non-ST-segment elevation acute coronary syndrome,NSTE-ACS)。NSTE-ACS 分为非 ST 段抬高心肌梗死(non-ST-elevation myocardial infarction,NSTEMI)和不稳定型心绞痛(unstable angina,UA),两者区别在于心肌损伤生物标志物[主要为心肌肌钙蛋白(cardiac troponin,cTn)]是否可以被现有检测手段定量检测到,如被检测到,则定义为 NSTEMI。由于现代 cTn 检测的敏感度提高,生物标志物阴性的 ACS(即 UA)越来越少见。

基于证据的不断更新,同时为进一步规范 NSTE-ACS 的诊疗,美国于 2014 年制定了《急性非 ST 段抬高急性冠脉综合征管理指南》,2016 年中国发布了《非 ST 段抬高型急性冠状动脉综合征诊断和治疗指南(2016)》(以下简称"中国指南"),2015 年欧洲发布了《急性非 ST 段抬高急性冠脉综合征管理指南》(以下简称"2015 年 ESC NSTE-ACS 指南"),并于 2020 年对指南进行更新,以下将对国内外相关指南部分内容进行描述,并结合国内外现状对《2020年 ESC NSTE-ACS 管理指南》(以下简称"2020 年 ESC NSTE-ACS 指南")更新的部分内容进行解读。

【NSTE-ACS 诊断】

建议结合患者的临床表现、体格检查、心电图(ECG)、生物标志物和无创影像学检查等作出基本诊断。

(一) 心电图

建议患者就诊后 10 分钟内完成 12 导联 ECG 检查,并立即让有经验的医师解析。如果症状复发或诊断不明确,应复查 12 导联心电图。如果怀疑患者有进行性缺血,而且常规 12 导联心电图结论不确定,建议加做 V_3R、V_4R、$V_7 \sim V_9$。

(二) 生物标志物

cTn 是 NSTE-ACS 最敏感和最特异的生物标志物,其升高或升高后降低,并至少有一次超过正常上限,提示心肌损伤。高敏肌钙蛋白(high-sensitivity cardiac troponin,hs-cTn)有较高的阴性预测价值,可减少"肌钙蛋白盲区"时间,更早地检测出急性心肌梗死。因此,指南建议检测高敏肌钙蛋白。2020 年 ESC NSTE-ACS 指南中,hs-cTn 的地位更加突出,并且不推荐在 hs-cTn 的基础上进行额外标志物的检测,包括肌酸激酶(creatine kinase,CK)、肌酸激酶同工酶(creatine kinase MB isoenzyme,CK-MB)等。但在国内临床实践中,目前还不可以忽略 CK-MB 在急性心肌梗死中的应用价值,除作为溶栓再通的间接判断指标外,在心肌梗死后迅速下降,因此对判断心肌损伤的时间和诊断早期再梗死,可提供补充价值。尽管 hs-cTn 心肌特异性高,可代表心肌损伤,但其升高更容易受多种其他因素的影响,尤其是其轻微升高,在临床中甚是常见,此时容易过多诊断心肌梗死,此时结合 CK-MB 能为鉴别诊断提供较大帮助。

目前,我国众多基层医院由于条件等方面的限制,缺乏统一、有效的心肌损伤标志物检测方法。同时,由于各中心检测技术的不同,导致敏感性、准确性及参考值存在较大差异,最终导致检测结果存在较大差异。hs-cTn 较传统方法敏感度和特异度更高,因此,国内各中心普及统一的 hs-cTn 检测方法和检测标准,对 NSTE-ACS 早期诊断具有非常重要的临床意义。

对于无再发胸痛、心电图正常以及 cTn(首选 hs-cTn)水平正常但仍怀疑 ACS 的患者,指南建议在决定侵入性策略前行无创性负荷试验(优选影像学)诱导缺血发作;建议行超声心动图检查以评估节段性室壁运动和左心室功能作为诊断性筛查;当冠心病为低/中可能,以及 cTn 和/或心电图不能给出结论时,冠脉 CT 造影可作为有创冠脉造影的替代检查来排除 ACS。

【抗心肌缺血治疗】

对有进行性缺血症状的患者,如无禁忌证,指南建议早期使用 β 受体阻滞剂;建议持续使用 β 受体阻滞剂,除非患者 Killip≥Ⅲ级。中国指南对此点的推荐等级和证据水平是一样的,但是对"早期"作出了明确的限定,即 24 小时内;同时,明确了"持续使用"过程中的治疗目标,即达到静息目标心率 55~60 次/min。推荐舌下或静脉使用硝酸酯类药物以缓解心绞痛;如患者有反复心绞痛发作、难以控制的高血压或心力衰竭体征,推荐静脉使用硝酸酯类药物;对于可疑或确定的血管痉挛性心绞痛的患者,可考虑使用钙通道阻滞剂(CCB)和硝酸酯类药物,避免使用 β 受体阻滞剂。

2015 年 ESC NSTE-ACS 指南中提及的其他抗心肌缺血药物还有地尔硫䓬、维拉帕米、雷诺嗪、硝苯地平,但均未说明推荐等级,只是参考了早期研究结论。其认为,地尔硫䓬和维拉帕米在缓解心绞痛症状方面与 β 受体阻滞剂相似;维拉帕米较安慰剂则显著降低猝死、再次心肌梗死和总死亡率,尤其是对于左心室收缩功能保留的患者;与安慰剂相比,雷诺嗪可减少再发缺血,但不能降低主要心脏事件发生率;对于不能充分再血管化和使用 β 受体阻滞剂后仍有心肌缺血的患者,可考虑使用 CCB 和雷诺嗪;不同 CCB 均可用于血管痉挛性心绞痛。

中国指南对 CCB 作出了更为明确的推荐:持续或反复缺血发作,并且存在 β 受体阻滞剂禁忌的 NSTE-ACS 患者,非二氢吡啶类 CCB(如维拉帕米或地尔硫䓬)应作为初始治疗,除非患者有严重左心室功能障碍、心源性休克、PR 间期>0.24 秒或二度、三度房室传导阻滞而未植入心脏起搏器;在应用 β 受体阻滞剂和硝酸酯类药物后,患者仍然存在心绞痛症状或难以控制的高血压,可加用长效二氢吡啶类 CCB;可疑或证实血管痉挛性心绞痛的患者,可考虑使用钙通道阻滞剂和硝酸酯类药物,避免使用 β 受体阻滞剂。在无 β 受体阻滞剂治疗时,短效硝苯地平不能用于 NSTE-ACS 患者。同时,中国指南推荐尼可地尔可用于对硝酸酯类药物不能耐受的 NSTE-ACS 患者。

【抗血小板治疗】

（一）口服抗血小板治疗

1. **阿司匹林**　对于所有没有禁忌证的患者,无论采用何种治疗策略,建议使用口服阿司匹林,初始量为 150~300mg,维持剂量为 75~100mg/d,长期给药。

2. **P2Y$_{12}$ 受体拮抗剂**　如果没有禁忌证(如严重的出血风险),建议在阿司匹林的基础上联合 P2Y$_{12}$ 受体拮抗剂,维持治疗 12 个月。

（1）替格瑞洛(180mg 负荷量,之后 90mg、2 次/d):不论初始治疗策略如何(侵入性或保守策略)。

（2）普拉格雷(负荷量 60mg,之后 10mg、1 次/d):推荐用于进行 PCI 治疗且无禁忌证的患者。

（3）氯吡格雷(负荷量 300~600mg,之后 75mg、1 次/d):当存在普拉格雷或替格瑞洛药物禁忌证、无法获取到这两种药物或因高出血风险无法耐受时,建议使用氯吡格雷。

欧洲指南推荐普拉格雷和替格瑞洛优先于氯吡格雷,中国指南对于替格瑞洛和氯吡格雷的推荐相同,可能与替格瑞洛普及程度有关。因普拉格雷在中国尚未上市,中国指南未对其作出推荐。

3. **P2Y$_{12}$ 受体拮抗剂应用的监测**　对此点,欧洲指南与中国指南的基本态度一致。中国指南指出"因根据血小板功能检测进行抗血小板治疗并不能改善 PCI 的预后,不推荐常规进行血小板功能检测;筛选患者并根据基因检测进行个体化治疗是否能够提高疗效和减少费用尚不明确,目前不建议进行常规基因检测"。而欧洲指南中也只对经选择的患者可考虑行血小板功能或基因检测,如在服用氯吡格雷的过程中发生支架内血栓、血小板反应性持续性过高、关键的冠脉节段(如左主干)植入支架且同时为高出血风险的患者。

4. **一般建议**　对于双联抗血小板治疗(DAPT)的高胃肠道出血(如消化性溃疡或出血史,联合抗凝治疗,长期使用非甾体抗炎药或糖皮质激素,以及以下两种或以上情形:年龄≥65 岁,消化不良,胃食管反流病,幽门螺杆菌感染,长期饮酒)风险的患者,推荐使用质子泵抑制剂。

（二）预处理

预处理是指行冠脉造影之前、冠脉解剖情况不明确时的抗血小板治疗,通常选择 P2Y$_{12}$ 受体拮抗剂。NSTE-ACS 患者预处理的基本原理很明确,即保证 PCI 时达到足够的血小板抑制,但支持使用氯吡格雷或强效 P2Y$_{12}$ 受体拮抗剂普拉格雷和替格瑞洛进行预处理的大规模随机研究都还较少。基于目前的证据,不推荐对冠脉解剖未知且计划早期进行侵入性治疗的 NSTE-ACS 患者常规使用 P2Y$_{12}$ 受体拮抗剂进行预处理。对于计划延迟侵入性治疗的患者而言,根据出血风险,可以考虑进行 P2Y$_{12}$ 受体拮抗剂预处理。

（三）静脉输注抗血小板治疗

对于静脉使用抗血小板治疗,两部指南基本态度一致。欧洲指南推荐,PCI 时 GP Ⅱb/Ⅲa 受体拮抗剂仅应用于紧急补救或出现血栓并发症的情况。不建议对冠脉解剖尚不清楚的患者使用 GP Ⅱb/Ⅲa 受体拮抗剂。早期或上游使用 GP Ⅱb/Ⅲa 受体拮抗剂并不增加临床获益,而出血并发症明显增加。在临床实践中,国外主要使用的为阿昔单抗或依替巴肽,国内目前使用的 GPI 主要为替罗非班,与阿昔单抗相比,小分子替罗非班可能具有更好的安全性。中国多中心注册研究证实,替罗非班安全性较好,大出血发生率处于同类研究的低水平,规范化使用替罗非班有助于减少主要心脏不良事件的发生。

【抗凝治疗】

(一) 抗凝药在 NSTE-ACS 中的推荐

一旦确立诊断,在权衡缺血和出血风险的基础上,推荐使用肠外抗凝药联合抗血小板治疗,尤其是在血运重建时。2015 年 ESC NSTE-ACS 指南和 2016 年中国指南均认为,无论何种策略,磺达肝癸钠(2.5mg,皮下注射,1 次/d)被认为具有最好的药效和安全性。而 2020 年 ESC NSTE-ACS 指南推荐,在决定仅行药物治疗或在时间窗内转运患者行 PCI 受限时使用,即 PCI 术前使用,2.5mg,皮下注射,1 次/d。患者行 PCI 时,推荐静脉注射普通肝素 70~100IU/kg,使活化凝血时间(ACT)在 250~350 秒(如联合使用 GP Ⅱb/Ⅲa 受体拮抗剂,则给予 50~70IU/kg,使 ACT 在 200~250 秒)。术前已使用依诺肝素的患者,PCI 时应考虑继续使用依诺肝素抗凝(0.5mg/kg 静脉注射)。PCI 术后即刻应停用抗凝药,除非有其他抗凝指征;普通肝素与低分子量肝素不建议交叉使用。PCI 时,比伐芦定[首剂 0.75mg 静脉注射,继之 1.75mg/(kg·h)维持至术后 4 小时] 可作为普通肝素的替代治疗(Ⅱb,A)。

1. **普通肝素**　普通肝素的药代动力学特性有较大的个体差异,并且有较窄的治疗窗。普通肝素广泛应用于 NSTE-ACS 患者冠状动脉造影前的短期抗凝。PCI 时,应根据 ACT 调整静脉使用肝素的剂量(使 ACT 在 250~350 秒,或在使用 GP Ⅱb/Ⅲa 受体拮抗剂时在 200~250 秒)。

2. **低分子量肝素**　低分子量肝素比普通肝素的量-效相关性更好,且肝素诱导的血小板减少症的发生率更低。NSTE-ACS 患者中最常用的是依诺肝素,使用方法为:1mg/kg,皮下注射,2 次/d;如估测的肾小球滤过率(eGFR)<30ml/(min·1.73m^2),1mg/kg,皮下注射,1 次/d;对已接受依诺肝素治疗的 NSTE-ACS 患者,PCI 时追加 0.5mg/kg 静脉注射。eGFR <15ml/(min·1.73m^2)时不应使用。

3. **磺达肝癸钠**　非口服的选择性 Xa 抑制剂磺达肝癸钠是一种人工合成的戊多糖,可与抗凝血酶高亲和力、可逆地、非共价结合,进而抑制凝血酶的生成。皮下注射后生物利用度为 100%,清除半衰期为 17 小时,允许一天 1 次的剂量,不需要监测抗 Xa 活性,不需要调整剂量,不引起肝素诱导的血小板减少症。推荐剂量为 2.5mg,皮下注射,1 次/d,eGFR <20ml/(min·1.73m^2)时,禁用磺达肝癸钠。对接受 PCI 的患者进行亚组分析显示,磺达肝癸钠组导管血栓发生率高于依诺肝素组,PCI 时静脉推注普通肝素可避免此并发症。

4. **比伐芦定**　比伐芦定能够与凝血酶直接结合,抑制凝血酶介导的纤维蛋白原向纤维蛋白的转化。比伐芦定可灭活和纤维蛋白结合的凝血酶以及游离的凝血酶。由于不与血浆蛋白结合,其抗凝效果的可预测性比普通肝素更好。比伐芦定经肾脏清除,半衰期为 25 分钟。

关于比伐芦定的研究近年较多,不同的研究结论并不相同。早期研究发现,其死亡、心肌梗死或紧急血运重建发生率与肝素组相似,但比伐芦定降低了出血发生率。但最近的荟萃分析(未纳入 VALIDATE-SWEDEHEART 研究)显示,比伐芦定与肝素相比,在死亡、主要心脏不良事件以及心肌梗死方面并无显著获益,相反,比伐芦定显著增加了支架内血栓的风险。比伐芦定的确降低了出血风险,但是出血风险的减少,可能为肝素组部分使用了 GP Ⅱb/Ⅲa 受体拮抗剂,从而导致结果"失衡"。最新发表的 VALIDATE-SWEDEHEART 研究更符合当代介入治疗背景(桡动脉入路,有限制性、有选择性地使用 GP Ⅱ b/Ⅲ a 受体拮抗剂),结果显示,比伐芦定组与肝素组有相似的缺血和出血风险,值得注意的是,比伐芦定降低出血的风险并没有在此研究中证实。而纳入 VALIDATE-SWEDEHEART 研究的荟萃分析显示,对于 ACS 患者,在 PCI 使用时,比伐芦定和肝素有相似的全因死亡率和缺血事件。比伐芦定降低的出血,只在与 GP Ⅱ b/Ⅲ a 受体拮抗剂联合使用肝素的患者比较时被发现。因此,指南将其使用推荐级别下调,并且认为对于 PCI 而言,普通肝素仍作为首选抗凝药物,由于比伐芦定半衰期短,对于经选择的患者,比伐芦定可作为普通肝素的替代选择。

(二) 需长期口服抗凝治疗患者的抗血小板治疗建议

推荐除性别因素外的 CHA_2DS_2-VASc 评分≥1 分(即男性≥1 分,女性≥2 分)的房颤患者进行卒中的预防。对除性别因素外的 CHA_2DS_2-VASc 评分≥2 分的患者使用口服抗凝药(OAC)。

对于高出血风险患者,无论是否使用口服抗凝药,应早期行侵入性冠状动脉造影,以尽快制订治疗策略,并决定最佳抗栓方案。对于接受 PCI 的、需要长期口服抗凝药的患者,2020 年 ESC NSTE-ACS 指南在推荐中做出了部分调整和更新。

1. 抗凝治疗 服用新型口服抗凝药(new oral anticoagulants,NOAC)的患者,PCI 术中应额外给予肠外抗凝药,而不需要考虑最近一次 NOAC 的用药时间,对于服用维生素 K 拮抗剂(VKA)患者,若国际标准化比值(INR)<2.5,也应额外给予肠外抗凝药;对于有指征使用 VKA 抗凝且需要联合使用阿司匹林(或氯吡格雷)的患者,应调整 VKA 的使用剂量使 INR 在 2.0~2.5,且达标率超过 70%;围手术期应考虑不中断使用 VKA 或 NOAC。

2. 抗血小板治疗

(1) PCI 后,对于 CHA_2DS_2-VASc 评分为 1 分(男性)、2 分(女性)或短期(发生急性缺血事件 1 周)三联抗栓治疗后的心房颤动患者,可将双联抗血栓作为默认策略;其中,NOAC 使用有效预防卒中的推荐剂量,联合一种抗血小板药物(优选氯吡格雷)(Ⅰ类推荐,A 级证据)。

(2) 推荐阿司匹林和氯吡格雷联合抗血小板治疗使用 1 周(Ⅰ类推荐,A 级证据)。

(3) 推荐接受口服抗凝药的患者在 12 个月后中断抗血小板治疗(Ⅰ类推荐,A 级证据)。

(4) 对于出血风险高而支架内血栓风险低的使用 VKA 抗凝的患者(如植入机械瓣膜),抗血小板药物应考虑仅使用氯吡格雷 12 个月(Ⅱ a 类推荐,B 级证据)。

(5) 当使用利伐沙班联合单药抗血小板治疗(SAPT)或双联抗血小板治疗(DAPT)时,若对出血风险的担心超过支架内血栓或缺血性卒中时,利伐沙班应优先考虑使用 15mg、1 次/d 而不是 20mg、1 次/d(Ⅱ a 类推荐,B 级证据)。

(6) 对于高出血风险(HAS-BLED 评分≥3 分)患者,为降低出血风险,在联用 SAPT 或 DAPT 时,达比加群应优先考虑使用 110mg、2 次/d 而不是 150mg、2 次/d(Ⅱ a 类推荐,B 级证据)。

(7) 对于口服抗凝药的患者,若存在高缺血风险或其他解剖/手术特征超过出血风险,应考虑使用阿司匹林联合氯吡格雷超过 1 周并达 1 个月(Ⅱ a 类推荐,C 级证据)。

(8) DAPT 中,使用 OAC+替格瑞洛或 OAC+普拉格雷可作为三联抗血小板治疗(TAT,即 OAC+阿司匹林+氯吡格雷)的替代方案(Ⅱ b 类推荐,C 级证据)。

（9）不建议 TAT 中使用替格瑞洛或普拉格雷（Ⅲ类推荐，C 级证据）。

接受 PCI 的患者中 6%～8% 由于心房颤动、机械瓣膜置换术后或静脉血栓栓塞症（VTE）等各种情况，需长期服用 OAC（包括 VKA 或 NOAC）。冠脉造影时，如中断 OAC 治疗或使用肠外抗凝药物桥接可能同时引起血栓和出血事件风险增加，因此冠状动脉造影检查期间应避免中断 OAC。PCI 时，对于使用了 NOAC 的患者，不额外使用肠外抗凝药，其安全性尚不确定，而对于 VKA 治疗的患者，如 INR>2.5，不额外给予肠外抗凝药是有必要的。

需长期服用 OAC 的 NSTE-ACS 患者，PCI 后如何进行抗栓管理的证据相对有限。只有存在 OAC 治疗强适应证（如心房颤动患者 CHA_2DS_2-VASc 评分≥2 分、机械瓣膜、近期或既往反复发生深静脉血栓或肺栓塞）时，均应重新评估 OAC 指征，并持续抗凝治疗。应尽量缩短三联抗血小板治疗的时间，这取决于临床中血栓栓塞与出血风险的权衡。由于缺少三联抗血小板治疗中使用替格瑞洛或普拉格雷的证据，应避免在三联抗血小板治疗中使用替格瑞洛或普拉格雷。接受三联抗血小板治疗时，建议使用质子泵抑制剂。

如无禁忌证，OAC 首选 NOAC 而非 VKA 作为默认方案。NOAC 使用剂量推荐如下：①阿哌沙 5mg、2 次/d；②达比加群 110mg 或 150mg、2 次/d；③依度沙班 60mg、1 次/d；④利伐沙班 15mg 或 20mg、1 次/d。

【冠脉造影和血运重建】

侵入性治疗策略的时机主要根据患者的危险分层（表 7-1），2015 年 ESC NSTE-ACS 指南将危险分层分为极高危、高危、中危和低危，并对中危的特点进行详细描述，包括糖尿病、肾功能不全[$eGFR<60ml/(min \cdot 1.73m^2)$]、LVEF<40% 或充血性心力衰竭、早期心肌梗死后心绞痛、PCI 史、CABG 史、109 分<GRACE 评分<140 分，但 2020 年 ESC NSTE-ACS 指南并未对中危进行描述。对于被认为是低危的患者，建议在恰当的缺血检测或冠脉 CT 造影（CCTA）检测到阻塞性冠脉疾病后，采取选择性侵入性治疗策略。

表 7-1　2020 年 ESC NSTE-ACS 指南中患者危险分层

危险分层	临床特征
极高危	血流动力学不稳定或心源性休克；反复性或药物难治性胸痛；威胁生命的心律失常或心搏骤停；心肌梗死合并机械并发症；确定为 NSTE-ACS 导致的心力衰竭；≥6 个导联的 ST 段下移>1mm，且 aVR 或 V_1 导联 ST 段抬高
高危	确诊为 NSTE-ACS；相邻导联的 ST-T 动态改变提示进行性缺血；短暂的 ST 段抬高；GRACE 评分>140 分
低危	无极高危或高危的特点

在经验丰富的中心，建议冠状动脉造影和 PCI 时选择桡动脉路径；PCI 的患者，建议使用新一代 DES；冠脉多支病变患者，建议根据当地心脏团队，基于临床状况、合并疾病和病变严重程度（包括分布、病变特点和 SYNTAX 评分）选择血运重建策略。无心源性休克的和冠脉多支病变的 NSTE-ACS 患者，应该考虑完全血运重建；如有怀疑，应该使用冠脉腔内影像学诊断自发性冠状动脉夹层。

鉴于血栓抽吸在 STEMI 患者中没有获益，同时缺少评估血栓抽吸在 NSTE-ACS 患者中获益的前瞻性研究,故不建议应用。血流储备分数(FFR)是评估稳定性冠心病病变严重程度的功能学检测"金标准",在 NSTE-ACS 患者中指导预后的价值仍缺乏证据,2020 年 ESC NSTE-ACS 指南认为可以在 PCI 时对非罪犯血管行 FFR 指导的血运重建,但推荐力度和证据水平均较低(Ⅱb,B)。

指南要点小结

1. 建议结合患者临床表现、体格检查、心电图、生物标志物和无创影像学检查等,对可能的 NSTE-ACS 患者作出基本诊断。

2. 抗血小板治疗中,推荐替格瑞洛和普拉格雷优先于氯吡格雷,只有无法获得替格瑞洛或普拉格雷时,才考虑使用氯吡格雷。

3. 静脉 GPⅡb/Ⅲa 受体拮抗剂仅应用于紧急补救或出现血栓并发症的情况。

4. 关于不同人群的抗凝和抗血小板治疗,2020 年 ESC NSTE-ACS 指南较之前的各版指南对相关内容做出了新的调整和更新。

5. 侵入性治疗的时机主要根据患者的危险分层。

（潘宏伟）

参考文献

[1] 中华医学会心血管病学分会,中华心血管病杂志编辑委员会.非 ST 段抬高型急性冠状动脉综合征诊断和治疗指南(2016)[J].中华心血管病杂志,2017,45(5):359-376.

[2] LINDHOLM D,VARENHORST C,CANNON C P,et al. Ticagrelor vs. clopidogrel in patients with non-ST-elevation acute coronary syndrome with or without revascularization:results from the PLATO trial[J]. Eur Heart J,2014,35:2083-2093.

[3] STEG P G,HARRINGTON R A,EMANUELSSON H,et al. Stent thrombosis with ticagrelor versus clopidogrel in patients with acute coronary syndromes:an analysis from the prospective,randomized PLATO trial[J]. Circulation,2013,128:1055-1065.

[4] 董蔚,陈韵岱,钱庚,等.国产替罗非班在急性冠状动脉综合征应用注册研究[J].中华内科杂志,2013,52(10):815-818.

[5] ZHANG S,GAO W,LI H,et al. Efficacy and safety of bivalirudin versus heparin in patients undergoing percutaneous coronary intervention:A meta-analysis of randomized controlled trials[J]. Int J Cardiol,2016,209:87-95.

[6] ERLINGE D,OMEROVIC E,FROBERT O,et al. Bivalirudin versus heparin monotherapy in myocardial infarction[J]. N Engl J Med,2017,377:1132-1142.

[7] NÜHRENBERG T G,HOCHHOLZER W,MASHAYEKHI K,et al. Efficacy and safety of bivalirudin for percutaneous coronary intervention in acute coronary syndromes:A meta-analysis of randomized-controlled trials [J]. Clin Res Cardiol,2018,107(9):807-815.

[8] MEGA J L,BRAUNWALD E,WIVIOTT S D,et al. Rivaroxaban in patients with a recent acute coronary syndrome[J]. N Engl J Med,2012,366:9-19.

[9] DEWILDE W J,OIRBANS T,VERHEUGT F W,et al. Use of clopidogrel with or without aspirin in patients taking oral anticoagulant therapy and undergoing percutaneous coronary intervention:an openlabel,randomised,controlled trial[J]. Lancet,2013,381:1107-1115.

[10] NEUMANN F J,SOUSA-UVA M,AHLSSON A,et al. 2018 ESC/EACTS Guidelines on myocardial revascu-

larization[J]. Eur Heart J,2019,40(2):87-165.

[11] THIELE H,ZEYMER U,NEUMANN F J,et al. Intraaortic balloon support for myocardial infarction with cardiogenic shock[J]. N Engl J Med,2012,367(14):1287-1296.

[12] COLLET J P,THIELE H,BARBATO E,et al. 2020 ESC Guidelines for the management of acute coronary syndromes in patients presenting without persistent ST-segment elevation[J]. Eur Heart J,2021,42(14):1289-1367.

第八章 ST段抬高急性心肌梗死

ST段抬高心肌梗死(STEMI)是在冠状动脉病变的基础上,发生冠状动脉血供急剧减少或中断,使相应的心肌严重而持久地急性缺血导致心肌坏死,多由于冠状动脉粥样硬化斑块破裂、血栓形成,并导致病变血管的完全阻塞所致。心电图表现为ST段持续抬高。对STEMI迅速、及时地诊断,及时开通闭塞的冠状动脉血管(溶栓或经皮冠脉介入术),可极大改善患者的预后。

近几年,STEMI的诊断和治疗取得重要进展,第4版"心肌梗死全球统一定义"发布,欧洲心脏病学会颁布最新的STEMI治疗指南,美国心脏学会、美国心脏协会、美国心血管影像和介入学会对STEMI的经皮冠状动脉介入治疗指南进行了更新。中华医学会心血管病学分会也颁布了STEMI诊断和治疗指南。

【STEMI诊断】

首先要明确STEMI的诊断。诊断通常基于心肌缺血症状(如持续胸痛)体征和检查(12导联心电图)。STEMI的典型症状为胸骨后或心前区的剧烈压榨性疼痛,可向左上臂、颌部、颈部、肩背部放射,可有恶心、呕吐、大汗、气促等伴随症状,长时间(通常大于20分钟)不能缓解。部分患者(女性、老年、糖尿病患者)可出现不典型的疼痛,临床上应注意鉴别诊断。部分患者体格检查可发现皮肤湿冷、面色苍白、颈静脉怒张、肺部湿啰音等体征。

怀疑STEMI的患者应在首次医疗接触(FMC)10分钟内行12导联心电图检查(Ⅰ类推荐,B级证据),并尽快开始有除颤功能的心电图监测(Ⅰ类推荐,B级证据)。

以下情况ST段抬高(测量J点)提示发生冠状动脉急性闭塞:40岁以下男性连续≥2个导联ST段抬高≥2.5mm,≥40岁男性ST段抬高≥2.0mm,女性V_2~V_3导联抬高≥1.5mm或其他导联抬高≥1mm。发生下壁心肌梗死的患者推荐记录右胸导联(V_3R和V_4R)观察有无ST段抬高,从而判断是否存在右心室梗死(Ⅱa类推荐,B级证据)。同样,V_1~V_3导联ST段压低提示心肌缺血,尤其是终末T波高耸时(等同于ST段抬高),V_7~V_9导联持续存在ST段抬高≥0.5mm时提示后壁心肌梗死。不必因为Q波存在而改变再灌注治疗策略。

推荐急性期尽早监测血清标志物,但不应因此延迟再灌注治疗的时间(Ⅰ类推荐,C级证据)。

【再灌注治疗】

（一）再灌注策略的选择

早期、快速开通梗死相关动脉是改善 STEMI 患者预后的关键。从确诊 STEMI 到行急诊 PCI（导丝通过）应控制在 120 分钟之内,如超过该时间,应在 10 分钟内行急诊溶栓治疗。如当地医院无法行急诊 PCI,且不能在 90 分钟之内转诊行急诊 PCI（导丝通过）,也应在 10 分钟内行急诊溶栓治疗。溶栓后,应在 60~90 分钟内评估其有效性。溶栓成功后,应在 24 小时内行冠状动脉造影评估(表 8-1)。

表 8-1　再灌注治疗策略选择

推荐	分类	等级
所有发生缺血症状≤12 小时且 ST 段持续抬高的患者均推荐再灌注治疗	I	A
推荐指定时间内 STEMI 患者接受急诊 PCI 治疗优于溶栓治疗	I	A
诊断 STEMI 后,如不能及时行急诊 PCI 治疗,推荐对无禁忌证且发病时间小于 12 小时的患者行溶栓治疗	I	A
对于可疑缺血症状提示心肌梗死,但无 ST 段抬高的患者,如有以下表现,推荐行急诊 PCI 治疗: ➤ 血流动力学不稳定或心源性休克 ➤ 反复进行性胸痛且药物保守治疗无效 ➤ 危及生命的心律失常或心搏骤停 ➤ 心肌梗死的机械并发症 ➤ 急性心力衰竭 ➤ 反复发生 ST 段或 T 波改变,尤其是间歇性 ST 段抬高	I	C
症状完全缓解、ST 段自发或服用硝酸甘油后恢复正常,推荐 24 小时内行冠状动脉造影	I	C
症状发生超过 12 小时,且进行性加重,存在提示缺血、血流动力学不稳定或危及生命的心律失常,推荐急诊 PCI	I	C
发病 12~48 小时内入院的患者可考虑常规急诊 PCI 治疗	IIa	B
发生 STEMI 48 小时后无症状的患者不推荐对靶血管行常规 PCI 治疗	III	C

（二）急诊 PCI 治疗策略

急诊 PCI 推荐桡动脉通路为默认的穿刺途径(I 类推荐,A 级证据)。急诊 PCI 推荐植入支架,优选新一代药物洗脱支架(DES)(I 类推荐,A 级证据)。不推荐常规血栓抽吸(III 类推荐,A 级证据)。不推荐常规延迟支架植入(III 类推荐,B 级证据)。多支血管病变的 STEMI 患者出院前考虑对非靶血管进行常规血运重建(IIa 类推荐,A 级证据)。心源性休克的 STEMI 患者,可考虑当次手术对非靶血管进行血运重建。

若无抗血小板禁忌证的患者需急诊 PCI 术前使用 $P2Y_{12}$ 受体拮抗剂,首选普拉格雷(负荷剂量 60mg,维持剂量 10mg/d)或替格瑞洛(负荷剂量 180mg,维持剂量 90mg、2 次/d),如无普拉格雷或替格瑞洛,可用氯吡格雷(负荷剂量 600mg,维持剂量 75mg/d)代替。尽早使用阿司匹林(负荷剂量 150~300mg,维持剂量 75~100mg/d)。有证据提示,对于无复流或栓塞并发症患者,可考虑用 GP IIb/IIIa 受体拮抗剂治疗(IIa 类推荐,C 级证据)。

急诊 PCI 期间推荐抗凝+双联抗血小板治疗,常规推荐普通肝素(I 类推荐,C 级证据)。

对于肝素引起的血小板减少症患者,急诊 PCI 期间推荐比伐芦定(Ⅰ类推荐,C 级证据)。不推荐急诊 PCI 期间使用磺达肝癸钠(Ⅲ类推荐,B 级证据)。

(三) 溶栓治疗

若无法及时进行急诊 PCI,溶栓治疗是重要的再灌注策略。当存在溶栓治疗禁忌证时,应衡量溶栓治疗的获益与风险,从而决定是否选择替代治疗(如延迟急诊 PCI)。开始溶栓的时间窗为确诊 STEMI 10 分钟以内。溶栓失败或再发心肌梗死,推荐立即进行补救性 PCI 治疗。即使溶栓成功,也推荐尽早行冠脉造影(24 小时内)。

抗血小板治疗、抗凝治疗需配合溶栓治疗。阿司匹林联合 P2Y$_{12}$ 受体拮抗剂抗血小板治疗。溶栓治疗的同时接受抗凝治疗,至血运重建或住院期间满 8 天,推荐依诺肝素。

溶栓、抗栓治疗药物用量见表 8-2,绝对禁忌证和相对禁忌证见表 8-3。

表 8-2　溶栓、抗栓治疗药物用量

药物	治疗用量	禁忌证
溶栓治疗剂量		
链激酶	30~60 分钟静脉推注 150 万 U	使用过链激酶或阿尼普酶
阿替普酶(t-PA)	静脉推注 15mg,30 分钟内 0.75mg/kg 静脉推注(最多 50mg) 随后 60 分钟内以 0.5mg/kg 静脉推注(最多 35mg)	
瑞替普酶(r-PA)	30 分钟内分别静脉推注 10U+10U	
替奈普酶(TNK-tPA)	静脉注射 体重<60kg 时 30mg(6 000U) 体重<70kg 时 35mg(7 000U) 体重<80kg 时 40mg(8 000U) 体重<90kg 时 45mg(9 000U) 体重>90kg 时 50mg(10 000U) 75 岁以上患者剂量减半	
抗血小板治疗剂量		
阿司匹林	初始剂量 150~300mg 口服,维持剂量 75~100mg/d	
氯吡格雷	负荷剂量 300mg 口服,维持剂量 75mg/d 75 岁以上患者负荷剂量 75mg,维持剂量 75mg/d	
抗凝治疗剂量		
依诺肝素	年龄<75 岁,30mg 静脉推注 15 分钟,随后每 12 小时皮下注射 1mg/kg 至血运重建或住院满 8 天 年龄≥75 岁,避免静脉注射,首次皮下注射剂量 0.75mg/kg eGFR<30ml/(min·1.73m^2)患者无须考虑年龄,每 24 小时皮下注射	
普通肝素	60IU/kg 静脉注射(最大剂量 4 000IU),随后 12IU/kg 静脉滴注 24~48 小时(最大剂量 1 000IU/h)。目标 APTT:50~70 秒或在 3 小时、6 小时、12 小时、24 小时检测值为正常水平 1.5~2 倍	
磺达肝癸钠(仅用于用链激酶的患者)	2.5mg 静脉推注,随后 8 天内或出院之前每天皮下注射 2.5mg	

表 8-3　溶栓治疗禁忌证

绝对禁忌证

发生过颅内出血或未知区域卒中

近 6 个月发生过缺血性卒中

中枢神经系统损伤或神经系统肿瘤或动静脉畸形

近期有大创伤/手术/头部损伤

近 1 个月内有胃肠道出血

已知原因的出血性疾病(月经除外)

主动脉夹层

24 小时内接受非可压性穿刺术(肝活检、腰穿)

相对禁忌证

近 6 个月内发生短暂缺血性卒中

口服抗凝药物

妊娠或产后 1 周内

难治性高血压(SBP>180mmHg 和/或 DBP>110mmHg)

进展期肝脏疾病

感染性心内膜炎

急性消化性溃疡

长时间或有创性复苏

【STEMI 并发症的管理】

(一)急性左心力衰竭

LVEF≤40% 和/或心力衰竭的患者在血流动力学稳定后,推荐接受 β 受体阻滞剂、ACEI/ARB、醛固酮受体拮抗剂。急性心力衰竭患者出现负荷过重时推荐使用袢利尿剂,难治性心力衰竭利尿剂无反应时可考虑超滤。收缩压≥90mmHg,推荐使用硝酸盐类药物。肺水肿患者如氧饱和度<90%,可考虑吸氧,如发生呼吸衰竭导致低氧血症、呼吸性酸中毒不能耐受,可考虑气管插管。肺水肿和重度呼吸困难患者可考虑使用阿片类药物缓解呼吸困难和焦虑症状。重度心力衰竭存在难治性低血压时,可用正性肌力药物改善血流动力学。难治性休克患者可考虑短期机械支持。但是,不推荐行常规主动脉内球囊反搏治疗。

(二)心律失常

房颤、血流动力学稳定、无低血压,可予以胺碘酮或静脉洋地黄类药物控制心率,如血流动力学不稳定、有缺血症状、心率无法控制,推荐即刻行心脏电复律。不推荐使用地高辛用于控制心率,不推荐应用抗心律失常药物预防房颤发生。

室性心律失常、多形性室性心动过速、心室颤动若无禁忌证,推荐静脉 β 受体阻滞剂治疗,并快速完全血运重建。复发多形性室性心动过速,推荐纠正电解质紊乱、静脉胺碘酮治疗。不推荐抗心律失常药物治疗无症状、血流动力学无改变的室性心律失常。

房室传导阻滞推荐静脉注射正性心率药物,推荐植入临时起搏器。

(三)机械并发症

立即行机械循环辅助治疗,若条件许可,尽快行外科手术(包括室间隔穿孔修补、二尖瓣修复或置换)或介入治疗(包括室间隔穿孔封堵治疗和二尖瓣经导管缘对缘修复)。

【STEMI 长期治疗策略】

（一）生活方式干预及控制危险因素

生活方式干预包括戒烟、控制血压、合理饮食、体重控制在合适水平以及合适强度的体育锻炼。推荐吸烟者戒烟，单独或联合提供支持疗法，尼古丁替代治疗（Ⅰ类推荐，A 级证据），推荐参加心脏康复治疗（Ⅰ类推荐，A 级证据）。

（二）抗血小板治疗

推荐小剂量阿司匹林抗血小板治疗（Ⅰ类推荐，A 级证据）。推荐 PCI 术后 12 个月内采用双联抗血小板治疗（阿司匹林联合替格瑞洛或普拉格雷，如替格瑞洛或普拉格雷不可用时，可用氯吡格雷替代）（Ⅰ类推荐，A 级证据）。对于胃肠道出血高风险的患者，推荐质子泵抑制剂联合双联抗血小板治疗（Ⅰ类推荐，B 级证据）。对于有口服抗凝指征的患者，推荐抗血小板治疗联合口服抗凝药（Ⅰ类推荐，C 级证据）。不推荐将替格瑞洛或普拉格雷和阿司匹林及口服抗凝药作为三联抗栓治疗（Ⅲ类推荐，C 级证据）。

（三）β 受体阻滞剂

若无禁忌证，推荐心力衰竭和/或 LVEF≤40% 的患者口服 β 受体阻滞剂（Ⅰ类推荐，A 级证据）。

（四）降脂治疗

若无紧急，早期开始高效他汀治疗，且长期服用（Ⅰ类推荐，B 级证据）。推荐 LDL-C 降至 1.4mmol/L，且较基础水平降低 50%（Ⅰ类推荐，B 级证据）。

（五）血管紧张素转换酶抑制剂/血管紧张素受体阻滞剂（ACEI/ARB）

有证据支持心力衰竭、左室收缩功能障碍、糖尿病或前壁心肌梗死的患者推荐发病 24 小时内开始服用 ACEI（Ⅰ类推荐，A 级证据）。如不能耐受 ACEI，可考虑 ARB（Ⅰ类推荐，B 级证据），也可考虑使用沙库巴曲/缬沙坦治疗。

（六）醛固酮受体拮抗剂（MRA）

LVEF≤40% 且合并心力衰竭或糖尿病患者接受 ACEI、β 受体阻滞剂治疗后无肾衰竭或高钾血症，推荐服用 MRA（Ⅰ类推荐，B 级证据）。

指南要点小结

1. 早期、快速和完全地开通梗死相关动脉，是改善 STEMI 患者预后的关键。
2. 发病 12~48 小时内入院的患者可考虑行常规急诊 PCI 治疗。
3. 若无禁忌，$P2Y_{12}$ 受体拮抗剂首选替格瑞洛或普拉格雷。
4. 直接 PCI 首选桡动脉入路，支架优选药物洗脱支架。
5. 直接 PCI 不常规推荐血栓抽吸，不建议常规使用 GPⅡb/Ⅲa 受体拮抗剂，不建议延迟支架植入策略。
6. 多支血管病变的 STEMI 患者可以选择完全血运重建。

（胡信群）

参考文献

[1] THYGESEN K，ALPERT J S，JAFFE A S，et al. Fourth universal definition of myocardial infarction（2018）[J]. Eur Heart J，2019，40（3）：237-269.

［2］ IBANEZ B,JAMES S,AGEWALL S,et al. 2017 ESC Guidelines for the management of acute myocardial in-farction in patients presenting with ST-segment elevation：The Task Force for the management of acute myocar-dial infarction in patients presenting with ST-segment elevation of the European Society of Cardiology（ESC）［J］. Eur Heart J,2018,39（2）:119-177.

［3］ 中华医学会心血管病学分会,中华心血管病杂志编辑委员会.急性ST段抬高型心肌梗死诊断和治疗指南[J].中华心血管病杂志,2015,43（5）:380-393.

［4］ LEVINE G N,BATES E R,BLANKENSHIP J C,et al. 2015 ACC/AHA/SCAI Focused Update on Primary Percutaneous Coronary Intervention for Patients With ST-Elevation Myocardial Infarction：An Update of the 2011 ACCF/AHA/SCAI Guideline for Percutaneous Coronary Intervention and the 2013 ACCF/AHA Guide-line for the Management of ST-Elevation Myocardial Infarction［J］. J Am Coll Cardiol, 2016, 67（10）:1235-1250.

［5］ ATTI V,GWON Y,NARAYANAN M A,et al. Multivessel Versus Culprit-Only Revascularization in STEMI and Multivessel Coronary Artery Disease Meta-Analysis of Randomized Trials［J］. JACC Cardiovasc Interv,2020,13（13）:1571-1582.

第九章 冠心病双联抗血小板治疗

抗血小板治疗是冠心病治疗的基石,无论是否接受经皮冠状动脉介入术(percutaneous coronary intervention,PCI),无论是稳定性冠心病还是急性冠脉综合征(acute coronary syndrome,ACS),目前国内外指南都推荐在生活方式改变和他汀基础上使用抗血小板药物。

临床常用抗血小板药物包括血栓素 A_2 抑制剂(如阿司匹林)、$P2Y_{12}$ 受体拮抗剂(如氯吡格雷、替格瑞诺等)、血小板糖蛋白(GP)Ⅱb/Ⅲa 受体拮抗剂(如替罗非班等)、蛋白酶激活受体(PAR)-1 拮抗剂(如 vorapaxar 等)。

双联抗血小板治疗(dual antiplatelet therapy,DAPT)是 PCI 术后预防支架内血栓形成和减少缺血事件的主要策略。由于 DAPT 缺血获益与出血风险并存,优化的 DAPT 时程是患者最终获益的重要条件。但有关 DAPT 时程一直争议不断。近年来,随着新型抗血小板药物不断出现、大量循证医学研究报道,指南也在不断更新。如何优化冠心病 DAPT,仍然是目前临床面临的重要问题。

2011 年 ACC/AHA 经皮冠状动脉介入治疗指南推荐,PCI 术后至少持续 12 个月的 DAPT 策略。但也有学者提出延长或缩短 DAPT 时程以实现患者更多获益的观点。这使得临床医师在决定 PCI 术后患者的 DAPT 时程上更加困惑。

2011 年以后,以 DAPT 研究为代表的有关 DAPT 时程随机试验结果不断公布,结合这些最新临床试验证据,2016 年 3 月美国心脏病学会(ACC)与美国心脏协会(AHA)联合颁布了双联抗血小板治疗(DAPT,阿司匹林加 $P2Y_{12}$ 受体拮抗剂)指南。

2017 年 8 月在新证据的基础上,欧洲心脏病学会(ESC)对 DAPT 指南进行了更新。新指南强调 DAPT 时程的个体化与动态调整,建议采用评分系统指导 DAPT 时程,推荐更明确,实用性更强,临床操作更方便。另外,对于抗血小板药物的选择、剂量及特殊患者 DAPT 的具体方案,新指南也有明确推荐。新指南的发布对 DAPT 的规范化应用具有重要的指导意义。

【DAPT 定义及常用组合方案】

DAPT 通常是指阿司匹林联合应用一种 $P2Y_{12}$ 受体拮抗剂。临床常用的 $P2Y_{12}$ 受体拮抗剂包括氯吡格雷、普拉格雷、替格瑞诺、坎格雷洛等。由于普拉格雷和坎格雷洛目前在我国尚未上市,故临床常用 DAPT 组合为阿司匹林联合氯吡格雷、阿司匹林联合替格瑞诺。

氯吡格雷是一种前体药物,在肠道吸收后大部分(高达 85%)被水解成无活性的代谢产物,剩余的前体药物(约 15%)经过两步氧化(多种细胞色素 P450 同工酶,主要是 CYP2C19)过程产生活性巯基代谢物,不可逆地阻断 $P2Y_{12}$ 受体上的 ADP 结合位点。氯吡格雷半衰期约 6 小时,服用后 2~6 小时起效,停用失效时间为 5~10 天。

替格瑞洛能够可逆地结合 $P2Y_{12}$ 受体。它是一种直接作用药物,不需要通过肝脏代谢来发挥作用。替格瑞洛的抗血小板作用大约有 30% 来自一种活性代谢物 AR-C124910XX,它与母体化合物有类似的药理学性质。替格瑞洛服用后 30 分钟起效,半衰期为 6~12 小时,停用失效时间约 3 天。

【$P2Y_{12}$ 受体拮抗剂的药物选择和初始给药时机】

新指南指出,双联抗血小板治疗的疗程应依据缺血和出血风险确定,对 $P2Y_{12}$ 受体拮抗剂的选择和初始给药时机给予了推荐。ACS 患者强调优选快速起效的新型 $P2Y_{12}$ 受体拮抗剂,并将 PCI 前 $P2Y_{12}$ 受体拮抗剂"预治疗"提高为 I 类推荐(表 9-1)。

表 9-1　$P2Y_{12}$ 受体拮抗剂的药物选择和初始给药时机的推荐

推荐	推荐等级	证据级别
对于没有禁忌证* 的 ACS 患者,无论初始治疗策略如何,推荐替格瑞洛(180mg 负荷剂量,90mg、2 次/d)联合阿司匹林治疗。包括已使用氯吡格雷治疗的患者(当使用替格瑞洛时,应停用氯吡格雷)	I	B
对于行 PCI 的 ACS 患者,除非存在危及生命的高出血风险或其他禁忌证**,推荐普拉格雷(60mg 负荷剂量,10mg、1 次/d)联合阿司匹林治疗。这些患者包括之前未使用 $P2Y_{12}$ 受体拮抗剂的 NSTE-ACS 患者、最初选择保守治疗但出现了 PCI 适应证的 STEMI 患者或即刻行冠脉导管插入术的 STEMI 患者	I	B
对于冠脉解剖明确且拟行 PCI 的冠心患者(包括 STEMI 患者),推荐使用 $P2Y_{12}$ 受体拮抗剂预治疗	I	A
对于行侵入治疗的 NSTE-ACS 患者,一旦确诊,应考虑给予替格瑞洛(180mg 负荷剂量,90mg、2 次/d);或当无法使用替格瑞洛时,给予氯吡格雷(600mg 负荷剂量,75mg、1 次/d)	IIa	C
对于稳定性 CAD 患者,当行 PCI 的可能性高时,可以考虑氯吡格雷预治疗	IIb	C
对于行冠脉支架植入术的稳定性 CAD 患者和不能接受替格瑞洛或普拉格雷治疗的 ACS 患者(包括既往颅内出血或有口服抗凝药物指征的患者),推荐氯吡格雷(600mg 负荷剂量,75mg、1 次/d)联合阿司匹林治疗	I	A
对于接受溶栓治疗的 STEMI 患者,推荐氯吡格雷(≤75 岁患者 300mg 负荷剂量,75mg、1 次/d)联合阿司匹林治疗	I	A
对于行 PCI 的稳定性 CAD 患者,在考虑了缺血风险(如 SYNTAX 评分高、曾有支架血栓、植入支架的位置和数量)和出血风险(如 PRECISE-DAPT 评分)后,可考虑替格瑞洛或普拉格雷替代氯吡格雷联合阿司匹林治疗	IIb	C
对于冠脉解剖不明确的 NSTE-ACS 患者,不推荐给予普拉格雷	III	B

注:* 替格瑞洛禁忌证包括颅内出血病史或正在发生的出血。** 普拉格雷禁忌证包括颅内出血病史,缺血性卒中、短暂性缺血发作病史或正在发生的出血;普拉格雷不推荐用于年龄≥75 岁或体重<60kg 的患者。

新指南推荐,无禁忌证的 ACS 患者,在接受 DAPT 时首选阿司匹林联合替格瑞洛,但也有不少研究结果显示,阿司匹林联合替格瑞洛的临床获益并不优于阿司匹林联合氯吡格雷,在临床实际中我们究竟该如何选择?

针对替格瑞洛的 PLATO 研究,纳入的都是高危的 ACS 患者,其中又有将近 70% 为急性 ST 段抬高心肌梗死或非 ST 段抬高心肌梗死的患者。替格瑞洛的高获益主要集中在这部分高危的 ACS 患者。而对于低危 ACS 患者,替格瑞洛并未优于氯吡格雷。

氯吡格雷应用于临床时间久,循证证据充足,有效性和安全性已得到证实。同时 PLATO 研究也证实,阿司匹林 100mg、1 次 /d 联合替格瑞洛 90mg、2 次 /d 的方案,较阿司匹林 100mg、1 次 d 联合氯吡格雷 75mg、1 次 d,明显增加非致命性出血和非搭桥手术的出血风险。

因此,国内有专家建议:对于 GRACE 评分>140 分的高危 ACS 患者,在无替格瑞洛使用禁忌时,宜首选替格瑞洛联合阿司匹林进行抗血小板治疗;对于 GRACE 评分<140 分的中、低危 ACS 患者,应用氯吡格雷联合阿司匹林更加合理。

【不同 P2Y$_{12}$ 受体拮抗剂的更换 】

既往药效动力学未明时,P2Y$_{12}$ 受体拮抗剂之间的互换存在一定的争议,随着临床研究及药效动力学研究的深入,ESC 指南针对传统 P2Y$_{12}$ 受体拮抗剂氯吡格雷及新型 P2Y$_{12}$ 受体拮抗剂替格瑞洛或普拉格雷之间的互换给出了明确的意见。

P2Y$_{12}$ 受体拮抗剂之间的互换,指南给出了明确意见。用高效能的替格瑞洛或普拉格雷替换氯吡格雷,不用考虑氯吡格雷的应用时机和负荷剂量,除非患者存在应用禁忌;反之,如果要从高效能替格瑞洛或普拉格雷换为氯吡格雷时,应在替格瑞洛或普拉格雷服药 24 小时后实施换药;替格瑞洛与普拉格雷之间的换用也要等最后一次服药 24 小时后进行(图 9-1,图 9-2)。

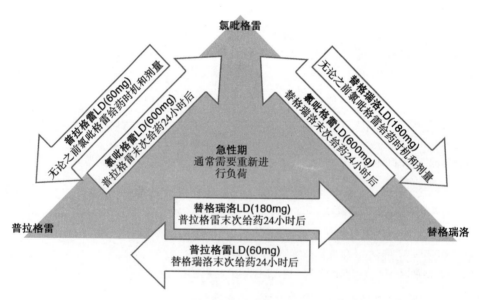

图 9-1　ACS 急性期 P2Y$_{12}$ 受体拮抗剂换药策略

LD,负荷剂量。

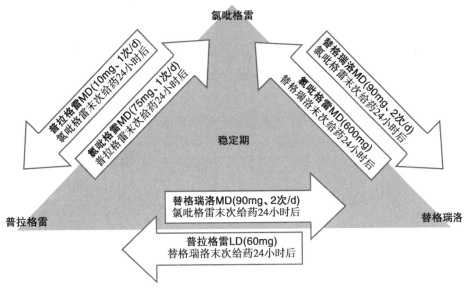

图 9-2　稳定期 P2Y$_{12}$ 受体拮抗剂换药策略

MD,维持剂量。

【DAPT 时程】

抗血小板治疗的持续时间与出血风险密切相关,而 DAPT 时程一直是临床医师关注和争论的热点。近年来,针对 DAPT 最佳治疗时程的相关研究结果相互矛盾,DAPT 最佳治疗时程仍无定论。结果相互矛盾的原因可能与不同试验入选的人群有关。新指南强调,DAPT 的时程应充分考虑患者的个体化差异。指南推荐,使用 PRECISE-DAPT 和 DAPT 评分系统帮助更好地决策 DAPT 时程(Ⅱ b 类推荐,A 级证据)(表 9-2)。对于 PRECISE-DAPT 评分,使用列线图计算分数:分别标记患者每项临床指标的数值,然后画一条垂直线到得分轴,得出每项临床指标对应的分数,这些分值相加后得到总分数。

PRECISE-DAPT 评分≥25 分,建议短期 DAPT(即 3~6 个月);PRECISE-DAPT 评分<25 分,建议标准或长期 DAPT(即 12~24 个月)。对长期使用 DAPT 的患者进行 DAPT 评分,以评估 1 年后继续使用的风险与获益。DAPT 评分≥2 分的患者延长使用(即 30 个月)的净获益更大;而评分<2 分的患者延长非但不减少缺血事件,还增加出血风险,故不建议继续使用(即 12 个月)。新指南还强调,DAPT 的治疗时程需根据患者病情的变化动态评估和调整。

表 9-2　PRECISE-DAPT 及 DAPT 评分标准

	PRECISE-DAPT 评分	DAPT 评分
评估时间	冠状动脉支架植入后	DAPT 持续治疗 12 个月无事件后
评估的双联抗血小板治疗时程	短期 DAPT(3~6 个月) *vs.* 标准/长期 DAPT(12~24 个月)	标准 DAPT(12 个月) *vs.* 长期 DAPT(30 个月)

续表

PRECISE-DAPT 评分		DAPT 评分	
分值计算		年龄	
	HB ≥12 11~5 11 10~5 ≤10	≥75 岁	−2 分
		65~<75 岁	−1 分
		<65 岁	0 分
	WBC ≤5 8 10 12 14 16 18 ≥20	吸烟	+1 分
		糖尿病	+1 分
	年龄 ≤50 60 70 80 ≥90	心肌梗死发病	+1 分
	CrCl 100 80 60 40 20 0	PCI 史或心肌梗死史	+1 分
	出血史 否———————————————是	紫杉醇药物洗脱支架	+1 分
		支架直径<3mm	+1 分
	对应分值 0 2 4 6 8 10 12 14 16 18 20 22 24 26 28 30	CHF 或 LVEF<30%	+2 分
		静脉支架	+2 分
分值范围	0~100 分	−2~10 分	
进行决策的阈值建议	分值≥25 分→短期 DAPT 分值<25 分→标准/长期 DAPT	分值≥2 分→长期 DAPT 分值<2 分→标准 DAPT	
计算器	www.precisedaptscore.com	www.daptstudy.org	

注:DAPT,双联抗血小板治疗;HB,血红蛋白;WBC,白细胞;CrCl,肌酐清除率;PCI,经皮冠脉介入术;CHF,充血性心力衰竭;LVEF,左室射血分数。

【不同诊断、不同治疗策略的 DAPT 选择】

从新指南的推荐可以看出,DAPT 的使用与冠心病稳定与不稳定密切相关,与治疗方式也有一定关系,而与植入支架的类型(药物洗脱支架、非药物洗脱支架或药物涂层球囊扩张)无关。

对于 ACS 并行 PCI 的患者,无高出血禁忌的情况下,无论支架类型,均推荐阿司匹林+ $P2Y_{12}$ 受体拮抗剂的 DAPT 进行 12 个月,若有高出血风险(PRECISE-DAPT 评分≥25 分),需考虑在 6 个月后停用 $P2Y_{12}$ 受体拮抗剂。而对于心肌梗死或高缺血风险的 ACS 患者,若可耐受 DAPT 且无出血并发症,推荐阿司匹林联用替格瑞洛(60mg、2 次/d)达 12 个月以上,优于氯吡格雷和普拉格雷。

针对稳定性冠心病并接受 PCI 的患者,DAPT 方案可定为阿司匹林联合氯吡格雷,为平衡出血风险,除植入可吸收支架需 DAPT 12 个月外,其他支架类型 DAPT 疗程可考虑 6 个月,若为高出血风险患者,推荐 3 个月;对于接受 3 个月 DAPT 出现安全性问题的稳定性冠心病患者,DAPT 可考虑改为 1 个月。若为高栓塞风险的患者,若能耐受 DAPT,建议疗程延长至 6~30 个月。

对于选择药物保守治疗的患者,建议 DAPT 过程中使用 $P2Y_{12}$ 受体拮抗剂(替格瑞洛或者氯吡格雷)12 个月,对于 ACS 患者,替格瑞洛优于氯吡格雷,不推荐 ACS 患者使用普拉格雷;既往有 MI 史者仅接受药物治疗,处于高缺血风险、能耐受 DAPT 且无出血并发症的患者,建议在阿司匹林基础上使用替格瑞洛(60mg、2 次/d)>12 个月,最长 36 个月,不适合替格瑞洛患者,可考虑阿司匹林联合氯吡格雷双联抗血小板治疗 12 个月;而对于仅接受药物治疗且有高危出血风险(PRECISE-DAPT 评分≥25 分)的 ACS 患者,建议 DAPT>1 个月。

【PCI 术后择期非心脏手术的 DAPT 管理】

PCI 术后需要进行非心脏外科手术的患者,在临床上并不少见。研究表明,PCI 后 1 年内需接受非心脏外科手术的患者约占 4%,2 年内需接受非心脏外科手术的患者约占 11%。针对这类患者,在调整 DAPT 策略时,临床医师往往面临两难的选择,停用药物可能导致血栓风险增加,继续用药则可能导致出血风险增加。

(一) 不同出血风险的手术分类

PCI 后外科手术进行得越早,主要心血管不良事件(MACE)发生率越高,尤其是血栓发生风险越大。其主要原因可能与早期支架表面内皮化不完全,以及过早停用抗血小板治疗有关。围手术期患者呈促炎与高凝状态,炎症、高凝、缺氧与斑块不稳定均与血栓形成密切相关,应激激素释放后冠状动脉剪切力增加,导致血小板连续激活,进一步增加急性冠状动脉血栓形成的风险。

增加手术出血风险的原因包括术前未停用口服抗血小板药、使用短效抗血小板制剂,以及术后早期恢复抗血小板治疗。2013 年我国发布的抗血小板治疗中国专家共识根据手术出血风险不同,将各种有创操作和外科手术分为很高危、高危、中危、低危和很低危等 5 类。

很高危手术包括神经外科手术(颅内或脊柱外科手术)、肝脏外科大手术。高危手术包括血管外科和大外科、腹部外科大手术、下肢关节外科大手术、口腔外科手术、肺叶切除术、外科肠道吻合手术、肾脏穿刺活检和结肠多部位活检。中危手术包括其他腹腔、胸腔及关节外科手术、永久心脏起搏器及除颤仪植入术。低危手术包括腹腔镜胆囊切除、腹股沟疝修补、皮肤或眼外科手术、胃镜或结肠镜检查、骨髓或淋巴结活检,以及心包腔、胸腔、腹腔或关节腔穿刺。很低危手术包括单个拔牙、洗牙、皮肤活检及小肿瘤切除、白内障手术、冠状动脉造影术。

(二) PCI 术后择期非心脏手术的 DAPT 管理不同指南推荐

2016 年 ACC/AHA 指南基于最新的临床研究结果,建议临床医师根据患者的具体情况,确定个体化的治疗建议,对于 DAPT 患者择期非心脏手术围手术期管理具有重要的指导意义。新指南一方面继续肯定了小剂量阿司匹林在预防血栓栓塞方面的基石地位,强调冠心病患者需接受无限期的阿司匹林 81mg(75~100mg)治疗;另一方面指出,P2Y$_{12}$ 受体拮抗剂治疗可根据患者个体情况进行调整。

2016 年 ACC/AHA 双联抗血小板治疗指南指出,植入支架患者行非心脏外科手术时机的选择,主要应该考虑以下三点:①支架内形成血栓的风险(尤其是 DAPT 需要中断时);②推迟外科手术带来的后果;③维持 DAPT 所带来的术中和术后的出血风险。

ACC/AHA 对 DAPT 患者非心脏手术治疗时机作出如下推荐:①非心脏手术应推迟在 BMS 植入 30 天后,DES 植入 6 个月后(Ⅰ类推荐);②DAPT 的冠脉支架植入术后患者,如需中断 P2Y$_{12}$ 受体拮抗剂治疗,推荐继续阿司匹林治疗,且术后尽早启用 P2Y$_{12}$ 受体拮抗剂治疗(Ⅰ类推荐);③P2Y$_{12}$ 受体拮抗剂治疗患者如行非心脏手术,需根据临床评估结果,决定是否中断或者继续抗血小板治疗(Ⅱa 类推荐);④DES 植入术后需中断 P2Y$_{12}$ 受体拮抗剂治疗的非心脏手术,应推迟 3 个月(Ⅱb 类推荐);⑤BMS 术后 30 天内及 DES 术后 3 个月内,不宜进行需停用 DAPT 的非心脏手术(Ⅲ类推荐)。

2017 年 ESC 新指南建议,根据患者非心脏手术时间,选择不同支架。植入 BMS 后 30 天内,植入 DES 后 3 个月内,不应进行需要中断 DAPT 的择期非心脏手术。对于患有相关疾病,且近期需要进行非心脏手术的患者,应选择 BMS。

【降低 DAPT 出血风险的策略及出血后的处理问题】

指南在 DAPT 出血风险推荐中,进一步强调桡动脉路径 Ⅰ A 类推荐的同时,将 DAPT 联合质子泵抑制剂(PPI)应用从 Ⅱa 类提升为 Ⅰ 类推荐,并在出血发生后依据严重程度和缺血风险进行管理决策。

根据 BARC 出血定义,可将规范化治疗后依然出血的患者分为轻微出血、小出血、中度出血、严重出血和危及生命的出血。

1. 针对任何无须药物干预或进一步评估的轻微出血,如皮肤淤血或瘀斑、患者可自行处理的鼻出血、非常小的结膜出血等,应持续 DAPT,持续口服抗凝药(OAC)或隔次用药,识别并告知患者可能的预防策略,并告诉患者药物依从性的重要意义。

2. 针对任何需要医疗照顾,但无需住院的小出血,如无法自我解决的鼻出血、中度结膜出血、无明显失血的泌尿生殖道出血或上/下消化道出血、轻微咯血等,需持续 DAPT,缩短 DAPT 疗程或换用低效能 P2Y$_{12}$ 受体拮抗剂(如从替格瑞洛/普拉格雷换为氯吡格雷),考虑停用 OAC 或使用 OAC 逆转剂直至出血控制,使用 DAPT 者可考虑停用抗血小板治疗,未使用 PPI 者加用 PPI,应识别出血相关并发症并进行对应治疗,并告知患者药物依从性的重要意义。

3. 针对任何出血导致血红蛋白丢失 >30g/L 和/或需要住院,同时血流动力学稳定、不会快速进展的中度出血,应使用单一抗血小板治疗,优选 P2Y$_{12}$ 受体拮抗剂(尤其上消化道出血者),确认安全后尽快恢复 DAPT,发生胃肠道出血时考虑静脉滴注 PPI。

4. 患者严重出血时,考虑停用 DAPT,继续单一抗血小板治疗,优选 P2Y$_{12}$ 受体拮抗剂(尤其在上消化道出血的患者中),治疗后仍持续出血或无法治疗时,应考虑停用所有抗栓药物。

5. 危及患者生命的出血应立即停用所有抗栓药物,一旦出血停止,需再次评估是否进行 DAPT 或单一抗血小板治疗。

------- 指南要点小结 -------

1. 强调 DAPT 风险/获益的评估　推荐植入支架后使用 PRECISE-DAPT 评分;DAPT 1 年无事件时,使用 DAPT 评分。

2. 推荐 ACS 患者优选新型 P2Y$_{12}$ 受体拮抗剂,PCI 术前尽早"预治疗"。

3. ACS 急性期换药均需再负荷,从氯吡格雷换为替格瑞洛无须考虑此前氯吡格雷给药时机和剂量。

4. 细化依据缺血和出血风险确定双联抗血小板治疗的疗程　行 PCI 的 ACS 患者:如出血风险不高,首选新型 P2Y$_{12}$ 受体拮抗剂,治疗 12 个月;如出血风险高,选用替格瑞洛或氯吡格雷治疗 6 个月后停药。接受药物治疗的 ACS 患者:如出血风险不高,首选替格瑞洛,治疗 12 个月;如出血风险高,建议氯吡格雷治疗 1 个月以上;存在高缺血风险的MI 史患者无论之前是 PCI 治疗还是药物治疗,若 DAPT 12 个月可耐受且无出血并发症,可考虑替格瑞洛 60mg、2 次/d 联合阿司匹林延长 DAPT 超过 12 个月。

5. 细化出血风险管理　推荐选择桡动脉入路、控制阿司匹林用量、联用 PPI 等预防出血,而出血发生后应依据出血严重程度和缺血风险进行管理决策。

(周胜华　肖宜超)

参考文献

［1］ GLENN L,ERIC B,JAMES B,et al. 2011 ACCF/AHA/SCAI Guideline for Percutaneous Coronary Intervention. A report of the American College of Cardiology Foundation/American Heart Association Task Force on Practice Guidelines and the Society for Cardiovascular Angiography and Interventions［J］. J Am Coll Cardiol, 2011,58:e44-e122.

［2］ JOHN A B,USMAN B,STEVEN M B,et al. Duration of Dual Antiplatelet Therapy:A Systematic Review for the 2016 ACC/AHA Guideline Focused Update on Duration of Dual Antiplatelet Therapy in Patients With Coronary Artery Disease:A Report of the American College of Cardiology/American Heart Association Task Force on Clinical Practice Guidelines［J］. J Am Coll Cardiol,2016,68:1116-1139.

［3］ MARCO V,HÉCTOR B,ROBERT B A,et al. 2017 ESC focused update on dual antiplatelet therapy in coronary artery disease developed in collaboration with EACTS:The Task Force for dual antiplatelet therapy in coronary artery disease of the European Society of Cardiology (ESC) and of the European Association for Cardio-Thoracic Surgery (EACTS)［J］. Eur Heart J,2018,39:213-260.

第十章　冠心病介入治疗

概　述

2016 年,中华医学会心血管病学分会组织专家组对 PCI 及相关领域的热点问题进行了全面讨论并达成共识,更新发布了《中国经皮冠状动脉介入治疗指南(2016)》。2018 年 8 月 25—29 日欧洲心脏病学会(ESC)大会召开,会上发布了更新版的《2018 年 ESC/EACTS 心肌血运重建指南》。近年来,PCI 治疗技术、器械和术中检查技术取得飞速发展,各种新技术、新方法的应用,大量临床研究结果的发布,尤其是我国自主进行的 PEPCAD、CREATE、ISCAP 等临床研究结果的发布,在 PCI 及相关领域又积累了众多临床证据,大大促进了临床指南的更新和完善。

由于本部分指南与稳定型心绞痛、非 ST 段抬高急性冠脉综合征、ST 段抬高心肌梗死、双联抗血小板治疗指南多有重叠,相关内容的详细解读可参阅本书其他章节,本章主要围绕上述两个指南重点讨论 PCI 患者的选择、手术操作及相关并发症、围手术期和术后管理等。

【选择合适的患者】

从稳定型心绞痛到急性冠脉综合征包括急性心肌梗死,PCI 的适应范围不断扩大。但对每例患者进行 PCI 前均应给予个体化评估,评价手术的获益、潜在的风险,并同其他替代治疗进行比较。

(一)稳定性冠心病

稳定性冠心病患者进行血运重建的适应证为:①强化药物治疗后仍有缺血症状;②血运重建预计可以改善患者预后(表 10-1)。

表 10-1　稳定性冠心病患者血运重建推荐

冠心病程度(解剖/功能)	推荐类别	证据水平
针对预后		
左主干直径狭窄>70%[a]	I	A
前降支近段直径狭窄>70%[a]	I	A
两支或三支冠状动脉直径狭窄>70%,且左心室功能受损(LVEF<35%)[a]	I	A
大面积缺血(缺血面积>左心室 10%)或 FFR 异常[b]	I	B

续表

冠心病程度(解剖/功能)	推荐类别	证据水平
单支通畅冠状动脉直径狭窄>50%[a]	I	C
针对症状		
任一冠状动脉直径狭窄>70%[a]，表现为活动诱发的心绞痛或等同症状，并对药物治疗反应欠佳	I	A

注：[a] 同时有缺血证据，或血流储备分数≤0.8，或主要冠状动脉直径狭窄>90%；[b] FFR<0.75 提示该狭窄病变与预后相关。LVEF，左室射血分数；FFR，血流储备分数。

冠心病的各临床分型中对高危人群的检测十分重要，对高危人群予以积极干预治疗，可以减少主要心血管不良事件(MACE)的发生率，对医疗资源的合理使用具有重要意义。

对于冠状动脉病变复杂(SYNTAX 评分)的稳定性冠心病患者，在 2018 年 ESC 心肌血运重建指南和《中国经皮冠状动脉介入治疗指南(2016)》中均强调了需由包括心脏内、外科医师组成的心脏团队进行讨论后决定治疗决策，而不建议患者在结束冠脉造影后同期行 PCI(ad hoc PCI)。同时，随着 FAME 2、FREEDOM 等临床研究结果的公布，2018 年 ESC 心肌血运重建指南中对左主干和三支病变的相关推荐证据级别由原来的 B 级升到了 A 级，同时在选择 PCI 患者时更加重视 FFR 的使用。

值得注意的是，2018 年的新指南将 SYNTAX 评分≤22 分、合并糖尿病的三支病变患者单列一项进行推荐。相对于不合并糖尿病的患者，在合并糖尿病时新指南更倾向于 CABG(I 类推荐)，而非 PCI(IIb 类推荐)。FREEDOM 研究纳入 1 900 例合并糖尿病的多支病变患者，随机分入 PCI 组和 CABG 组。随访 5 年后发现，在全因死亡、非致命性心肌梗死、卒中发生率方面，CABG 显著优于 PCI。

1. **无创性评估**　高危人群的判断可依据病史、临床表现及心电图改变初步判断，各种无创性检查可更加有效地判定高危人群。常用的无创性检查方法主要有：①平板运动试验；②超声心动图及运动负荷试验；③核素心肌灌注扫描及运动负荷试验。

无症状性心肌缺血、稳定型心绞痛、急性冠脉综合征稳定期及急性心肌梗死患者出院前的无创性评估：①高危的平板运动试验评分(评分≤-11 分)；②运动负荷试验诱发的大面积心肌灌注缺损(特别是前壁)；③运动负荷试验诱发的中等面积的心肌灌注缺损；④运动负荷试验诱发的多部位心肌灌注缺损伴左心室扩张或肺摄取增加；⑤小剂量多巴酚丁胺[≤10mg/(kg·min)] 运动负荷试验或心率低于 120 次/min 时超声心动图提示>2 个节段的室壁运动异常；⑥负荷超声心动图提示广泛心肌缺血的证据。以上情况提示患者为高危人群，年死亡率>3%，需要积极干预治疗。

2. **有创性评估**　PCI 或 CABG 的目标是尽可能减少残余缺血，即达到完全血运重建，研究显示完全血运重建可降低冠心病患者死亡和心肌梗死的风险。完全血运重建包括解剖完全血运重建和功能完全血运重建。由于无创性检查的局限性，利用有创性检查手段对冠状动脉病变详细地进行解剖学和功能学评估，是稳定性冠心病患者制订治疗方案的重要依据。

(1) 解剖评估：指南推荐所有左主干病变或三支病变患者进行 SYNTAX 评分(I 类推荐，B 级证据)。SYNTAX 评分根据 11 项冠状动脉造影病变解剖特点，定量评价病变的复杂程度。对于病变既适于 PCI 又适于 CABG 且预期外科手术病死率低的患者，尤其是左主干病变和三支病变，SYNTAX 评分可帮助制订治疗决策。

在 SYNTAX 评分的基础上,SYNTAX Ⅱ评分新增是否存在无保护左主干病变,并联合 6 项临床因素(包括年龄、肌酐清除率、左心室功能、性别、是否合并慢性阻塞性肺疾病和周围血管病),在预测左主干和复杂三支病变血运重建的远期死亡率方面,优于单纯的 SYNTAX 评分。来自中国的研究显示,对于无保护左主干病变患者,SYNTAX Ⅱ评分预测 PCI 术后远期病死率的价值,优于 SYNTAX 评分。

(2) 功能评估:冠状动脉血流储备分数(FFR)是指在冠状动脉存在狭窄病变的情况下,该血管所供心肌区域能获得的最大血流与同一区域理论上正常情况下所能获得的最大血流之比。目前,FFR 是冠状动脉临界狭窄病变患者进行标准的功能学检查手段,是这类患者选择治疗方案的“金标准”,建议对 ≤0.80 的病变进行 PCI 处理。

FAME 研究显示,通过 FFR 进行 PCI 处理病变的选择比应用解剖学方法选择有更好的远期预后。相反地,FAME 2 研究显示,如未处理功能学异常的病变,则将导致很高的再次手术率。因此,对于 PCI 应尽可能达到功能完全血运重建。

3. **存活心肌的判定**　陈旧性心肌梗死及冠脉慢性闭塞病变进行冠脉血运重建前,对存活心肌的判定十分重要,与治疗效果直接相关。冠脉造影不能判断心肌是否存活,但在冠脉造影时发现完全闭塞病变,其闭塞远端如无侧支循环供应,其供应心肌存活的可能性很低。

目前应用于临床判断存活心肌的方法主要有:①刺激心肌收缩力储量的小剂量多巴酚丁胺超声心动图负荷试验(DSE);②核素心肌灌注显像(^{201}Tl 和 ^{99m}Tc-MIBI SPECT);③代谢示踪剂氟脱氧葡萄糖(FDG)判断心肌活性的正电子发射体层扫描(PET)。DSE 评估存活心肌的临床应用价值已被临床所公认,其诊断存活心肌的敏感性为 80%～85%,特异性为 85%。由于方法简便、安全、价格低廉,可作为评估存活心肌的首选方法。^{201}Tl 再灌注心肌显像是一种比较可靠的评价存活心肌的方法,硝酸酯^{99m}Tc-MIBI 心肌显像可提高评价存活心肌的准确性,核素诊断心肌存活的敏感性为 90%,特异性为 70%。PET 灌注代谢显像是评价存活心肌的最可靠的无创方法,但价格昂贵、技术复杂,目前尚不能成为常规检查手段。

(二) 非 ST 段抬高急性冠脉综合征

对于不稳定型心绞痛和 NSTEMI 患者,指南更加强调对于高危患者的识别,以及早期进行有创性检查和治疗。目前,有创性检查和治疗已逐渐成为高危 NSTE-ACS 患者的标准策略。

1. **手术时间**　在手术时机方面,指南建议根据患者的病史、症状、体征、心电图和肌钙蛋白作为风险分层的工具(Ⅰ类推荐,A 级证据),推荐采用全球急性冠状动脉事件注册(global registry of acute coronary events,GRACE)预后评分进行缺血危险分层,分为紧急(2 小时以内)、早期(24 小时以内)和延迟(72 小时以内)3 种血运重建策略(包括 PCI 和 CABG)。

早期有创性检查有助于快速诊断 CAD,识别罪犯病变,指导抗栓治疗,以及评估冠状动脉解剖学从而决定手术策略(PCI 或 CABG)。大量研究显示,常规进行有创性检查和治疗可明显改善 NSTE-ACS 患者的临床预后,尤其是存在肌钙蛋白升高或其他高危因素的患者。此外,早期有创性检查和治疗还可显著降低 NSTE-ACS 患者缺血症状反复的发生率和缩短住院时间。在临床实践中,早期实施介入治疗显然对整个医疗体系具有积极的意义。

(1) TIMACS 研究:该研究显示,对于非 ST 段抬高 ACS 患者,发病 24 小时以内进行早期介入治疗是安全的,获益超过延迟干预(发病 36 小时以后),高危患者尤其如此。TIMACS 研究共纳入 3 031 例高危 NSTE-ACS 患者,高危患者定义为满足下述 3 个条件中的 2 个,包括年龄>60 岁、心电图提示缺血性改变或心肌标记物升高。随机分入早期介入组(发病 24

小时以内)和延迟介入组(发病 36 小时以后)。主要终点指标是死亡、新发心肌梗死或卒中中的复合终点。结果显示,早期介入和延迟介入组之间 6 个月的主要终点指标无显著性差异(9.7% vs. 11.4%)。早期介入与延迟介入相比,死亡、心肌梗死或顽固性心肌缺血的总发生率无显著差异(9.6% vs. 13.1%)。早期介入治疗使得顽固性心肌缺血的发生率降低 70%(1.0% vs. 3.3%)。两组之间大出血或其他安全性终点指标无显著差异。对于 GRACE 评分较高的患者(评分>140 分),早期介入组主要终点指标(死亡、新发心肌梗死或卒中)发生率减少 35%,早期或延迟介入组主要终点事件发生率分别为 14.1% 和 21.6%。

(2) ACUITY 研究亚组分析:共入选 17 个国家 450 个临床中心的 13 819 名高危 NSTE-ACS 患者。研究者对该研究中行 PCI 的患者数据进行亚组分析,共入选 7 749 名患者,按 PCI 手术时间与发病时间间隔分为 3 组,即<8 小时(2 197 例)、8~24 小时(2 740 例)、>24 小时(2 812 例),随访 1 年,比较各组 30 天和 1 年死亡率、心肌梗死和复合缺血事件(死亡、心肌梗死和非计划性再次血运重建)。结果显示,PCI 延迟>24 小时是高危 NSTE-ACS 患者 PCI 术后 30 天和 1 年死亡的独立预测因素。

(3) 荟萃分析:多个荟萃分析对比了早期和延迟有创治疗对 NSTE-ACS 患者预后的影响。荟萃分析入选 ABOARD、ELISA、ISAR-COOL、TIMACS 四个随机对照研究,共计 4 013 名患者,比较两组死亡、心肌梗死、再发缺血症状以及住院时间等。结果表明,早期介入治疗可以明显缩短住院时间,明显降低再发缺血事件,复合终点事件更低。FRISC-Ⅱ、ICTUS 和 RITA-3 研究荟萃分析结果证实,早期介入策略有更低的心血管死亡或非致命心肌梗死事件。风险越高,早期介入治疗 5 年获益越大。TIMI ⅢB、MATE、VANQWISH、FRISC Ⅱ、TAC-TICS-TIMI、RITA、VINO、ICTUS 荟萃分析显示,早期侵入性策略可以降低死亡、心肌梗死及再住院率。不论男性还是女性患者,早期介入治疗均优于保守治疗。高危男性患者早期行介入治疗获益更为明显。

2. **手术策略**　在手术策略方面,由于缺乏相关领域随机对照研究,主要的研究证据均来源于稳定性冠心病,因此,2018 年 ESC 新指南建议遵循与稳定性冠心病患者相同的原则进行手术方式(PCI 或 CABG)的选择。相对于 2014 年 ESC 指南和 2016 年中国指南中的推荐(由心脏团队或心脏内、外科联合会诊制订血运重建策略),新指南该项推荐更加高效、更加符合临床需求。

如前所述,完全血运重建可降低冠心病患者死亡和心肌梗死的风险,因此对于 NSTE-ACS 患者指南同样强调完全血运重建。另外,需要特别指出的是,在关于 NSTE-ACS 患者手术时机的临床研究中,完全血运重建均是标准的治疗方案。

在是否同期进行完全血运重建方面,2018 年 ESC 指南明确指出对于合并心源性休克的 NSTE-ACE 患者,不建议同期处理非 IRA 病变。最近刚刚发布结果的 CULPRIT-SHOCK 研究显示,在合并心源性休克的多支病变 AMI 患者中,分期手术处理非 IRA 病变的患者 30 天全因死亡率及其与严重肾功能不全组成的复合终点事件发生率均显著低于同期手术处理非 IRA 病变者。因此,合并心源性休克的多支病变 AMI 患者应选择分期手术,而不应同期处理非 IRA 病变。而对于非心源性休克的多支病变 NSTE-ACS 患者,指南未进行明确的规定。SMILE 研究显示,同期完全血运重建对多支病变 NSTEMI 患者的治疗效果似乎优于分期血运重建,因为同期血运重建患者的主要心脑血管不良事件(MACCE)发生率更低。但值得注意的是,NSTE-ACS 患者 PCI 围手术期并发症的发生率仍显著高于稳定性冠心病患者。该研究纳入 542 例 NSTEMI 患者,完成了早期血运重建(24 小时内 PCI),受试者按照 1:1 的比例随机接受同期 PCI($n=264$)或分期 PCI($n=263$)治疗,分期 PCI 的二次手术在初次手术后 3~7 天内完成。主要终点为 MACCE 事件,即 1 年时发生心源性死亡、死亡、心肌再梗死、不稳定型心绞痛导致再入院、再次血运重建、靶血管血运重建(TVR)及卒中。结果显示,同期 PCI 组的主要终点发生率低于分期 PCI 组,1 年时两组 MACCE 发生率分别为 13.63% 与 23.19%。另外,1 年时分期 PCI 组的 TVR 发生率明显高于同期 PCI 组,但两组患者的心源性死亡与心肌梗死发生率无明显差异。

(三) ST 段抬高急性心肌梗死

早期开通梗死相关动脉(IRA)是治疗急性心肌梗死的关键,可有效改善患者急性期及长期预后。1983 年 Haltzer 首次报道在 AMI 患者行直接 PTCA 以来,有许多临床试验观察了直接 PCI 在急性心肌梗死中的作用。与溶栓治疗相比,PCI 能迅速、有效地恢复梗死心肌的再灌注,适用于 90% 以上的患者,其中 90% 以上的患者有望达到 TIMI-3 级血流。而仅有大约 1/3 的患者适宜并接受溶栓治疗,50%~55% 达到 TIMI-3 级血流。

近年来,随着人们对于 STEMI 认识的加深,将首次医疗接触(FMC)进行了定义,把确诊 STEMI 的时间点定义为"time 0",并把这一时间点作为选择再灌注策略的计时开始,从 "STEMI 诊断"到溶栓剂应用最长延迟时间设定为 10 分钟。同时,将 D2B 时间从指南中删除。

PCI 手术策略方面,国内外指南都进行了明确的推荐。

1. **血管路径选择**　优先推荐选择经桡动脉途径。

2. **支架选择**　直接 PCI 时应优先选择新一代 DES 以替代 BMS。

3. **完全血运重建**　多个随机对照研究均显示,对于多支病变的 STEMI 患者,完全血运重建预后优于仅处理 IRA 病变。但 STEMI 急性期 PCI 并发症发生率显著高于稳定性冠心病患者,应尽量缩短手术时间,减少操作。因此,指南对于完全血运重建的时机建议为: STEMI 合并多支病变的患者可同期或在出院前处理非 IRA;对于合并心源性休克的患者可同期干预非 IRA。

4. **血栓抽吸**　TOTAL 研究和 TASTE 研究结果的发布引起人们开始广泛质疑,血栓抽吸术是否能够使 STEMI 患者获益。研究显示,在 PCI 术中常规进行血栓抽吸并不改善 STEMI 患者的短期或长期预后,更可能增加患者卒中风险。因此,目前国内外指南均不建议直接 PCI 时常规血栓抽吸。然而,指南并未完全否定血栓抽吸,在导引导丝或球囊通过后,若残余血栓负荷较大,仍可考虑血栓抽吸。

5. **机械循环辅助**　不推荐所有心源性休克患者常规使用 IABP。然而,对于存在机械并发症的患者,目前的临床证据仍显示 IABP 可帮助患者在等待手术时顺利过渡。因此,对于机械并发症导致的血流动力学不稳定或心源性休克患者,指南仍推荐应考虑使用 IABP;对于顽固性休克患者,可以考虑短期使用机械循环辅助(如 Impella、ECMO 等)。

【PCI 术中操作】

(一) 介入治疗入径

股动脉路径是 PCI 的经典路径。但随着技术的发展,目前指南推荐首选入径为:经桡动脉路径(Ⅰ类推荐,A 级证据)。

(二) 术中辅助诊断及治疗技术

随着新器械的研究发展,国内外指南均对 PCI 术中辅助诊断技术和治疗技术进行了详细的推荐和说明。其中,辅助诊断技术包括功能学评估技术(FFR)和影像学评估技术(IVUS和OCT),治疗技术有血栓抽吸术、药物涂层球囊、冠状动脉斑块旋磨术、主动脉内球囊反搏/左心室辅助装置等。研究显示,FFR指导下达到功能性完全血运重建可改善患者预后,因此对其的推荐级别最高。同时,指南强调在复杂病变中合理选择使用IVUS和OCT可辅助优化PCI术,减少手术失败和手术并发症。而关于药物涂层球囊的大型临床研究均针对支架内再狭窄病变,其在支架内再狭窄的治疗上具有良好的临床疗效,指南也给予了Ⅰ类推荐。但对于其他类型的病变,尤其是新发狭窄病变,目前尚缺乏相关的临床证据。对各项技术分述如下:

1. **血管内超声**　血管内超声(intravascular ultrasound,IVUS)对PCI有非常重要的指导价值,尤其是对高危病变(包括左主干、钙化及分叉病变等),可明确支架大小、膨胀是否充分以及定位是否准确等。通常用于造影结果不明确或者不可靠的情况下,如开口病变、血管重叠及分叉病变等。指南对其推荐如下:

(1) 采用IVUS指导有助于查明支架失败原因(Ⅱa类推荐,C级证据)。

(2) 对选择性的患者(无保护左主干、三支、分叉、慢性闭塞及支架内再狭窄病变等),推荐IVUS指导的优化支架植入(Ⅱa类推荐,C级证据)。

(3) 对慢性闭塞病变,IVUS指导有助于明确闭塞始点及帮助判断指引导丝是否走行在真腔,提高PCI成功率。

2. **FFR**　FFR能特异地反映心外膜下冠状动脉狭窄的功能学严重程度,对开口、分支、多支和弥漫性病变均有较强的指导意义,指南对其推荐如下:

(1) 对没有缺血证据的SCAD患者,推荐对冠状动脉造影目测直径狭窄50%~90%的病变行FFR评估(Ⅰ类推荐,A级证据)。

(2) 对多支血管病变患者,推荐FFR指导的PCI(Ⅱa类推荐,B级证据)。

(3) OCT对明确血栓、造影未识别的斑块破裂及支架膨胀不良的价值优于IVUS,有助于查明支架失败原因(Ⅱa类推荐,C级证据)。

(4) 对选择性患者,OCT可优化支架植入(Ⅱa类推荐,C级证据)。

3. **血栓抽吸**

(1) 不推荐直接PCI前进行常规冠状动脉内手动血栓抽吸(Ⅲ类推荐,A级证据)。

(2) 在直接PCI时,对经过选择的患者(如血栓负荷较重、支架内血栓),可用手动或机械血栓抽吸,或将其作为应急使用(Ⅱb类推荐,C级证据)。

(3) 血栓抽吸时应注意技术方法的规范化,以发挥其对血栓性病变的治疗作用。

4. **药物涂层球囊**　推荐用药物涂层球囊治疗BMS或DES支架内再狭窄病变(Ⅰ类推荐,A级证据)。

5. **冠状动脉斑块旋磨术**

(1) 对无法充分扩张的纤维性或严重钙化病变,植入支架前采用旋磨术是合理的,可提高钙化病变PCI成功率,但不降低再狭窄率(Ⅱa类推荐,C级证据)。

(2) 不推荐对所有病变(包括首次行PCI的病变或支架内再狭窄)常规使用旋磨术(Ⅲ类推荐,A级证据)。

6. **主动脉内球囊反搏/左心室辅助装置**

(1) 对STEMI合并心源性休克患者,不推荐常规应用IABP(Ⅲ类推荐,A级证据),但对药物治疗后血流动力学仍不能迅速稳定者,可用IABP支持(Ⅱa类推荐,B级证据)。

（2）ACS 合并机械性并发症患者,发生血流动力学不稳定或心源性休克时可植入 IABP（Ⅱa 类推荐,C 级证据）。

（三）支架选择

新一代 DES 采用了与第一代不同的支架框架材料(包括钴铬合金、铂铬合金等)、新的抗增生药物[包括百奥莫司(biolimus)、依维莫司(evemlimus)和佐他莫司(zotamlimus)]以及生物可降解材料作涂层,其生物相容性更好,支架梁更薄,因而 DES 处管壁较早内皮化,降低了新生内膜过度增生、再狭窄率及晚期和极晚期支架内血栓形成的发生率。多个临床研究数据均支持在合并糖尿病、慢性肾功能不全、左主干病变、急性心肌梗死、静脉桥血管、支架内再狭窄和 CTO 中新一代 DES 预后更佳。

此外,虽然多个临床研究和荟萃分析显示,植入生物可吸收支架(BVS)的患者远期预后并不劣于新一代 DES,然而,BVS 显著增加靶病变再次血运重建、支架内血栓。因此,2017 年 BVS 的商业性使用被叫停,2018 年 ESC 指南明确指出生物可吸收支架仅可用于参加临床试验的患者。生物可降解涂层 DES 可通过减轻 PCI 术后的炎性反应,从而降低术后远期不良反应。不少研究显示生物可降解涂层 DES 具有与新一代 DES 相当的有效性和安全性,但其随访时间仍较短,尚缺乏 5 年及以上的随访结果证实其远期预后。

1. **2018 年 ESC 指南**　强调 DES 适用于所有患者(Ⅰ 类推荐,A 级证据);建议所有患者均选用 DES 而非 BMS,不考虑以下情况如何:病史、病变类型、计划非心脏手术、双联抗血小板疗程、同时抗凝治疗。

2. **2016 年中国指南**

（1）以下情况或冠状动脉病变使用新一代 DES:

1）Ⅰ 类推荐:①NSTE-ACS 患者、STEMI 直接 PCI 患者(A 级证据);②冠心病合并糖尿病患者(A 级证据);③冠心病合并慢性肾脏疾病(chronic kidney disease,CKD)患者(B 级证据);④静脉桥血管病变及支架内再狭窄病变(A 级证据)。

2）Ⅱa 类推荐:开口处病变(B 级证据)。

（2）以下情况使用 BMS 或 PTCA:

1）Ⅰ 类推荐:对高出血风险、不能耐受 12 个月 DAPT,或因 12 个月内可能接受侵入性或外科手术必须中断 DAPT 的患者,建议植入 BMS,或行 PTCA(B 级证据)。

2）Ⅱa 类推荐:对 3 个月内计划接受择期非心脏外科手术的患者行 PCI 时,可考虑植入 BMS 或行 PTCA(B 级证据)。

（四）特殊病变

2018 年 ESC 指南同样对特殊病变的 PCI 术进行了单独的推荐和说明,并进行了一定的更新。其主要的更新点为:①新推荐:对于左主干分叉病变,DK crush 技术优于 Provisional T 支架技术;②主支单支架术为基础的必要性分支支架术推荐类别由Ⅱa 类升为Ⅰ类推荐。

对于分叉病变,多个多中心随机对照研究结果显示,相比于以主支单支架术为基础的 Provisional 分支支架术,双支架技术并不能给患者的临床预后带来更多获益,而双支架技术的手术时间、造影剂用量、放射线暴露和费用均更高,因此,指南不建议常规使用双支架技术。

但当必须使用双支架技术时,目前对于使用哪种技术仍存在争议。主要的双支架技术为三种,即裤裙式支架植入术(Culotte 术)、Crush 支架术(包括经典 crush 或双球囊对吻 DK-crush)和 T 支架术(TAP)。对于非左主干分叉病变,目前尚无足够证据说明哪种技术更佳;

而对于左主干真性分叉病变,目前更多的临床数据支持 DK-Crush 支架术的预后更佳。

1. 分叉病变 对分支病变,仅在主支血管中植入支架,随后进行 Provisional 球囊成形术,分支血管根据情况决定是否植入支架(Ⅰ类推荐,A 级证据)。

2. 慢性完全闭塞病变 对于接受药物治疗的心绞痛患者或在闭塞血管区域内有大面积缺血证据的患者,应考虑 CTO 的经皮血运重建(Ⅱa 类推荐,B 级证据)。

3. 左主干真性分叉病变 在左主干的真分叉病变中,DK Crush 技术优于 Provisional T 支架技术(Ⅱb 类推荐,B 级证据)。

【并发症】

PCI 并发症的发生与所采用的技术相关,同时与患者本身的临床及病变解剖因素相关。其并发症主要为急性冠状动脉闭塞、无复流、冠状动脉穿孔、支架内血栓形成、支架脱载、出血、血管并发症、对比剂肾病。PCI 的并发症直接影响手术结果,术前进行仔细的病史评估、冠脉造影病变形态的分析,熟练的手术技巧,术前与术后合理的应用某些药物有助于减少并发症的发生。

(一) 并发症的危险因素

1. 病史评估 多个临床研究表明某些特定的临床因素可能增加并发症的发生,如高龄、女性、不稳定型心绞痛、充血性心力衰竭、糖尿病、多支血管病变等。

(1)年龄:随着年龄增加,患者伴随疾病增多,冠脉病变形态复杂程度增加。高龄患者易合并心肌梗死史、左室射血分数下降及充血性心力衰竭。研究表明,年龄>75 岁是 PCI 并发症增加的主要临床预测指标之一。冠脉内支架植入可改善高龄患者的手术成功率及短期疗效。对高龄患者 PCI 术前需要仔细评估手术的获益及可能的风险。

(2)糖尿病:多中心研究表明,糖尿病患者较非糖尿病 PCI 并发症的发生明显增加(15.4% vs. 5.8%)。TIMI-ⅡB 研究发现,心肌梗死合并糖尿病患者,早期有创治疗死亡率高于保守组。合并糖尿病的冠心病患者比无糖尿病患者更多出现左主干病变和多支病变,更多表现出累及冠状动脉小血管的弥漫性病变。多个 RCT 研究结果显示,有创治疗和支架植入可改善糖尿病患者的长期预后。指南对于合并糖尿病的冠心病患者行 PCI 术时的原则推荐与无糖尿病患者相同,强调选择新一代 DES 作为常规支架选择,同时强调 PCI 后控制糖尿病和二级预防的重要性。

(3)性别:球囊成形术中女性患者死亡率、穿刺血管并发症及冠脉夹层发病率均高于男性。分析其原因,可能与女性患者年龄大、血管相对细小、更常合并高血压性心脏病有关。近年的临床试验表明,女性患者 PCI 的成功率明显增加,并发症减少。对预期行 PCI 治疗的女性仔细评估后,仍可获得较好的效果。

(4)其他:高血压、左室功能不全、肾功能不全、既往心肌梗死病史、冠脉搭桥病史等均明显增加 PCI 并发症的发生率,其死亡率也增高。死亡作为 PCI 的结果,直接与冠状动脉发生闭塞有关,并且最常与严重的左心功能不全相关。

2. 冠状动脉病变形态与分类 目前 PCI 技术是利用支架处理 PCI 的即刻和远期并发症,因而过去根据病变特征的严重程度提出的病变分类,已经发生了很大改变。2005 年修订病变分类系统为高度危险(至少有一处 C 型病变特征)和非高度危险(非 C 型病变特征)。C 型病变包括弥漫性(长度>2cm);极度成角病变>90°;无法保护大侧支;近段严重扭曲;完全闭塞>3 个月和/或桥侧支存在;退化且易合并易损斑块静脉移植血管。SCAI 根据是否有 C

型病变的特征、血管通畅与阻塞,将病变分为4类(表10-2)。2014年,SCAI联合AHA/ACC共同发布的《无现场外科手术支持的经皮冠状动脉介入治疗(PCI)专家共识》中对高危病变也进行了新的定义,包括以下8种:无保护左主干病变、弥漫性病变(长度>2cm)、过渡成角血管(>90°)或近段病变或病变内弯曲、病变或血管近段超过中度钙化、不能保护主要分支的分叉病变、血管或病变部位大量血栓、病变或血管存在影响支架顺利植入的其他因素、预计需要旋磨或其他旋切技术(如切割球囊或激光)。

表10-2　SCAI病变分类系统:Ⅰ~Ⅳ型病变特点

病变类型	特点
Ⅰ型病变(预期成功率最高,低风险)	1. 不符合C型诊断标准 2. 血管通畅
Ⅱ型病变	1. 符合所有ACC/AHA C型病变诊断标准 2. 血管通畅
Ⅲ型病变	1. 不符合C型病变标准 2. 血管闭塞
Ⅳ型病变	1. 符合所有ACC/AHA C型病变诊断标准 2. 血管闭塞

Ellis等研究发现,冠脉病变的9项指标与PCI术后早期的不良事件独立相关,为并发症的危险因素。相关性最强的指标是非慢性完全闭塞病变和退化的大隐静脉桥病变;中等强度相关的指标是病变长度>10cm,管腔不规则,大的充盈缺损,钙化并≥45°的成角病变,偏心病变、严重的钙化病变和已超过10年的大隐静脉桥。

3. **操作因素**　分析PCI的并发症与再狭窄的影响因素发现,术者的操作经验与PCI的成功直接相关。有经验的术者(每年完成100例以上或总共完成300例以上)较经验不足的术者其并发症(心肌梗死、急诊CABG和死亡)率下降59%~79%,经验丰富的术者(完成总数在1 000例以上)其并发症极少。ACC/AHA在指南中对术者的从业资格有明确规定,建议进行专业认证。术者必须熟悉PCI的适应证、并发症及禁忌证,每年独立操作量≥75例,对各类复杂病变熟悉器械的选用。

4. **再狭窄**　PCI术后再狭窄引起相应的缺血症状往往导致患者需要再次血运重建,这类患者的预后往往更差。随着冠状动脉内成像技术的发展,人们也更多认识到支架内再狭窄的机制。OCT检查发现,支架内再狭窄处多存在新的冠脉粥样硬化。许多临床因素(糖尿病、不稳定型心绞痛、AMI,再狭窄病史)、冠脉病变特征(左前降支近端病变、小血管、完全闭塞病变、长病变、SVG)及术中因素(较高的术后管腔狭窄率、较小的最小管腔直径及腔径增加)与再狭窄发生率增高有关,但上述因素均不能预测再狭窄的发生。DES的再狭窄发生率低于单纯球囊扩张、BMS等。近年来的研究显示,药物涂层球囊在降低再狭窄发生率方面有着不错的结果,尤其是对于植入BMS的患者,可大大降低BMS支架内再狭窄。同时,支架膨胀不全时应使用非顺应性球囊进行充分的高压力扩张以减少再狭窄的发生。

(二)并发症的预防和处理

1. **急性冠状动脉闭塞**　发生在术中或术后24小时,可能由主支血管夹层、壁内血肿、支架内血栓、斑块和/或嵴移位及支架结构压迫等因素所致。上述情况均应及时处理或植入支架,尽快恢复冠状动脉血流。

2. **无复流** 推荐冠状动脉内注射替罗非班、钙通道阻滞剂、硝酸酯类、硝普钠、腺苷等药物,或应用血栓抽吸及植入 IABP,可能有助于预防或减轻无复流,稳定血流动力学。

关于给药部位,与冠状动脉口部给药相比,经灌注导管在冠状动脉靶病变以远给予替罗非班可改善无复流患者心肌灌注。

3. **冠状动脉穿孔** 发生穿孔时,可先用直径匹配的球囊在穿孔处低压力扩张封堵,对供血面积大的冠状动脉,封堵时间不宜过长,可间断进行,对小穿孔往往能奏效;如果穿孔较大或低压力扩张球囊封堵失败,可植入覆膜支架封堵穿孔处,并停用血小板膜糖蛋白Ⅱb/Ⅲa 受体拮抗剂。若介入手段不能封堵破口,应行急诊外科手术。

监测活化凝血时间(activated clotting time,ACT),必要时应用鱼精蛋白中和肝素。做好心包穿刺准备,若出现心脏压塞,则在维持血流动力学稳定的同时立即行心包穿刺或心包切开引流术。指引导丝造成的冠状动脉穿孔易发生延迟心脏压塞,需密切观测,若穿孔较大,必要时应用自体脂肪颗粒或弹簧圈封堵。

无论哪种穿孔类型,都应在术后随访超声心动图,以防延迟的心脏压塞发生。

4. **支架血栓形成**

(1)支架内血栓的预防措施:

1)术前及围手术期充分 DAPT 和抗凝治疗,对高危患者或病变,可加Ⅱb/Ⅲa 受体拮抗剂 GPI,但应充分权衡出血与获益风险。

2)选择合适的介入治疗方案:应权衡利弊,合理选用球囊扩张术、BMS 或 DES 植入术;支架贴壁要尽可能良好,建议高压力释放支架(必要时选用后扩张球囊),尽量减少支架两端血管的损伤;对选择性患者,可选用 IVUS 指导。

3)强调术后充分使用 DAPT。

(2)发生支架内血栓的处理措施:

1)应立即行冠状动脉造影,建议行 IVUS 或 OCT 检查,明确支架失败原因。

2)球囊扩张或重新植入支架仍是主要治疗方法,必要时可给予冠状动脉内溶栓治疗。

3)对血栓负荷大者,可采用血栓抽吸,可应用 GPI 持续静脉输注 48 小时。

4)应检测血小板功能、了解有无高残余血小板反应性,以便调整抗血小板治疗。

5)对反复、难治性支架血栓形成者,必要时需外科手术治疗。

5. **支架脱载** 术前充分预判病变特点及预处理病变(如钙化病变采取旋磨术预处理等),是防止支架脱落的有效手段。发生支架脱落后的处理措施:

(1)若指引导丝仍在支架腔内,可经导丝送入直径≤1.5mm 小球囊至支架内偏远端,轻微扩张后,将支架缓慢撤入指引导管。

(2)若因支架近端变形无法撤入指引导管,可先更换更大外径指引导管重新尝试;也可经另一血管路径,送入抓捕器,将支架捕获后取出。

(3)如上述方法无效,可沿指引导丝送入与血管直径 1∶1 球囊将支架原位释放,或植入另一支架将其原位贴壁。

(4)必要时行外科手术,取出脱载支架。

6. **出血** 围手术期出血是引发死亡及其他严重不良事件的主要危险因素。

(1)出血的预防措施:所有患者 PCI 术前均应评估出血风险(Ⅰ类推荐,C 级证据),建议用 CRUSADE 评分评估出血风险;建议采用桡动脉路径(Ⅰ类推荐,A 级证据);对出血风险高的患者(如肾功能不全、高龄、有出血史及低体重等),围手术期优先选择出血风险较小的抗栓药物,如比伐芦定、磺达肝癸钠等;PCI 术中根据体重调整抗凝药物剂量;监测 ACT,以避免过度抗凝。

(2)出血处理:

1)通常首先采用非药物一般止血措施,如机械压迫止血等;对血流动力学不稳定者静脉补液和输注红细胞;必要时使用内镜、介入或外科方法局部止血;若出血风险大于缺血风险,尽快停用抗栓药物。

2)若上述方法效果不满意,可进一步采用药物治疗的方法:应用鱼精蛋白中和肝素,以硫酸鱼精蛋白 1mg/80~100U 肝素剂量注射,总剂量一般不超过 50mg;鱼精蛋白可中和 60% 的低分子量肝素(low molecular weight heparin,LMWH),LMWH 用药不足 8 小时者,可以硫酸鱼精蛋白 1mg/100U 抗 Xa 活性剂量注射,无效时可追加 0.5mg/100U 抗 Xa 活性。

3)在停用阿司匹林或替格瑞洛 3 天、氯吡格雷 5 天后,应再次权衡出血和再发缺血事件的风险,适时恢复适度的抗栓治疗。

7. 血管并发症　血管并发症主要与穿刺点相关,其危险因素有女性、年龄>70 岁、体表面积<1.6m^2、急诊介入治疗、外周血管疾病和围手术期应用 GPI。

(1)腹膜后血肿:对于经股动脉路径 PCI 术后短时间内出现低血压(伴或不伴腹痛、局部血肿形成),应怀疑腹膜后出血,必要时行超声或 CT 检查,及时补充血容量。少量局部出血或小血肿且无症状时,可不予处理。血肿较大、出血过多且血压下降时,应充分加压止血,并适当补液或输血。

(2)闭塞:术前常规行 Allen 试验检查桡动脉、尺动脉的交通情况,术中充分抗凝,术后及时减压,能有效预防桡动脉闭塞和 PCI 后手部缺血。

(3)桡动脉痉挛:较常见,穿刺时麻醉不充分、器械粗硬、操作不规范或指引导丝进入分支,均增加痉挛发生率。桡动脉痉挛时,严禁强行拔出导管,应首先经动脉鞘内注射硝酸甘油 200~400μg、维拉帕米 200~400μg 或地尔硫草 5mg(必要时反复给药),直至痉挛解除后再进行操作。

(4)筋膜间隙综合征:少见,但后果严重。当前臂血肿快速进展引起骨筋膜室内压力增高至一定程度时,常会导致桡动脉、尺动脉及正中神经受压,进而引发手部缺血、坏死。因此,一旦发生本征,应尽快外科手术治疗。

(5)夹层:预防的方法包括低阻力和/或透视下推送导丝、导管。

(6)假性动脉瘤:多普勒超声可明确诊断,局部加压包扎,多可闭合。若局部压迫不能奏效,可行外科手术治疗。

(7)动静脉瘘:少部分可自行闭合,也可作局部压迫,但大的动静脉瘘常需外科修补术。

8. 对比剂肾病(contrast-induced acute kidney injury,CIAKI)　定义:PCI 术后血清肌酐超过 2.0mg/dl 或较术前超过正常上限 50%或更多,或患者需要透析治疗。对比剂肾病危险因素包括 CKD、糖尿病、充血性心力衰竭、血流动力学不稳定、血容量减少、女性、高龄、外周血管出血以及对比剂使用的类型和剂量。AGEF 评分增高是 CIAKI 发生的独立预测因素,可应用 AGEF 评分系统评估 CIAKI 的风险。指南推荐根据患者 CIAKI 的风险以及基础肾脏病的严重程度选择合理的 CIAKI 预防措施,包括等渗盐水水化、使用等渗或低渗对比剂、减少对比剂用量、大剂量他汀治疗及预防性血液滤过。指南不推荐血液透析作为重度CKD 患者的预防措施。

【围手术期药物治疗及术后管理】

近年来,在 PCI 经验及器械进步的同时,各种围手术期药物的应用对提高 PCI 的成功率,减少其并发症的发生起重要作用。《中国经皮冠状动脉介入治疗指南(2016)》和《2018 年 ESC/EACTS 心肌血运重建指南》均对围手术期药物治疗和术后管理进行了明确的建议,主要包括抗血小板治疗、抗凝治疗、调脂治疗、康复治疗、重要合并症管理。

近年来,各种新型抗血小板药物和新型口服抗凝药不断发布新的临床证据,也使指南进一步更新。目前,对于抗血小板治疗的药物选择和双联抗血小板治疗(DAPT)的疗程仍存在较大的争议。由于该部分内容与第九章有较多重复,本章主要对抗血小板治疗的药物选择和 DAPT 时长进行简单阐述。

(一) 抗血小板治疗的药物选择

多项研究证实,ACS 患者 PCI 术前给予负荷剂量 $P2Y_{12}$ 受体拮抗剂和术后继续长期服用,对减少早晚期严重缺血性心血管事件是有益的。PCI 后继续双联抗血小板治疗,可以降低心血管缺血事件的发生率。$P2Y_{12}$ 受体拮抗剂的选择方面,替格瑞洛的起效时间更快;而氯吡格雷为前体药,起效较慢,但相对更安全。因此,对于稳定性冠心病患者推荐使用氯吡格雷,而对 ACS 患者推荐首选替格瑞洛。

血栓形成过程中,纤维蛋白原和其他黏附蛋白,通过 GP Ⅱb/Ⅲa 受体与毗邻的血小板结合,成为血小板-血栓形成的"最后共同通道",它可以被 GP Ⅱb/Ⅲa 受体拮抗剂有效阻断。已有多个临床试验观察 GP Ⅱb/Ⅲa 受体拮抗剂在 PCI 中的作用,包括在 ACS 及 AMI 患者中的应用。GP Ⅱb/Ⅲa 受体拮抗剂可显著降低 PCI 缺血并发症的发生,改善患者的临床症状,同时可使高危患者受益更多。其主要并发症为出血,与常规剂量普通肝素合用时易出现,减少普通肝素剂量,则出血并发症与安慰剂组差异无显著性。推荐在 PCI 术中出现紧急情况、存在无复流证据或发生血栓并发症应用 GP Ⅱb/Ⅲa 受体拮抗剂,而对于转运行直接 PCI 的高危患者可于 PCI 前应用 GP Ⅱb/Ⅲa 受体拮抗剂。

(二) DAPT 时长

2018 年 ESC 指南对于 DAPT 时长的推荐更加强调综合评估患者的缺血和出血风险,进行个体化治疗,DAPT 时间可从 1 个月至 30 个月不等。推荐对患者进行 CHA_2DS_2-VASc 评分、ABC 评分、HAS-BLED 评分等,评估缺血和出血风险。此外,指南建议对存在以下 10 种与支架植入相关的高危缺血因素的患者延长 PCI 术后 DAPT 时间至 1 年以上:既往充分抗血小板治疗的情况下出现支架内血栓、弥漫多支病变最后一条血管处理后(尤其是糖尿病患者)、慢性肾功能不全(内生肌酐清除率<60ml/min)、一次植入至少 3 根支架、一次处理至少 3 个病变、双支架技术处理分叉病变、支架长度总和>60mm、CTO 病变、STEMI 既往史。

(三) 抗凝治疗

PCI 术中均应抗凝治疗,目前国内常用的抗凝药物包括普通肝素、依诺肝素、比伐芦定和磺达肝癸钠。对于术后需要同时口服抗凝药治疗的人群,指南推荐根据出血、缺血风险评估决定三联抗凝治疗的持续时间:无论支架类型,三联抗凝治疗(口服抗凝药物加阿司匹林 100mg/d、氯吡格雷 75mg/d)至少 1 个月,然后双联治疗(口服抗凝药物加阿司匹林 100mg/d 或氯吡格雷 75mg/d)持续至 1 年;对 ACS 或其他高缺血危险病变类型的患者(缺血风险>出血风险),建议三联治疗至少 1~6 个月,然后双联治疗持续至 1 年。对出血风险高于缺血风险的患者,建议氯吡格雷联合口服抗凝药治疗替代三联治疗。而在华法林和新型口服抗凝药(NOAC)的选择上,目前认为:对于非瓣膜性房颤或者需要抗凝和抗血小板治疗时,推荐

NOAC 优于华法林。

（四）调脂治疗

目前缺少硬终点高质量随机对照试验证据支持在这些患者 PCI 术前早期使用负荷高剂量他汀，亚洲与我国的研究结果显示 PCI 术前使用负荷剂量他汀不优于常规剂量，不建议对 ACS 患者 PCI 术前使用负荷剂量他汀。对 ACS 患者，无论是否接受 PCI 治疗，无论基线胆固醇水平高低，均应及早服用他汀，必要时联合服用依折麦布，使低密度脂蛋白胆固醇（LDL-C）<1.8mmol/L。对冠心病患者，不论何种类型，均推荐长期服用他汀类药物，使 LDL-C<1.8mmol/L，且达标后不应停药或盲目减小剂量。若应用最大可耐受剂量他汀类药物治疗后 LDL-C 仍不能达标，可联合应用非他汀类调脂药物。

（五）康复治疗

康复治疗包括运动、合理膳食、戒烟、心理调整和药物治疗 5 个方面。ACS 患者 PCI 治疗后，应实施以合理运动为主的心脏康复治疗（Ⅱa 类推荐，A 级证据）。

（六）随访

对某些特定患者（从事危险行业，如飞行员、驾驶员或潜水员，以及竞技运动员；需参与高耗氧量娱乐活动；猝死复苏；未完全血运重建；PCI 过程复杂；合并糖尿病；多支病变术后非靶血管仍有中等程度狭窄），建议早期复查冠状动脉造影或 CT 血管成像。PCI 术后>2 年的患者应常规行负荷试验，负荷试验提示中高危患者（低负荷出现缺血、试验早期出现缺血发作、多区域的室壁运动异常或可逆的灌注缺损）应复查冠状动脉造影。高危患者（如无保护左主干狭窄）PCI 后无论有无症状，术后 3~12 个月复查冠状动脉造影。

指南要点小结

（一）稳定性冠心病患者进行血运重建的适应证

根据稳定性冠心病的病变特点，指南对其治疗策略进行了相应的推荐：

1. Ⅰ类推荐

（1）无前降支近段病变的单支病变（C 级证据）。

（2）存在前降支近段病变的单支病变（A 级证据）。

（3）双支病变（C 级证据）。

（4）左主干病变，且 SYNTAX 评分≤22 分（A 级证据）。

（5）三支病变，不合并糖尿病，且 SYNTAX 评分≤22 分（A 级证据）。

2. Ⅱa 类推荐　左主干病变，且 SYNTAX 评分为 23~32 分（A 级证据）。

3. Ⅱb 类推荐　三支病变，合并糖尿病，且 SYNTAX 评分≤22 分（A 级证据）。

4. Ⅲ类推荐

（1）左主干病变，且 SYNTAX 评分≥33 分（B 级证据）。

（2）三支病变，且 SYNTAX 评分≥23 分（A 级证据）。

（二）非 ST 段抬高急性冠脉综合征进行血运重建的适应证

Ⅰ类推荐：

（1）极高危患者，包括：①血流动力学不稳定或心源性休克；②难治性心绞痛；③危及生命的心律失常或心脏停搏；④心肌梗死机械性并发症；⑤急性心力衰竭伴难治性心绞痛和 ST 段改变；⑥再发心电图 ST-T 动态演变，尤其是伴有间歇性 ST 段抬高。

（2）推荐进行紧急冠状动脉造影（<2小时）（C级证据）。

（3）高危患者，包括：①肌钙蛋白升高；②心电图ST段或T波动态演变（有或无症状）；③GRACE评分>140分。推荐早期行冠状动脉造影，根据病变情况决定是否行侵入策略（<24小时）（A级证据）。

（4）中危患者或反复出现缺血症状的患者，包括：①糖尿病；②肾功能不全，eGFR<60ml/（min·1.73m^2）；③左室功能下降（LVEF<40%）或慢性心力衰竭；④心肌梗死后早发心绞痛；⑤近期行PCI；⑥既往行CABG；⑦109分<GRACE评分<140分；⑧无创性负荷试验时再发心绞痛症状或出现缺血性心电图改变。推荐侵入策略（<72小时）（A级证据）。

（5）根据患者临床情况、合并症、冠状动脉病变严重程度（如SYNTAX评分），依照与稳定性冠心病相同的标准制订血运重建策略（B级证据）。

（三）ST段抬高心肌梗死进行血运重建的适应证

1. 直接PCI

（1）Ⅰ类推荐：

1）发病12小时内（包括正后壁心肌梗死）或伴有新出现左束支传导阻滞的患者（A级证据）。

2）在时间窗内，推荐直接PCI优于溶栓治疗（A级证据）。

3）伴严重急性心力衰竭或心源性休克（不受发病时间限制）（B级证据）。

4）发病>12小时仍有缺血性胸痛或致命性心律失常（C级证据）。

（2）Ⅱa类推荐：对就诊延迟（发病后12~48小时）并具有临床和/或心电图缺血证据的患者行直接PCI（B级证据）。

2. 溶栓后PCI

（1）Ⅰ类推荐：

1）建议所有患者溶栓后24小时内送至PCI中心（A级证据）。

2）建议溶栓成功24小时内行冠状动脉造影，并根据需要对IRA行血运重建（A级证据）。

3）溶栓后出现心源性休克或急性严重心力衰竭时，建议行急诊冠状动脉造影，并对相关血管行血运重建（B级证据）。

4）建议对溶栓失败患者（溶栓后60分钟ST段下降<50%或仍有胸痛）行急诊补救性PCI（A级证据）。

5）溶栓成功后再次缺血、血流动力学不稳定、危及生命的室性心律失常或有再次闭塞证据时，建议急诊PCI（A级证据）。

（2）Ⅱa类推荐：溶栓成功后血流动力学稳定的患者3~24小时行冠脉造影（A级证据）。

3. 非IRA的PCI

（1）STEMI多支病变患者血流动力学不稳定时，不建议处理非IRA（Ⅲ类推荐，B级证据）。

（2）在血流动力学稳定情况下，应择期完成非IRA的PCI（Ⅱa类推荐，B级证据）；可考虑非IRA的PCI与直接PCI同期完成（Ⅱb类推荐，B级证据）。

（四）经桡动脉路径

目前指南推荐首选介入治疗入径为桡动脉（Ⅰ类推荐，A级证据）。

（五）IVUS

采用 IVUS 指导有助于查明支架失败原因；对选择性的患者（无保护左主干、三支、分叉、慢性闭塞及支架内再狭窄病变等），推荐 IVUS 指导的优化支架植入（Ⅱa 类推荐，C 级证据）。

（六）FFR

对无缺血证据的 SCAD 患者，推荐对冠状动脉造影目测直径狭窄 50%~90% 的病变行 FFR 评估（Ⅰ类推荐，A级证据）。对多支血管病变患者，推荐 FFR 指导的 PCI（Ⅱa 类推荐，B 级证据）。

（七）OCT

对明确血栓、造影未识别的斑块破裂及支架膨胀不良的价值优于 IVUS，有助于查明支架失败的原因（Ⅱa 类推荐，C 级证据）。

（八）血栓抽吸

不推荐直接 PCI 前进行常规冠状动脉内手动血栓抽吸（Ⅲ类推荐，A级证据）。在直接 PCI 时，对经过选择的患者（如血栓负荷较重、支架内血栓），可用手动或机械血栓抽吸，或将其作为应急使用（Ⅱb 类推荐，C 级证据）。

（九）药物涂层球囊

推荐用于治疗 BMS 或 DES 支架内再狭窄病变（Ⅰ类推荐，A级证据）。

（十）旋磨术

对无法充分扩张的纤维性或严重钙化病变，植入支架前采用旋磨术是合理的，可提高钙化病变 PCI 成功率，但不降低再狭窄率（Ⅱa 类推荐，C 级证据）。不推荐对所有病变（包括首次行 PCI 的病变或支架内再狭窄）常规使用旋磨术（Ⅲ类推荐，A级证据）。

（十一）IABP

对 STEMI 合并心源性休克患者，不推荐常规应用 IABP（Ⅲ类推荐，A级证据），但对药物治疗后血流动力学仍不能迅速稳定者，可用 IABP 支持（Ⅱa 类推荐，B 级证据）。ACS 合并机械性并发症患者，发生血流动力学不稳定或心源性休克时可植入 IABP（Ⅱa 类推荐，C 级证据）。

（十二）支架选择

2018 年 ESC 指南强调 DES 适用于所有患者（Ⅰ类推荐，A级证据）；建议所有患者均选用 DES 而非 BMS，不考虑以下情况如何：病史、病变类型、计划非心脏手术、双联抗血小板疗程、同时抗凝治疗。

（十三）分支病变

仅在主支血管中植入支架，随后进行 Provisional 球囊成形术，分支血管根据情况决定是否植入支架（Ⅰ类推荐，A级证据）。

（十四）CTO

对于接受药物治疗的心绞痛患者或在闭塞血管区域内有大面积缺血证据的患者，应考虑经皮血运重建（Ⅱa 类推荐，B 级证据）。

（十五）左主干的真分叉病变

DK Crush 技术优于 Provisional T 支架技术（Ⅱb 类推荐，B 级证据）。

（十六）抗血小板治疗

目前国内常用的抗血小板药物包括口服阿司匹林、氯吡格雷和替格瑞洛及静脉注射替罗非班。

1. 术前抗血小板治疗

Ⅰ类推荐：

（1）已知冠状动脉病变且决定行择期 PCI 的患者，建议给予氯吡格雷 600mg（A 级证据）。

（2）对择期支架植入术的患者，术前应使用阿司匹林治疗（A 级证据）。

（3）对择期支架植入术的患者，如患者未曾进行药物治疗，应给予阿司匹林负荷剂量（150~300mg 口服或 75~250mg 静脉推注）（C 级证据）。

2. 术后抗血小板治疗

Ⅰ类推荐：

（1）终生抗血小板治疗（通常选用阿司匹林）（A 级证据）。

（2）告知患者抗血小板治疗的重要性（C 级证据）。

（3）无论支架类型，推荐氯吡格雷联合阿司匹林双联抗血小板治疗 6 个月（A 级证据）。

（十七）稳定性冠心病 PCI

推荐术中应用普通肝素（70~100U/kg）作为标准抗凝方案（Ⅰ类推荐，B 级证据）；如有肝素诱导的血小板减少症，使用比伐芦定[一次性静脉注射 0.75mg/kg，随后 1.75mg/（kg·h）维持至术后 4 小时]；高出血风险患者，使用比伐芦定[一次性静脉注射 0.75mg/kg，随后 1.75mg/（kg·h）维持至术后 3~4 小时]；依诺肝素 0.5mg/kg 静脉注射可考虑作为替代用药。

（十八）ACS 患者 PCI

术中在抗血小板治疗的基础上加用抗凝药物；综合考虑缺血和出血风险及有效性和安全性，选择性使用抗凝药物；常规静脉注射普通肝素 70~100U/kg。合用 GPI 时，一次性静脉注射普通肝素 50~70U/kg；PCI 术中使用比伐芦定[一次性静脉注射 0.75mg/kg，随后 1.75mg/（kg·h）维持至术后 3~4 小时]。

（十九）需要同时服用口服抗凝药治疗的人群

无论支架类型，三联抗凝治疗至少 1 个月，然后双联治疗持续至 1 年；对 ACS 或其他高缺血危险病变类型的患者（缺血风险>出血风险），建议三联治疗至少 1~6 个月，然后双联治疗持续至 1 年。对出血风险高于缺血风险的患者，建议氯吡格雷联合口服抗凝药治疗替代三联治疗；对于非瓣膜性心房颤动或者需要抗凝和抗血小板治疗时，推荐新型口服抗凝药（NOAC）优于华法林；对于使用华法林联合阿司匹林或氯吡格雷的患者，建议调整 INR 至 2~2.5，超过总治疗时间的 65%。

（方臻飞）

参考文献

[1] 中华医学会心血管病学分会介入心脏病学组,中国医师协会心血管内科医师分会血栓防治专业委员会,中华心血管病杂志编辑委员会.中国经皮冠状动脉介入治疗指南(2016)[J].中华心血管病杂志,2016,44(5):382-400.

[2] NEUMANN F J,SOUSA-UVA M,AHLSSON A,et al. 2018 ESC/EACTS Guidelines on myocardial revascularization[J]. Eur Heart J,2019,40(2):87-165.

[3] WINDECKER S,KOLH P,ALFONSO F,et al. 2014 ESC/EACTS Guidelines on myocardial revascularization:The Task Force on Myocardial Revascularization of the European Society of Cardiology (ESC) and the European Association for Cardio-Thoracic Surgery (EACTS)Developed with the special contribution of the European Association of Percutaneous Cardiovascular Interventions (EAPCI) [J]. Eur Heart J,2014,35(37):2541-2619.

[4] LI P,YANG Y,CHEN T,et al. Ticagrelor overcomes high platelet reactivity in patients with acute myocardial infarction or coronary artery in-stent restenosis:a randomized controlled trial[J]. Sci Rep,2015,5:13789.

[5] HAN Y,JING Q,LI Y,et al. Multi-Center Registry of EXCEL BiodegrAdable Polymer Drug EluTing Stents (CREATE) investigators. Sustained clinical safety and efficacy of a biodegradable-polymer coated sirolimus-eluting stent in "real-world" practice:three-year outcomes of the CREATE (Multi-Center Registry of EXCEL Biodegradable Polymer Drug Eluting Stents) study[J]. Catheter Cardiovasc Interv,2012,79(2):211-216.

[6] ZHENG B,JIANG J,LIU H,et al. Efficacy and safety of serial atorvastatin load in Chinese patients undergoing elective percutaneous coronary intervention:results of the ISCAP (intensive statin therapy for Chinese patients with coronary artery disease undergoing percutaneous coronary intervention) randomized controlled trial[J]. Euro Heart J,2015,17 Suppl B:B47-B56.

[7] ROFFI M,PATRONO C,COLLET J P,et al. Scientific Document ESC Group. 2015 ESC Guidelines for the management of acute coronary syndromes in patients presenting without persistent ST segment elevation:Task Force for the Management of Acute Coronary Syndromes in Patients Presenting without Persistent ST-Segment Elevation of the European Society of Cardiology (ESC) [J]. Eur Heart J,2016,37:267-315.

[8] FOX K A,CLAYTON T C,DAMMAN P,et al. Long-term outcome of a routine versus selective invasive strategy in patients with non-ST-segment elevation acute coronary syndrome a meta-analysis of individual patient data[J]. J Am Coll Cardiol,2010,55(22):2435-2445.

[9] KATRITSIS D G,SIONTIS G C,KASTRATI A,et al. Optimal timing of coronary angiography and potential intervention in non-ST-elevation acute coronary syndromes[J]. Eur Heart J,2011,32(1):32-40.

[10] ALFREDSSON J,CLAYTON T,DAMMAN P,et al. Impact of an invasive strategy on 5 years outcome in men and women with non-ST-segment elevation acute coronary syndromes[J]. Am Heart J,2014,168(4):522-529.

[11] NAVARESE E P,GURBEL P A,ANDREOTTI F,et al. Optimal timing of coronary invasive strategy in non-ST-segment elevation acute coronary syndromes:a systematic review and meta-analysis[J]. Ann Intern Med,2013,158(4):261-270.

[12] GAO X F,ZHANG Y J,TIAN N L,et al. Stenting strategy for coronary artery bifurcation with drug-eluting stents:A meta-analysis of nine randomised trials and systematic review[J]. EuroIntervention,2014,10(5):561-569.

[13] THIELE H,AKIN I,SANDRI M,et al. PCI strategies in patients with acute myocardial infarction and cardiogenic shock[J]. N Engl J Med,2017,377(25):2419-2432.

[14] SARDELLA G,LUCISANO L,GARBO R,et al. Single-staged compared with multistaged PCI in multivessel NSTEMI patients:The SMILE Trial[J]. J Am Coll Cardiol,2016,67(3):264-272.

[15] BEHAN M W,HOLM N R,DE BELDER A J,et al. Coronary bifurcation lesions treated with simple or complex stenting:5-year survival from patient-level pooled analysis of the Nordic Bifurcation Study and the British Bifurcation Coronary Study[J]. Eur Heart J,2016,37(24):1923-1928.

[16] CHEN S L,XU B,HAN Y L,et al. Comparison of double kissing crush versus Culotte stenting for unprotected distal left main bifurcation lesions:Results from a multicenter,randomized,prospective DKCRUSH-Ⅲ study [J]. J Am Coll Cardiol,2013,61(14):1482-1488.

第十一章 冠状动脉非阻塞性心肌梗死

概述

冠状动脉非阻塞性心肌梗死(myocardial infarction with non-obstructive coronary arteries, MINOCA)是指患者确诊为急性心肌梗死(acute myocardial infarction, AMI),但冠状动脉造影检查没有阻塞性冠状动脉疾病的证据,占所有 AMI 行冠脉造影患者的 10%。研究提示,MINOCA 患者的平均年龄(中位数)为 55 岁,女性患者占 40%,与有阻塞性心肌梗死相比,MINOCA 患者以年轻者、女性患者为更多,且患有高脂血症的可能性更少。斑块破裂、冠状动脉痉挛、冠脉微血管栓塞、冠脉夹层等均可导致 MINOCA 的发生。冠状动脉非阻塞性心肌梗死是临床上经常容易被误诊的一类疾病,其冠脉造影往往未见冠脉闭塞现象,但其起病急,病情重,预后欠佳,且发病率有逐年上升的趋势,越来越受到临床医师的重视。

2016 年 4 月,欧洲心脏病学会(ESC)工作组发布了首个关于冠状动脉非阻塞性心肌梗死的意见书,就其定义、临床特征、病因、发生机制及治疗进行阐述,这也是国际权威心血管病学术机构对 MINOCA 首次发表意见。2017 年 ESC 发布的《2017 年 ESC ST 段抬高急性心肌梗死管理指南》再次对 MINOCA 提出管理建议和诊疗流程。《2020 年 ESC 非 ST 段抬高急性冠脉综合征指南》对于 MINOCA 的诊疗给予部分补充建议。

【发病因素与致病机制】

根据发病原因可分为三大类:①心外膜源性:如冠状动脉斑块破裂、冠状动脉痉挛;②微血管源性:如应激性心脏病、类心肌梗死性心肌炎、冠状动脉微血管痉挛、冠脉微血管栓塞;③非心脏疾病原因:如肺栓塞。

(一)心外膜源性

1. 冠状动脉斑块破裂 包括斑块破裂、溃疡、侵蚀、糜烂和斑块内出血等过程。约有 40% 的 MINOCA 由斑块破裂引起。

(1)斑块破裂或溃疡:常见于较大脂质池和薄的纤维帽的不稳定斑块发生糜烂、溃疡、破裂或斑块内出血引起血栓形成。

(2)斑块侵蚀:典型的病理切片表现为内皮剥脱、平滑肌细胞的内膜增厚和蛋白质聚集,而不是动脉粥样硬化,斑块侵蚀常见于年轻人和女性。

(3)钙化结节:钙化结节是少数血栓状斑块突出到腔内的钙化。IVUS 和 OCT 在这类斑块的鉴别上具有重要意义。

2. 冠状动脉痉挛(coronary artery spasm, CAS) 可以是多灶性、弥漫性涉及一个或多个冠状动脉分支病变,是 MINOCA 常见且重要的发病机制。可出现短暂、频发的阻塞性痉挛伴有 ST 段抬高,但与血栓引起的 ST 段抬高不同,可用硝酸盐类药物迅速缓解。另外,还与氧化应激、血脂紊乱、自主神经系统紊乱、身体或心理上的压力、寒冷、老化以及最重要的吸烟等因素有关。

3. 冠状动脉血栓形成 原位冠状动脉血栓形成,致冠状动脉闭塞,引起 MINOCA。需考虑遗传性或获得性血栓性疾病,遗传性血栓形成倾向包括凝血因子 V 基因 Leiden 突变、蛋白 C 和蛋白 S 缺乏致冠脉血栓形成。另外,也应考虑获得性血栓形成倾向的疾病,如抗磷脂综合征、骨髓增生性疾病等。此外,在血栓形成障碍或其他相关高凝状态疾病中,如心房颤动、心脏瓣膜疾病等也可能发生冠状动脉血栓形成。

4. 自发性冠状动脉夹层(spontaneous coronary artery dissection,SCAD) 是一种以冠状动脉内膜撕裂或冠脉壁内出血造成血管夹层从而影响或阻断冠脉血流,并形成心肌梗死或猝死的冠脉疾病。约 1/3 SCAD 发生于妊娠期尤其围产期女性,与冠状动脉和其他动脉纤维肌发育不良有关,其诊断采用 IVUS 和 OCT 可能更加敏感。

(二) 微血管源性

1. 应激性心脏病 又称 Takotsubo 综合征,是 MINOCA 的病理机制之一。常表现为 ST 段抬高急性冠脉综合征,且有短暂的左室功能异常,临床上以急性、可逆心力衰竭伴心肌梗死为特征。

2. 心肌炎 心肌炎是 MINOCA 最常见的非冠状动脉性疾病,可以根据基本症状,类似急性心肌梗死的临床表现作出 MINOCA 的诊断。常规 CMR 成像技术在继发为 MINOCA 的患者中已证明有 1/3 为心肌炎。

(三) 非心脏疾病原因

如肺栓塞、心肌淀粉样变等。

【临床诊断】

(一) 诊断标准

MINOCA 的诊断需要同时符合 AMI 和非阻塞性冠状动脉的诊断标准(表 11-1)。《2016年 ESC 工作组意见书:冠状动脉非阻塞性心肌梗死》指出,可从三个方面理解冠脉造影提示

表 11-1 MINOCA 诊断标准

在具有与急性心肌梗死一致特征的患者中,冠状动脉血管造影术后立即进行 MINOCA 的诊断,详见以下标准:

1. 符合 AMI 标准

(1) 心脏生物标志物阳性(优选心肌肌钙蛋白):系列检测指标升高和/或降低,至少有 1 个值超过参考值上限的第 99 百分位

(2) 同时,至少符合一项确切的心肌梗死临床证据:①心肌缺血症状;②新出现或推测出现的显著 ST-T改变或新出现的左束支传导阻滞(LBBB);③新出现病理性 Q 波;④新出现的存活心肌损失或室壁运动异常的影像学证据;⑤冠脉造影或尸检发现明显的冠脉内血栓

2. 冠脉造影显示非阻塞性冠状动脉 冠脉造影显示,任何潜在的梗死相关动脉无阻塞性冠状动脉疾病(无≥50%的冠脉狭窄)。包括以下两类患者:①正常冠状动脉(无狭窄>30%);②轻度冠脉狭窄(狭窄>30%,但<50%)

3. 无引起这一急性发作的特殊临床疾病 在冠脉造影时,未显示出符合患者临床表现的病因和特殊诊断。因此,有必要进一步评估引起 MINOCA 的潜在病因

无阻塞性冠脉伴肌钙蛋白升高的情况。首先,应该理解心肌肌钙蛋白是"器官特异性的",而不是"疾病特异性的"。心肌肌钙蛋白升高不一定表示 AMI,但反映心肌损伤或坏死,如肺栓塞就可合并有肌钙蛋白升高。因此,除了升高的心肌肌钙蛋白外,还必须有确凿的临床证据来确定 AMI 的诊断,包括 MINOCA。然而,目前没有更好的成像技术,包括心脏磁共振(CMR)成像,可以明确排除肌钙蛋白升高的缺血性原因。只有病理检查才能明确。其次,由于嗜异性抗体等分析问题,极少肌钙蛋白测定可能提供假结果。最后,需要在诊断 MINOCA 前对多种疾病进行鉴别诊断。

(二) 辅助检查

MINOCA 采用工作诊断来评估其主要原因时,首先要排除非心脏病理学的心肌肌钙蛋白水平升高,例如肺栓塞和肾损害。其次应考虑心脏的原因,包括结构性心肌功能障碍和缺血性心肌损害有关的疾病。

1. 非心脏的检查　急性肺栓塞与 AMI 相似的临床表现,表现为胸痛并伴有急性右心牵扯产生的 ECG 改变和心肌肌钙蛋白水平升高。因此,在 MINOCA 中应考虑急性肺栓塞的诊断,但将此诊断作为常规筛诊的价值还不太清楚。由于肾功能损害,清除功能降低,相应心肌钙蛋白水平升高。因此,在肾功能损害出现时,AMI 的诊断可能比较困难,但应通过连续测定加以鉴别。另外,某些患者中使用了拟交感神经药物如可卡因和甲基苯丙胺与 MINOCA 发生有关,因其可以通过 α 受体激动剂引起冠状动脉痉挛,这些药物的使用可作出评估,并酌情考虑进行尿液药物筛诊。血栓疾病筛查已在许多 MINOCA 患者中实施,有异常者占 19% 之多,包括 V 因子 Leiden 突变、凝血因子Ⅻ缺乏以及蛋白 C 和 S 的缺乏等,以及获得性高凝状态如胶原血管疾病、系统性血管炎、系统性红斑狼疮、抗磷脂综合征等都可导致 MINOCA。

2. 心脏检查

(1) 心脏磁共振成像(CMR):可对 MINOCA 的心脏病因进行初步诊断,因其不仅可以对潜在原因进行解释,还可以确认 AMI 的诊断。非增强 CMR 提供了鉴别心肌病的依据,晚期钆增强(LGE)成像提供了心肌炎和心内膜心肌梗死证据。然而,8% ~ 67% 的 MINOCA 患者没有 CMR 的 LGE 心肌水肿或室壁运动异常的证据。现有 CMR 技术的空间分辨率可检查出质量大于 1g 的梗死心肌。因此,一些 CMR 正常的患者可能是因为检测到的心肌坏死太少,也可能是由于坏死心肌分布太广泛,没有够 LGE 成像检测到的连续的死亡心肌区域。心肌水肿成像也提供心肌损伤的证据,但不存在于 MINOCA 和正常 CMR 患者中。

《2016 年 ESC 工作组意见书:冠状动脉非阻塞性心肌梗死》指出,当 CMR 正常且推荐的诊断评估未揭示 AMI 的机制时,临床医师对于 MINOCA 会存在诊断和治疗困境。不幸的是,没有系统的研究来解决这个问题。从第一原则来看,血管痉挛性心绞痛、冠状动脉斑块破坏或血栓栓塞可能都会导致 MINOCA 正常 CMR 成像。在一系列接受 CMR 和 IVUS 成像的 MINOCA 患者中,部分(约 25%)斑块中断患者的 CMR 正常。

随着 CMR 研究深入,《2020 年 ESC 非 ST 段抬高急性冠脉综合征指南》中指出心脏磁共振成像技术是对 Takotsubo 综合征、心肌炎和冠脉狭窄所致心肌梗死进行鉴别诊断的关键工具之一。心脏磁共振能够识别高达 87% 的疑诊 MINOCA 患者的根本病因。在心内膜下出现晚期增强表明可能由缺血原因所致,在心外膜下出现增强则表明可能是心肌病或心肌炎,而缺乏晚期增强并伴有水肿和相应的室壁运动异常则是 Takotsubo 综合征的标志。

(2) 血管内超声(IVUS):作为一种有创的血管内成像技术,有助于早期发现血管的正性重构,评估斑块稳定性。两项独立的研究使用血管内超声确定,≥40% 的 MINOCA 患者的斑块破裂或溃疡。

（3）光学相干断层扫描技术（OCT）：是目前比较新的有创性检查,是一种拥有较高分辨率的冠状动脉内成像技术,其对破裂斑块的检出率要高一些,并可以弥补血管内超声（IVUS）在检查斑块内出血、溃疡等方面诊断的不足。

3. **诊疗流程** 鉴于 MINOCA 的诊断复杂性,《2017 年 ESC ST 段抬高急性心肌梗死管理指南》推出了针对 MINOCA 诊断的流程图（图 11-1）。

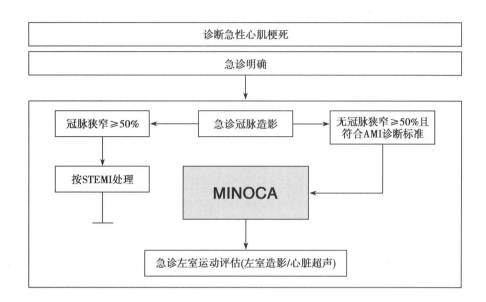

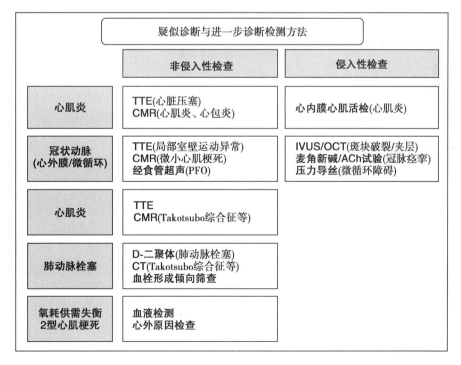

图 11-1　MINOCA 诊断流程

AMI,急性心肌梗死;STEMI,ST 段抬高心肌梗死;TTE,经胸超声心动图;CMR,心脏磁共振;PFO,卵圆孔未闭;CT,计算机断层扫描;IVUS,血管内超声;OCT,光学相干断层扫描;ACh,乙酰胆碱。

【治疗与预后】

MINOCA 不同的病因预后各异。Pasupathy 等对 8 项 MINOCA 患者全因死亡率进行荟萃分析发现,MINOCA 住院死亡率为 0.9%(95%CI 0.5%~1.3%),12 个月死亡率为 4.7%(95%CI 2.6%~6.9%)。约 25% 的患者起病 12 个月后还会再发心绞痛。

由于缺乏潜在机制及临床特征给予系统评价,目前相关指南及共识中还没有对 MINOCA 的治疗给予特殊推荐。因此,MINOCA 患者的治疗取决于病因,需进行常规检查以明确病因,实施最合适的治疗方案。针对最常见的发生机制如斑块破裂、冠脉痉挛和血栓栓塞,《2016 年 ESC 工作组意见书:冠状动脉非阻塞性心肌梗死》推荐使用阿司匹林和他汀类,对于冠脉痉挛推荐使用钙通道阻滞剂作为 MINOCA 常规治疗。《2020 年 ESC 非 ST 段抬高急性冠脉综合征指南》认为,可以考虑将阿司匹林、他汀类药物、ACEI/ARB 类药物和钙通道阻滞剂作为 MINOCA 常规治疗药物,并对于 MINOCA 给予诊疗指南推荐(表 11-2)。

表 11-2　MINOCA 诊疗推荐

推荐	级别	水平
对于初步诊断怀疑为 MINOCA 的患者,建议根据诊断流程图对其他疾病进行鉴别诊断	I	C
对于所有病因不明确的 MINCOA 患者,建议进行心脏磁共振检查	I	B
对于初步确诊为 MINOCA 的患者,若后期明确心肌缺血的病因,建议根据相应指南进行治疗	I	C
病因不明的 MINOCA 确诊患者,可采用动脉粥样硬化疾病的二级预防策略	IIb	C

指南要点小结

MINOCA 总患病率占急性心肌梗死的 10%。以年轻者女性多见。发病因素为冠状动脉痉挛(心外膜痉挛);冠脉微循环障碍-冠脉慢血流,微血管性心绞痛、微血管痉挛;冠脉粥样斑块破裂;自发性冠脉血栓/栓塞;无阻塞性冠脉疾病;非冠状动脉疾病;心肌炎;Takotsubo 综合征;非心脏肌钙蛋白升高。

心脏磁共振成像是确诊病因的关键临床诊断工具;D-二聚体排除肺动脉栓塞等,冠脉痉挛诱发试验和血栓形成筛查排除冠脉痉挛和血栓形成原因。

MINOCA 诊断标准包括:急性心肌梗死诊断按通用标准;冠脉造影示非阻塞性冠脉疾病(冠脉狭窄<50%);冠脉造影未显示符合患者临床表现的病因和特殊诊断。12 个月全因死亡率为 4.7%;12 个月再发心绞痛率为 25%。按病因进行针对性治疗,常规可考虑阿司匹林、他汀类及钙通道阻滞剂。

（江　洪　涂　涛）

参考文献

[1] PASUPATHY S,AIR T,DREYER R P,et al. Systematic review of patients presenting with suspected myocardial infarction and nonobstructive coronary arteries[J]. Circulation,2015,131(10):861-870.

[2] AGEWALL S,BELTRAME J F,REYNOLDS H R,et al. ESC working group position paper on myocardial in-

farction with non-obstructive coronary arteries[J]. Eur Heart J,2017,38(3):143-153.

[3] IBANEZ B,JAMES S,AGEWALL S,et al. 2017 ESC Guidelines for the management of acute myocardial infarction in patients presenting with ST-segment elevation:The Task Force for the management of acute myocardial infarction in patients presenting with ST-segment elevation of the European Society of Cardiology(ESC)[J]. Eur Heart J,2018,39(2):119-177.

[4] REYNOLDS H R,SRICHAI M B,IQBAL S N,et al. Mechanisms of myocardial infarction in women without angiographic ally obstructive coronary artery disease[J]. Circulation,2011,124(13):1414-1425.

[5] COLLET J P,THIELE H,BARBATO E,et al. 2020 ESC Guidelines for the management of acute coronary syndromes in patients presenting without persistent ST-segment elevation[J]. Eur Heart J,2021,42(14):1289-1367.

第十二章　心源性休克

概　述

　　心源性休克(cardiac shock,CS)是由于低心输出量导致组织、器官低灌注的一种状态,往往伴随着多器官功能的损害,死亡率高。随着再灌注治疗和心肺辅助技术的发展,CS 的死亡率有所下降,但院内死亡率在各年龄段患者仍在 40% 以上。由于循证学证据不充分,目前尚无关于心源性休克的指南,关于心源性休克管理的文件多为共识、专家意见等,包括 2015年法国重症医学会、法国心脏学会等联合提出的《成人心源性休克治疗管理专家建议》、2017年美国心脏协会发布的《AHA 科学声明:心源性休克的当代管理》、2019 年中华医学会心血管病学分会发布的《心原性休克诊断和治疗中国专家共识(2018)》、2019 年美国心血管造影和介入学会(SCAI)发布的《2019 年 SCAI 心源性休克(CS)分类的临床专家共识声明》以及2020 年欧洲心脏病学会(ESC)急性心血管病护理协会发布的《2020 年 ESC-ACCA 立场声明:急性心肌梗死合并心源性休克的诊断和治疗》。

【定义】

　　心源性休克是指心脏原因引起的心输出量显著下降,导致组织低灌注,从而发生临床和生化改变的一种状态。

【血流动力学分型】

　　心源性休克共同血流动力学特点为低心脏指数[CI<1.8~2.2L/(min · m^2)],但心脏前负荷(PCWP、CVP)和全身血管阻力(SVRI)不尽相同。可根据血容量状态和外周循环将心源性休克分为四种类型(表 12-1),典型心源性休克是最常见的类型,约占所有心肌梗死相关心源性休克的 2/3。

表 12-1　不同类型心源性休克的血流动力学表现

	CI	SVRI	PCWP
典型 CS	↓	↑	↑
容量性 CS	↓	↑	—
血管舒张性 CS 或混合型休克	↓	↓/—	↑
血管舒张性 CS(非心源性休克)	↑	↓	↓

　　注:CI,心脏指数;SVRI,体循环阻力指数;PCWP,肺毛细血管楔压。

另外,还有两种不常见,但血流动力学特点显著的心源性休克类型,即正常血压(收缩压>90mmHg)和右心室心源性休克。正常血压 CS 约占 5.2%,表现为外周低灌注,但 SBP>90mmHg,全身血管阻力(SVRI)明显升高。右心室 CS 约占心肌梗死导致的 CS 5.3%,其血流动力学特点是相对高的中心静脉压(central venous pressure,CVP)、左室射血分数(left ventricular ejection fraction,LVEF)、低肺动脉压力。右心室心肌梗死导致 CS 的标准是 CVP/PCWP≥0.8。

所有心源性休克都应行心电图、胸部 X 线及心脏超声检查,以明确血流动力学不稳定的主要机制。

【CS 的分期】

2019 年 SCAI 提出了新的心源性休克分期标准,将心源性休克分为 A 到 E 五个阶段。阶段 A 为风险期,阶段 B 为开始期,阶段 C 为典型期,阶段 D 为恶化期,阶段 E 为终末期(表12-2)。

在临床实践中,应密切监视阶段 B 的患者,并进行早期治疗,以防止患者发展至典型期。

表 12-2 心源性休克的分期

阶段	描述	血流动力学
A(at risk),即风险期	目前未出现 CS 体征或症状,但存在发生风险的患者,这些患者可能包括大面积急性心肌梗死或既往急性梗死和/或慢性心力衰竭症状急性发作的患者	血压正常 如果进行血液动力学检查:心脏指数≥2.5L/(min·m²),CVP<10mmHg,PA sat≥65
B(beginning CS),即开始期	有相对低血压或心动过速的临床证据且无灌注不足的患者	SBP<90mmHg、MAP<60mmHg 或较基线降低>30mmHg,脉搏≥100 次/min 如果进行血液动力学检查:心脏指数≥2.2 L/(min·m²),PA sat≥65
C(class CS),即典型期	表现为低灌注的患者需要在容量复苏后进行干预(强心剂、升压药或机械支持包括 ECMO)以恢复灌注,这些患者通常表现为相对低血压	可包括以下任何一项:SBP<90mmHg、MAP<60mmHg 或较基线降低>30mmHg,用于维持血压高于这些目标的药物/器械 如果进行血液动力学检查:心脏指数<2L/(min·m²),PCWP>15mmHg,RAP/PCWP≥0.8,PAPI<1.85,心脏输出功率<0.6W
D(deteriorating/doom),即恶化期	与阶段 C 相似,但正在恶化的患者,且未能对最初的干预措施作出反应	阶段 C 中的任一阶段,且需要多种升压药或增加机械循环辅助装置以维持灌注
E(extremis),即终末期	正在进行 CPR 和/或 ECMO,并接受多种干预支持和心搏骤停患者	无 SBP,无复苏 PEA 或难治性 VT/VF 尽管给予最大支持,但仍出现低血压

【病因】

急性心肌梗死是最重要的病因,81% CS 与 ACS 有关,可以伴或不伴有机械性并发症(瓣膜、心室壁或者腱索的破裂)。CS 中有 30%有慢性心力衰竭史。其他原因包括心包切开术后、流出道梗阻、心搏骤停后顿抑、脓毒症休克或全身炎症反应综合征(systemic inflammatory response syndrome,SIRS)时的心肌抑制,以及心肌挫伤、瓣膜原因、电活动原因、心外原因等。

【诊断标准】

目前没有心源性休克的统一临床诊断标准。不同临床研究的标准有所不同(表 12-3),不同共识在临床定量标准上也存在一定差异,但都包含低血压和组织低灌注这两大要素。

表 12-3 不同临床试验和指南中的 CS 临床标准

SHOCK 研究	IABP-SHOCK Ⅱ 研究	ECS 心力衰竭指南
1. SBP<90mmHg,持续≥30 分钟;或需支持下 SBP≥90mmHg	1. SBP<90mmHg,持续≥30 分钟;或需支持下 SBP≥90mmHg	1. SBP<90mmHg,持续≥30 分钟
2. 器官灌注不足表现(肢端冷、尿量<30ml/h)	2. 肺充血及器官灌注不足表现(精神状态,皮肤、肢端冷、尿量<30ml/h 或尿酸>2.0mmol/L)	2. 器官灌注不足表现
3. 血流动力学标准 CI≤2.2L/(min·m²)且 PCMP≥15mmHg		(1) 临床:肢冷、少尿、精神异常、眩晕、脉压小
		(2) 实验室:代谢性酸中毒,血清乳酸升高,肌酐升高

《心原性休克诊断和治疗中国专家共识(2018)》的诊断标准为:

(一) 临床标准

1. **低血压** 血容量充足的前提下,收缩压<90mmHg(1mmHg=0.133kPa)超过 30 分钟;或平均动脉压<65mmHg 超过 30 分钟;或需要应用血管活性药物和/或循环辅助装置支持下收缩压维持>90mmHg。

2. **脏器灌注不足征象(至少 1 项)** ①排除其他原因的精神状态改变,早期兴奋,晚期抑制萎靡;②肢端皮肤湿冷、花斑;③少尿(尿量<400ml/24h 或<17ml/h),或无尿(尿量<100ml/24h);④代谢性酸中毒,血浆乳酸浓度增高>2.0mmol/L。

(二) 有创血流动力学监测的诊断标准(必要时可实施)

1. **心输出量严重降低** 心脏指数≤2.2L/(min·m²)。

2. **心室充盈压升高** 肺毛细血管楔压(pulmonary capillary wedge pressure,PCWP)≥18mmHg。

【CS 的鉴别诊断】

CS 的鉴别诊断包括:①休克原因的鉴别;②CS 原因的鉴别。

休克原因的鉴别主要是与其他类型,如低血容量、分布性及梗阻性休克等的鉴别。临床应注意病史、体格检查、心电图、超声心动图和实验室检查等资料的收集。

【CS 的监测】

表 12-4 列出来 CS 需要的监测项目和实验室检查。其中,实验室检查包括血常规、离子、肝功能、肾功能、动脉血气、乳酸、心肌标志物等。无创监测方面,建议在重症监护室进行监测,护患比为 1∶1,常规监测包括血压、心电、呼吸、氧合等,影像学检查包括心电图、X 线、CT 和经胸和食管超声心动图等。有创监测包括有创动脉压、CVP、PAC 等。

表 12-4　CS 患者的监测和实验室检查

监测指标	频率	评论
无创监测		
遥测,脉搏、血氧,呼吸	连续	心律失常、呼吸障碍,肺水肿发生率高的患者
监护室监测	护士/患者 = 1∶1	血流动力学恶化、MODS 发生率高的患者
有创监测		
动脉血压	连续	直到停用血管活性药物 12~24 小时
CVP	连续	使用血管活性药物时
中心静脉血氧饱和度	每 4 小时	帮助监测微循环及心排出量
尿量	每 1 小时	监测肾灌注及肾损伤情况
PAC 或无创心排出量监测	选择性应用	诊断或治疗有不确定性,初始治疗无反应的患者
实验室检查		
血常规	每 12~24 小时	合并出血或出血高危应根据情况随时监测
电解质	每 6~12 小时	根据肾功能及内环境随时监测
肌酐	每 12~24 小时	监测肾功能
肝功能	每天	监测灌注不足及淤血性肝损害情况
乳酸	每 1~4 小时	乳酸与器官灌注情况相关,与死亡风险密切相关
凝血	未抗凝:每 24 小时 抗凝:每 4~6 小时	机械循环辅助患者应加强监测

部分监测的注意事项:

1. **肺动脉导管**(PAC)　常规放置 PAC 不能获益,但 PAC 仍是心源性休克的重要诊断和管理工具。PAC 测得的血流动力学数据有助于判断心源性休克的严重程度、肺动脉压力、是否累及右心室以及肺动脉和全身动脉血管床的血管阻力,因此对诊断不清或初始治疗效果不好的 CS 患者应放置 PAC 进行监测。

2. 血压　应监测有创动脉压。由于缺乏足够的研究支持,目前心源性休克血压管理的目标主要参照非心源性休克血压目标——65mmHg。但不同患者的最佳 MAP 水平是不一样的,要结合患者的缺血、心律失常及血管活性药物的不良反应综合考虑。

3. **注意监测反映组织器官灌注的指标**　包括血浆乳酸,混合静脉血氧饱和度或者中心静脉血氧饱和度,肝、肾功能,尿量,意识,体温,以及其他血流动力学指标。

4. 超声心动图   对明确休克或心源性休克的原因,为随后的血流动力学评估以及治疗提供依据有重要价值,应在入院后 24 小时内完成。

【CS 的治疗】

（一）抗栓治疗

1. 抗血小板治疗   MI 相关 CS 的抗血小板治疗的文献较少,最佳的治疗方案尚未完全明确,药物选择方面主要参照 ACS 的治疗策略。如果没有相关禁忌证,所有 ACS 相关 CS 均应双联抗血小板治疗。但应注意,CS 患者存在胃肠道吸收障碍,影响药物吸收,同时增加出血风险。此时可以考虑静脉使用抗血小板药物,如糖蛋白 Ⅱb/Ⅲa 受体拮抗剂或坎格瑞诺。观察性研究显示,应用糖蛋白 Ⅱb/Ⅲa 受体拮抗剂,术后的冠脉血流较好,死亡率也较低。

2. 抗凝治疗   CS 患者抗凝治疗的药物选择目前尚不清楚。可以参照 ACS 的抗凝治疗方案。对急性肝、肾损害的患者,优先选择普通肝素。

（二）再灌注治疗

1. ACS 导致的 CS,应首先考虑再灌注治疗。SHOCK 研究显示,与内科治疗组相比,ACS 相关心源性休克早期血管成形术组的 30 天死亡率无明显差异（46.7% *vs.* 56%）。但是,可以降低 1 年（50.3% *vs.* 63.1%）和 6 年死亡率。因此,不管心肌梗死的发病时间,所有怀疑 ACS 相关心源性休克,包括已接受溶栓治疗的患者,推荐 2 小时内启动早期再灌注治疗（PCI 或 CABG）。

2. 再灌注治疗方案   首选 PCI,次选静脉溶栓或 CABG。

（1）PCI 的路径:首选经桡动脉。

（2）PCI 策略:稳定的 MI 患者行直接 PCI 时,同期处理非罪犯血管是安全、有益的。但 CS 完全血运重建能否获益尚未完全清楚。部分回顾性研究结果显示,MI 相关 CS 患者处理非罪犯血管（直径狭窄≥90%,或不稳定病变）可以获益。目前认为,可以同期处理罪犯血管和有血流动力学意义的非罪犯血管。

（3）支架选择:裸金属支架和药物洗脱支架对生存率的影响缺乏有力的证据,有回顾性研究显示药物洗脱支架比裸金属支架的死亡率低。

3. 静脉溶栓   STEMI 导致的 CS,若无侵入性治疗条件或不能及时完成（2 小时内）,发病在 12 小时以内,可结合获益、出血风险,以及造影的时间延迟等因素,综合考虑溶栓治疗。

4. CABG   MI 相关 CS,如为多支病变或左主干病变,可由心脏内科和外科医师结合患者的用药情况、冠脉解剖、手术风险以及治疗延迟情况,共同讨论 PCI 或 CABG。

（三）药物治疗

1. RAAS 抑制剂、β 受体阻滞剂、他汀类   TRIUMPH trial 显示,CS 24 小时内使用 RAAS 抑制剂、β 受体阻滞剂增加 30 天病死率,因此休克期患者禁用;度过休克期后,血流动力学完全稳定并撤除机械装置和药物支持治疗的患者,建议尽早恢复使用 RAAS 抑制剂、β 受体阻滞剂。MI 相关的 CS,应常规使用他汀类。

2. 血管活性药物和正性肌力药物   主要血管活性药物和正性肌力药物见表 12-5。

CS 最佳的血管活性药物目前尚不清楚。SOAP Ⅱ trial 的结果显示,与去甲肾上腺素相比,多巴胺的心律失常发生率和死亡率高,因此目前倾向于首选去甲肾上腺素。表 12-6 为不同类型 CS 的初始血管活性药物使用注意事项。

表 12-5 主要血管活性药物和正性肌力药物

药物	剂量	结合受体				血流动力学效应
		α	β_1	β_2	多巴胺	
升压药物/正性肌力药物						
多巴胺	$0.5\sim2\mu g/(kg\cdot min)$	−	+	−	+++	↑CO
	$5\sim10\mu g/(kg\cdot min)$	+	+++	+	++	↑↑CO, ↑SVR
	$10\sim20\mu g/(kg\cdot min)$	+++	++		++	↑CO, ↑↑SVR
去甲肾上腺素	$0.05\sim0.4\mu g/(kg\cdot min)$	++++	++	+	−	↑CO, ↑↑SVR
肾上腺素	$0.01\sim0.5\mu g/(kg\cdot min)$	++++	++++	+++	−	↑↑CO, ↑↑SVR
去氧肾上腺素	$0.1\sim10\mu g/(kg\cdot min)$	+++	−	−	−	↑↑SVR
升压素	$0.02\sim0.04U/min$	血管平滑肌 V_1 受体				↑↑SVR
多巴酚丁胺	$2.5\sim20\mu g/(kg\cdot min)$	+	++++	++		↑↑CO, ↓SVR, ↓PVR
异丙肾上腺素	$2.0\sim20\mu g/min$	−	++++	+++	−	↑↑CO, ↓SVR, ↓PVR
米力农	$0.125\sim0.75\mu g/(kg\cdot min)$	PD-3 抑制剂				↑CO, ↓SVR, ↓PVR
依诺昔酮	$2\sim10\mu g/(kg\cdot min)$	PD-3 抑制剂				↑CO, ↓SVR, ↓PVR
左昔孟旦	$0.05\sim0.2\mu g/(kg\cdot min)$	肌丝 Ca^{2+} 增敏剂, PD-3 抑制剂				↑CO, ↓SVR, ↓PVR

注:CO,心输出量;SVR,体循环阻力;PVR,外周血管阻力。

表 12-6 不同类型 CS 的初始血管活性药物使用注意事项

病因或表现	血管活性药物	血流动力学
经典的湿冷型	去甲肾上腺素或多巴胺,正性肌力药物	该型为低 CI 和高 SVR。考虑给予去甲肾上腺素或多巴胺(快 HR 或心律失常优先)、多巴胺(慢 HR 优先,但心律常风险升高)稳定血流动力学,稳定后或血运重建后加正性肌力药(仅限心肌梗死)
容量性干冷型	去甲肾上腺素或多巴胺,正性肌力药物,少量补液	考虑给予去甲肾上腺素或多巴胺(快 HR 或心律失常优先)、多巴胺(慢 HR 优先,但心律常风险升高)稳定血流动力学,稳定后或血运重建后加正性肌力药(仅限心肌梗死)。LVEDP 可能很低,患者可能耐受补液
血管扩张性湿暖型,或心源性+血管扩张性混合型	去甲肾上腺素,考虑血流动力学指导下的治疗	低 SVR
右心室休克	补液,去甲肾上腺素、多巴胺或升压素,正性肌力药,吸入式肺血管扩张剂	血流动力学目标包括维持前负荷,降低后负荷(PVR),治疗心动过缓,并维持房室同步。考虑给予去甲肾上腺素或多巴胺(快 HR 或心律失常优先)、多巴胺(慢 HR 优先,但心律常风险升高)稳定血流动力学,升压素可提高 SVR,对 PVR 有中性作用,稳定后或血运重建后加正性肌力药(仅限心肌梗死)

续表

病因或表现	血管活性药物	血流动力学
血压正常的休克	正性肌力药物或升压	该型 SBP>90mmHg、SVR 较高,初始正性肌力药治疗可能是适当的
主动脉瓣狭窄	去氧肾上腺素或升压素。对 LVEF 下降的患者,超声心动图或 PAC 指导的多巴酚丁胺试验	主动脉瓣狭窄引起的休克是后负荷依赖性的。如果 LVEF 保留,正性肌力药可能不会改善血流动力学,可选择外科主动脉瓣置换术、球囊主动脉瓣成形术和经导管主动脉瓣置换术
主动脉瓣反流	多巴胺,临时起搏	保持较快的心率可以缩短舒张期充盈时间并减少 LVEDP。可考虑外科主动脉瓣置换术
二尖瓣狭窄	去氧肾上腺素或升压素,艾司洛尔或胺碘酮	二尖瓣狭窄引起的休克是前负荷依赖性的。避免正性肌力药、减慢心率(增加舒张期的充盈时间)和维持房室同步可改善前负荷。可考虑外科二尖瓣置换或球囊二尖瓣扩张术
二尖瓣反流	去甲肾上腺素或多巴胺,正性肌力药,临时 MCS(包括 IABP)	升压药治疗血流动力学稳定后,可考虑加用正性肌力药。后负荷降低有助于减少 LVEDP。IABP 可通过减少后负荷和增加 CI 来降低反流分数。可考虑外科二尖瓣修复或经皮 edge-to-edge 二尖瓣修复
梗死后室间隔穿孔	参考经典的湿冷型,临 MCS(包括 IABP)	IABP 可通过减少后负荷增加 CI 来降低分流分数。心脏手术包括外科修复、经皮封堵或降落伞封堵
动态 LVOT 梗阻	补液,β 受体阻滞剂,避免正性肌力药和血管扩张剂,胺碘酮,RV 起搏	可通过增加前负荷和后负荷、维持房室同步来减轻梗阻
心动过缓	变时作用药或临时起搏	治疗应着重于识别和治疗心动过缓的原因。变时作用药物阿托品、异丙肾上腺素、多巴胺、多巴酚丁胺、肾上腺素
心脏压塞	补液,去甲肾上腺素	心包穿刺或心包开窗引流术

注:CI,心脏指数;SVR,体循环阻力;HR,心率;LVEDP,左室舒张末压;PVR,外周血管阻力;LVEF,左室射血分数;PAC,肺动脉导管;MCS,机械循环辅助;IABP,主动脉内球囊反搏;LVOT,左室流出道;RV,右心室。

(四)器官功能支持

1. **机械通气** CS 常伴有缺氧、呼吸困难、血流动力学和心电不稳定,因此经常需要机械通气,其使用率达到 78%~88%。机械通气的时机可参照通常危重患者。模式选择,与心力衰竭多采用无创通气不同,CS 患者多需要有创模式。呼吸机模式和参数设置目前暂无推荐。

呼吸机使用中应注意气管插管及机械通气后导致的血流动力学和迷走神经的变化,尤其是早期会减少回心血量,影响循环。

2. **肾脏替代治疗**　CS 患者中有 13%~28% 出现肾功能损害,20% 需肾脏替代治疗(continuous renal replacement therapy,CRRT),CS 出现肾功能不全时明显增加病死率。CS 合并肾功能损害的治疗以保证肾灌注、避免肾损害药物为主,出现以下情况时需进行 CRRT:①stage 2 急性肾损伤:血肌酐水平较基线升高 2 倍,每小时尿量<0.5ml/kg,并持续 12 小时;②严重水、电解质、酸碱失衡。

(五) 机械循环辅助

机械循环辅助(mechanical circulatory support,MCS)是近年来心源性休克诊治中进展最迅速的领域。INTERMACS(Interagency Registry for Mechanically Assisted Circulatory Support)注册研究显示,CS 或使用血管活性药物不能稳定的患者,MCS 支持后 30 天死亡率为 38%;其他观察性研究也显示,MCS 1 年生存率为 75%。

根据 MCS 的特点,可以分为短期 MCS 和长期 MCS。短期 MCS 主要用于 CS 急性期的治疗,以下情况优先选择短期 MCS:病情危重,需要尽快稳定;外科手术风险较高;为下一步治疗如血运重建或射频消融创造条件;移植前或长期 MCS 前准备。

长期 MCS 主要用于已经度过急性期,但仍然不能稳定,仍然需要机械循环辅助,或者需要心脏移植的患者。

1. **MCS 的患者选择和植入时机**　不建议对所有 CS 患者植入 MCS,仅在常规治疗效果不好时考虑应用。

由于证据有限,植入时机的选择目前尚不清楚,可参照 AHA 和国际心肺移植协会的建议:对于临床不能稳定的 CS,由多学科团队决定 MCS。

2. **短期 MCS**　目前临床常用的短期 MCS 装置主要有:主动脉内球囊反搏(intra-aortic balloon pump,IABP)、体外膜肺氧合(extracorporeal membrane oxygenation,ECMO)、Impella 系统、TandemHeart 系统,以及右心系统的辅助装置。

(1) IABP:IABP 是我国目前应用最为广泛的 MCS 技术,2012 年前的国内外指南对 IABP 的推荐级别均为 I 类推荐,但 IABP-SHOCK II 研究的结果显示,合并 CS 的 AMI 患者常规使用 IABP 不能降低 30 天、1 年和 6 年的病死率。因此,美国心脏病学会(American College of Cardiology,ACC)/美国心脏协会(American Heart Association,AHA)急性 ST 段抬高心肌梗死(ST segment elevation myocardial infarction,STEMI)指南将 IABP 的推荐降低为 IIa 类,欧洲心脏病学会(European Society of Cardiology,ESC)和中华医学会心血管病学分会的急性 STEMI 管理指南将 IABP 推荐级别降为 IIb 类,但对于药物治疗效果不好的 CS,急性心肌梗死合并严重二尖瓣关闭不全、室间隔穿孔等机械并发症,高危 PCI 围手术期,仍可考虑使用 IABP。

(2) ECMO:CS 合并心力衰竭和/或呼吸衰竭时,或者心肺复苏的患者,可考虑 ECMO。根据 ELSO(Extracorporeal Life Support Organization)的数据,因心脏原因使用 ECMO 患者中,56% 可成功脱离 ECMO,41% 可存活出院。但目前 CS 患者应用 ECMO 的循证医学证据有限,尤其缺乏随机研究,指南均不推荐在 CS 患者中常规使用 ECMO,仅在常规治疗效果欠佳时考虑应用。

(3) Impella 系统:Impella 系统是一种左心室-主动脉型轴流式辅助装置,其工作原理是,经股动脉途径将 Impella 装置的导管送至左心室,流入口位于左心室流出道,流出口则位于主动脉内;轴流泵运转时能把血液从左心室端流入口抽吸出,再通过主动脉端流出口回输至主动脉,即达到心脏辅助的作用。Impella 的随机临床试验较少。Seyfarthet 等的研究显示,在 AMI 合并 CS 患者中,Impella 增加心脏指数较 IABP 更显著,但未降低机械通气患者30 天死亡率。

(4) TandemHeart 系统:TandemHeart 系统是一种短期左心房-主动脉型辅助装置,其工作原理是通过房间隔穿刺,将导管放置至左心房,轴流泵将血液从左心房抽吸出来后,再回输至主动脉,达到心脏辅助的作用。TandemHeart 系统可通过抽吸左心房血液而减轻左心室的前负荷,同时也可通过血液回输到动脉而达到循环支持作用。

在一项小型开放标签的研究中,将 33 例发病 24 小时内的 CS 患者随机分配至 IABP 或 TandemHeart 辅助治疗组,比较两组后发现,TandemHeart 辅助治疗组心脏指数增加、肺毛细血管楔压(pulmonary capillary wedge pressure,PCWP)降低更为显著,但两组间严重不良事件或 30 天死亡率无差异。该研究样本量偏少,因此无法得出明确的结论。

(5) 右心室辅助装置:临床右心室辅助的 pMCS 主要有 Impella RP 和 Tandem pRVAD 装置。两个装置的工作原理相似,都是将右心房的血引出后,回输到肺动脉而达到右心室辅助作用。RPECOVER RIGHT 研究是一个评价 Impella RP 有效性及安全性的前瞻性、多中心研究,结果显示,难治性右心衰竭患者 Impella RP 辅助后 30 天生存率为 73.3%。目前该技术尚未在我国应用。

装置的选择,目前没有推荐,多根据团队的临床经验进行抉择。IABP 技术成熟、植入方便、并发症少,在急诊情况下,可首先考虑使用。如果 IABP 仍然不能维持循环时,可以选择 ECMO、Impella 系统或 TandemHeart 系统。对药物治疗无效的右心衰竭,可选择右心室辅助装置(如 Impella RP 或 Tandem pRVAD)或 V-A ECMO;对于合并呼吸衰竭的心力衰竭患者,优先选择 ECMO;需要长时间循环支持的患者可以选择 TandemHeart 系统。

3. 长期 MCS　长期 MCS 作为移植前辅助在 1998 年即获得 FDA 正式认证。随后 RE-MATCH 研究显示,与药物治疗相比,长期 MCS 可提高心力衰竭患者 2 年生存率。目前临床使用的都是连续血流装置,该装置包括两根管道,一根与左心室连接作为血流引出管道,另一根与升主动脉连接作为血流引入管道。长期 MCS 可提供 5~10L/min 的流量支持。目前临床应用的有 HeartMate Ⅱ 和 HeartWare HVAD。

长期机械循环辅助可作为 CS 的直接治疗手段或移植前的过渡。对可以恢复,无不可逆的其他器官功能衰竭的患者,如必须依赖 MCS,可以选择长期 MCS。

(六) 心脏移植

在采用上述机械循环辅助方法都不能恢复的所有患者,均应评估进行心脏移植。

(七) 其他有前途的治疗方法

以下是一些可能有前景的方法:①低温:低温是心肺复苏后广泛应用的技术,最近的动物实验和临床注册研究显示,其可以改善血流动力学,可能对 CS 患者恢复有帮助。但是,随机研究似乎没有临床获益。②正性肌力药物:左西孟旦和依诺昔酮可能对 CS 治疗有益。③经皮心脏泵植入术:如经皮 HeartMate PHP,其管道设计在体外外径为 14F,到左心室后可张开达到 24F,其流量可达>4L/min。

【管理流程】

建立管理流程对心源性休克进行救治,可以改善心源性休克患者预后(图 12-1)。CCU 和 ICU 在心源性休克患者管理方面各有所长,前者在心脏问题的处理上更具优势,而后者长于对患者的综合全面管理,两者联合形成一个整体团队对 CS 患者进行管理更有效。

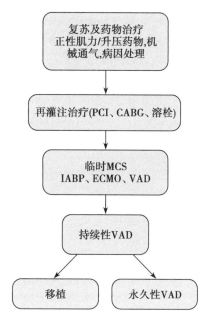

图 12-1 心源性休克的管理流程

PCI,经皮冠脉介入术;CABG,冠状动脉旁路移植术;
MCS,机械循环辅助;IABP,主动脉内球囊泵;ECMO,体外
膜肺氧合;VAD,心室辅助装置。

------ **指南要点小结** ------

心源性休克(cardiac shock,CS)是由于低心输出量导致组织、器官低灌注的一种状态,往往伴随着多器官功能的损害,死亡率高。急性心肌梗死是最重要的病因。建立 CS 管理流程,以及 CCU 和 ICU 联合形成一个整体团队对 CS 进行救治,可改善 CS 患者预后。

CS 需加强监护,应采用有创和无创等监测技术,进行心脏及全身各系统的监测。治疗方面,除常规的液体复苏、血管活性药物使用以及器官功能支持(血液滤过、呼吸支持等)外,尤其强调病因处理,特别是心肌梗死所致的 CS,再灌注治疗是其关键,且不受时间限制。机械循环辅助技术是近年来 CS 诊治中进展最迅速的领域。

(唐建军)

参考文献

[1] THIELE H,ZEYMER U,NEUMANN F J,et al. Intraaortic balloon support for myocardial infarction with cardiogenic shock[J]. N Engl J Med,2012,367(14):1287-1296.

[2] LEVY B,BASTIEN O,KARIM B,et al. Experts' recommendations for the management of adult patients with cardiogenic shock[J]. Ann Intensive Care,2015,5(1):52.

[3] SHAH R U,DE LEMOS J A,WANG T Y,et al. Post-hospital outcomes of patients with acute myocardial infarction with cardiogenic shock:findings from the NCDR[J]. J Am Coll Cardiol,2016,67(7):739-747.

[4] 中华医学会心血管病学分会心血管急重症学组.心原性休克诊断和治疗中国专家共识(2018)[J].中

华心血管病杂志,2019,47(4):265-277.

[5] BARAN D A,GRINES C L,BAILEY S,et al. SCAI clinical expert consensus statement on the classification of cardiogenic shock:This document was endorsed by the American College of Cardiology (ACC),the American Heart Association (AHA),the Society of Critical Care Medicine (SCCM),and the Society of Thoracic Surgeons (STS) in April 2019[J]. Catheter Cardiovasc Interv,2019,94(1):29-37.

[6] ZEYMER U,BUENO H,GRANGER C B,et al. Acute Cardiovascular Care Association positionstatement for the diagnosis and treatment of patients with acute myocardial infarction complicated by cardiogenic shock:A document of the Acute Cardiovascular Care Association of the European Society of Cardiology[J]. Eur Heart J Acute Cardiovasc Care,2020,9(2):183-197.

[7] HARJOLA V P,LASSUS J,SIONIS A,et al. Clinical picture and risk prediction of short-term mortality in cardiogenic shock[J]. Eur J Heart Fail,2015,17(5):501-509.

[8] WERDAN K,RUß M,BUERKE M,et al. Cardiogenic shock due to myocardial infarction:diagnosis,monitoring and treatment:a German-Austrian S3 Guideline[J]. Dtsch Arztebl Int,2012,109(19):343-351.

[9] ORBAN M,MAYER K,MORATH T,et al. Prasugrel vs clopidogrel in cardiogenic shock patients undergoing primary PCI for acute myocardial infarction:results of the ISAR-SHOCK registry[J]. Thromb Haemost,2014,112(6):1190-1197.

[10] LEVINE G N,BATES E R,BLANKENSHIP J C,et al. 2015 ACC/AHA/SCAI focused update on primary percutaneous coronary intervention for patients with ST-elevation myocardial infarction:an update of the 2011 ACCF/AHA/SCAI guideline for percutaneous coronary intervention and the 2013 ACCF/AHA guideline for the management of ST-elevation myocardial infarction:a report of the American College of Cardiology/American Heart Association Task Force on Clinical Practice Guidelines and the Society for Cardiovascular Angiography and Interventions[J]. Circulation,2016,133(11):1135-1147.

[11] VAN DIEPEN S,REYNOLDS H R,STEBBINS A,et al. Incidence and outcomes associated with early heart failure pharmacotherapy in patients with ongoing cardiogenic shock[J]. Crit Care Med,2014,42(2):281-288.

[12] LAURIDSEN M D,GAMMELAGER H,SCHMIDT M,et al. Acute kidney injury treated with renal replacement therapy and 5-year mortality after myocardial infarction-related cardiogenic shock:a nationwide population-based cohort study[J]. Crit Care,2015,19:452.

[13] 中国医师协会心力衰竭专业委员会,国家心血管病专家委员会心力衰竭专业委员会,中华心力衰竭和心肌病杂志编辑委员会.经皮机械循环辅助临床应用及管理中国专家共识[J].中华心力衰竭和心肌病杂志,2020,4(3):145-158.

[14] THIELE H,ZEYMER U,NEUMANN F J,et al. Intra-aortic balloon counterpulsation in acute myocardial infarction complicated by cardiogenic shock (IABP-SHOCK Ⅱ):final 12 month results of a randomised,open-label trial[J]. Lancet,2013,382(9905):1638-1645.

[15] ELSHARKAWY H A,LI L,ESA W A,et al. Outcome in patients who require venoarterial extracorporeal membrane oxygenation support after cardiac surgery[J]. J Cardiothorac Vasc Anesth,2010,24(6):946-951.

[16] SEYFARTH M,SIBBING D,BAUER I,et al. A randomized clinical trial to evaluate the safety and efficacy of a percutaneous left centricular assist device versus intra-aortic balloon pumping for treatment of cardiogenic shock caused by myocardial infarction[J]. J Am Coll Cardiol,2008,52(19):1584-1588.

[17] BURKHOFF D,COHEN H,BRUNCKHORST C,et al. A randomized multicenter clinical study to evaluate the safety and efficacy of the TandemHeart percutaneous ventricular assist device versus conventional therapy with intraaortic balloon pumping for treatment of cardiogenic shock[J]. Am Heart J,2006,152(3):469.

e1-e8.

[18] ANDERSON M B,GOLDSTEIN J,MILANO C,et al. Benefits of a novel percutaneous ventricular assist de-vice for right heart failure:The prospective RECOVER RIGHT study of the Impella RP device[J]. J Heat Lung Transplant,2015,34(12):1549-1560.

[19] ROSE E A,GELIJNS A C,MOSKOWITZ A J,et al. Long-term use of a left ventricular assist device for end-stage heart failure[J]. N Engl J Med,2001,345(20):1435-1443.

第十三章　人工心脏起搏

概　述

自 2007 年欧洲心脏病学会/欧洲心律学会(ESC/EHRA)发布心脏起搏与再同步治疗指南以来,多个心脏起搏领域的指南相继发布或更新:2008 年美国心脏病学会/美国心脏协会/美国心律协会(ACC/AHA/HRS)公布了心脏节律异常器械治疗指南。2010 年中华医学会心电生理和起搏分会(CSPE)对 2003 年植入性起搏器治疗建议进行了修订和更新。2013 年 ESC/EHRA 修订了心脏起搏与再同步治疗指南。2014 年 CSPE 又发布了植入型心律转复除颤器(ICD)治疗的中国专家共识,更新了 ICD 植入适应证。2016 年 ESC 发布的急慢性心力衰竭诊断与治疗指南对心力衰竭患者的心脏再同步化治疗(cardiac resynchronization therapy,CRT)的治疗推荐做了更新。2017 年永久希氏束起搏国际协作工作组对希氏束起搏的定义及标准、植入适应证、导线植入规范以及门诊随访和培训管理等多个方面做了推荐。2018 年 10 月发布的中国心力衰竭诊断和治疗指南对心力衰竭患者接受 CRT 的适应证做更新及修订。多个指南的制定及更新对指导、规范临床心脏起搏治疗提供了重要参考。

【心律失常的心脏起搏治疗】

主要参照 2013 年 ESC/EHRA 心脏起搏与再同步治疗指南中的部分内容进行阐述。指南根据不同临床表现及病因,对需心脏起搏治疗的心动过缓做了分类(图 13-1),针对不同类别做了相应推荐。

(一) 持续性心动过缓永久性心脏起搏器植入推荐及解读

1. 指南要点

(1) 窦房结病变的患者:

1) 当明确症状由心动过缓引起时,应植入永久性心脏起搏器(Ⅰ类推荐,B 级证据)。

2) 当症状可能由心动过缓引起时,即使无确定证据,也可植入永久性心脏起搏器(Ⅱb 类推荐,B 级证据)。

3) 如果患者无症状或由于可逆原因导致的窦性心动过缓,不建议植入永久性心脏起搏器(Ⅲ类推荐,C 级证据)。

(2) 获得性房室传导阻滞患者:

1) 对于二度Ⅱ型或三度房室传导阻滞的患者,无论有无症状,均应植入永久性心脏起搏器(Ⅰ类推荐,C 级证据)。

2) 对于二度Ⅰ型房室传导阻滞的患者,当患者出现与房室传导阻滞相关的临床症状或

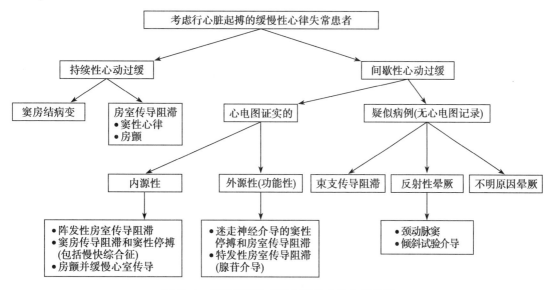

图 13-1　需要起搏治疗的缓慢性心律失常分类

电生理检查发现阻滞点位于希氏束以内或以下水平时,应考虑植入永久性心脏起搏器(Ⅱa 类推荐,C 级证据)。

3) 对于可逆性原因引起的房室传导阻滞,不建议植入永久性心脏起搏器(Ⅲ类推荐, C 级证据)。

2. 解读

(1) 由不可逆性窦房结病变和/或房室传导阻滞导致的症状性心动过缓通常需要植入永久性心脏起搏器。表 13-1 总结简述了心动过缓的常见症状及可能机制。显著心动过缓或长时间心搏暂停可导致晕厥或先兆晕厥。晕厥是脑灌注不足导致的短暂性意识丧失(transient loss of consciousness,TLOC),特征为起病迅速、持续时间短和可自行完全恢复。多数晕厥患者有头晕、黑矇、无力、视力障碍、恶心和出汗等前驱症状,仅有前驱症状而不伴意识丧失时称先兆晕厥。

表 13-1　心动过缓常见临床症状

	持续性心动过缓	间歇性心动过缓
由于脑血流灌注不足	易疲劳	晕厥、先兆晕厥
	易激惹,疲乏,不能集中注意力	头晕、眩晕
	冷漠,健忘,认知障碍	头晕目眩、视物模糊
	头晕、眩晕	
其他机制	气促、心力衰竭	与运动无关的突发呼吸困难和胸痛
	乏力、运动耐量下降(变时功能不全)	心悸(不规则心律)

(2) 临床上评价窦房结功能的方法除常见的心电图、动态心电图、心电图运动试验、阿托品/异丙肾上腺素试验外,还可用经食管心房调搏或有创电生理检查评价,如测定窦房结恢复时间(SNRT)、窦房传导时间(SACT)、窦房结不应期(SNRP)等参数。心脏变时性功能

不全(chronotropic incompetence)患者的心率不能随机体代谢活动的增加而增加。在植入起搏器的患者中,50%以上的患者对运动、情绪改变等不能作出正常的心率反应,通常定义为心率无法达到年龄预测最大心率的85%。指南建议,窦房结病变合并变时性功能不全的患者首选具有频率适应功能的双腔起搏器,尤其是年轻和活动量大的患者。

(3) 不可逆的心动过缓是植入永久起搏器的适应证。必须注意在植入永久性心脏起搏器之前,应该检查窦性心动过缓或房室传导阻滞是否由可逆性原因引起,例如急性心肌梗死、电解质紊乱、可以停用的药物(地高辛、非二氢吡啶类钙通道阻滞剂、β 受体阻滞剂及其他药物)、呼吸睡眠暂停、围手术期低温、炎症或者迷走神经张力过高(诱发因素可以避免)等。指南对于可逆性原因导致的窦房结功能障碍或房室传导阻滞,不建议植入永久心脏起搏器。

(二) 间歇性心动过缓

1. 经心电图证实的间歇性心动过缓

(1) 指南要点:

1) 对于有窦房结病变的患者(包括慢快综合征),因窦性停搏或窦房传导阻滞而出现明确的症状性心动过缓时,应该植入永久心脏起搏器(Ⅰ类推荐,B 级证据)。

2) 因房室传导系统病变导致间歇性/阵发性二度或三度房室传导阻滞(包括房颤伴缓慢心室率)时,应该植入永久心脏起搏器(Ⅰ类推荐,C 级证据)。

3) 对于心搏骤停的反射性晕厥患者,若患者年龄≥40 岁,反复出现无征兆的晕厥、因窦性停搏和/或房室阻滞而发生症状性心搏暂停时,应考虑植入永久性心脏起搏器(Ⅱa 类推荐,B 级证据)。

4) 对于有晕厥病史,因窦性停搏、窦房传导阻滞或房室传导阻滞而发生无症状性心搏暂停>6 秒的患者,应考虑植入永久性心脏起搏器(Ⅱa 类推荐,C 级证据)。

5) 对于病因可逆的心动过缓,不建议植入永久心脏起搏器(Ⅲ类推荐,C 级证据)。

(2) 解读:

1) 反射性晕厥的定义及分类:反射性晕厥又称神经介导性晕厥,指多种因素触发不同类型的神经反射,导致周围血管扩张、低血压与心动过缓,引起自限性晕厥发作,是晕厥最常见原因。2018 年 ESC 发布的晕厥诊断与管理指南中,将反射性晕厥分为血管迷走性晕厥、情境性晕厥(如排尿、排便、吞咽、咳嗽、大笑、喷嚏时发生的晕厥)、颈动脉窦综合征晕厥,以及无先兆、诱因的不典型反射性晕厥。

2) 反射性晕厥患者植入永久性心脏起搏器时应慎重。反射性晕厥作为一种良性、可逆的晕厥,预后相对好。现有的研究显示,反射性晕厥患者出现发作性心动过缓或心脏停搏后,即使接受心脏起搏治疗,对于缓解症状、预防再次晕厥发作无明显获益。因为不少反射性晕厥患者常有超过 6 秒、8 秒的心脏停搏,但并无晕厥。此为,不少晕厥患者(VVS 患者多见)血压降低常先于心率下降,故心脏起搏疗效难以肯定。指南中对上述要点 3 中的推荐主要参考了 ISSUE 3(Third International Study on Syncope of Uncertain Etiology)研究。该研究纳入多次发作反射性晕厥的患者,试验组患者植入具有频率骤降反应的双腔起搏器,对照组患者的起搏器仅具有感知功能,2 年的晕厥复发风险分别为 25% 和 57%。2018 年 ESC 发布的晕厥诊断与管理指南认为,对于该类晕厥患者,临床评价重点为确定症状发作是否与心动过缓相关,建议对心脏抑制型(晕厥时心率明显减慢或停搏)反射性晕厥患者植入永久性心脏起搏器。

2. 疑似/无心电图记录的间歇性心动过缓

（1）指南要点：

1）对于不明原因晕厥、束支传导阻滞（bundle-branch block，BBB），且心脏电生理检查阳性（HV 间期>70 毫秒，在心房递增起搏期间或通过药物激发证实为二度至三度希浦系统传导阻滞）的患者，应植入永久性心脏起搏器（Ⅰ类推荐，B 级证据）。

2）对于交替性束支传导阻滞的患者，无论有无症状，均应植入永久性心脏起搏器（Ⅰ类推荐，C 级证据）。

3）对于晕厥、BBB、缺乏诊断性依据的患者，经选择和权衡利弊后，可考虑植入永久性心脏起搏器（Ⅱb 类推荐，B 级证据）。

4）对于无症状的 BBB 患者，不建议植入永久心脏起搏器（Ⅲ类推荐，B 级证据）。

（2）解读：研究发现，HV 间期 70~100 毫秒和>100 毫秒的患者 4 年后进展为房室传导阻滞的概率分别为 12% 和 24%。心房递增起搏期间出现 HV 间期延长及二度房室传导阻滞的患者，随访 42 个月后，40% 的患者进展为完全性房室传导阻滞。药物（阿义马林、普鲁卡因胺、丙吡胺）激发试验中出现高度房室传导阻滞的患者，随访 24~63 个月后，68% 的患者进展为房室传导阻滞。

交替性束支传导阻滞虽然少见，但可能迅速进展为完全性房室传导阻滞。此类患者的心电图特点是在一份心电图上记录到双束支传导阻滞交替出现或呈三分支传导阻滞，或者一份心电图上表现为右束支传导阻滞合并左前分支传导阻滞，而另一份心电图上表现为右束支传导阻滞合并左后分支传导阻滞，这部分患者需要立即植入起搏器。对于 BBB 和严重左室收缩功能不全的患者（LVEF<35%），应考虑植入 ICD/CRT-D。对于既往发生过心肌梗死的 BBB 患者，尤其建议进行 EPS 及程控心室刺激，如果诱发出持续性室性心动过速，则须植入 ICD，具体可参考相关章节。

不明原因晕厥合并束支传导阻滞、缺乏电生理检查的患者进展为房室传导阻滞的概率较低。针对此类患者，指南专家组建议在植入起搏器或选择正确治疗之前，先进行一系列有意义的检查，如颈动脉窦按摩、电生理检查和植入性循环记录仪（implantable loop record，ILR）长程监测，从而有利于查明晕厥的机制。对于老年、反复发作无征兆晕厥、可能因晕厥而受伤的患者，权衡利弊后，可植入永久性心脏起搏器（Ⅱb 类推荐，B 级证据）。

3. 反射性晕厥患者

（1）指南要点：

1）以心脏抑制型为主的颈动脉窦综合征患者，若反复发作不可预知的晕厥，应植入永久性心脏起搏器（Ⅰ类推荐，B 级证据）。

2）对于倾斜试验可诱发心脏抑制反应，不可预测的晕厥反复发作，且年龄>40 岁的患者，在其他治疗失败后，可植入永久性心脏起搏器（Ⅱb 类推荐，B 级证据）。

3）对于倾斜试验诱发的非心脏抑制型晕厥患者，不建议植入永久性心脏起搏器（Ⅲ类推荐，B 级证据）。

（2）解读：根据血压与心率的反应，反射性晕厥可分为血管抑制型（以血压下降为主）、心脏抑制型（以心率明显减慢或停搏为主）和混合型。颈动脉窦综合征（CSS）是指对颈动脉窦刺激的过度神经反射导致心动过缓和/或血压下降，从而导致晕厥。CSS 在老年人多见，晕厥发作前常无征兆，以心脏停搏或心动过缓为特点。对于心脏抑制型 CSS 患者，目前已有足够的临床研究证明植入起搏器可以显著降低晕厥复发次数（约 75%），然而此类患者 5 年内晕厥复发率仍可能高达 20%。

血管迷走性晕厥(VVS)患者晕厥发作时多表现为血压下降和心率减慢两种形式(混合型,占 65%),但也有人表现为以血压下降为主(血管抑制型,占 25%)或以心率下降为主(心脏抑制型,占 10%)。对于倾斜诱发的血管迷走性晕厥,因倾斜试验中诱发晕厥的机制与自发性晕厥间的相关性较弱,提示临床工作中应谨慎根据倾斜试验中的反应植入起搏器。如果是非心脏抑制型,则不推荐植入起搏器;如为心脏抑制型,当患者年龄较大(40 岁以上)、晕厥反复发作、其他治疗无效时,可考虑植入起搏器(Ⅱb 类推荐)。2018 年 ESC 晕厥诊断与管理指南认为,倾斜试验对于需要明确病因的晕厥患者几乎没有诊断价值,倾斜试验阳性仅表明患者对直立性应激敏感(低血压易感性),具体可参考该指南相应内容。

4. 不明原因晕厥患者

(1) 指南要点:

1) 对于不明原因晕厥和三磷酸腺苷试验阳性的患者,植入永久性心脏起搏器可能有助于减少晕厥复发(Ⅱb 类推荐,B 级证据)。

2) 对于发生不明原因晕厥,但无心动过缓或传导阻滞证据的患者,不建议植入永久心脏起搏器(Ⅲ类推荐,C 级证据)。

3) 对于不明原因跌倒的患者,不建议植入永久心脏起搏器(Ⅲ类推荐,C 级证据)。

(2) 解读:对于反复发生不明原因晕厥或在活动后跌倒的患者,不应先进行经验性心脏起搏,而是应考虑进行长程心电监测(如植入 ILR),以便记录到晕厥发作时的心电图。很多包括全面评估的研究结果显示 20%~30%的晕厥患者没能确诊,这一客观事实促进了很多探究原因不明性晕厥试验的启动和开展。静脉注射腺苷是一项有用的评估技术,并已得到初步认同。试验中唯一异常的表现是注射腺苷时出现异常的长时间心脏停搏,这种心脏停搏持续超过 6 秒或 10 秒,心脏停搏的原因是突然发生的房室传导阻滞。该指南对于 ATP 试验阳性患者,可考虑植入起搏器以减少晕厥复发(Ⅱb 类推荐),否则均不推荐植入起搏器。

【特殊情况的心脏起搏器治疗】

(一) 急性心肌梗死

1. 指南要点

(1) 对于少数永久性房室传导阻滞患者,有植入永久性心脏起搏器的指征,具体推荐意见参见第一部分"持续性心动过缓永久性心脏起搏器植入推荐"(Ⅰ类推荐,C 级证据)。

(2) 心肌梗死急性期并发的高度或完全性房室传导阻滞消失后不建议植入永久心脏起搏器(Ⅲ类推荐,B 级证据)。

2. 解读　与急性心肌梗死相关的传导异常主要包括房室传导阻滞和束支传导阻滞,传导阻滞的发生是自主神经失衡和传导组织缺血或坏死所致。急性心肌梗死发生后梗死的部位能够影响传导异常的类型,下壁梗死相关的房室传导阻滞绝大部分发生在希氏束的近端,而前壁梗死相关的传导阻滞则多数位于房室结以远。心室内传导障碍常见于前壁-前间壁心肌梗死,与其血液供应的特点有关。需要注意的是,在急性心肌梗死患者中,如果出现新发的一过性束支传导阻滞,甚至出现二度Ⅱ型或三度房室传导阻滞(急性心肌梗死并发的房室传导阻滞多在 2~7 天自行消失)时,目前尚无证据表明心脏起搏可以改善预后,因此指南并不推荐给予传统的针对心动过缓的起搏治疗。若房室传导阻滞转为永久性,则应按照前述房室传导阻滞患者起搏器的植入指征进行下一步治疗。

（二）心脏手术、经导管主动脉瓣植入术（TAVI）和心脏移植

1. 指南要点

（1）若心脏手术和TAVI后出现高度或完全性房室传导阻滞时，应进行为期7天的临床观察，以评估心律失常是否为短暂性，能否自行消失。但如果出现完全性房室传导阻滞伴缓慢性逸搏心律时，由于自行消失的可能性较低，观察期可以缩短（Ⅰ类推荐，C级证据）。

（2）若心脏手术和心脏移植后出现窦房结功能障碍，应进行为期5天至数周的临床观察，以评估心律失常能否自行消失（Ⅰ类推荐，C级证据）。

（3）在心脏移植晚期发生变时性功能不全、影响生活质量时，应考虑植入永久性心脏起搏器（Ⅱa类推荐，C级证据）。

2. 解读 心脏手术后房室传导阻滞的发生率为1%～4%，TAVI后植入永久性心脏起搏器的比例在14.2%左右，心脏移植后大约8%的患者因窦房结功能障碍植入心脏永久性起搏器。在制订、实施心脏手术方案时，要考虑到不同术式对心脏传导系统的影响。若此类患者术后发生持续、不可逆的心动过缓，植入永久性心脏起搏器的推荐参考第一部分"持续性心动过缓永久性心脏起搏器植入推荐"相关内容。

（三）儿童及先天性心脏病患者

1. 指南要点

（1）对于先天性房室传导阻滞的儿童及先天性心脏病患者，在发生高度或完全性房室传导阻滞时，若患者存在症状，或无症状但存在下述任一危险情况时，应考虑心脏起搏治疗：心室功能不全、QT间期延长、复杂性室性期前收缩、宽QRS波逸搏心律、心室率<50次/min、心室停搏>基础节律周期长度的3倍（Ⅰ类推荐，C级证据）。

（2）对于先天性房室传导阻滞的儿童及先天性心脏病患者，若发生高度或完全性房室传导阻滞时无症状，即使无上述危险情况，也可考虑心脏起搏治疗（Ⅱb类推荐，C级证据）。

（3）先天性心脏病术后发生二度或三度房室传导阻滞持续>10天的患者，应进行永久性心脏起搏治疗（Ⅰ类推荐，C级证据）。

（4）先天性心脏病术后发生与短暂的完全性房室传导阻滞相关的持续性无症状的双分支传导阻滞（伴或不伴PR间期延长）患者，应考虑进行永久性心脏起搏（Ⅱa类推荐，C级证据）。

（5）对于有症状的窦房结病变（包括慢快综合征）患者，当明确症状与心动过缓相关时，应植入永久性心脏起搏器（Ⅰ类推荐，C级证据）。

（6）对于无症状的窦房结病变患者，若静息心率<40次/min或心室停搏>3秒，植入永久性心脏起搏器可能有用（Ⅱb类推荐，C级证据）。

2. 解读 由于儿童往往需要终生起搏，故远期不良事件的发生率较高，且非最佳部位心脏激动导致不良后果的风险也很高。儿童由于体型小、存在右向左分流的先天性缺陷或术后缺乏进入靶心腔的静脉通路，往往需要进行心外膜永久性起搏。儿童的活动水平较高，对起搏器械的硬件造成的压力较大，而其预期的生长、发育也会导致随访期间导线移位或断裂的发生率升高。指南专家组建议对植入起搏器的获益与潜在并发症进行个体化评估，并考虑心脏和静脉解剖、患者的体型和生长预期。建议电生理医师与儿科心脏病专家共同决定是否为儿童患者植入起搏器，最好在专科医疗中心进行决策。为保留心功能，用左心室单部位起搏取代右心室起搏是一种有吸引力的起搏模式，但还需要进一步的证据。

（四）肥厚型心肌病

1. 指南要点

（1）对于静息或激发状态下有左室流出道梗阻和有药物难治性症状的选择性患者,如有以下情况,可考虑进行短 AV 间期的 AV 顺序起搏:

1）有室间隔乙醇消融或室间隔心肌切除禁忌证(Ⅱb 类推荐,B 级证据)。

2）室间隔乙醇消融或室间隔心肌切除后发生心脏传导阻滞的风险很高(Ⅱb 类推荐,C 级证据)。

（2）对于有植入 ICD 指征的患者,应考虑植入双腔 ICD(Ⅱa 类推荐,C 级证据)。

2. 解读　右心室心尖起搏减轻左室流出道梗阻的可能机制:肥厚型心肌病(hypertrophic cardiomyopathy,HCM)是一种以心室肥厚和心肌纤维紊乱为特征的原发性心肌病,约 2/3 的患者具有家族遗传史。不对称的室间隔肥厚可造成左心室心尖部与左室流出道之间动态的压力阶差。流出道狭窄的成因主要是肥厚的室间隔收缩期显著的凸出和收缩期二尖瓣前叶的前向运动,常伴二尖瓣关闭不全。一般认为右心室心尖部起搏后的提前激动改变了心室的激动顺序,产生心室不同部位之间的不同步。左心室激动顺序的改变使室间隔基底部延迟激动而减弱心室收缩,导致左心室收缩期内径的扩大并减弱了收缩期二尖瓣前叶的前向运动,因此降低了左室流出道的压力阶差。右心室心尖部的起搏后提前激动可通过设置较短 AV 间期的 DDD 起搏来实现,即在自身房室传导发生前心房感知后触发右心室起搏。除了改变心室激动顺序外,右心室起搏还能引起心室壁的压力重分配,可能导致冠状动脉血流分布的改变。

植入永久性心脏起搏器治疗梗阻性肥厚型心肌病的确切疗效仍有待证实。2014 年 ESC 肥厚型心肌病诊断和管理指南中对于流出道梗阻的 HCM 患者行室间隔心肌切除或室间隔酒精消融治疗的推荐为Ⅰ类或Ⅱa 类推荐,对起搏器植入的推荐为Ⅱb 类推荐。相关内容也可参照 2017 年《中国成人肥厚型心肌病诊断与治疗指南》。

（五）一度房室传导阻滞

1. 指南要点　对有持续存在起搏器综合征类似症状,且症状由一度房室传导阻滞(PR间期>0.3 秒)引起的患者,应考虑植入永久性起搏器(Ⅱa 类推荐,C 级证据)。

2. 解读　一度房室传导阻滞(PR 间期过长)导致类起搏器综合征的可能机制:一度房室传导阻滞在大部分情况下被认为是良性病变,不会引起特殊临床不适,也无须特殊治疗;由于 PR 间期延长,心房在心室舒张早期开始收缩,丧失了对心室充盈的辅助泵功能,造成心室充盈时间缩短、充盈减少。当运动时心率增快,因射血时间相对固定,心室充盈时间进一步缩短,导致患者运动耐量下降。如 PR 间期过度延长,房室激动顺序丧失,可引起心悸、气短、面红、头晕、冷汗、低血压等症状,类似起搏器综合征。基于以上机制,指南推荐 PR 间期>0.3 秒且临床有明显一度房室传导阻滞相关临床表现的患者可考虑植入永久性心脏起搏器。

【心力衰竭的心脏再同步化治疗】

2018 年 10 月发布的《中国心力衰竭诊断和治疗指南 2018》中射血分数减低(HFrEF)的心力衰竭患者心脏再同步化治疗(cardiac resynchronization therapy,CRT)适应证与 2016 年发布的《2016 年 ESC 急慢性心力衰竭诊断与治疗指南》中对心力衰竭患者的 CRT 推荐基本一致,故本节指南推荐主要参考 2016 年 ESC 指南。

（一）指南要点

1. 药物优化治疗后仍有症状的窦性心律患者，若 QRS 时限≥150 毫秒、左束支传导阻滞（LBBB）、LVEF≤35%，建议行 CRT（Ⅰ类推荐，A 级证据）。

2. 药物优化治疗后仍有症状的窦性心律患者，若 QRS 时限≥150 毫秒，非 LBBB、LVEF≤35%，可考虑行 CRT（Ⅱa 类推荐，B 级证据）。

3. 药物优化治疗后仍有症状的窦性心律患者，若 QRS 时限 130~149 毫秒、LBBB、LVEF≤35%，建议行 CRT（Ⅰ类推荐，B 级证据）。

4. 药物优化治疗后仍有症状的窦性心律患者，若 QRS 时限 130~149 毫秒、非 LBBB、LVEF≤35%，可考虑行 CRT（Ⅱb 类推荐，B 级证据）。

5. 对于因高度房室传导阻滞而具有心室起搏指征的 HFrEF 患者，包括房颤患者，无论纽约心功能分级（NYHA）分级如何，推荐进行 CRT 而不是右心室起搏（Ⅰ类推荐，A 级证据）。

6. 对于合并心房颤动的心力衰竭患者，经药物优化治疗后，NYHA 分级仍为Ⅲ~Ⅳ级，且 LVEF≤35%、QRS 时限≥130 毫秒时，应考虑行 CRT（Ⅱa 类推荐，B 级证据）。

7. 植入心室起搏器或 ICD 的 HFrEF 患者，尽管进行了药物优化治疗，后来发生了心力衰竭恶化和出现高比例的右心室起搏，可以考虑升级到 CRT。这不适用于稳定性心力衰竭患者（Ⅱb 类推荐，B 级证据）。

8. QRS 时限<130 毫秒时，不建议进行 CRT（Ⅲ类推荐，A 级证据）。

不同于要点 5、6 的描述，《中国心力衰竭诊断和治疗指南 2018》中对 CRT 的推荐分别为：需要高比例（>40%）心室起搏的 HFrEF 患者（Ⅰ类推荐，A 级证据）；对于 QRS 时限≥130 毫秒、LVEF≤35% 的房颤患者，如果心室率难控制，为确保双心室起搏，可行房室结消融（Ⅱa 类推荐，B 级证据）。

（二）解读

1. CRT 治疗慢性心力衰竭的机制 心电-机械失同步在心力衰竭进展中起重要作用。慢性心力衰竭时心室除极、收缩顺序异常，导致血流动力学紊乱（如舒张期二尖瓣反流）、心肌重塑。CRT 的主要作用在于通过双心室起搏纠正室间或心室内的不同步，增加心室排空和充盈；以及通过优化房室传导，增加心室充盈时间，减少二尖瓣反流，提高射血分数。CRT 双心室起搏后，左心室电极可以按照设置提前激动左心室最为延迟收缩的部位（通常为左心室侧壁或后侧壁），使室间隔和左心室游离壁同步球形收缩，恢复室间隔对左心室收缩的支持作用，缩短左心室等容收缩时间，相应地增加了左心室充盈时间，前负荷、心肌收缩力也相应增加。另外，CRT 还可通过对心脏的慢性改善和逆转心室重塑，使慢性心力衰竭患者长时间获益。

2. CRT 治疗心力衰竭的循证医学证据 COMPANION 研究、CARE-HF 研究、MUSTIC 研究、PATH-CHF 研究等多个研究证实了 CRT 在改善症状、提高活动耐量、降低住院率与死亡率中的重要作用。无论是欧洲指南还是中国指南，旧版指南均建议拟行 CRT 的心力衰竭患者 QRS 时限应≥120 毫秒，而新版指南均将其修改为≥130 毫秒。相关的循证医学证据为 EChoCRT 研究（窄 QRS 波心力衰竭患者的 CRT 研究）。该研究的入选标准为已接受药物优化治疗、纽约心功能Ⅲ~Ⅳ级、左室舒张末内径≥55mm、有 ICD 植入适应证、QRS 时限<130 毫秒、心脏超声提示左室收缩不同步、入院拟行 CRT-D 植入者。最终，809 例患者成功植入 CRT-D 并随机分组，404 例患者被分入 CRT 组（CRT 功能打开），405 例患者被分入对照组

（CRT 功能关闭）。其中,两组患者植入的起搏器均开启 ICD 功能。平均随访 19.4 个月后,CRT 组全因死亡率为 11.1%,对照组为 6.4%。并且 CRT 组心血管死亡率也高于对照组（37% *vs.* 17%）。两组患者在基线至 6 个月后的 NYHA 分级变化及生活质量评测方面也无显著性差异。目前,QRS 波宽度仍然是预测 CRT 能否获益的主要因素。

3. CRT 对伴有心房颤动的慢性心力衰竭的作用   房颤是心力衰竭患者最常合并的心律失常,两者相互促进,互为因果。慢性心力衰竭患者中 10% ~ 30% 的患者合并房颤。PAVE(post AV nodal ablation evaluation)试验前瞻性评估了慢性房颤房室结消融后起搏治疗（双心室起搏或右心室起搏）的长期效果。随访早期,两组患者 6 分钟步行距离均显著增加。但在随访 6 个月后,右心室起搏的患者开始出现活动耐量的下降。根据射血分数(ejection fraction,EF)进行分层后发现,在 EF≤45% 的患者中,双心室起搏优于右心室起搏;在 EF≤35% 的患者中,双心室起搏的获益更大。2018 年中国心力衰竭指南推荐,对于心力衰竭合并房颤的患者,若 QRS 时限≥130 毫秒,LVEF≤35%,且心室率难以控制,为确保双心室起搏,拟行房室结消融后,可考虑行 CRT(Ⅱa 类推荐,B 级证据)。单纯为了治疗心力衰竭而进行房室结消融后双心室起搏,仍应慎重考虑。

4. 心力衰竭患者起搏器植入或升级   对于因房室传导阻滞而有心室起搏指征的射血分数减低的心力衰竭患者(包括房颤),2016 年 ESC 指南建议无论患者 NYHA 分级如何,即不考虑患者是否存在心力衰竭症状,均应进行 CRT,而不是右心室起搏(Ⅰ 类推荐,A 级证据)。这样避免了长期右心室起搏带来的加重心力衰竭、诱发房颤、瓣膜关闭不全等弊端。而 2018 年版中国指南指出,如果射血分数减低的心力衰竭患者需要高比例心室起搏(＞40%),建议行 CRT(Ⅰ 类推荐,A 级证据);对于已植入起搏器或 ICD 的射血分数减低的患者,当出现心功能恶化伴高比例右心室起搏时,可考虑升级到 CRT(Ⅱb 类推荐,B 级证据)。

本节中 CRT 均指传统的双心室起搏(BiV)方法,即通过冠状静脉窦植入左心室导线纠正电-机械失同步。但传统的双心室起搏中约 30% 的患者无应答,可能主要与心肌瘢痕、非均质的电激动、起搏位置不佳等因素有关。对房室间期正常的 LBBB 患者,进行优化的单左心室起搏,可能提高 CRT 应答率。此外,有研究显示左心室多部位起搏(左心室多极导线)较左心室单部位起搏临床效果更好,尤其适用于常规双心室起搏治疗无效或效果不佳者。除双心室起搏外,2018 年中国指南首次介绍了另一种心脏再同步方式——永久希氏束起搏。

（三） 永久希氏束起搏在心脏再同步化治疗中的应用

1. 传统右心室起搏或双心室起搏的弊端   传统的右心室心尖部起搏改变了心脏正常的激动传导顺序,造成了电-机械失同步,可致潜在的心功能恶化、瓣膜功能不全、心律失常,在特定人群中有较高病死率。近年来开展较多的右室流出道或间隔部起搏,其获益仍有争议。而希氏束起搏(His bundle pacing,HBP)的电激动沿心脏正常传导系统下传,保持了相对正常的心室电激动顺序和心室收缩同步性,能获得较好的血流动力学效果,是目前起搏治疗领域研究的热点。传统的通过双心室起搏实现心脏再同步的方式在心功能Ⅲ/Ⅳ级伴宽QRS、LBBB 患者中的临床获益已得到充分证实。然而,双心室起搏再同步化治疗对窄 QRS波(＜130 毫秒)的患者进行双心室起搏并未见到明显的临床获益。另外,CRT 无应答的发生率仍然高达 30%。HBP 理论上实现了心脏的电和机械同步,包括房室同步、室间同步和室内同步,是最生理的起搏方式,避免了心室起搏依赖造成心功能不全以及心律失常。此外,希氏束起搏电极未越过三尖瓣,避免了三尖瓣损伤及反流。

2. 目前对希氏束起搏的认识   随着希氏束起搏电极植入技术及器械的改进,希氏束起搏的成功率及安全性不断提高。许多临床研究证实希氏束起搏安全、可靠,Barba-Pichardo 等的研究入选了 16 例具有 CRT-D 治疗适应证、顽固性心力衰竭、经冠状窦 CRT 失败的患者,13 例患者经希氏束起搏后 LBBB 消失,其中 9 例患者心功能分级降低、LVEF 明显提高。Lustgarten 等的研究也表明,希氏束起搏在改善心力衰竭伴束支或室内传导阻滞患者中的疗效不劣于双心室起搏。对于心室起搏依赖、心室起搏后心功能恶化,因房颤行房室结消融以及部分 CRT 适应证的心力衰竭患者,或双心室起搏失败、优化的双心室起搏后仍无反应或低反应的患者,可考虑将希氏束起搏作为理想的备用选择。鉴于这些患者可能出现疾病进展和/或电极长期稳定性问题,必须要考虑提供右心室备用电极或实现低心室夺获阈值的非选择性希氏束起搏(自身备用,希氏束电极也同时夺获右心室心肌)。

3. 2018 年中国指南对 HBP 在心力衰竭患者再同步化治疗中的说明 希氏束起搏主要适用于以下患者:①左心室导线植入失败患者;②CRT 术后无应答患者;③药物控制心室率不理想的房颤伴心力衰竭,且经导管消融失败或不适合房颤消融,需要房室结消融控制心室率的患者;④慢性房颤伴心力衰竭,需要高比例心室起搏(>40%)的患者。HBP 尚处于起步阶段,需开展大规模临床试验证实其近期及远期疗效,尤其是对生存率的影响。

4. 2017 年永久希氏束起搏国际协作工作组对希氏束起搏的定义及标准、适应证、导线植入规范以及门诊随访和培训管理等多个方面做了推荐,制定了永久性希氏束起搏定义、植入和随访标准,发表在 *Heart Rhythm* 上。共识在希氏束起搏患者的选择方面,建议在双心室起搏失败,或优化的双心室起搏后仍无反应或低反应的患者中,可考虑将希氏束起搏作为理想的备用选择。鉴于外科行心外膜电极的不良反应多、电极耐久度差,在尝试植入心外膜左心室电极之前,选择希氏束起搏实现再同步化可能是合理的。

【植入型心律转复除颤器】

心脏性猝死(SCD)是由各种心脏原因引起的突然发生、进展迅速的自然死亡,是心血管疾病的主要死亡原因。植入型心律转复除颤器(ICD)有效、可靠地识别并终止持续性室速/室颤,在 SCD 的预防中起重要作用。本节指南要点参照了 2014 年 ICD 治疗的中国专家共识。另外,2017 年 AHA/ACC/HRS 发布的室性心律失常与预防心脏性猝死的指南中对缺血/非缺血性心脏病、肥厚型心肌病、心力衰竭、致心律失常性右室心肌病、离子通道疾病、心脏结节病等不同疾病的 ICD 治疗做了相应推荐,具体可参考相关章节。

ICD 植入适应证的建议:

1. I 类推荐

(1)非可逆性原因导致的室颤或血流动力学不稳定的持续室速,引起的心搏骤停存活者。

(2)合并自发的持续性室速的器质性心脏病患者。

(3)不明原因的晕厥患者,电生理检查诱发出血流动力学不稳定持续室速或室颤。

(4)急性心肌梗死 40 天以上,LVEF≤0.35,心功能 II 或 III 级患者。

(5)心功能 II 或 III 级,LVEF≤0.35 的非缺血性心肌病患者。

(6)心肌梗死 40 天以上,LVEF≤0.30,且心功能 I 级患者。

(7)急性心肌梗死后非持续室速,LVEF≤0.40,电生理检查诱发出室颤或持续室速。

2. Ⅱa 类推荐

（1）不明原因晕厥患者,伴随明显左心室功能障碍和非缺血性扩张型心肌病。

（2）心室功能正常或接近正常的持续室速患者。

（3）伴随 1 个或以上 SCD 主要危险因子(心搏骤停史、自发性持续性室速、猝死家族史、不明原因晕厥、左心室壁厚度>30mm、异常的运动后血压反应、自发性非持续性室速)的肥厚型心肌病患者。

（4）随 1 个或以上 SCD 主要危险因子(心搏骤停史、室速引起的晕厥、广泛右心室受累的证据、左心室累及、存在多形性室速和心尖室壁瘤)的致心律失常性右室心肌病患者。

（5）服用 β 受体阻滞剂期间有晕厥和/或室速史的长 QT 综合征患者。

（6）等待心脏移植的非住院患者。

（7）有晕厥史的 Brugada 综合征患者。

（8）没有引起心搏骤停,但有明确室速记录的 Brugada 综合征患者。

（9）服用 β 受体阻滞剂期间有晕厥和/或记录到持续室速的儿茶酚胺敏感的多形性室速患者。

（10）心脏肉瘤病、巨细胞心肌炎或 Chagas 病。

3. Ⅱb 类推荐

（1）LVEF≤0.35 且心功能 Ⅰ 级的非缺血性心肌病患者。

（2）有 SCD 危险因素的长 QT 综合征患者。

（3）合并严重器质性心脏病的晕厥患者,全面的有创性和无创性检查不能明确病因的情况下。

（4）有猝死史的家族性心肌病患者。

（5）左心室致密化不全患者。

4. Ⅲ 类推荐

（1）满足以上 Ⅰ、Ⅱa 和Ⅱb 类适应证,但患者不能以较好的功能状态生存 1 年以上时。

（2）无休止室速或室颤患者。

（3）存在明显的精神疾病,可能由于 ICD 植入而加重,或不能进行系统的随访者。

（4）心功能Ⅳ级,不适合心脏移植或 CRT 的顽固性充血性心力衰竭患者。

（5）不合并器质性心脏病的不明原因晕厥患者,且无诱发的室性心律失常。

（6）手术或导管消融可治疗的室颤或室速患者。

（7）无器质性心脏病患者,由完全可逆因素(如电解质紊乱、药物或创伤)引起的室性快速性心律失常。

-------------------- 指南要点小结 --------------------

（一）持续性心动过缓

1. 窦房结病变　症状明确由心动过缓引起时,应进行起搏治疗。

2. 获得性房室传导阻滞　对于三度或二度Ⅱ型房室传导阻滞的患者,无论有无症状,均应进行起搏。

（二）经证实的间歇性心动过缓

1. 窦房结病变（包括慢快综合征） 对于有窦房结病变的患者，因窦性停搏或窦房传导阻滞而出现明确的症状性心动过缓时，应行起搏治疗。

2. 间歇性/阵发性房室传导阻滞（包括房颤伴缓慢心室传导） 原有间歇性/阵发性二度或三度房室传导阻滞的患者应行起搏治疗。

（三）未证实（疑似）间歇性心动过缓

1. BBB、不明原因的晕厥和 EPS 检查异常 对于晕厥、BBB、EPS 检查阳性（HV 间期>70 毫秒，或在心房递增起搏时出现二度至三度希浦系统传导阻滞）的患者，应进行起搏治疗。

2. 交替 BBB 有症状或无症状的交替 BBB 患者应进行起搏。

3. 颈动脉窦性晕厥 以心脏抑制型颈动脉窦综合征为主和反复发作无征兆晕厥的患者，应进行起搏。

（四）急性心肌梗死

对于少数永久性 AV 传导阻滞病例，有指征进行心脏起搏。

（五）颈动脉窦综合征

颈动脉窦意外受压出现反复性晕厥，颈动脉窦按摩时能再次诱发，在未使用任何抑制窦房结药物的情况下出现室性停搏>3 秒（患者可有晕厥或先兆晕厥）。

（六）儿童及先天性心脏病

1. 先天性 AV 传导阻滞 在发生高度和完全性 AV 传导阻滞的有症状和无症状患者中，当存在以下任何一种危险情况时，均应进行起搏：心室功能不全、QT 间期延长、复杂性室性期外收缩、宽 QRS 波逸搏心律、心室率<50 次/min，心室停搏>基础节律周期长度的 3 倍。

2. 先天性心脏病术后 AV 传导阻滞 术后发生二度或完全性 AV 传导阻滞，持续>10 天的患者，应进行永久性起搏。

3. 窦房结病变 对于有症状的窦房结病变（包括慢快综合征）患者，当判定症状与心动过缓相关时，应进行永久性起搏。

（七）心脏移植术后

1. 心脏手术和 TAVI 后高度或完全性房室传导阻滞 应进行为期 7 天的临床观察，以评估心律失常是否为短暂性，能否自行消失，但如果发生完全性房室传导阻滞伴缓慢性逸搏心律，由于自行消失的可能性较低，观察期可以缩短。

2. 心脏手术和心脏移植后窦房结功能障碍 应进行为期 5 天至数周的临床观察，以评估心律失常能否自行消失。

（刘启明）

参考文献

[1] BRIGNOLE M, AURICCHIO A, BARON-ESQUIVIAS G, et al. 2013 ESC Guidelines on cardiac pacing and cardiac resynchronization therapy. The Task Force on cardiac pacing and resynchronization therapy of the European Society of Cardiology (ESC). Developed in collaboration with the European Heart Rhythm Association

（EHRA）［J］. Europace,2013,15(8):1070-1118.

［2］ PONIKOWSKI P,VOORS A A,ANKER S D,et al. 2016 ESC Guidelines for the diagnosis and treatment of acute and chronic heart failure:The Task Force for the diagnosis and treatment of acute and chronic heart failure of the European Society of Cardiology（ESC）Developed with the special contribution of the Heart Failure Association（HFA）of the ESC［J］. Eur Heart J,2016,37(27):2129-2200.

［3］ 陈柯萍,华伟,黄德嘉,等. 植入型心律转复除颤器治疗的中国专家共识［J］. 中华心律失常学杂志,2014,18:242-253.

第十四章 经导管射频消融术治疗快速性心律失常

概 述

快速性心律失常如室上性心动过速、房颤、室性心动过速等,可导致心悸、心力衰竭、栓塞甚至猝死。随着经导管射频消融技术的进步,设备的发展和改进以及循证医学证据的增加,导管消融已经成为治疗快速性心律失常的主要手段之一。当然,应该强调的是,导管消融术前应该进行详细的心内电生理检查(EP)。心内电生理检查是导管消融的基础,可以对心律失常的潜在机制进行精确诊断并定位起源部位,指导导管消融治疗。同时,心内电生理检查的安全性高,并发症罕见,尽管其最严重的并发症有可能威胁生命。目前用于指导射频消融的标测技术主要是透视引导和三维电解剖标测。这些技术可精准确定心律失常机制和定位心律失常。近来倡导的绿色电生理与传统方法的成功率相当,但明显降低透视时间。本文主要就室上性心动过速、房颤、室性心动过速这三类心律失常的导管消融治疗相关的指南进行阐述分析。

【经导管射频消融治疗室上性心动过速】

继 2003 年 ACC/AHA/ESC 发布室上性心动过速患者管理指南以来,时隔 12 年再次发布 2015 年 ACC/AHA/HRS 成人室上性心动过速管理指南。根据该指南的定义,广义的阵发性室上性心动过速包括不适当窦性心动过速、房性心动过速、心房扑动、房室结折返性心动过速以及房室折返性心动过速,但不包括房颤。对症状性室上性心动过速(SVT),EP 研究及消融作为一线治疗是有用的,它提供一种明确能够治愈的可能措施而不需要长期服药。大型注册研究报道,房室结折返性心动过速(AVNRT)和房室折返性心动过速(AVRT)消融成功率均高,严重并发症不常见,但有可能发生。

(一) 不适当窦性心动过速

不适当窦性心动过速(IST)定义为不能被最小负荷、休息或运动恢复期的生理需求解释的窦性心动过速,症状包括乏力、疲劳、头晕和不适感,比如心搏加速。IST 的患者通常静息心率>100 次/min,24 小时内平均心率>90 次/min。

射频消融改良窦房结术可降低窦性心律,随机队列研究发现即刻成功率为 76% ~ 100%。标测和治疗采用三维电解剖或非接触式标测技术,电生理检查时往往静脉滴注异丙肾上腺素并进行激动标测。尽管如此,IST 射频消融远期复发率高达 27%。并发症包括症状性窦性或交界性心动过缓,严重时需要植入起搏器,其他如迷走神经损伤导致右侧膈肌麻痹,上腔静脉和右心房交界处狭窄所致的面部和上肢肿胀,但上腔静脉综合征罕见。由于消融获益不大,而并发症多,窦房结改良术仅推荐在患者症状明显、药物疗效欠佳,患者充分知情同意后才考虑。

(二) 非窦性局灶性房性心动过速(AT)和多源性房性心动过速(MAT)

局灶性 AT 的特点为心房内窦房结外某个起源点发出的快速节律,节律通常规整地向周围组织扩布。SVT 消融的患者中 3%～17% 为局灶性 AT。

推荐导管消融作为症状性局灶性 AT 患者药物治疗的替代方案(Ⅰ类推荐)。

多源性房性心动过速(MAT)定义为体表心电图上至少有三种不同形态 P 波的快速性不规则的心律失常。心房频率应大于 100 次/min,也有报道定义为大于 90 次/min。与房颤不同,MAT 在 P 波之间有明确的等电位线。而 PP、PR 和 RR 间期不等。

(三) 房室结折返性心动过速(AVNRT)

推荐对 AVNRT 患者的慢径进行导管消融。导管消融是症状性 AVNRT 的一线治疗。这是根治性的,消融后不需要长期药物治疗。慢径消融(也叫作改良)是 AVNRT 消融的优选方法。大型注册研究报道的慢径消融成功率>95%,但应注意房室传导阻滞的风险,尽管这种风险<1%。

(四) 显性和隐匿性旁路

1. 症状性显性或隐匿性旁路　对旁路参与的房室折返性心动过速(AVRT)和/或预激性房颤的患者推荐进行导管消融,此为Ⅰ类推荐。导管消融的成功率为 93%～95%,主要并发症风险为 3%。值得注意的是,年轻患者的房颤往往合并有旁路,进行旁路消融后房颤可能不再发生;而老年患者 AF 的发生与旁路无关。对无休止性房室折返性心动过速,导管消融对治疗也有效,消融隐匿性旁路的成功率大约 90%。某些特殊旁道,如房束(Mahaim)旁路的消融成功率为 70%～100%患者中,导管消融房束(Mahaim)旁路可成功防止折返性心动过速的发生。

2. 无症状性预激　在无症状性预激患者中,进行心内电生理检查以对心律失常事件进行危险分层是合理的(Ⅱa类推荐)。以下情况应认为旁路为高危旁路:AF 发作时,2 个预激性 QRS 波群的 RR 间期<250 毫秒;存在多条旁路;旁路不应期<240 毫秒。恶性心律失常多与旁路的电生理特征相关,而不是有无症状。电生理检查并发症风险很低,并发症发生率范围为 0.09%～1%。

如果电生理检查证实旁路为高危旁路,或者预激性房颤快速传导,那么对无症状性预激患者进行导管消融是合理的(Ⅱa类推荐)。如果电生理检查证实不是高危旁路,进行消融的风险和获益应当全面地与患者进行讨论。

如果从事某些特殊职业者(如飞行员)存在预激,那么对无症状患者进行导管消融是合理的(Ⅱa类推荐)。如果一旦发生血流动力学明显变化的心律失常后个人职业活动会使其本人或其他人(如民航飞行员)造成危险,无症状性预激患者应该是潜在消融候选者。导管消融成功率大约为 95%,主要并发症发生率大约为 3%。有文献建议,对从事中度至高度竞争性体育运动的无症状运动员进行 EP 研究。

对于有症状的预激患者,进行电生理检查来对致命性心律失常事件进行危险分层是合理的(Ⅰ类推荐)。同时,大多数有症状的患者接受了导管消融,应注意 AVRT 转变为预激性 AF 时提示旁路为高危旁路,建议积极导管消融。

(五) 心房扑动

1. 下腔静脉三尖瓣环峡部依赖性心房扑动　心房扑动是一种以心房率规则和 P 波形

态不变为特征的大折返性房性心律失常。当心房扑动的折返环包括下腔静脉三尖瓣环峡部（CTI）时，称为 CTI 依赖性心房扑动。当 CTI 依赖性心房扑动折返环沿三尖瓣环逆钟向旋转时（间隔部向上，游离壁向下），被称为"典型性"；少见的情况是 CTI 依赖性心房扑动的折返环顺钟向旋转（有时被称为反向典型性）。逆钟向 CTI 依赖性心房扑动的典型心电图特征是下壁导联扑动波主波负向（因此称为锯齿波），V_1 导联 P 波正向，心房率为 250~350 次/min。顺钟向峡部依赖性心房扑动形态相反（即下壁导联上扑动波正向且宽大，V_1 导联扑动波负向）。尽管典型房扑的心房率在 250~330 次/min，在有严重心房疾病或服用抗心律失常药物以及导管消融失败后，心房率可以较慢。

2. 非峡部依赖性心房扑动　非峡部依赖性心房扑动或不典型心房扑动是传导不经过 CTI 的大折返性 AT。其折返环不同，包括环绕二尖瓣途径（二尖瓣周心房扑动），折返涉及左房顶部；以及围绕右房或左房瘢痕区域的折返。非峡部依赖性心房扑动通常发生于有心脏外科或消融史导致心房瘢痕的患者，但是也可以发生于其他任何心脏疾病或是特发性的。非峡部依赖性心房扑动可与 CTI 依赖性心房扑动共存，或涉及存在多个心房内折返环。折返环也可以分为大折返性 AT（大的，通常直径有几厘米或更长）及微折返性 AT（直径≤2cm），后者需要与局灶性 AT 鉴别。

对有症状且药物控制心室率效果不佳的心房扑动患者，导管消融 CTI 是有效的（Ⅰ类推荐）。因为在心房扑动中，很难达到室率控制目标，经常会选择节律控制策略。导管消融 CTI 依赖性心房扑动通常优于药物治疗；在这种心律失常中，CTI 是消融的优选靶点，因为在三尖瓣环和下腔静脉间线性消融能够有效阻断折返环。通常，成功取决于形成完整的阻滞线并永久阻断通过 CTI 的传导。通常消融中心律失常终止预示消融成功，随后通过 EP 证实通过消融处组织的双向传导阻滞。

导管消融对至少一种抗心律失常药物无效的反复发作症状性非 CTI 依赖性心房扑动有用（Ⅰ类推荐）。通常，导管消融非 CTI 依赖性心房扑动比 CTI 依赖性心房扑动难度大，因为解剖折返环复杂并且常常不依赖于特定解剖结构，难以定位。在消融尝试中，需了解之前的外科手术或消融方式，详细对心动过速进行激动和拖带标测。折返环定位决定了消融方式和风险。观察性数据支持在有经验的中心进行导管消融的相对有效性和安全性。在导管消融或心脏外科手术后的前 3 个月，常会观察到心房扑动，但不会持续到 3 个月以后，因此可推迟消融治疗的尝试，除非药物治疗和/或电复律失败。

对发生在由氟卡尼、普罗帕酮或胺碘酮治疗房颤期间引起的 CTI 依赖性心房扑动，导管消融是合理的（Ⅱa 类推荐）。一些 AF 患者应用普罗帕酮、氟卡尼或胺碘酮治疗期间可发生心房扑动。在这种情况下，如果心房扑动成为主要心律失常，进行 CTI 消融，并继续使用抗心律失常药物可能减少心房扑动的发生，并有利于对 AF 的药物治疗。

对接受 AF 导管消融且既往临床上记录有 CTI 依赖性心房扑动或诱发 CTI 依赖性心房扑动的患者，导管消融 CTI 是合理的（Ⅱa 类推荐）。与单独心房扑动消融相比，AF 消融（进行或不进行心房扑动消融）在控制心律失常和生活治疗评分上成功率更高。可能单独的 AF 消融可充分控制两种心律失常，尽管 CTI 消融减少了消融后早期心律失常的复发率。

导管消融作为复发症状性非 CTI 依赖性心房扑动的初始治疗是合理的（Ⅱa 类推荐）。对无症状反复发作的心房扑动患者，导管消融可能是合理的（Ⅱb 类推荐）。

（六）交界区心动过速

交界区心动过速是快速的，偶尔不规律的窄 QRS 波群心动过速（典型心率为 120~220

次/min）。当药物治疗无效或存在禁忌时,导管消融治疗交界区心动过速可能是合理的(Ⅱ b 类推荐)。然而,报道的房室传导阻滞的风险有 5%~10%,导管消融仅用于症状明显而药物治疗无效或不能耐受的患者。由于在 ECG 上很难鉴别交界区心动过速与 AVNRT,以消融为目的的 EP 研究有助于诊断和潜在的治疗干预。在 AVNRT 慢径消融中或消融后可能观察到交界区心动过速,是由于致密房室结受到刺激所致。这种医源性交界区心动过速是一过性的,在电生理检查中可通过起搏与 AVNRT 进行鉴别。尝试消融这种医源性交界区心动过速不必要且可导致房室传导阻滞。

（七）特殊人群室上性心动过速的射频消融治疗

1. **儿童** 导管消融能够成功用于所有年龄段的儿童,即刻成功率与成人相当。

2. **成人先天性心脏病患者** 10%~20% 的 ACHD 患者中可以观察到 SVT,伴有心力衰竭、卒中和 SCD 风险的明显增高。ACHD 患者中 SVT 最常见的机制是大折返性 AT(也称为心房扑动),至少 75% 的 SVT 由其所致,通常涉及 CTI。在 SVT 中,局灶性 AT、AVNRT 和旁路介导的心动过速均少于 8%,而 AF 大约为 10% 并随年龄增长而增加。20%~45% 的成人 Ebstein 畸形、单心室/Fontan 手术、法洛四联症、大动脉转位和房间隔缺损患者中发生 AT。ACHD 患者中导管消融的总即刻成功率为 70%~85%,2 年内 20%~60% 的患者复发。导管消融存在心脏静脉途径限制、心房肌肥厚、心房多个折返环以及心房被冠状窦和 CTI 到肺静脉分割为多个部分的挑战。因为 CTI 参与 >60% 的心房折返环,初始策略的目标经常是这一区域。房间隔缺损患者中的成功率最高,可达到 90%~100%,尽管 3 年内报道此后有 11%~30% 的患者发生了 AF。因为需要复杂的解剖学知识、高级标测的能力、仔细的围手术期监测及麻醉,以及重复消融,这类患者应当在复杂先天性心脏病消融有丰富经验的中心进行治疗。

对接受外科矫治的合并 SVT 的 Ebstein 患者,术前进行导管消融或术中进行外科消融旁路是合理的(Ⅱ a 类推荐)。在一项大系列研究中,Ebstein 畸形中 SVT 的发生率为 33%,是 ACHD 患者中最高的,并随年龄增加而增加。在 ≥50% 的 Ebstein 畸形合并明显三尖瓣反流的患者中会发生 AT、心房扑动或 AF。15%~30% 的 Ebstein 畸形患者存在右侧旁路,这些患者中多旁路高达 ≥29%。在 Ebstein 畸形患者中导管消融旁路成功率低于其他人群,即刻成功率为 75%~89%,急性期复发率为 25%~30%。在一组接受 Ebstein 畸形外科修复术的同时进行心律失常外科治疗的成人中,32% 存在旁路,54% 有心房扑动/颤动,外科术后没有 AP 复发。研究报道,92%~100% 的患者中外科成功消融旁路。在一组对 Ebstein 畸形修复并同时进行心房扑动/颤动右房 MAZE 手术或峡部消融的患者中,34 个月的随访中无心房扑动/颤动复发的患者为 75%。在一项比较外科修复术同时行心律失常者治疗和导管消融后进行外科修复的研究中,外科联合治疗在 94% 的患者中有效,而单独导管消融为 76%。在一组接受 Ebstein 畸形修复的患者中,术前进行 EP 研究并进行心律失常基质消融的患者,SCD 风险低于没有进行心律失常干预的患者。在计划进行 Ebstein 畸形外科治疗的患者中,证实同时进行心律失常干预是安全和有效的。

导管消融用于 ACHD 患者反复发作的症状性 SVT 的治疗是合理的(Ⅱ a 类推荐)。即刻成功率根据不同的心律失常机制、先天性心脏病及修复术的类型而不同。AVNRT(>80%),旁路(Ebstein 畸形患者中 75%~89%),局灶性 AT 所致的 SVT 成功率最高。在复杂先天性心脏病患者中进行消融最好在有先进标测技术和先天性心脏病专家的中心进行。

3. **妊娠** 对于症状明显、反复发作、药物无效的妊娠 SVT 患者,努力确保最小化射线暴露的情况下,进行导管消融可能是合理的(Ⅱb类推荐)。如果需要在妊娠妇女中进行导管消融,应当使用减少辐射的技术,应避免在妊娠起初3个月内手术,因为此时发生畸形的风险最高。值得注意的是,通过在母体上覆盖铅裙屏蔽胎儿并不减少对胎儿的辐射,因为大多数对胎儿的射线来自散射线。

4. 老年人中的 SVT 在年龄>75岁的患者,SVT的诊断和治疗方法应个体化,应结合年龄、合并的疾病、生理和认知功能、患者偏好以及症状的严重程度作出决定。

【经导管射频消融治疗房颤】

CSPE和CSA共同组织国内相关专家在吸收美国和欧洲指南精神,结合中国在这一领域的研究进展及专家认识,制定了中国《心房颤动:目前的认识和治疗建议-2018》,本文采用这一最新的专家建议,探讨房颤的导管射频消融。

(一)经导管消融房颤的适应证和禁忌证

1. 阵发性房颤 最新研究证实,导管消融作为阵发性房颤的起始治疗安全、有效。这些结果为导管消融作为阵发性房颤一线治疗提供了依据。

2. 持续性房颤 随着一系列临床试验的发布及导管消融经验的积累,导管消融在持续性房颤治疗中的作用得到了肯定,一般认为,无心房器质性病变或病变轻微、左心房内径<45mm、房颤持续时间较短、年龄<65岁、心房波相对"不碎"可从导管消融中获益。

3. 长程持续性房颤 近年来一些有经验的中心已将导管消融用于长程持续性房颤的消融,并取得一定成功率,但常需多次消融。消融术式也较复杂,除肺静脉电隔离外,多需标测并消融肺静脉外的触发灶,消融时间通常延长,消融伴随的风险也较单纯肺静脉电隔离高,其晚期复发率和临床疗效尚需进一步研究。

4. 房颤合并心力衰竭 近年来导管消融房颤在合并心力衰竭者中取得明显疗效,其成功率与无心力衰竭房颤者相近,维持窦性心律组术后左心室功能、运动耐量及生活质量明显改善,而围手术期并发症的发生率与无心力衰竭者相比无明显差异。

(1)Ⅰ类推荐:症状性阵发性房颤患者,若经至少一种Ⅰ类或Ⅲ类抗心律失常药物治疗后效果不佳或不能耐受,可行导管消融(A级证据)。

(2)Ⅱa类推荐:①反复发作、症状性阵发性房颤患者,使用Ⅰ类或Ⅲ类抗心律失常药物之前,导管消融可作为一线治疗(B级证据);②症状性持续性房颤患者,使用抗心律失常药物治疗后无效或不能耐受,导管消融可作为合理选择(B级证据);③症状性持续性房颤患者,使用抗心律失常药物治疗之前,权衡药物与导管消融风险及疗效后,导管消融可以作为一线治疗(C级证据);④伴有心力衰竭、肥厚型心肌病、年龄>75岁的房颤患者,在应用抗心律失常药物之前或之后均可考虑行导管消融,但须慎重权衡导管消融风险及疗效(B级证据);⑤伴有快慢综合征的房颤患者,导管消融可为合理治疗选择(B级证据);⑥对于职业运动员,考虑到药物治疗对运动水平的影响,导管消融可以作为一线治疗(C级证据)。

(3)Ⅱb类推荐:①对于症状性、长程持续性房颤患者,无论之前是否接受过抗心律失常药物治疗,权衡药物与导管消融风险及疗效后,均可行导管消融(C级证据);②对于一些无症状阵发性或持续性房颤患者,权衡导管消融风险及疗效后,均可行导管消融(C级证据)。

(4)Ⅲ类推荐:存在抗凝药物治疗禁忌的房颤患者选择导管消融(C级证据)。

执行上述推荐时,需充分考虑到术者及所在中心的经验、患者的风险/获益比、影响房颤成功转复和维持窦性心律的影响因素、患者的意愿、存在左心房/左心耳血栓是房颤导管消融的绝对禁忌证。

（二）房颤导管消融术式和终点

房颤导管消融主要是在环肺静脉电隔离（CPVI）术的基础上进行如下补充消融，如CPVI基础上联合线性消融、非肺静脉触发灶消融和/或基质标测消融、肾去交感化、碎裂电位（CFAEs）消融、转子标测消融、神经节（GP）消融等。

CPVI是房颤消融的基石。目前多采用环肺静脉前庭电隔离（PVAI），终点为肺静脉内与左心房传导双向阻滞，可应用标测或消融导管记录或起搏验证。前庭定位采用肺静脉造影和三维标测系统相结合的方法，或CT影像与三维模型的融合，也可借助心腔内超声。该术式可有效消融前庭组织，隔离肺静脉，且可损伤肺静脉口外的异位触发灶及局部GP改良，阻断潜在的肺静脉前庭部位的微折返和颤动样传导，临床疗效显著，且不会引起肺静脉狭窄。消融能量的有效释放及损伤面的大小在永久肺静脉隔离中起到关键作用。损伤范围及是否透壁取决于导管的稳定性、接触压力、能量输出、温度和消融时间。肺静脉初始隔离后观察20~30分钟并验证双向传导阻滞可提高永久隔离率，部分特殊的患者可延长观察到60分钟和90分钟。CPVI过程中传入阻滞为标准的硬性终点，传出阻滞（稳定PVGLA传导缺失）是阻止肺静脉触发房颤的终极目标。传出阻滞可以通过以下方法证实：环状电极沿肺静脉记录到的自发电位、持续心律失常、肺静脉内起搏与窦性心律分离。肺静脉内起搏无法传出可证实传出阻滞，但需避免邻近的心房组织远场夺获而导致误判。传出阻滞验证同样适用于冷冻球囊隔离肺静脉过程。肺静脉隔离完整性还可借助药物及电刺激起搏夺获验证。

1. 推荐级别

（1）Ⅰ类建议：①肺静脉电隔离是房颤消融的基石（A级证据）；②肺静脉电隔离应完整，应证实肺静脉-心房双向电传导阻滞（B级证据）；③消融前应通过肺静脉造影和/或三维解剖模型仔细确认肺静脉口部，避免在肺静脉内消融（B级证据）；④如果后壁线毗邻食管，需降低消融能量（B级证据）；⑤行线性消融，应采用标测及起搏方法评估消融线的连续完整性（B级证据）；⑥若合并典型房扑病史或可诱发典型房扑，则术中同时行右心房峡部消融（B级证据）。

（2）Ⅱa类建议：①初始肺静脉隔离后，应至少监测20分钟，再次验证肺静脉电隔离（B级证据）；②若存在肺静脉以外的触发灶（如上腔静脉、冠状窦、左心耳等），则应同时消融（B级证据）；③使用食管温度监测指导消融过程中的能量释放以降低食管损伤（C级证据）；④导管消融中，推荐应用压力监测导管，导管-组织接触压力10~30g可增加消融疗效，避免过高压力引起心脏压塞等风险（B级证据）。

（3）Ⅱb类建议：①初始肺静脉隔离20分钟后，使用腺苷验证终点，如发现肺静脉-心房电传导恢复则应补点消融（B级证据）；②沿消融线使用起搏夺获指导补点消融（B级证据）；③初次或复发消融的非阵发性房颤可考虑行后壁隔离（C级证据）；④辅助线性消融对初次或复发消融的非持续性房颤作用不明确，特别在缺乏大折返房扑证据时不推荐（B~C级证据）；⑤非阵发性房颤应行电压标测消融，或结合磁共振指导下基质改良（B级证据）；⑥复杂碎裂电位消融、转子激动消融、自主神经消融证据不充分（B级证据）。

2. 房颤导管消融并发症及处理　随着经验的积累及标测系统功能的改进和导管设计工艺的进步，房颤导管消融并发症有呈下降趋势，但发生率仍高达6.29%。因此，熟悉并发症的成因、临床表现、预防及处理方法极为重要。具体并发症包括心脏压塞和/或穿孔、栓塞并发症、肺静脉狭窄、左心房-食管瘘、左心房-心包瘘、膈神经损伤、食管周围迷走神经损伤、急性冠状动脉闭塞、血管并发症。

3. 消融术后管理

（1）术后观察：房颤消融过程顺利、无严重并发症的患者可在心内科病房观察。术后应卧床 6~12 小时，穿刺口局部压迫止血。注意观察血压、心律和心电图的变化以及心脏压塞、气胸、血管并发症等的发生。迷走反射发生时，需通过输液和/或阿托品治疗。术后出现低血压时，应明确其原因并予以相应处理，术后 3~5 天内出现的心包炎，有时可伴有轻度胸痛和自限性低热，一般用阿司匹林治疗即可；偶尔在症状持续、心包积液较多时，应用糖皮质激素。如术后 6~10 天出现延迟发热状态，无论是否伴有神经系统相关症状，都应排除左心房食管瘘。术后服用胺碘酮的患者应定期复查甲状腺功能。对高度怀疑肺静脉狭窄/闭塞者，应在消融 3~6 个月后行 MRI 或 CT 检查。

（2）术后抗凝：因术后早期是血栓形成的高危期，应在术后当天或第 2 天继续应用口服抗凝药物治疗至少 2 个月。围手术期未使用口服抗凝剂，如术后口服华法林治疗，在 INR 达到 2.0 之前重叠低分子量肝素皮下注射。若采用不间断华法林策略，或采用 NOAC 抗凝者，均无须低分子量肝素桥接过渡。2 个月后是否继续应用口服抗凝药物应视患者的血栓栓塞风险而定，鉴于术后相当比例房颤复发且无症状及 5 年后较高的复发比例，对于 CHA_2DS_2-VASc 评分≥2 分应推荐长期抗凝。

（3）术后抗心律失常药物：对于阵发性房颤患者术后可使用或不再使用抗心律失常药物；对于持续性房颤患者建议术后常规应用抗心律失常药物 3 个月，似有利于逆转心房重构和维持窦性心律。

（4）术后抑酸治疗：有临床观察提示房颤射频消融术后食管内镜检查可能发现不同程度的食管损伤，在经过 2~4 周的抑酸剂治疗后这些病变则逐渐消散；而心房食管瘘的高发时段又多在术后 2~4 周。因此，术后给予消融损伤广泛者 4 周质子泵抑制剂抑酸治疗是合理的。

【经导管射频消融治疗室性心动过速】

2017 年，AHA/ACC/HRS 发布了室性心律失常管理和心脏性猝死预防指南，本文结合这一指南中有关室性心动过速导管消融部分进行解读。

（一）室性心动过速导管消融推荐级别及消融途径

对于既往心肌梗死和复发性症状性持续性 VT 患者，或者表现为 VT 或室颤（VF）电风暴的患者，若治疗失败、不能耐受胺碘酮（B-R 级证据）或其他抗心律失常药物（B-NR 级证据），推荐导管消融。

对于需改善心律失常症状或怀疑是频繁室性期前收缩（一般超过 15%，主要是一种形态）引起的心室功能下降的患者，若抗心律失常药物无效、不耐受或者患者不接受，导管消融是有用的。

当抗心律失常药物无效、患者不能耐受或者患者不愿意服用情况下，导管消融是室性心动过速的重要治疗手段。单形性室性心动过速通常有一个起源或者可以消融的基质。对于多形性室性心动过速，如果有确切的室性期前收缩触发，针对期前收缩消融是可选的措施。

消融策略、风险及手术成功率与室性心动过速的发生机制和起源位置有关。绝大多数室性心动过速起源于靠近心内膜位置，对于右心室来源的室性心动过速能通过静脉途径消融，对于左心室来源的室性心动过速可通过动脉逆行途径或者经室间隔途径消融。某些疾病导致的室性心动过速起源部位在心外膜下，需要通过心包穿刺进行标测消融。经心包途径通常经剑突下进行穿刺。

导管消融手术通常需要先进行程序电刺激以诱发心动过速，目的在于明确室性心动过速的诊断以及指导消融治疗。与手术治疗失败相关的因素包括不能诱发可以进行激动标测的室性心动过速（通常见于特发性室性心动过速）或者导管无法到达室性心动过速起源的部位（通常见于某些心肌病）。

（二）无器质性心脏病患者室性心动过速的消融

无器质性心脏病室性心动过速或者遗传性心律失常综合征的室性心动过速通常称为特发性室性心动过速。绝大多数特发性室性心动过速都属于单形性室性心动过速，局灶起源，机制与触发活动或者自律性增高有关，也有少部分是折返机制。对于症状明显，抗心律失常药物治疗无效或不能耐受或不愿意药物治疗患者，选择导管消融是合理的。消融策略通常是通过寻找心动过速时最早激动部位，或者心动过速不能诱发时通过起搏标测确定消融的靶点。特发性室性心动过速通常通过心内膜途径能够消融成功，偶尔也需要经冠状静脉或者心包的心外膜途径来消融。特发性室性心动过速消融失败通常由于不能诱发心动过速导致不能激动标测或者导管不能到达室性心动过速起源部位。

（三）瘢痕相关的室性心动过速

对绝大多数有基础心脏病的患者而言，持续性单形性室性心动过速起源于纤维瘢痕周围残存的心肌组织。对于这种折返导致的心动过速消融策略在于明确和消融瘢痕中残存心肌组织形成的电传导通道，这种具有缓慢传导特性的通道通常是折返形成的关键峡部。对绝大多数与心肌梗死相关的室性心动过速而言，室性心动过速起源的基质在左心室的心内膜面。对于非缺血性心肌病，折返环的位置更加多变，通常包括左心室或者右心室的心外膜甚至心肌中层，导致无论从心外膜还是心内膜面，都无法有效消融靶点。

法洛四联症相关室性心动过速的折返途径有所报道。电解剖标测有助于明确心脏解剖与电生理异常之间的关系而常被采用。瘢痕区通常为低电压区。对于瘢痕相关的室性心动过速，室性心动过速发作时血流动力学不稳定会限制室性心动过速的标测。这时需要基质标测来指导消融，因为基质标测可以在窦性心律或者起搏情况下完成。瘢痕相关的室性心动过速进行导管消融需要经验丰富的术者、电生理导管室设备、麻醉医师以及外科的支持，也需要特殊的标测消融设备。

--------- 指南要点小结 ---------

1. 导管射频消融是大多数快速性心律失常治疗的有效措施，能根治大部分室上性心动过速及室性心动过速，房颤消融术式也在快速发展。

2. 导管消融前应进行详细的电生理检查，明确电生理诊断。

3. 导管消融技术的进步和消融器械的发展、消融能量的改进，可进一步提高手术的成功率，增加安全性。

（周胜华　阳　辉）

参考文献

［1］ PAGE R L,JOGLAR J A,CALDWELL M A,et al. 2015 ACC/AHA/HRS Guideline for the Management of Adult Patients With Supraventricular Tachycardia:A Report of the American College of Cardiology/American Heart Association Task Force on Clinical Practice Guidelines and the Heart Rhythm Society［J］. J Am Coll Cardiol,2016,67(13):e27-e115.

［2］ AL-KHATIB S M,STEVENSON W G,ACKERMAN M J,et al. 2017 AHA/ACC/HRS Guideline for Management of Patients With Ventricular Arrhythmias and the Prevention of Sudden Cardiac Death:A Report of the American College of Cardiology/American Heart Association Task Force on Clinical Practice Guidelines and the Heart Rhythm Society［J］. Circulation,2018,138(13):e272-e391.

［3］ 黄从新,张澍,黄德嘉,等. 心房颤动:目前的认识和治疗的建议-2018［J］. 中国心脏起搏与心电生理杂志,2018,32(4):315-368.

第十五章 心肺复苏

概　述

心肺复苏(cardiopulmonary resuscitation,CPR)是指对心搏骤停所采取的旨在恢复生命活动和智能的一系列及时、规范、有效的抢救措施。完整的 CPR 包括:①基础生命支持(basic life support,BLS):此措施主要是迅速建立有效的人工循环和通气,以保证脑组织及其他重要脏器的血供,支持基本生命活动;②高级心血管生命支持(advanced cardiovascular life support,ACLS):在 BLS 的基础上使用药物或电技术(除颤或起搏)来恢复自主心律和呼吸,以维持生命活动;③延续生命支持(prolonged life support,PLS):主要为复苏后的综合治疗,包括脑复苏、原发病的治疗和并发症的防治等。

【心脏性猝死】

心脏性猝死(sudden cardiac death,SCD)是指由心脏原因引起的突然的、未能预料的自然死亡。猝死是临床上很常见的死亡方式,约占所有死亡的 20%,在美国 SCD 死亡率为(30万~40 万)/年。SCD 的主要病因是冠心病,占 80%以上。有复苏失败的尸检证明,90%以上猝死者患有冠心病;复苏成功的幸存者中,经检查证实 72%~85%有严重冠心病。其他可发生猝死的心脏病,包括心肌肥厚、扩张型心肌病、致心律失常性右室心肌病、心肌炎、二尖瓣脱垂和主动脉瓣狭窄等心脏瓣膜病、肺动脉高压、预激综合征并发房颤和原发性心脏电生理异常等。药物因素如可卡因亦成为 SCD 的重要原因。无器质性心脏病者偶尔也会发生心室颤动,如 QT 间期延长综合征、Brugada 综合征、特发性心室颤动等。

在美国冠心病和心肌病占心血管死亡的 90%以上,其中 63%为 SCD。在 SCD 中 90%是由致死性心律失常所致,其中 80%为室性心动过速或心室颤动,其余为严重缓慢性心律失常或心室停顿。绝大多数 SCD 幸存者表现为心室颤动,而因心动过缓或心室停顿所致猝死并能获救者相当少见,但目前室性心动过速或心室颤动者比例在降低,而无脉性心室停顿的比例在增加。非心律失常性 SCD 较少见,包括电机械分离、心脏破裂、心脏压塞、急性机械性血流受阻或主动脉夹层等。

SCD 的临床经过可大致分为前驱期、终末事件发作、心搏骤停和生物学死亡四个时期(表 15-1)。

下列体征有助于立即判断是否发生心搏骤停:意识丧失,颈、股动脉搏动消失,呼吸断续或停止,皮肤苍白或明显发绀。如听诊心音消失,更可确立诊断,应立即实施 CPR 抢救措施。

表 15-1　SCD 的临床经过

时期	前驱期	终末事件开始	心搏骤停	生物学死亡
表现	新发或加剧的心血管症状:胸痛、心悸、呼吸困难、乏力等	临床情况突然变化:心律失常、低血压、胸痛、呼吸困难、头晕等	突然晕厥 有效循环丧失 意识丧失	复苏失败或在复苏后心脏电的、机械的功能丧失或中枢神经系统功能丧失
持续时间	数天至数月	瞬间至 1 小时		数分钟至数周

【心肺复苏术衍变】

20 世纪 50—60 年代,口对口人工呼吸与胸外心脏按压的重新认识与重视,标志着现代 CPR 体系与学说的建立。1955 年天津王源昶教授在手术室用体外心脏按压术成功复苏心搏骤停患者。1956 年 Zoll 首次报道应用电击除颤/复律抢救成功一例室颤患者。1958 年美国 Pater Safar 发明口对口人工呼吸。1960 年 Kouwenhoven 发明胸外心脏按压术,标志着 CPR 时代的到来。1961 年 Lown 等发明了心脏电击除颤复律法,是 CPR 史上的又一里程碑。现代 CPR 建立了基本程序,即 A(airway,畅通气道)、B(breathing,正压人工通气)、C(circulation,人工维持循环)、D(defibrillation,电击除颤/复律)。胸外心脏按压、口对口人工呼吸、体表电击除颤/复律是现代复苏三要素,成为现代 CPR 与心血管急救的里程碑。

1962 年 Pater Safar 将 CPR 的过程划分为三期,即第 Ⅰ 期基本生命支持(basic life support,BLS),第 Ⅱ 期高级生命支持(advanced cardiac life support,ALS),第 Ⅲ 期延续生命支持(prolonged life support,PLS)。1963 年潘特德哥和盖得医师成功地装备了第一辆有冠心病监护设备的救护车,监护设备来自医院的冠心病监护室,其中包括一名内科医师,世界上第一支院前急救队伍建立了。现代 CPR 突出一个“早”字,认识到及时发现、及时诊断、及时抢救、及时脑保护才是复苏成功的关键。1974 年美国心脏协会(AHA)制定了第一个 CPR 指南,提高了公众的急救能力,普及了复苏知识,同时协调了临床和基础学科对复苏技术的研究。1992 年,美国心脏学会提出了“生命链”这一 CPR 的概念,这一概念很快得到了全球化的认可与普及。2000 年,现代 CPR 经过近 40 年的发展,其操作步骤已经形成了国际通用的 9 步法,按英文字母词首顺序缩写排列为 A(airway,畅通气道)、B(breathing,正压人工通气)、C(circulation,人工维持循环)、D(drug,药物治疗;或 defibrillation,电击除颤/复律)、E(ECG,心电监护)、F(fibrillation,电击除颤复律)、G(gauge,估价分析)、H(hypothermia,低温保护脑)、I(intensive care unit,重症监护)。2005 年国际心肺复苏与心血管急救共识会议上公布了具有划时代意义的《2005 年国际心肺复苏指南》,该指南改进与简化了 CPR 培训程序,使患者发生心搏骤停后(时)能够尽快得到准确、有效的 CPR 抢救,最终提高 CPR 成功率。它对于在广大人民群众中普及心肺脑复苏基本知识和基本技能,使之在心搏、呼吸停止后的黄金 4 分钟内实施及时和有效的急救,对于提高抢救的成功率,提升和恢复患者的生活质量、减少残疾率、降低医疗费用、减少各种资源的支出都具有重大的意义。经过 5 年的应用实施,2010 年发表了《2010 年 AHA 心肺复苏与心血管急救指南》,最主要变化是生存链:由 2005 年的四早生存链改为五个链环,CPR 操作顺序的变化为 A-B-C→C-A-B,即 C(胸外按压)→A(开放气道)→B(人工呼吸)。《2015 年 AHA 心肺复苏与心血管急救指南更新》提供了一个审视救治体系的新视角,区分了院内心搏骤停(IHCA)和院外心搏骤停(CHCA)。

对有关医护人员施救和对非专业施救者均提出了更高和更细致的要求。2017 年 AHA 补充指南对成人 BLS 和 CPR 质量方面内容进行更新。新近发表的《2020 年 AHA 心肺复苏与心血管急救指南》共包括 7 个部分，对以往的指南进行了多方面修订。

【生命链】

1992 年，美国心脏学会提出了"生命链"这一 CPR 的概念，这个概念认为，心搏骤停患者的抢救过程中存在着一条无形的"链"，这个链由四个环节组成，它们一环套着一环，环环相扣，紧密相连成一条使生命延续的链。主要强调现场急救过程及时实现"四早"，这一概念很快得到了全球化的认可与普及。最基础的生存链四个环节包括早期呼救、早期 CPR、早期除颤、早期高级生命支持。而 2010 年版指南中在传统生存链的尾部又多加了早期复苏后综合的心搏骤停后处理这一环节。《2015 年 AHA 心肺复苏与心血管急救指南更新》首次推出了院内心搏骤停和院外心搏骤停两个生存链版本。院内心搏骤停的生存链是在原有生存链的基础上，在最前面加上了"监测与预防"的新环节。而对于院外心搏骤停的生存链，则是在早期除颤之后新加入了"早期基础及高级医疗服务"的新环节。院内心搏骤停生存链：①监测和预防；②识别和启动应急反应系统；③即时高质量 CPR；④快速除颤；⑤高级生命维持和骤停后护理。院外心搏骤停生存链：①识别和启动应急反应系统；②即时高质量 CPR；③快速除颤；④基础及高级急救医疗服务；⑤高级生命维持和骤停后护理。因为不论骤停在何处发生，所有心搏骤停后患者的治疗护理都会汇集到院内，一般在重症监护室提供心搏骤停后的救治。而在汇集到院内之前，这两种情况所需要的架构和流程两大元素大不相同。院外心搏骤停的患者将依赖他们的社区获得救助。非专业救护人员必须识别出心搏骤停、进行呼救、开始 CPR 并给予除颤，直到急救医疗服务（EMS）培训的专业团队接手后，将患者转移到急诊室和/或心导管室。患者最终会被转移到重症监护病房接受后续救治。相反，院内心搏骤停的患者依赖于专门的监控系统（例如快速反应或早期预警系统）来预防心搏骤停。如果发生心搏骤停，患者依赖于医疗机构各个部门和服务间的顺畅沟通，以及由专业医疗人员，包括医师、护士、呼吸治疗师等组成的多学科团队。因此建议对生存链进行划分，将在院内和院外出现心搏骤停的患者区分开来，确认患者获得救治的不同途径。对于心搏骤停的救治，2017 年 AHA 指南提出了调度员协助的 CPR、旁观者参与的 CPR、急救医疗服务（EMS）提供的 CPR 的概念和方法。新近发表的《2020 年 AHA 心肺复苏与心血管急救指南》对院内心搏骤停（IHCA）和院外心搏骤停（OHCA）两个生存链版本都增加了一个环节——康复，作为第六个生存链环。换而言之，IHCA 生存链：①尽早识别和预防；②启动应急反应系统；③即时高质量 CPR；④快速除颤；⑤高级生命维持和骤停后护理；⑥康复。OHCA 生存链：①识别和启动应急反应系统；②即时高质量 CPR；③快速除颤；④高级心肺复苏；⑤高级生命维持和骤停后护理；⑥康复。

【基础生命支持】

在心搏骤停（SCA）发生的最早几分钟内所采取的措施对患者的存活十分关键。SCA 具有时间相关性的三个阶段即电、循环和代谢阶段，每一阶段的处理不同。电阶段（1~4 分钟）除颤最有效，循环阶段（4~10 分钟）高质量 CPR 和除颤最为重要，代谢阶段（>10 分钟）则应积极地关注代谢的恶化。基础生命支持（BLS）是指在心搏骤停的即刻为挽救生命所采取的一系列措施。基础生命支持包括：①识别突发 SCA、心脏事件、卒中和气道异物梗阻的表现；

②CPR;③利用体外自动除颤仪除颤。

心搏骤停急救时快速采用 BLS,这是 CPR 成功的关键。抢救者必须树立一个"急"字,贯彻一个"抢"字,时间争在"秒"上。BLS 的具体措施包括:①对心肌梗死及卒中患者迅速识别并采取措施以防止呼吸及心搏停止;②胸按压;③对呼吸骤停患者恢复呼吸;④应用自动体外除颤器对心室颤动及室性心动过速患者进行除颤;⑤识别并且缓解异物引起的气道阻塞。

(一) 充分认识现场抢救的重要性

对心搏骤停患者立即进行现场抢救的重要性是不言而喻的。2020 年 AHA 指南用一个六环节的生存链来描述 VF 所致 SCA 患者复苏时间和救治心搏骤停晕厥患者的重要性。将成人生存链分为两条链:一条链为院内心搏骤停(IHCA)救治体系,另一条链为院外心搏骤停(OHCA)救治体系。在对心脏节律的分析中发现,院外 SCA 的 80% 受害者由室颤(VF)所致。VF 的特点为心肌无序、快速去极化与复极化使心脏发生颤动,从而无法有效搏出血液。大量 SCA 受害者在发作时为 VF 或快速室性心动过速。如果路人在 VF 仍在发生时立即对 SCA 患者进行救助,复苏成功率要比恶化到心搏骤停高得多。这些受害者的紧急 CPR 应该包括心脏按压和人工呼吸。

有证据显示,调度员利用社会媒体在可能发生心搏骤停的患者附近呼叫的施救者,使用手机调度系统时,旁观者启动 CPR 的概率显著上升。2017 年 AHA 更新推荐针对疑似院外心搏骤停的成年患者建议:①调度员协助的 CPR:即在需要调度员指导施救的情况下,调度员应指导呼救者进行单纯胸外按压的 CPR;②旁观者参与的 CPR:即对于院外心搏骤停的成年患者,未经过培训的旁观者应在调度员指导下或自行进行单纯胸外按压的 CPR。针对院内心搏骤停(IHCA)救治体系,建议以团队形式实施 CPR,包括早期预警系统、快速反应小组和紧急医疗团队系统。对于成年患者,快速反应小组或紧急医疗团队系统能够有效减少心搏骤停的发生,尤其在普通病房效果明显。可考虑使用早期预警系统。对于临床状况恶化的患者,要建立快速反应小组或紧急医疗团队提供早期干预,从而预防院内心搏骤停。这类小组是由医师、护士或呼吸治疗师的多种组合组成。通常在医院工作人员发现患者病情急剧恶化时,就会呼叫这类小组来到患者病床前。小组一般会携带急救监护仪、复苏设备及药物。接受过此类复杂急救复苏培训的小组具有良好的效果,尽管证据还在不断更新。

(二) 成人 CPR

2020 年 AHA 指南仍然遵从 2015 年建议中简化非专业施救者的培训,并强调对突发心搏骤停患者进行早期胸外按压的重要性的建议。再次强调了非专业人员尽早实施心肺复苏的重要性。具体体现在:

1. 非专业施救者 CPR 强调及早识别患者并启动应急反应系统,施救者可以在不离开患者身边的情况下启动紧急反应(即通过手机)。强调调度员协助的 CPR 和旁观者参与的 CPR。心搏骤停患者可能出现施救者难以辨认的类似癫痫症状或濒死喘息,急救调度员在帮助非专业施救者识别没有呼吸或不正常呼吸中起重要作用。调度员应经过专门培训,以帮助旁观者认识到濒死喘息是心搏骤停的一种表现。调度员还应了解短暂的全身性癫痫发作可能是心搏骤停的首发表现。总之,除派出专业急救人员外,调度员应直接询问旁观者,患者是否有反应和呼吸是否正常,以确认患者是否发生心搏骤停,并指导旁观者实施调度员指导下的 CPR。

单一施救者应先胸外按压,后人工呼吸,即 C-A-B 而非 A-B-C,以减少首次按压的时间延迟。未经训练的非专业施救者应在调度员指导下或者自行对心搏骤停的成人患者进行单纯胸外按压（Hands-only）式 CPR。施救者应持续实施 Hands-only 式 CPR，另外，如果经过培训的非专业施救者有能力进行人工呼吸，则应按照 30∶2 的比率给予人工呼吸。直到自动体外除颤器或有参加过训练的施救者赶到。Hands-only 式 CPR 操作简单，便于未经培训的施救者实施，若有调度员在电话中指导，则效果更佳。对于心脏疾病导致的成人心搏骤停，在急救人员到来前，Hands-only 式 CPR 与同时进行按压和人工呼吸的 CPR 相比存活率相近。不过，对于经过培训的非专业施救者，仍然建议施救者实施按压的同时给予人工呼吸。继续强调了高质量 CPR 的特点：以足够的速率和幅度进行按压，保证每次按压后胸廓完全回弹，尽可能减少按压中断并避免过度通气。

胸外按压应该先于通气，其理由包括以下几个方面：①胸外按压能够向心脏和脑提供重要的血流量，研究表明，心搏骤停时，患者经过抢救的生存率比未做 CPR 的高；②动物数据表明，延误胸外按压会减少生存率，所以被延误的情况应最小化；③胸外按压不受体位的影响，可以即时进行，而定位头部和进行嘴对嘴呼吸都需要花费时间；④在双人抢救时，C-A-B 的优势更突出，在第一个抢救者进行胸外按压的同时，第二个抢救者施行开放气道。在开始做人工呼吸时，第一个 30 次胸外按压也就结束了；⑤不管是单人还是多人抢救，以胸外按压开始 CPR 不会推迟进行人工呼吸这点应该明确。因此，如果旁观者没有经过心肺复苏术培训，可以提供只有胸外按压的 CPR，即"用力按，快速按"，在胸部中心按压，直至受害者被专业抢救者接管。在到达抢救室前，抢救者应持续实施 CPR。对于未受过培训的抢救者来说，通过电话，就可实行仅有胸外按压的 CPR。然而，经过训练的救援人员，还是应该胸外按压和通气同时进行。按照 CPR 术中 C-A-B 的顺序，呼吸作为心搏骤停后简要检查的一部分，应放在胸外按压、开放气道、2 次通气之后。而对于溺水等窒息性心搏骤停，仍然从开放气道、人工呼吸开始急救程序。

（1）胸外按压速率：对于心搏骤停的成人患者，施救者以 100~120 次/min 的速率进行胸外按压较为合理。CPR 过程中每分钟的胸外按压次数对于患者能否恢复自主循环（ROSC）以及存活后是否具有良好的神经系统功能非常重要。每分钟的实际胸外按压次数由胸外按压速率、按压中断（例如开放气道、进行人工呼吸或进行自动体外除颤器分析）的次数和持续时间决定。在大多数研究中，更多按压次数可提高存活率，而较少按压则会降低存活率。进行足够胸外按压不仅强调足够的按压速率，还强调尽可能减少中断这一 CPR 关键因素。如果按压速率不足或频繁中断（或者同时存在这两种情况），会减少每分钟给予的总按压次数。

《2015 年 AHA 心肺复苏与心血管急救指南更新》新规定了建议按压速率和按压幅度的上限值，初步数据表明，过度的按压速率和幅度会产生不良影响。设定按压速率的上限值基于一项大规模注册研究分析，该分析发现过快的按压速率（超过 140 次/min）和按压幅度不足有关。在 CPR 过程中，施救者应该以适当的速率（100~120 次/min）和深度进行有效按压，同时尽可能减少胸部按压中断的次数和持续时间。高质量 CPR 的其他要求还包括保证每次按压后胸廓回弹和避免过度通气。

（2）胸部按压深度：在 Hands-only 式 CPR 过程中，施救者应以至少 2 英寸（5cm）的深度对普通成人实施胸部按压，同时避免胸部按压深度过大[大于 2.4 英寸（6cm）]。按压主要是通过增加胸廓内压力以及直接压迫心脏来产生血流，进而为心脏和大脑提供必需的血流以及氧气。虽然已建议"用力按压"，但施救者往往没有以足够深度按压胸部。在建议至少要有 2 英寸(5cm)的按压深度的同时,2015 年 AHA 指南更新中加入了新的证据,表明按压深度可能应有一个上限[大于 2.4 英寸(6cm)],超过此深度则可能发生并发症。如不使用反馈装置,可能难以判断按压深度,并很难确认按压深度上限。施救者必须知道,对按压深度上限的建议是基于一项很小的研究,该研究报道按压深度过大会导致损伤,但不会危及生命。大多数 CPR 反馈装置的监控表明,按压往往过浅而不是过深。

胸按压有效指征:①有大动脉搏动如颈动脉、股动脉搏动,血压维持在 60mmHg 左右;②面色、口唇、甲床及皮肤等色泽由发绀转为红润;③扩大瞳孔再度缩小,睫毛反射恢复;④脑复苏迹象包括肌张力增高、自主呼吸、吞咽动作、昏迷变浅及开始挣扎等。

胸按压的并发症:有肋骨骨折、胸骨骨折、血胸、肝脾损伤及肺损伤等,但只要正确地应用胸外心脏按压方法,很多并发症均可避免发生。

(3) 自动体外除颤器方案:有证据一致表明,由旁观者实施 CPR 并快速使用自动体外除颤器时,心搏骤停的存活率会增加。及时获得除颤器是急救系统的首要因素。公共场所除颤方案的实施要求 4 个基本要素:①预先计划并经过演练的急救反应系统,理想情况下包括确认存在心搏骤停高风险的地点和社区,确认该地区自动体外除颤器放置地点,确保旁观者知晓自动体外除颤器的地点,且通常由医护人员监督;②对参与的施救者进行 CPR 和使用自动体外除颤器的培训;③与当地急救系统整合;④持续的质量改进方案。对于 20% 在公共场所发生的院外心搏骤停事件,这类社区方案成了联络识别事件和启动公共服务获取点之间的生存链的重要环节。没有足够的证据支持或反对在家庭中设置自动体外除颤器。

阿片类药物相关的危及生命的紧急情况下旁观者给予纳洛酮。2020 年 AHA 指南针对非专业施救者和经过培训的施救者新增两个阿片类药物相关紧急情况流程。大量流行病学数据显示,由服用过量阿片类药物导致的疾病带来巨大的负担,也有记录显示旁观者对有阿片类药物过量的风险者给予纳洛酮的策略在目标国家取得了成功。2014 年,美国食品药品监督管理局审批通过了非专业施救者和医护人员使用纳洛酮自助注射器。应复苏培训网的要求,这种注射器的各种相关信息已经以最优方式融入成人 BLS 指南和培训中。这项建议已经纳入新通过的治疗方法。

2. 医护人员 BLS　简化医务人员的培训,并继续强调需要尽早为心搏骤停患者提供高质量的 CPR(包括以足够的速率和深度进行按压,保证每次按压后胸廓回弹,尽可能减少按压中断,并避免过度通气)。由多名经过训练有素的施救者组成的综合小组可以采用一套精心设计的方法,同时完成多个步骤和评估,而不用如单一施救者那样依次完成(例如由 1 名施救者启动急救反应系统,第 2 名施救者开始胸外按压,第 3 名进行通气或者取得球囊面罩进行人工呼吸,第 4 名取回并设置好除颤器)。

一旦发现患者没有反应,医护人员必须立即就近呼救,医护人员应同时检查呼吸和脉搏,启动应急反应系统或请求支援。尽量减少延迟,鼓励快速、有效、同步的检查和反应。医护人员应为所有心搏骤停的成年患者提供胸部按压和通气,无论这是否因心脏病所致。应根据最有可能导致停搏的原因,调整施救行动的顺序。医护人员接受过 CPR 培训,能够有效实施按压和通气。但是,医务人员的首要任务,尤其是在单独行动时,仍应是启动应急反应系统并给予胸外按压。

CPR 的顺序在某些情况下可以改变,如当可以立即取得 AED 时,对于有目击的成人心搏骤停,应尽快使用除颤器。若成人在未受监控的情况下发生心搏骤停,或不能立即取得 AED 时,应该在他人前往获取以及准备 AED 时开始 CPR,而且应尽快尝试进行除颤。尽管有很多研究对比了在电击前先进行特定时长(通常为 1.5~3 分钟)的胸部按压和 AED 就绪后尽快给予电击两种情况,但患者预后没有出现差别。在安放 AED 电极片的同时应实施CPR,直到 AED 可以分析患者心律。对于心搏骤停的成年患者,施救者以 100~120 次/min的速率进行胸外按压较为合理。设定 120 次/min 的速率上限,是因为有一项大型的注册系列研究表明,当按压速率超过 120 次/min 时,按压深度会由于剂量依存的原理而减少。例如,当按压速率在 100~119 次/min 时,按压深度不足的情况约占 35%;而当按压速率提高到120~139 次/min 时,按压深度不足的情况占到 50%;当按压速率超过 140 次/min 时,按压深度不足的比例达到 70%。在 CPR 过程中对普通成人实施胸部按压,施救者应以至少 2 英寸(5cm)的深度,同时避免胸部按压深度过大[大于 2.4 英寸(6cm)]。

施救者应避免在按压间隙倚靠在患者胸上,以便每次按压后使胸廓充分回弹。胸廓充分回弹即指在 CPR 的减压阶段,胸骨回到其自然或中间位置。胸廓回弹能够产生相对胸廓内负压,促进静脉回流和心肺血流。在按压间隙倚靠在患者胸上会妨碍胸廓充分回弹。回弹不充分会增加胸廓内压力,减少静脉回流、冠状动脉灌注压力和心肌血流,影响复苏存活率。

施救者应尽可能减少胸外按压中断的次数和时间,尽可能增加每分钟胸外按压的次数。对于没有高级气道接受 CPR 的心搏骤停成年患者,实施 CPR 的目标应该是尽量提高胸部按压在整个 CPR 中的比例,目标比例为至少 60%。胸外按压中断可能因急救需求(如心律分析和通气等)而有意造成,也可能是无意造成(如施救者受到打扰)。胸外按压比例的理想目标尚未确定。设定胸外按压比例,旨在限制按压中断,在 CPR 时尽可能增加冠状动脉灌注和血流。可以在 CPR 中使用视听反馈装置,以达到实时优化 CPR 效果。技术设备能对CPR 质量进行实时监控、记录和反馈,包括患者的生理参数及施救者的绩效指标。这些重要数据可以在复苏中实时运用,也可以在复苏完成后进行汇报总结,并能用于系统范围的质量改进项目。在复苏过程中始终将注意力放在速率、深度和胸廓回弹这三项要点上,同时尽可能减少中断。一些证据表明,使用 CPR 反馈可以有效纠正胸部按压速率过快的情况,还有另外的证据显示,CPR 反馈可以减少胸部按压时的倚靠压力。2020 年 AHA 指南建议利用实时视听反馈作为保持 CPR 质量的方法,可在 CPR 中使用视听反馈装置,以达到实时优化CPR 效果。最近的一项 RCT 报道显示,按压深度和回弹音频反馈可使 IHCA 出院生存率提高 25%。心搏骤停后 CPR 心搏骤停后 CPR 期间,当建立高级气道支持(气管导管或声门上气道装置)之后,救护人员应在正压通气下进行持续不间断胸外按压,持续胸外按压过程中每 6 秒予以 1 次通气。

【成人高级心血管生命支持】

(一) 药物治疗

2020 年指南包含有关心脏骤停恢复自主循环后几天内最佳治疗方法的重要新临床数据。利用新支持证据再次确认了《2015 年 AHA 心肺复苏与心血管急救指南更新》中有关的建议。肾上腺素可提高自主循环恢复(ROSC)和生存率。对于可电击心律的心搏骤停,在最初数次除颤尝试失败后给予肾上腺素是合理的。对于心律不可电击,转而接受肾上腺素治疗的心搏骤停患者,建议尽早使用肾上腺素。联合使用升压素和肾上腺素,相比使用标准剂量的肾上腺素在治疗心搏骤停时没有优势。为了简单起见,已从成人心搏骤停流程中去除升压素。一项针对不可电击心律的心搏骤停的大型观察性研究比较 1~3 分钟内给予肾上腺素和 3 个更晚时间段内(4~ 6 分钟、7~ 9 分钟及 9 分钟以上)给予肾上腺素,发现及早给予肾上腺素可以增加 ROSC、存活出院率和神经功能完好存活率。类固醇和升压素与肾上腺素一起做综合干预,治疗院内心搏骤停可能有益。尽管不建议在以后的随访研究中常规使用此综合治疗,但医护人员在治疗院内心搏骤停时仍然可以使用。

对于插管患者,如果经 20 分钟 CPR 后,二氧化碳波形图检测的 $ETCO_2$ 仍不能达到 10mmHg 以上,可将此作为决定停止复苏的多模式方法中的一个因素,但不能单凭此点就做决定。经 20 分钟 CPR 后,二氧化碳波形图检测的 $ETCO_2$ 仍不能达到 10mmHg,则恢复自主循环和存活的概率极低。但是,目前的研究还有局限性,因为可能存在一些混淆因子,并且患者数量相对少,故不建议单纯依靠 $ETCO_2$ 来决定终止复苏的时间。

尽管没有高质量研究比较过体外 CPR(ECPR)和传统 CPR,但有不少较低质量的研究表明,在选定的患者人群中,ECPR 能提高伴有良好神经功能的存活率。体外 CPR(ECPR)快速实施可以延长可用性,因为可用争取时间治疗潜在的可逆病症,或为传统 CPR 未能复苏的患者安排心脏移植。由于 ECPR 会占用大量资源且花费较高,故只能在很可能对患者有利时才应考虑使用,如患者有潜在可逆的病症,或是等待心脏移植时对患者给予支持的情况。

目前的证据不足以支持心搏骤停后利多卡因的常规使用。但若是因室颤/无脉性室性心动过速导致心搏骤停,恢复自主循环后,可以考虑立即开始或继续给予利多卡因。尽管之前的研究显示,心肌梗死后施用利多卡因会导致死亡率增加,但近期一项针对心搏骤停中给予利多卡因的存活者的研究显示,室颤/无脉性室性心动过速的复发有所减少,但没有显示长期有利或有害。目前的证据不足以支持心搏骤停后 β 受体阻滞剂的常规使用。但是因室颤/无脉性室性心动过速导致心搏骤停而入院后,可以考虑尽早开始或继续口服、静脉注射 β 受体阻滞剂。

在一项针对因室颤/无脉性室性心动过速导致心搏骤停,然后恢复自主循环的患者的观察性研究中,发现施用 β 受体阻滞剂与生存率增加相关。但是,这项发现仅仅是一种相关关系,心搏骤停后 β 受体阻滞剂的常规使用可能会有危害,因为 β 受体阻滞剂可能引起或加重血流动力学不稳定的情况,加剧心力衰竭,引起缓慢性心律失常。因此,医护人员应该评估患者个体是否适用 β 受体阻滞剂。一项观察性研究表明,因室颤/无脉性室性心动过速导致心搏骤停而入院后,可以考虑尽早开始或继续口服、静脉注射 β 受体阻滞剂。但这项观察性研究还不足以成为将其建议为常规疗法的有力证据。

院内心搏骤停后常给予气管插管,但是尚没有证据显示气管插管能改善患者预后,美国 Get with the Guideline-Resuscitation 注册研究中筛选 2000 年 1 月至 2014 年 12 月纳入的 108 079 例院内成年心搏骤停患者及 2 294 例儿童心搏骤停患者,根据是否进行气管插管分成 2 组,采用倾向性评分的方法匹配气管插管时间,主要结局指标是出院存活率,次要结局指标有 ROSC 率、出院神经功能恢复率。108 079 例成年院内心搏骤停患者中有 71 615 例患者在 15 分钟内进行了气管插管,其中 43 314 例(60.5%)患者与非插管患者进行了匹配,分析发现气管插管患者出院存活率(16.3% *vs.* 19.4%,$RR = 0.84$,$95\%CI$ 0.81~0.87)、ROSC 率(57.8% *vs.* 59.3%,$RR = 0.97$,$95\%CI$ 0.96~0.99)、出院神经功能恢复率(10.6% *vs.* 13.6%,$RR = 0.78$,$95\%CI$ 0.75~0.81)均低于未插管患者。基于以上两大研究成果,目前不再推荐对院内心搏骤停患者实施早期气管插管。但是,这并不意味着不积极进行通气。对于院内心搏骤停患者,仍需寻找有效的通气措施。

（二）高级心血管生命支持阶段除颤

医院内除颤争取在 3 分钟以内进行，院外除颤在 5 分钟以内完成。对从事 CPR 的救护者需进行培训，配备体外除颤器，并授予进行体外除颤的权力。医院必须建立院内早期 CPR 和早期除颤的综合程序，职员应具有早期除颤的能力。医院必须保证各个部门及相关病区均能进行早期除颤。除颤能量的选择依不同除颤方式而定：①单相波除颤仍采用传统能量选择，即第一次为 200J，第二次和第三次也可为 200J 或增加至 360J；②双相波除颤方式采用 ≤200J 是安全、有效的。适当的除颤能量可达到成功除颤和减少心肌损伤的作用。能量太低不能终止心律失常，而能量太高会导致心肌受损。目前推荐的单相波除颤能量为第一次 200J，第二次 200~300J，第三次 360J，双相波除颤能量为 ≤200J。过去多用单相波除颤，成功率达 90%。自 1996 年美国首先应用双相波方式除颤以来，业已证明双相波第一次除颤成功率明显高于相同能量的单相波除颤，通过脉冲正反向释放电流，选择适当能量可减少电击对心肌的损伤。研究还表明，≤200J 双相波首次电击成功率达 100%，且可减少心脏缺氧时间和室颤转复电击次数和总能量。但是，临床研究对此尚无定论。双重连续除颤指使用 2 台除颤器近乎同时实施电击的做法。尽管一些病例报道显示预后良好，但 2020 年 ILCOR 系统综述未发现支持双重连续除颤的证据，因此不建议常规使用。现有研究存在多种形式的偏倚，观察性研究并未显示预后改善。成人电极板直径采用 8~12cm。电极位置有两种：①标准位置：1 个电极板置于胸骨右缘 2 肋间处，另 1 个电极板置于心尖区，两电极板相距 10cm 以上；②前后法：1 个电极板置于前胸部胸骨左缘第 4 肋间水平，另 1 个电极板置于背部左肩胛下区。最近的一项试验性 RCT 表明，通过重新放置电极片来改变除颤电流的方向可能与双重连续除颤效用相当，同时避免因能量增加造成伤害以及除颤器受损的风险。根据目前的证据，尚不清楚双重连续除颤是否有益。

【CPR 的其他技术】

传统 CPR 包括人工胸外按压配合人工呼吸。从产生明显心排出量的角度来说，这存在固有的低效的一面。已研究出传统 CPR 的一系列替代方法和辅助手段，以便在对心搏骤停实施复苏的过程中增强心排出量。目前已有很多临床试验给这些替代方法的有效性提供了新数据。与传统 CPR 相比，这些技术和装置多需要特殊的设备和培训。当施救者或医疗系统考虑实施这些手段时，必须注意，有些技术和装置仅在精心选择的心搏骤停患者亚组中试验过。

对于有目击者、有可电击心律的院外心搏骤停患者，基于优先权的多层急救系统可以借助 3 个 200 次持续按压的按压周期，加被动给氧和辅助气道装置的策略，来延迟正压通气（PPV）。有几个急救系统测试了对院外心搏骤停的成年患者采取首先进行持续胸外按压而延迟正压通气的策略。在所有急救系统中，急救人员接受了以实施高质量胸外按压为重点的额外培训。有三项研究针对基于优先权的多层次反应急救系统，这些急救系统既有在城市的，也有在农村的，提供综合干预，包括 3 个周期的被动给氧、辅助气道装置的置入、200 次持续胸外按压配合间歇电击。研究表明，有人目击或有可电击心律的心搏骤停患者的神经功能良好的存活率有所增加。

不建议常规使用阻力阀装置（ITD）辅助传统 CPR。当有可用设备和经过适当培训的人员在场时,可以用阻力阀装置搭配主动按压-减压 CPR 替代传统 CPR,可以增加院外心搏骤停患者神经功能完好的存活率。两项大型随机对照试验提供了有关院外心搏骤停使用 ITD 新信息。一项大型多中心随机临床试验未能说明使用 ITD 辅助传统 CPR 能有任何改善。另一项临床试验表明,相比于不用 ITD 的传统 CPR,主动按压-减压式 CPR 搭配 ITD 有优势。

目前尚无证据表明,使用机械胸外按压装置对心搏骤停患者进行胸外按压,相对人工胸外按压更有优势。人工胸外按压仍然是治疗心搏骤停的救治标准。但是,在进行高质量人工胸外按压比较困难或危险时的特殊条件下(如施救者有限、长时间 CPR、低温心搏骤停时进行 CPR、在移动的救护车内进行 CPR、在血管造影室内进行 CPR,以及在准备体外 CPR 期间进行 CPR),机械活塞装置可以作为传统 CPR 的替代品。三项大型随机对照试验比较了机械胸外按压装置和人工胸外按压,试验结果并未说明机械胸部按压能改善院外心搏骤停患者的预后。因此,人工胸外按压仍然是治疗心搏骤停的救治标准。

"体外 CPR"一词是指在对心搏骤停患者进行复苏时,启动体外循环和氧合。ECPR 涉及在大静脉或动脉(如股动静脉)中紧急置管。ECPR 的目标是在治疗潜在的可逆病情时为心搏骤停患者提供支持。对于发生心肺骤停,且怀疑由可逆因素导致心搏骤停,可以考虑对选定的患者使用 ECPR 替代传统 CPR。ECPR 是一个复杂的过程,需要训练有素的团队、专业的设备,以及当地医疗系统的跨学科支持。没有关于 ECPR 的临床试验,而且目前已发表的系列研究在选择使用 ECPR 的患者时都有严格的纳入和排除标准。尽管这些纳入标准之间差别很大,但多数仅包括年龄在 18～75 岁、合并症较少的患者,患者发生了心源性心搏骤停,并在接受了超过 10 分钟的传统 CPR 后仍未恢复 ROSC。医护人员在选择潜在 ECPR 候选患者时,应该考虑这些纳入标准。

【CPR 后的综合治疗】

对于疑似心源性心搏骤停,且心电图 ST 段抬高的院外心搏骤停患者,应急诊实施冠状动脉血管造影。对于心电或血流动力学不稳定的成年患者,若在院外发生疑似心源性心搏骤停而昏迷,且无心电图 ST 段抬高的情况,实施紧急冠状动脉血管造影是合理的。多项观察性研究发现,紧急冠状动脉血运重建与存活率和良好的功能预后都存在正相关。对于没有发生心搏骤停的情况,建议对 STEMI 及非 ST 段抬高、心电或血流动力学不稳定的 ACS 紧急治疗。由于矫正心电不稳定可以改善昏迷的结果,而昏迷的预后无法在心搏骤停后的最初几小时内进行可靠判断,所以心搏骤停后患者的紧急治疗也应遵循同样的指南。

目前 CPR 面临的重点和难点在于脑复苏无突破性进展。人脑有 100 亿个神经细胞,1 000 亿个胶质细胞,500 万亿个神经突触。脑重量为全身重量的 2%,而氧耗量占全身的 20%,血供占心排量的 15%,因脑代谢需大量能量和氧;所以,大脑是人体重要而又脆弱的器官。循环骤停 10 秒脑氧储备耗尽;20～30 秒脑电活动消失,脑电图呈一条直线。濒死状态喘息可持续 60 秒,60 秒后呼吸停止,瞳孔散大;4 分钟糖无氧代谢停止,5 分钟内 ATP 枯竭、能量代谢完全停止。缺氧 4～6 分钟,脑神经元可发生不可逆的病理改变。各种原因导致的心搏骤停以后,50% 以上恢复自身循环的患者死于神经损伤,20% 以上的幸存患者有严重的神经系统后遗症。复苏成功与否,不仅体现在心搏、呼吸恢复,而且很大程度上取决于中枢神经功能恢复程度。现代已将 CPR 扩展为心肺脑复苏。脑复苏被推至复苏前沿，能否脑复苏决定了患者复苏后的生活质量。脑复苏的关键是要尽快建立正常的脑循环，纠正脑细胞缺血缺氧性损害，打破能量危机所致的连锁反应，防治原发性和继发性脑损害。尽管尚无一项治疗措施可以作为脑复苏长期使用的常规方法，但下列措施有利于对脑细胞起保护作用：①控制平均动脉压；②控制过度通气；③肾上腺皮质激素早期，足量、短期常规应用。

　　亚低温疗法对大脑而言，脑的温度降低 1℃，脑代谢率可降低 7%，因此强调以头部降温为重点。头部置于冰槽或冰帽。亚低温对脑复苏的机制主要有：①抑制或延迟脑缺血后细胞凋亡；②抑制脑内脂质过氧化反应，保护脑组织自身抗氧化能力。2010 年以前，没有广泛评估过入院前给患者降温的做法。当时认为，较早开始降温可能更有优势，而且入院前开始降温可能有助于促使或鼓励入院后继续降温。近期发表的高质量研究未说明入院前降温有优势，而且确认了入院前使用冷静脉注射液降温可能导致的并发症。不建议将入院前在患者恢复自主循环后对其快速输注冷静脉注射液降温作为常规做法。所有在心搏骤停后恢复自主循环的昏迷的成年患者都应采用目标温度管理（targeted temperature management，TTM），目标温度选定在 32~36℃，并至少维持 24 小时。对 TTM 的初步研究，对比降温到 32℃和 34℃以及没有具体温度的 TTM，发现采取诱导性低温治疗的患者神经功能预后有所改善。最近的一项高质量研究对比了 36℃和 33℃两种温度管理，发现两者的结果相近。总的来说，初步研究表明 TTM 有益，因此仍然建议选定一个单一的目标温度，实施 TTM。考虑到 33℃并不优于 36℃，故临床医师可以从一个较宽的范围内选择目标温度。可以根据临床医师的偏好或临床因素来决定选择何种温度。尽管有关 TTM 结束后发热危害的观察性证据存在矛盾，在 TTM 后积极预防昏迷患者发热是合理的。在一些观察性研究中，发现 TTM 结束后恢复体温时发热会恶化神经损伤。由于 TTM 后预防发热相对有益，而发热可能产生危害，故建议预防发热。

　　在心搏骤停后救治中，应该避免和立即矫正低血压。研究发现，收缩压低于 90mmHg 或平均动脉压低于 65mmHg 会造成死亡率升高和功能恢复减少，而收缩动脉压大于 100mmHg 时恢复效果更好。虽然较高的血压似乎更好，但收缩或平均动脉压的具体目标未能确定，因为试验通常研究的是包括血流动力学控制在内的多项干预协同的综合干预。此外，由于患者的基线血压各不相同，不同患者维持最佳器官灌注的要求可能不同。对于没有接受 TTM 的患者，利用临床检查预后不良神经结果的最早时间，是在心搏骤停发生 72 小时后。对于接受 TTM 治疗的患者，当镇静和瘫痪可能干扰临床检查时，应等回到正常体温 72 小时后再预测结果。

　　目前尚无一项单一的机体数据或检查可以 100%准确地预测心搏骤停后的神经功能恢复。临床数据、电生理学结果、影像结果及血液标志物都可用于预测昏迷患者的神经功能预后，但每项数据、检查和标志物都会受到镇静和神经肌肉阻断的不同影响。在体温过低和用药效果消退后，综合使用多项检查结果，有可能提供不良神经系统预后结果预测。具体包括心搏骤停后 72 小时或以上无瞳孔对光反射；心搏骤停后最初 72 小时内出现肌阵挛状态；心搏骤停或恢复体温 24~72 小时后，无 N_2O 体感觉诱发电位皮质波；心搏骤停 2 小时后，脑部 CT 显示灰质-白质比显著减少；心搏骤停后 2~6 天脑部 MRI 出现广泛的弥散加权受限;心搏骤停后 72 小时 EEG 对外部刺激持续无反应;恢复体温后 EEG 持续暴发抑制或难治性癫痫持续状态;无机体活动、伸展姿势或肌阵挛不能单独用来预后。休克、温度、代谢紊乱、之前用过镇静剂或神经肌肉阻滞剂及其他临床因素也需要认真考虑,因为这些因素可能会影响某些测试的结果或相应的解读。高压氧能快速、大幅度提高组织氧含量和氧贮备,增加血氧弥散量及有效弥散距离,对脑水肿条件下的细胞缺氧有良好的治疗效果,在脑复苏时应用高压氧应掌握以下原则:①治疗越早越好;②治疗次数多在 10 次左右;③应强调综合治疗。

【康复期间的治疗和支持】

2020 年指南在原有院前、院内"双五环"生命链的基础上增加心搏骤停存活者的康复治疗计划环节,从而形成院前、院内"双六环"生命链。该环节涉及患者的器官功能恢复、心理康复、重返社会能力等内容:①建议心搏骤停存活者在出院前进行生理、神经、心肺和认知障碍方面的多模式康复评估和治疗;②建议心搏骤停存活者及其护理人员接受全面的多学科出院计划,以纳入医疗和康复治疗建议及活动/工作恢复预期目标;③建议对心搏骤停存活者及其护理人员进行焦虑、抑郁、创伤后应激反应和疲劳度的结构化评估。

心搏骤停患者在初次住院后需经过较长恢复期,因此,应正式评估其生理、认知和社会心理需求,并给予相应支持。心搏骤停存活者重返社会、工作及其他活动的进程虽然比较缓慢,但社会和周围人的支持可影响进度。研究表明,根据昏迷时间和记忆缺失情况,可以预测患者心搏骤停后 2~7 年的日常生活功能和质量。但其日常生活能力的改善主要发生在心脏骤停后 45 天内,提示早期干预获益更高。而通过制定和实施有效的康复计划,大部分患者可重新投入工作。

心搏骤停事件过后,心搏骤停施救者同样也可能经历焦虑或创伤后应激。在以情感支持为目的的随访中,组织非专业施救者、EMS 实施人员和医院医护人员进行分析总结并为其提供随访可能很有益。

------- 指南要点小结 -------

1. 再次强调非专业施救者尽早启动 CPR 的重要性。

2. 所有疑似心源性心搏骤停患者,无论是 ST 段抬高的院外心搏骤停患者,还是疑似心源性心搏骤停而没有心电图 ST 段抬高的患者,也无论其是否昏迷,都应实施急诊冠状动脉血管造影。

3. 向 IHCA 和 OHCA 生存链添加第六个环节"康复"。

4. 修改通用成人心搏骤停流程图,强调早期肾上腺素给药对不可电击心律患者的作用。

5. 建议利用实时视听反馈作为保持 CPR 质量的方法。

(1) 按压深度的上限:在胸外按压时,按压深度至少 5cm,但应避免超过 6cm。

(2) 按压频率规定为 100~120 次/min。

(3) 为保证每次按压后使胸廓充分回弹,施救者在按压间隙,双手应离开患者胸壁。

（4）无论是否因心脏病所导致的心搏骤停，医护人员都应提供胸外按压和通气。

6. ACLS 复苏期间持续测量动脉血压和呼气末二氧化碳（$ETCO_2$）有利于提高 CPR 质量。

7. 根据最新证据，不建议常规使用双重连续除颤。

8. 静脉（IV）通路是 ACLS 复苏期间给药的首选路径。如果不可建立静脉通路，也可接受骨内（IO）通路。

9. 自主循环恢复（ROSC）后的患者救治需要密切注意氧合情况、血压控制、经皮冠脉介入术评估、目标体温管理以及多模式神经预测。

10. 心搏骤停患者在初次住院后需经过较长恢复期，因此，应正式评估其生理、认知和社会心理需求，并给予相应支持。

11. 复苏过后，组织非专业施救者、EMS 急救人员和医院医护人员进行分析总结。

12. 针对非专业施救者和经过培训的施救者新增两个阿片类药物相关紧急情况流程图。

13. 停止复苏抢救的标准 ①成人和儿童经最大努力的 ACLS 达 30 分钟抢救后仍无自主循环；②新生儿经复苏努力达 15 分钟后仍无自主循环。

（赵延恕）

参考文献

［1］ TRAVERS A H, REA T D, BOBROW B J, et al. Part 4：CPR overview：2010 American Heart Association Guidelines for Cardiopulmonary Resuscitation and Emergency Cardiovascular Care［J］. Circulation, 2010, 122 (18 Suppl 3)：S676-S684.

［2］ TRAVERS A H, PERKINS G D, BERG R A, et al. Part 3：adult basic life support and automated external defibrillation：2015 International Consensus on Cardiopulmonary Resuscitation and Emergency Cardiovascular Care Science With Treatment Recommendations［J］. Circulation, 2015, 132(16 Suppl 1)：S51-S83.

［3］ OLASVEENGEN T M, DE CAEN A R, MANCINI M E, et al. 2017 International Consensus on Cardiopulmonary Resuscitation and Emergency Cardiovascular Care Science With Treatment Recommendations summary ［J］. Circulation, 2017, 136(23)：e424-e440.

［4］ MERCHANT R M, TOPJIAN A A, PANCHAL A R, et al. Part 1：Executive Summary：2020 American Heart Association Guidelines for Cardiopulmonary Resuscitation and Emergency Cardiovascular Care［J］. Circulation, 2020, 142(16_suppl_2)：S337-S604.

［5］ PANCHAL A R, BARTOS J A, CABANAS J G, et al. Part 3：adult basic and advanced life support：2020 American Heart Association Guidelines for Cardiopulmonary Resuscitation and Emergency Cardiovascular Care ［J］. Circulation, 2020, 142(16_suppl_2)：S366-S468.

［6］ RIVA G, RINGH M, JONSSON M, et al. Survival in out-of-hospital cardiac arrest after standard cardiopulmonary resuscitation or chest compressions only before arrival of emergency medical services：nationwide study during three guideline periods［J］. Circulation, 2019, 139：2600-2609.

［7］ RIYAPAN S, NAULNARK T, RUANGSOMBOON O, et al. Improving quality of chest compression in thai emergency department by using real-time audio-visual feedback cardio-pulmonary resuscitation monitoring ［J］. J Med Assoc Thai, 2019, 102：245-251.

［8］ PERKINS G D, KENNA C, JI C, et al. The influence of time to adrenaline administration in the Paramedic 2 randomised controlled trial[J]. Intensive Care Med,2020,46:426-436.

[9] MURPHY R A,BOBROW B J,SPAITE D W,et al. Association between prehospital CPR quality and end-tidal carbon dioxide levels in out-of-hospital cardiac arrest[J]. Prehosp Emerg Care,2016,20:369-377.

[10] TSETSOU S,NOVY J,PFEIFFER C,et al. Multimodal outcome prognostication after cardiac arrest and targeted temperature management:analysis at 36℃[J]. Neurocrit Care,2018,28:104-109.

[11] SCARPINO M,LANZO G,LOLLI F,et al. Neurophysiological and neuroradiological multimodal approach for early poor outcome prediction after cardiac arrest[J]. Resuscitation,2018,129:114-120.

第十六章 室性心律失常和心脏性猝死预防

2020年中华医学会心电生理和起搏分会和中国医师协会心律学专业委员会共同发布了室性心律失常中国专家共识,2017年10月AHA/ACC/HRS共同发布了室性心律失常(VA)与预防心脏性猝死(SCD)的指南,对VA流行病学、基因与基础研究、电生理机制研究、诊断与治疗新技术和新方法等诸多进展与证据进行了评估,全面更新了VA指南,有助于指导临床医师评估SCD风险与治疗。

【临床评估】

(一)指南要点

1. 病史及体格检查评估 晕厥有VA或疑似原因为VA者,应住院评估,监护和处置(Ⅰ类推荐,B级证据)。

2. 非侵入性检查评估

(1)血流动力学稳定的持续性宽QRS心动过速,应获取发作时的12导联心电图(Ⅰ类推荐,B级证据)。

(2)患者或家属检测基因,行SCA/SCD危险分层者,遗传咨询有益(Ⅰ类推荐,C级证据)。

(3)症状与情绪激动、疑似心肌缺血、儿茶酚胺敏感性多形性VT有关者,运动试验有助于评估运动诱发的VA(Ⅰ类推荐,B级证据)。

(4)疑似或确诊的VA,应获取窦性心律下的12导联心电图,寻找基础疾病的线索(Ⅰ类推荐,B级证据)。

(5)动态心电图有助于评估心悸、前兆晕厥、晕厥等症状是否由VA所致(Ⅰ类推荐,B级证据)。

(6)疑似引起的偶发症状(含晕厥),植入型心电监测仪有用(Ⅱa类推荐,B级证据)。

(7)VA已知或疑似有结构性心脏病,或有猝死风险者,推荐行超声心动图检查,评估心脏结构与功能(Ⅰ类推荐,B级证据)。

(8)VA疑似有结构性心脏病,心脏MRI或CT有助于明确诊断及病变特点(Ⅱa类推荐,C级证据)。

(9)结构性心脏病者,测量脑钠肽和N末端脑钠肽前体,在标准因素之外增加预测SCA或SCD风险的信息(Ⅱa类推荐,B级证据)。

3. **侵入性检查评估**

（1）SCA 生存者原因未明,冠状动脉 CT 或介入造影可确诊缺血性心肌病,指导再血管化治疗（Ⅰ类推荐,C 级证据）。

（2）缺血性心肌病、NICM、成人先天性心脏病（先天性心脏病）患者,若有晕厥或 VA 的其他症状,符合 ICD 的一级预防适应证,电生理检查可评估持续性 VT 的风险（Ⅱa 类推荐,B 级证据）。

（3）符合 ICD 植入适应证者,不必只为诱发 VA、评估风险而行电生理检查（Ⅲ类推荐,B 级证据）。

（4）长 QT 综合征、儿茶酚胺敏感性多形性 VT、短 QT 综合征或早复极综合征者,不推荐行电生理检查评估 VA 的风险（Ⅲ类推荐,B 级证据）。

（二）解读

对室性心律失常和 SCD 的临床评价应包括以下几个方面:临床表现、病史和体格检查,无创性的心电学、心功能和影像学检查,有创性的冠脉造影和电生理学检查。

1. **静息心电图** 标准静息 12 导联心电图不仅能发现各种不同的先天异常产生的室性心律失常和 SCD,如长 QT 综合征（LQTS）、短 QT 综合征（SQTS）、Brugada 综合征、ARVC,而且能够发现其他多种异常心电图,如电解质紊乱、提示存在器质性心脏病的心电图证据（束支传导阻滞、房室传导阻滞、心室肥厚、Q 波心肌梗死或弥漫性心肌病）,QRS 间期和复极异常都是 SCD 的独立预测因子,ST 段压低或 T 波异常与心血管死亡风险尤其是 SCD 相关,QTc 延长也是 SCD 的独立预测因素,QTc 延长超过 440 毫秒明显预示心血管死亡,较短的 QTc 间期也与心血管死亡风险增加相关,SQTS 即 QTc<300 毫秒,也是 SCD 的独立预测因子。

2. **运动试验** 运动试验主要用于检测疑诊冠心病患者的无症状性心肌缺血,冠心病或心肌病患者,运动过程中或运动后频发室性期前收缩与高危严重心血管事件的发生有关,但对 SCD 无特异性;除 β 受体阻滞剂外,目前没有证据表明运动诱发的室性期前收缩应用抗心律失常药物可有效减少 SCD 的发生。对肾上腺素能依赖的心律失常,包括单形性 VT 和多形性 VT,运动试验可能有助于对症状和疗效进行评价。由于运动诱发室性期前收缩的患者较仅存在静息室性期前收缩患者 12 个月的死亡率增加 3 倍,运动试验可对这部分患者的预后进行评估。运动诱发成对室性期前收缩或 VT 的患者生存率低于运动诱发单发室性期前收缩的患者。尽管运动试验的安全性较好,但研究发现有致命性室性心律失常的患者进行运动试验时,需心脏转复包括静脉用药或复苏的心律失常发生率为 2.3%,因此运动试验应在专业人员和复苏设备齐全并能迅速到位的情况下进行。

3. **动态心电图** 连续或间断的动态心电图记录技术对诊断可疑的心律失常、明确其频率及症状与心律失常之间的关系很有帮助,也能发现无症状性的心肌缺血;对间歇性发作的心悸、头晕或晕厥,事件记录器可进行较长时间的记录,因此更为适用。新型植入事件记录器能监测心律并记录患者触发的或自动记录预先设置的特殊情况,对有致命性症状例如晕厥的患者,用于诊断严重快速和缓慢心律失常极为有用。

4. **心电图技术和测量方法** 美国 FDA 只批准了信号平均心电图（SAECG）和 T 波电交替（TWA）可用于危险分层的评估,心率变异性（HRV）和压力反射敏感性（BRS）也有较大的应用前景。SAECG 可识别 QRS 波群终末的低振幅（微伏级）信号,即"晚电位";晚电位阳性被认为是存在折返性室性快速性心律失常电生理基质的一个标记。心肌梗死后 SAECG 异常者心律失常事件发生风险增加 6~8 倍,SAECG 阴性对排除宽 QRS 波心动过速引起的不明原因晕厥具有较高的预测价值(89%~99%);TWA 是识别心肌梗死后和缺血或非缺血心肌病高危患者的有效方法,TWA 有较高的阴性预测准确性,与 QRS 间期相比,在心肌梗死后EF≤30%的患者中,微伏级 TWA 测定能更好地识别高危患者和不能从 ICD 治疗中获益的低危患者。HRV 可独立预测 SCD 的风险和心肌梗死后患者的总死亡率,其对非缺血性心肌病患者风险预测的价值尚需大规模临床试验证实。与 HRV 提供的持续基础交感-迷走信息相比,简化的 BRS 可定量评估自主神经系统对急性刺激的反应能力。证据表明,单独应用 BRS或联合 HRV 和 TWA 可预测 SCD 的风险。但在不同临床情况下,上述心电图技术对预后风险的评估价值尚需更多前瞻性研究证实。

5. 左心室功能和影像学检查

(1) 超声心动图检查:超声心动图能够对室性心律失常和 SCD 患者的心肌、瓣膜和先天性心脏异常进行准确的诊断,并可测定左心室收缩功能和观察局部室壁运动。对于疑为缺血引起室性心律失常而不能进行运动试验或静息心电图异常的患者,心电图对缺血准确的判断受到限制,可用超声心动图联合运动或药物负荷试验。

(2) 心脏 MRI:MRI 可对心室容积、左心室重量和心功能进行精确的定量,尤其对疑诊为 ARVC 有重要价值,MRI 可对右心室大小、功能和局部室壁运动进行准确的评估,更为重要的是,MRI 可检测出右心室心肌中的脂肪浸润。MRI 还可用于检测缺血心肌(腺苷灌注负荷或多巴酚丁胺室壁运动负荷试验)对梗死/纤维化心肌和 VT 基质进行定性分析。

(3) 心脏 CT:CT 能够对左心室容积、EF 值和左心室重量进行准确的定量分析,与 MRI不同的是,CT 还能显示冠状动脉节段并定量检测其钙化程度,CT 可用于不适合超声心动图或不能用 MRI 检查的心脏结构异常的患者。

(4) 核医学技术:运动或药物负荷心肌灌注 SPECT 适用于以下患者,疑为缺血诱发的室性心律失常,不能进行运动试验或静息心电图异常而影响心肌缺血判断的准确性。心肌灌注 SPECT 可对心肌梗死引起的左心功能不全患者进行存活心肌评估。门控核医学成像技术可准确计算 LVEF,对不能用超声心动图测量 EF 值的患者有益。

(5) 冠状动脉造影:冠状动脉造影对于确诊或排除明显阻塞性冠状动脉疾病具有重要作用,冠状动脉造影常作为诊断性的评估方法之一,尤其对于具有中度或高度冠心病可能性的患者。

6. 电生理检查(EP)　

EP 检查通过记录心电图以及在基线水平和用药后电刺激的情况,可以对心律失常进行评估和对 SCD 的危险进行分层。EP 检查可用于诱发 VT、指导射频消融、评价药物疗效、评估反复 VT 或 SCD 的风险、对怀疑心律失常导致意识丧失的患者进行评价以及 ICD 治疗指征的评估。

【室性心律失常的治疗与预防】

(一) 指南要点

1. HFrHF(LVEF<40%)患者,为降低 SCD 及全因死亡率,推荐使用 β 受体阻滞剂、盐皮质素受体拮抗剂和血管紧张素转换酶抑制剂/血管紧张素受体阻滞剂/血管紧张素受体-脑啡肽酶抑制剂(Ⅰ类推荐,A 级证据)。

2. 持续性 VA 与 SCA 生存者,应评估缺血性心脏病并恰当地再血管化(Ⅰ类推荐,B 级证据)。

3. 冠状动脉开口异常疑似导致 SCA 者,推荐手术校正或再血管化(Ⅰ类推荐,C 级证据)。

4. 单形 VT,若药物与导管消融无效,有理由行外科消融(Ⅱb 类推荐,C 级证据)。

5. VA 无症状,不危及生命者有理由用 β 受体阻滞剂(Ⅱa 类推荐,C 级证据)。

6. VT/VF 风暴,β 受体阻滞剂或其他抗心律失常药物、导管消融无效,或不耐受,或不可能,有理由行去心脏交感神经术(Ⅱb 类推荐,C 级证据)。

(二) 解读

除纠正病因和诱因之外,室性心律失常治疗措施包括药物治疗和非药物治疗。

1. **药物治疗**　随机临床试验除 β 受体阻滞剂之外,现有的抗心律失常药物均未显示对恶性室性心律失常或猝死的预防有益。目前临床上应用的很多心脏或非心脏药物都有延长心室复极的作用,具有潜在的引起致命的室性心律失常的作用,即使是常用剂量,这些药物仍有一定的 QT 延长作用。一般情况下药物致心律失常作用与剂量过大、肾脏疾病或药物相互作用引起的血药浓度升高有关。

(1) 抗心律失常药物:

1) 抗心律失常药物的价值:无论是否合并心功能不全患者 β 受体阻滞剂都能有效地抑制室性心律失常,减少 SCD。由于安全、有效,β 受体阻滞剂是抗心律失常治疗的主要基石。胺碘酮有广谱的作用,包括阻滞钾离子复极电流,通过延长折返波长抑制或终止室性心律失常,但是胺碘酮总的长期生存益处还存在争议;长期应用胺碘酮可引起复杂的药物相互作用和涉及肺、肝、甲状腺和皮肤的不良反应。索他洛尔有抑制室性心律失常的作用,但致心律失常作用更强,无明显改善生存的作用。因此,除 β 受体阻滞剂外,其他抗心律失常药物不应作为治疗室性心律失常和预防 SCD 的首选方法。

2) 可考虑应用抗心律失常药物的特殊情况:伴有室性快速性心律失常,没有达到植入 ICD 标准的患者,β 受体阻滞剂是一线治疗药物,但是如果达到最大治疗剂量还是无效,那么可以在监测其不良反应的情况下试用胺碘酮或索他洛尔。安装了 ICD 的患者,近期反复出现 VT 或 VF,频繁 ICD 电击或除颤风暴,则需要加用抗心律失常药物和/或导管消融治疗。索他洛尔可以抑制房性和室性心律失常,β 受体阻滞剂联合胺碘酮可作为选择之一。由于这些患者多数 EF 值低,肾功能差,胺碘酮联合 β 受体阻滞剂比索他洛尔更适于作为电风暴的一线治疗。严重的左心室功能减退的患者应该避免使用索他洛尔。安装了 ICD 的患者,阵发性或持续性快速心室率的房颤 ICD 误放电时,须控制快速的心室率。如果其他治疗有禁忌、不能耐受或无效,可以应用胺碘酮控制心室率;药物治疗无效时,可考虑消融房室结。

(2) 非抗心律失常药物:

1) 电解质:静脉或口服补充钾和镁,对室性心律失常相关的电生理基质可产生有益的作用。在低钾和低镁血症时,这些药物尤其有效,即使没有电解质降低,也应考虑作为辅助治疗。心肌梗死后或非缺血性心肌病,心室可出现重塑,这些结构变化及其继发性离子通道改变,增加了室性心律失常的可能性。ACEI、ARB、醛固酮拮抗剂包括螺内酯或依普利酮(eplerenone),通过逆转重塑改善心肌基质,这些治疗不但降低非 SCD,亦可降低 SCD。

2) 抗栓和抗血小板药物:左心室功能不全预防和治疗试验(SOLVD)对 6 700 余例患者的回顾性分析发现,抗栓治疗可以减少 SCD;包括阿司匹林抗血小板治疗和抗凝治疗,SCD 的降低可能与高危人群冠脉血栓性闭塞减少有关。

3) n-3 脂肪酸和脂类:越来越多的基础和临床证据提示,n-3 脂肪酸有抗心律失常作用,可能还有预防 SCD 的作用,但亦有不同观点。证据表明,他汀类减少电学不稳定的高危心脏病患者致死性室性心律失常的发生;这两种治疗的抗心律失常机制可能与维持电解质梯度中发挥作用的双相脂质心肌细胞膜的电生理学的稳定性有关。

2. 埋藏式和体外心脏复律装置

(1) 埋藏式心脏复律除颤器:几项前瞻性多中心临床试验证明,对陈旧性心肌梗死和非缺血性心肌病导致左心室功能不全的高危患者,ICD 治疗可以提高生存率。与传统的抗心律失常药物治疗相比,ICD 治疗在不同的危险组可降低死亡率 23%~55%,生存的改善均归功于减少了 SCD。

(2) 体外自动除颤器(AED):院外发生心搏骤停患者进行除颤治疗的一种有效方法。将这一装置放在合适的地方(如学校、社区和机场),及时抢救心搏骤停患者。

(3) 穿戴式自动除颤器:一种类似背心的装置,穿在患者身上持续监测心律,发现 VF 时自动电击;用于短期内具有 VF 高危的患者,例如等待心脏移植、近期心肌梗死或介入性心脏治疗后极高危的患者或因为感染需要暂时撤除 ICD 的患者。

3. 消融 导管射频消融用于治疗陈旧性心肌梗死左心室功能不全、心肌病、束支折返所致 VT 以及特发性 VT。无明显器质性心脏病患者的 VT 预后良好,消融可以治愈。束支折返性室性心动过速通常与心肌病相关,射频消融束支可以治愈心律失常,但不能治疗基础的心脏病变。VT 是器质性心脏病常见的并发症,对 EF 降低的冠心病患者带来高的死亡风险。对这些患者,VT 可以起源于或者涉及心肌的广泛区域,标准的消融治疗成功率相对低。

4. 外科和血管重建治疗 对反复发作的 VT,药物、ICD 和射频导管消融治疗均无效的患者,直接外科消融或切除心律失常起源病灶。左侧经胸交感神经节切除术可用于治疗与 LQTS 相关的肾上腺素能触发的致命性室性心律失常,手术可以减少 LQTS 患者心律失常导致的晕厥,对于已经联合应用 ICD 和 β 受体阻滞剂,仍然反复晕厥和/或心搏骤停幸存的高危 LQTS 患者,或不能耐受 β 受体阻滞剂的 LQTS 患者,作为辅助治疗可能有益。冠脉血管重建包括经皮球囊/支架血管成形术或旁路手术,可增加冠脉血流,减少心肌缺血,具有抗心律失常作用。

【室性期前收缩】

(一) 专家共识要点

1. 全面评估

(1) 所有室性期前收缩患者应在静息状态下行 12 导联心电图检查(Ⅰ类推荐,A 级证据)。

(2) 应用动态心电图检查评估室性期前收缩类型与负荷,评估 QT 间期和 ST 段改变(Ⅰ类推荐,A 级证据)。

(3) 应用超声心动图评估左心室功能以及有无结构性心脏病(Ⅰ类推荐,B 级证据)。

(4) 当超声心动图不能准确评估左、右心室功能和/或心肌结构改变时,建议采用 MRI 或 CT 检查(Ⅱa 类推荐,B 级证据)。

2. 治疗

(1) 未合并结构性心脏病或遗传性心律失常综合征,无或仅有轻微症状的室性期前收缩患者,仅需安慰,无须治疗(Ⅰ类推荐,C 级证据)。

(2) 对于未合并或合并结构性心脏病的症状性室性期前收缩患者,可考虑参松养心胶囊治疗（Ⅱa类推荐,B级证据）。

（3）对于症状明显或不明原因的左心室功能障碍的频发室性期前收缩（>10 000次/24h）患者,导管消融可能有助于改善症状或左心室功能（Ⅱa类推荐,B级证据）。

（4）对于症状明显、药物治疗效果不佳的高负荷流出道室性期前收缩患者,推荐导管消融。

1）右室流出道起源的室性期前收缩（Ⅰ类推荐,B级证据）。

2）左室流出道/主动脉窦起源的室性期前收缩（Ⅱa类推荐,B级证据）。

（二）解读

1. 室性期前收缩流行病学　无论是否合并结构性心脏病,室性期前收缩均非常常见。在普通人群中,其发病率为1%~4%。一项针对普通人群的调查发现,通过普通12导联心电图检出的室性期前收缩患病率为1%,而通过24小时或48小时动态心电图检测则高达40%~75%。室性期前收缩的发病率随年龄增长而逐步增加,在<11岁的儿童中,其发病率<1%;而在>75岁的人群中,其发病率高达69%。室性期前收缩发生有昼夜节律变化,大部分人在日间交感神经兴奋性较高的时间增多,亦有部分人群在夜间多发。

2. 病因和机制　室性期前收缩的本质是心室肌的提前除极,任何可导致心室肌提前除极的因素均可成为室性期前收缩的病因。对于无结构性心脏病的普通人群,精神紧张、过度劳累、过量烟、酒、咖啡等均可诱发室性期前收缩,而各种结构性心脏病如冠心病、心肌病、瓣膜性心脏病、二尖瓣脱垂等亦是室性期前收缩常见的病因。其他如洋地黄、奎尼丁、三环类抗抑郁药中毒、电解质紊乱（低钾、低镁）等也可诱发室性期前收缩。室性期前收缩发生机制包括自律性异常、触发活动和折返三大类。各种原因导致心室肌异常的自律性增高,早期（动作电位3相末）或晚期（动作电位4相）后除极引起的触发活动,以及局部心室肌的微折返均可能引起室性期前收缩。

3. 室性期前收缩性心肌病　已有数项研究认为频发室性期前收缩与潜在的可逆性心肌病相关,并提出室性期前收缩性心肌病这一概念。由持续、频发室性期前收缩引起患者心脏扩大及心功能下降,室性期前收缩根除后心功能改善,心脏扩大逆转,排除其他原因与其他类型的心肌病,可诊断为室性期前收缩性心肌病。对于此类患者推荐应用导管消融根除室性期前收缩。主流观点认为室性期前收缩负荷占总心搏数的15%~25%以上与左心室收缩功能受损有关,但也有观点认为室性期前收缩负荷>10%即可导致左心室收缩功能不全。然而,室性期前收缩也有可能是隐匿的心肌病引起的,所以具体到每例患者,往往很难判定室性期前收缩与心肌病孰为因果。更重要的是,绝大多数频发室性期前收缩患者并不会发生室性期前收缩性心肌病,现有的资料仍不能准确预测哪些患者会出现心肌病。近期一项研究利用超声心动图和磁共振（MRI）检查对239例频发室性期前收缩（>1 000次/d）患者随访了5.6年,并未发现不良的心脏事件和LVEF下降。

4. 导管消融治疗指征　究竟在何种情况下考虑室性期前收缩的导管消融尚未达成共识。有学者以动态心电图室性期前收缩负荷达到5%作为标准。国内有些心脏中心以每天室性期前收缩总数超过10 000次作为消融适应证。目前尚无导管消融治疗室性期前收缩的随机对照试验结果。现有的多项研究提示导管消融可以消除74%~100%患者的室性期前收缩,然而这些研究大多纳入的是症状明显且高负荷室性期前收缩的患者。因此,导管消融仅适用于症状明显的频发室性期前收缩患者。研究证实,消融成功率与室性期前收缩的起源部位高度相关,冠状静脉和心外膜起源室性期前收缩的消融成功率低于其他部位。理想的消融目标是彻底消除室性期前收缩,但即使部分消除室性期前收缩,也可能显著改善左心室收缩功能。多形性室性期前收缩或术中不能诱发的临床室性期前收缩可能会降低导管消融的成功率。目前报道的室性期前收缩消融的并发症发生率低于1%。对于经保守治疗症状仍然明显或高负荷室性期前收缩伴左心室收缩功能下降的高选择患者,建议导管消融。值得指出的是,在我国,存在着部分无症状患者,出于升学、就业或妊娠等原因而要求导管消融的情况。

【非持续性室性心动过速】

(一) 专家共识推荐

1. 有明显的结构性心脏病和非持续性室性心动过速(NSVT)患者,特别是伴有无法解释的症状,如晕厥、黑矇、持续心悸,应考虑侵入性电生理学检查(Ⅱa类推荐,C级证据)。

2. 心肌梗死幸存者和左心室功能下降的患者合并NSVT,若无禁忌证,推荐β受体阻滞剂(Ⅰ类推荐,A级证据)。

3. 症状性NSVT患者可考虑β受体阻滞剂治疗(Ⅱb类推荐,C级证据)。

4. 对于无结构性心脏病伴NSVT的适宜患者,可考虑非二氢吡啶类钙通道阻滞剂作为β受体阻滞剂的替代药物(Ⅱb类推荐,C级证据)。

5. 对于给予足量β受体阻滞剂或非二氢吡啶类钙通道阻滞剂仍有症状的NSVT患者,可考虑给予一种AAD以改善心律失常发作症状(胺碘酮、氟卡尼、美西律、普罗帕酮、索他洛尔)(Ⅱb类推荐,C级证据)。

(1) 伴左心室功能下降、心肌缺血和有心肌瘢痕的患者,不推荐氟卡尼和普罗帕酮(Ⅲ类推荐,A级证据)。

(2) 慢性肾脏病患者慎用索他洛尔;基线时QT间期延长,或治疗开始时QT间期过度延长(>0.50秒)的患者禁用索他洛尔(Ⅰ类推荐,B级证据)。

(3) 在心力衰竭患者,胺碘酮的致心律失常风险较其他AAD低;胺碘酮优于其他膜活性AAD,但在植入ICD的患者除外(Ⅱb类推荐,C级证据)。

6. 对于症状明显或左心室功能下降且无其他原因者,导管消融可能对频繁发作的非持续性室性心律失常所致的症状或左心室功能下降有改善作用(Ⅱa类推荐,B级证据)。

7. 对于心力衰竭患者,除了针对心力衰竭的最佳药物治疗外,胺碘酮、索他洛尔和/或其他β受体阻滞剂作为心内转复除颤器有效的辅助治疗措施,可减少电击,也可以控制不适合ICD治疗的NSVT患者的症状(Ⅱb类推荐,B级证据)。

(二) 解读

1. **NSVT的定义**　NSVT是指连续3个及3个以上的室性心律,频率大于100次/min,在30秒内自行终止。典型的NSVT是短暂的,持续3~10个心搏,心室率一般在100~200次/min。

2. **NSVT病因**　各种心脏病患者都可以发生NSVT,健康人群也可记录到NSVT。急性心肌梗死48小时内,45%的患者有NSVT,但这与远期死亡率增加与否没有关系。在心肌梗死后48小时至第1个月,NSVT发生率为5%~10%,且NSVT的发生与新发和陈旧性心肌梗死患者死亡率明显增加有关,合并NSVT者3年猝死率(21%)明显高于无NSVT患者(8%)。多因素分析显示,NSVT使总死亡率和猝死的危险性增加2倍,在左心室功能下降的患者中,NSVT相关危险性更高。HCM患者NSVT的发生率在20%~30%,在曾有晕厥或心搏骤停发作史的 HCM 者中,70%~80% 有 NSVT 发作;而在无晕厥或心搏骤停病史者,NSVT 发生率仅为 2%。HCM 合并 NSVT 的患者每年猝死率为 8%~10%,而无 NSVT 的患者每年猝死率仅为 1%。在 DCM 患者,无症状性 NSVT 发生率高达 40%~70%,大多数左心室功能下降的 DCM 患者可发生 NSVT,在这些人群中猝死的风险也较高。但在心功能代偿的 DCM 患者,仅有 5% 的患者可监测到 NSVT,这些患者也并未显示有不良预后。在心脏瓣膜病患者,NSVT 并非少见,尤其是主动脉瓣狭窄和明显二尖瓣反流患者,NSVT 的发生率可达 25%。高血压合并左心室肥厚患者 NSVT 发生率为 2%~15%,而单纯性高血压患者 NSVT 发生率仅为 6%。在心力衰竭患者,30%~80% 有 NSVT。随着 LVEF 进行性下降,NSVT 的发生率会增加,其猝死的风险也会升高。

3. **NSVT 发生机制**　NSVT 的发生机制可能与持续性快速性心律失常相似,关于这些心律失常的产生机制,大多间接来自对自律性心律失常的观察。触发活动似乎是发生 NSVT 的主要机制,浦肯野纤维或心室肌的早期后除极是多数长 QT 综合征(LQTS)所致的多形性室性心动过速[如尖端扭转型室性心动过速(TdP)]的发生机制。其本质是细胞内 cAMP 水平增高,细胞内钙离子水平增加,导致其介导的触发活动发生。右室流出道 NSVT 的可能机制与触发活动有关。折返可能是慢性冠心病 NSVT 的发生机制,其本质是激动传导延缓和单向传导阻滞,这与心肌梗死后持续性室性心动过速病理机制有相似之处。室性心律失常发生的病理因素包括心室肌肥厚、局部纤维化、室壁张力异常、交感兴奋性增高和电解质异常等。

4. **NSVT 诊治流程**(图 16-1)

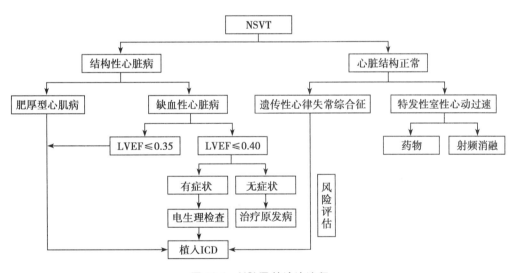

图 16-1　NSVT 的诊治流程

NSVT,非持续性室性心动过速;LVEF,左室射血分数;ICD,植入型心律转复除颤器。

【多形性室性心动过速/心室颤动】

(一)专家共识推荐

1. **评估**　持续性多形性室性心动过速/心室颤动患者应通过以下检查进行全面评估,以明确是否存在结构性心脏病、遗传性心律失常综合征、冠脉痉挛以及药物的致心律失常作用。

（1）心律失常发作时（在可行情况下）和窦性心律时记录 12 导联心电图（Ⅰ类推荐，C 级证据）。

（2）超声心动图（Ⅰ类推荐，B 级证据）。

（3）冠脉造影（Ⅰ类推荐，B 级证据）。

2. 治疗

（1）对于持续性多形性室性心动过速/心室颤动患者，应立即行电复律或除颤（Ⅰ类推荐，C 级证据）。

（2）对于持续性多形性室性心动过速/心室颤动电风暴患者，应纠正可逆性因素，如电解质紊乱、致心律失常药物、心肌缺血和慢性心力衰竭失代偿（Ⅰ类推荐，C 级证据）。

（3）所有持续性多形性室性心动过速/心室颤动电风暴患者均应考虑应用 β 受体阻滞剂、胺碘酮和/或利多卡因治疗（Ⅱa 类推荐，C 级证据）。

（4）对于多形性室性心动过速/心室颤动电风暴患者，推荐在有经验的中心对室性心动过速或心室颤动的触发灶进行导管消融治疗（Ⅱa 类推荐，C 级证据）。

（5）特殊的 AAD 如特发性室性心动过颤患者应用奎尼丁、LQTS3 应用钠通道阻滞剂、CPVT 强化自主神经抑制或 Brugada 患者应用奎尼丁等，应该考虑与擅长上述疾病的专家密切合作，以降低复发风险，这类治疗可作为多形性室性心动过速幸存者 ICD 治疗的辅助治疗手段（Ⅱa 类推荐，B 级证据）。

（6）对于有严重结构性心脏病的持续性多形性室性心动过速/心室颤动电风暴患者，在事件发生后的早期应考虑植入左室辅助装置或进行心脏移植评估（Ⅱa 类推荐，C 级证据）。

（7）对于不稳定的、药物难以控制的持续性多形性室性心动过速/心室颤动电风暴患者，可考虑进行神经调节、机械通气、导管消融和/或麻醉治疗（Ⅱb 类推荐，C 级证据）。

（二）解读

1. 无结构性心脏病的多形性室性心动过速或心室颤动　这种情况的原因与治疗措施见表 16-1。

表 16-1　无结构性心脏病患者可能发生多形性室性心动过速/心室颤动的原因与治疗措施

原因	诊断线索	检测方法	治疗措施
先天性 LQTS	长 QT 间期/T 波电交替 TdP 癫痫病史 特殊触发因素（噪声）	心电图/心电监测 肾上腺素激发试验 基因检测	β 受体阻滞剂/星状神经节切除术 避免应用延长 QT 间期的药物 美西律/氟卡尼（LTQ3） 起搏器/ICD
获得性 LQTS	长 QT 间期/T 波电交替 TdP 肾衰竭 应用新药物或药物滥用	心电图/心电监测	镁/钾离子制剂 停用相关药物 临时起搏
心动过缓	房室传导阻滞	心电图/心电监测	起搏器
Brugada 综合征	不完全性 RBBB 伴 V_1、V_2 导联 ST 段抬高 发热	心电图 药物激发试验 基因检测	异丙肾上腺素/奎尼丁 解热药 导管消融 ICD

续表

原因	诊断线索	检测方法	治疗措施
局灶起源的室性期前收缩	单形性室性期前收缩触发	心电图/心电监测	导管消融/ICD
早期复极	J点抬高	心电图	ICD
WPW	心室预激	心电图	导管消融
SQTS	短QT间期	心电图	ICD
CPVT Andersen-Tawil 综合征 地高辛中毒	运动诱发的双向性室性心动过速	地高辛浓度 运动试验 基因检测	停用地高辛 β受体阻滞剂/CCB/氟卡尼 ICD
冠脉痉挛	ST段抬高和胸痛	激发试验	血管扩张剂/冠脉支架 ICD
特发性多形性室性心动过速/心室颤动	短联律间期室性期前收缩触发	心电图/心电监测	ICD

2. 结构性心脏病　许多结构性心脏病可伴发室性心律失常，其治疗措施见表 16-2。

表 16-2　结构性心脏病患者多形性室性心动过速/心室颤动的治疗措施

结构性心脏病	诊断线索	检测方法	治疗措施
冠心病	心肌缺血、损伤或梗死的心电图证据	负荷试验	冠脉血运重建
心肌梗死后	心绞痛/心力衰竭 冠脉血运重建史	冠脉造影 超声/MRI	β受体阻滞剂 索他洛尔/胺碘酮 主动脉内球囊反搏 ICD
非缺血性扩张型心肌病	心力衰竭 酒精中毒	超声/MRI 冠脉造影	避免心脏毒素 β受体阻滞剂 索他洛尔/胺碘酮/ICD
HCM	收缩期杂音 晕厥 猝死家族史 左心室肥厚	超声/MRI 基因检测	β受体阻滞剂 索他洛尔/胺碘酮/ICD
ARVC	猝死家族史 Epsilon波	超声/MRI 基因检测	β受体阻滞剂 索他洛尔/胺碘酮/ICD
结节病	肺部症状 皮炎	超声/MRI 胸部CT 组织活检	免疫抑制剂 β受体阻滞剂 索他洛尔/胺碘酮/ICD
心肌炎	近期流感样疾病	血清学检查 心肌活检 超声/MRI	β受体阻滞剂 索他洛尔/胺碘酮/ICD
二尖瓣脱垂	收缩中期咔哒音 收缩期杂音 马方综合征体征	超声/MRI	β受体阻滞剂 索他洛尔/胺碘酮/ICD

3. **尖端扭转型室性心动过速(Tdp)** 明显 QT 延长、形态上有别于多形性 VT 的 Tdp,常见于先天性 LQTS、药物诱发的以及原有严重的心脏传导系统疾病进展为心脏传导阻滞三种情况。合并心脏传导阻滞的 Tdp 患者,应予临时起搏治疗,并随后植入永久心脏起搏器;其他原因,如单纯严重的电解质紊乱或中枢神经系统损伤较少见;LQTS 应避免使用儿茶酚胺、镁剂、钾剂和起搏等其他措施,可考虑起搏的同时给予 β 受体阻滞剂或利多卡因。

4. **电风暴处理** 反复、频繁发作,需要电转复的 VT 综合征,称为"室性心动过速风暴";频繁、适当的 ICD 放电,也是一种"室性心动过速风暴";其定义为 24 小时内有超过 2 次的发作或有更为频繁的发作。患者常有严重的心脏病,少数出现在心脏结构正常的患者(如 Brugada 综合征、LQTS、儿茶酚胺敏感性 VT 或药物不良反应导致的 VT 发作)。冠心病患者出现多形性 VT 风暴,强烈提示急性心肌梗死。有明显 QT 延长的长间歇依赖性 VT,应按照 Tdp 处理。VT 风暴时,首先应明确并纠正其诱因,以药物、电解质紊乱和急性心肌缺血最常见,应尽可能寻找病因。在 ICD 频繁放电时,程控判断是否需要调整 ICD 的治疗程序。对于多形性 VT 风暴,静脉 β 受体阻滞剂是最有效的药物。若判断为 Brugada 综合征,应用奎尼丁或异丙肾上腺素能够很好地终止持续的心律失常。对于急性心肌缺血的患者,静脉应用胺碘酮较其他抗心律失常药物更有效,可以尝试主动脉内球囊反搏,可能需要急诊血运重建。如果心动过速是长间歇依赖的,起搏治疗有效。其他可能有效的治疗方法包括导管消融或全身麻醉。可尝试经脊髓调控自动替代治疗(autonomic alternative via spinal cord modulation)。单形性 VT 风暴可以静脉应用抗心律失常药物(例如胺碘酮、普鲁卡因胺)降低发作频率,但是也可能使其恶化,导管消融可能有效。

【特殊室性心律失常的紧急处理】

(一) 指南要点

1. SCA 发作时,应按发布的初级及高级生命支持流程行心肺复苏术(Ⅰ类推荐,A 级证据)。

2. 血流动力学不稳定的 VA,若持续发作,或在最大能量电击后复发,静脉用胺碘酮可以稳定再除颤后的心律(Ⅰ类推荐,A 级证据)。

3. 患者发作血流动力学不稳定的 VA,应行直流电击转复(Ⅰ类推荐,A 级证据)。

4. 多形性 VT 或 VF 伴 ST 段抬高心肌梗死,推荐急诊行冠状动脉造影和再血管化治疗(Ⅰ类推荐,B 级证据)。

5. 宽 QRS 心动过速诊断未明,先假定其为 VT(Ⅰ类推荐,C 级证据)。

6. 血流动力学稳定的 VT,静脉用普鲁卡因胺有助于终止 VT(Ⅱa 类推荐,A 级证据)。

7. VF 或多形性 VT 引起 SCA 者,若 CPR、除颤和血管升压素治疗无反应,静脉用利多卡因有益(Ⅱa 类推荐,B 级证据)。

8. 心肌缺血导致的多形性 VT,静脉用 β 受体阻滞剂有用(Ⅱa 类推荐,B 级证据)。

9. 近期心肌梗死,尽管已用抗心律失常药物和直流电转复,VT/VF 仍反复发作(VT/VF 风暴)者,静脉注射 β 受体阻滞剂有用(Ⅱa 类推荐,A 级证据)。

10. SCA 者行 CPR 时,有理由使用肾上腺素(每 3~5 分钟 1mg)(Ⅱa 类推荐,A 级证据)。

11. VT 发作,血流动力学稳定,静脉用胺碘酮或索他洛尔可能终止 VT(Ⅱb 类推荐,B 级证据)。

12. SCA 发作者,大剂量(每次>1mg)肾上腺素不比标准剂量有益处(Ⅲ类推荐,A 级证据)。

13. 难治性 VF,与尖端扭转型 VT 无关者,静脉用镁剂无益处(Ⅲ类推荐,A 级证据)。

14. 疑似 AMI 者,用利多卡因或大剂量胺碘酮预防 VT,有潜在害处(Ⅲ类推荐,B 级证据)。

15. 宽 QRS 心动过速起源未明者,使用钙通道阻滞剂(如维拉帕米和地尔硫草)可能有害(Ⅲ类推荐,B 级证据)。

（二）解读

ACS 患者合并室性心律失常的处理:急性缺血患者心肌电活动不稳定,易导致室性心律失常。早期应用 β 受体阻滞剂可减少 ACS 患者室性心动过速或心室颤动发生,在一些患者中纠正低镁及低钾血症可能有益。

（1）ACS 患者应用抗心律失常药物的原则:电复律或电除颤可紧急终止 ACS 患者的室性心律失常。早期应用 β 受体阻滞剂,可能会预防心律失常复发。如果室性心动过速或心室颤动频繁发作,且不能被电复律或电除颤有效控制,可考虑应用胺碘酮治疗。如果 β 受体阻滞剂或胺碘酮无效,或者胺碘酮禁用,考虑静脉应用利多卡因。由室性期前收缩触发的室性心动过速或心室颤动常起源于部分受损的浦肯野纤维,导管消融非常有效,应该推荐。

（2）ACS 患者合并室性心律失常:推荐应用 β 受体阻滞剂预防室性心律失常。应用抗心律失常药物预防室性心律失常,尤其是 Ⅰ 类抗心律失常药物已被证实无益甚至有害,不推荐应用。

（3）ACS 患者合并室性期前收缩的处理:ACS 患者合并室性期前收缩和 NSVT 非常常见,尤其在 STEMI 患者经皮冠脉介入术(percutaneous coronary intervention,PCI)治疗期间(通常为再灌注心律失常),很少与血流动力学相关,无须特殊治疗。持久或频繁的室性期前收缩需要进一步血运重建(如再次血管造影和/或 PCI)。血流动力学相关的 NSVT,可考虑给予胺碘酮治疗。

（4）ACS 患者合并持续性室性心动过速或心室颤动的处理:反复持续性室性心动过速,尤其是多形性室性心动过速或心室颤动是不完全血运重建、急性缺血复发的提示,应立即行冠脉造影检查。复发的多形性室性心动过速易蜕变为心室颤动,β 受体阻滞剂有效。此外,深度的镇静治疗可能减少室性心动过速或心室颤动发作。应用胺碘酮可紧急抑制血流动力学相关的室性心律失常。不推荐应用其他抗心律失常药物如普鲁卡因胺、普罗帕酮、阿马林和氟卡尼。

（5）持续性室性心动过速、反复发作的心室颤动和电风暴的导管消融治疗:对于经完全血运重建和最佳药物治疗后的室性心动过速或心室颤动仍频繁发作者,可考虑射频导管消融治疗。反复发作的心室颤动可能由起源于损伤的浦肯野纤维室性期前收缩或由缺血和/或再灌注心肌损伤致室性期前收缩触发。几乎在所有病例均可从心内膜行基质消融。精确的导管标测和成功消融室性心动过速或心室颤动的触发灶是较复杂的,对手术技巧要求较高,因此建议手术应在有经验的导管消融中心进行。

（6）体外支持设备:如若上述推荐的治疗措施对反复发作的室性心动过速或心室颤动无效,可考虑应用左室辅助装置或体外生命支持治疗以维持血流动力学稳定。这样的干预可能为冠脉介入治疗赢得时间。尽管左室辅助装置可稳定患者的血流动力学,但室性心动过速或心室颤动的复发率高,干预治疗难度大。

【特殊疾病相关的室性心律失常和猝死持续管理】

（一）缺血性心脏病

1. 指南要点

（1）缺血性心脏病患者猝死的二级预防：

1）缺血性心脏病，因非可逆原因的 VT/VF 导致心搏骤停或者出现血流动力学不稳定的 VT，预期生存时间>1 年，推荐植入 ICD（Ⅰ类推荐，B 级证据）。

2）缺血性心脏病，出现非可逆原因导致的血流动力学稳定的 VT，预期生存时间>1 年，推荐植入 ICD（Ⅰ类推荐，B 级证据）。

3）缺血性心脏病患者出现不明原因的晕厥，电生理检查能够诱发出持续性单形性 VT，预期生存时间>1 年，推荐植入 ICD（Ⅰ类推荐，B 级证据）。

4）ICD 二级预防 SCD 的价值适中，尤其是以并发症负荷与心功能状态推断 VA 所致的死亡风险高，而非心律失常死亡（心脏或非心脏）的风险低者（中等价值，B 级证据）。

（2）冠状动脉痉挛（CAS）：

1）冠状动脉痉挛致 VA 者，有必要禁烟，用钙通道阻滞剂最大的耐受剂量治疗，以减少反复缺血及 VA 发作（Ⅰ类推荐，B 级证据）。

2）因冠状动脉痉挛导致心搏骤停复苏后，药物治疗无效或者不能耐受，预期生存时间>1 年，植入 ICD 是合理的（Ⅱa 类推荐，B 级证据）。

3）因冠状动脉痉挛导致心搏骤停复苏后，预期生存时间>1 年，在药物治疗的基础上，植入 ICD 可能是合理的（Ⅱb 类推荐，B 级证据）。

（3）缺血性心脏病患者猝死一级预防：

1）缺血性心脏病导致的 LVEF≤35%，心肌梗死 40 天后及血运重建 90 天后，经最佳药物治疗后心功能Ⅱ级或Ⅲ级（NHYA 分级），预期生存时间>1 年，推荐植入 ICD（Ⅰ类推荐，A 级证据）。

2）缺血性心脏病导致的 LVEF≤30%，心肌梗死 40 天后及血运重建 90 天后，经最佳药物治疗后心功能Ⅰ级，预期生存时间>1 年，推荐植入 ICD（Ⅰ类推荐，A 级证据）。

3）因既往心肌梗死导致的非持续性 VT，LVEF≤40%，电生理检查能够诱发出持续性 VT、VF，预期生存时间>1 年，推荐植入 ICD（Ⅰ类推荐，B 级证据）。

4）心功能Ⅳ级，等待心脏移植或者 LVAD 的院外患者，预期生存时间>1 年，植入 ICD 是合理的（Ⅱa 类推荐，B 级证据）。

5）ICD 不适合难治性的心功能Ⅳ级心力衰竭，不计划进行心脏移植、LVAD 或者 CRT 患者（Ⅲ类推荐，C 级证据）。

6）ICD 在 VA 所致 SCD 的一级预防中具有高价值。尤其是根据合并症数量及心功能状态证实 VA 所致死亡风险高，非心律失常死亡风险低者（Ⅰ类推荐，B 级证据）。

（4）缺血性心脏病患者反复发作的室性心律失常的治疗和预防：

1）缺血性心脏病反复发作 VA 者，若症状明显，或已优化程控，ICD 仍多次电除颤，继用 β 受体阻滞剂、胺碘酮或索他洛尔治疗，有助于抑制 VA 反复发作（Ⅰ类推荐，B 级证据）。

2）陈旧性心肌梗死，症状性 VT 反复发作，或为 VT/VF 风暴，若胺碘酮与其他药物治疗无效或不能耐受，推荐导管消融治疗（Ⅰ类推荐，B 级证据）。

3）缺血性心脏病，ICD 因单形性 VT 放电，或持续性单形性 VT 有症状且反复发作，血流动力学可耐受,导管消融可作为一线治疗,减少 VA 的反复发作(Ⅱb 类推荐,C 级证据)。

4) 陈旧性心肌梗死者,不应使 Ⅰc 类抗心律失常药物(如氟卡尼、普罗帕酮)(Ⅲ类推荐,B 级证据)。

5) 连续发作的 VT/VF,在有效控制发作前,为防反复电击,不应植入 ICD(Ⅲ类推荐,C 级证据)。

6) 缺血性心脏病合并持续性单形性 VT,单纯冠脉再血管化不足以有效防止 VT 反复发作(Ⅲ类推荐,C 级证据)。

2. 解读——心肌梗死后稳定性冠心病治疗

(1) 最佳治疗策略推荐:根据冠脉血运重建指南,对于冠心病合并室性心律失常的患者,评估其冠脉阻塞和缺血非常必要。外科血运重建可能增加存活率,预防 SCD。但在行冠状动脉旁路移植术(CABG)时,在心外膜植入 ICD 电极并不能降低死亡率。研究证实,PCI 可明显降低心脏性死亡。15%~65% 的稳定性冠心病患者血运重建后 LVEF 可提高 ≥5%~6%,尤其是术前影像学检查证实为心肌缺血或心肌冬眠患者。大部分左心室功能严重损害的 STEMI 患者术后 3 个月心脏收缩功能得到改善。冠脉血运重建术后 6~12 周应重新评估左心室功能,以评价患者是否有 ICD 植入适应证。SCD 幸存者行血运重建可减少致命性心律失常的发生和 SCD,改善患者预后,尤其在 SCD 发生前已有缺血的证据。血运重建对陈旧性心肌梗死合并持续性单形性室性心动过速患者的影响较小,也未必能预防有大面积心肌瘢痕和左心室功能明显下降的患者的 SCD。

(2) 抗心律失常药物的应用:对于心肌梗死后左心功能维持在正常范围的患者,应用抗心律失常药物预防 SCD 的作用有限。来自 CAST 的研究数据表明,钠通道阻滞剂(Ⅰa 和 Ⅰc 类药物)增加心肌梗死后患者的死亡率。Ⅱ类抗心律失常药物(β 受体阻滞剂)可降低心肌梗死后伴左心功能减低患者的死亡率,这种保护作用也同样存在于 LVEF 维持在正常范围的患者,但对预防 SCD 的效果尚待证实。Ⅲ类抗心律失常药物胺碘酮并不能减少心肌梗死后伴左心功能维持在正常范围患者的 SCD,但是它可缓解心律失常的症状,减少心律失常事件。有症状,但无致命性心律失常(室性期前收缩或短阵发作和慢心室率 NSVT)者,可以选用胺碘酮,因其可抑制心律失常而不恶化预后。

(3) 导管消融:1%~2% 的患者常在心肌梗死后的几年内发生室性心动过速。在有经验的心脏中心导管消融可有效治疗反复发作的室性心动过速。但对于能耐受的持续性单形性室性心动过速、LVEF>40% 且无 ICD 支撑的患者,导管消融是否能获益尚值得进一步探索。

(二) 非缺血性心肌病(NICM)

指南要点:

1. 非缺血性心肌病

(1) 疑似心肌浸润过程导致的 NICM,钆延迟增强 MRI 有助于诊断(Ⅰ类推荐,B 级证据)。

(2) 疑似 NICM 者,钆延迟增强 MRI 有助于评估 SCA/SCD 的风险(Ⅱa 类推荐,B 级证据)。

(3) 非缺血性心脏,早发(40 岁前)传导疾病及左心室功能障碍,或一级亲属(<50 岁)中有 NICM 与 SCD 的家族史者,有必要检测基因与遗传咨询,以探明可能的遗传病,澄清预后,筛查亲属(Ⅱa 类推荐,C 级证据)。

2. 非缺血性心肌病(NICM)患者猝死的二级预防

(1) NICM 患者,若为 VT/VF 所致 SCA 生存者,或有血流动力学不稳定的 VT(B-R),或非可逆因素导致的稳定性 VT(B-NR),预计生存寿命>1 年,推荐使用 ICD(Ⅰ类推荐,B 级证据)。

(2) 预计生存寿命>1 年的 NICM 患者,若有 VA 所致的晕厥,不符合 ICD 一级预防适应证,行电生理检查作危险分层或植入 ICD 有益处(Ⅱa 类推荐,B 级证据)。

(3) 心搏骤停生存的 NICM 患者,有持续性 VT 或症状性 VA,若因预期寿命短,或其他功能异常,不能或不偏好 ICD 者,可用胺碘酮预防 SCD(Ⅱb 类推荐,B 级证据)。

3. 非缺血性心肌病患者猝死的一级预防

(1) NICM 预计生存寿命>1 年,若在 GDMT 基础上,仍有心功能Ⅱ~Ⅲ级心力衰竭症状,LVEF≤35%,推荐使用 ICD(Ⅰ类推荐,A 级证据)。

(2) Lamin A/C 突变导致的 NICM,若预计生存寿命>1 年,有 2 个以上的危险因素(NSVT、LVEF<45%、非错义突变和男性),植入 ICD 有益(Ⅱa 类推荐,B 级证据)。

(3) NICM 预计生存寿命>1 年,若在 GDMT 基础上,仍有心功能Ⅰ级心力衰竭症状,LVEF≤35%,可考虑植入 ICD(Ⅱb 类推荐,B 级证据)。

(4) 药物无效、心功能Ⅳ级的心力衰竭患者,若不打算心脏移植、LVAD 或植入兼有起搏与除颤功能的 CRT,不应植入 ICD(Ⅲ类推荐,C 级证据)。

4. 非缺血性心肌病患者反复发作室性心律失常治疗

(1) NICM 植入 ICD 者,尽管已优化程控,仍自然发作 VA 或反复恰当电击,用 β 受体阻滞剂、胺碘酮或索他洛尔有益(Ⅱa 类推荐,B 级证据)。

(2) NICM 持续性单形性 VT 反复发作者,若药物治疗无效或不能耐受,导管消融有助于减少 VT 发作和 ICD 放电(Ⅱa 类推荐,B 级证据)。

(三) 致心律失常性右室心肌病(ARVC)

1. 指南要点

(1) ARVC 的先征者若有致病基因突变,应选取其一级亲属行临床筛查、基因检测与遗传咨询(Ⅰ类推荐,B 级证据)。

(2) 疑似 ARVC 者,如有 VA 或心电图异常,MRI 检查有助于确诊和危险分层(Ⅰ类推荐,B 级证据)。

(3) ARVC 预计生存寿命>1 年,若有 SCD 风险增加的其他指标(SCA 生存者、持续性 VT、明显心功能异常、RVEF/LVEF≤35%),推荐使用 ICD(Ⅰ类推荐,B 级证据)。

(4) ARVC 有 VA 者,推荐使用 β 受体阻滞剂(Ⅰ类推荐,B 级证据)。

(5) 临床确诊的 ARVC 者,推荐避免过度运动(Ⅰ类推荐,B 级证据)。

(6) 临床推断或疑似 ARVC 者,基因检测与遗传咨询有助于确诊及家属的定向基因特异性筛查(Ⅱa 类推荐,B 级证据)。

(7) ARVC 预计生存寿命>1 年,若晕厥由 VA 所致,ICD 有用(Ⅱa 类推荐,B 级证据)。

(8) ARVC 者,无临床 VA 的证据,β 受体阻滞剂有用(Ⅱa 类推荐,B 级证据)。

(9) ARVC 者,若症状性持续 VT 反复发作,β 受体阻滞剂不能控制或不能耐受,联合心内、外膜导管消融有益(Ⅱa 类推荐,B 级证据)。

(10) 疑似 ARVC 者,信号平均心电图有助于诊断和危险分层(Ⅱa 类推荐,B 级证据)。

(11) 有 ARVC 的临床证据,若无症状,为评估风险,可考虑行电生理检查(Ⅱb 类推荐,

B级证据）。

2. **解读**　ARVC为进行性进展性心肌疾病，其以室性心律失常、心力衰竭和SCD为主要特征。ARVC的组织学特点是心室肌细胞（尤其是右心室心肌）被脂肪细胞和纤维细胞所取代。ARVC的患病率为1/（1 000～5 000），病变呈进展性。ARVC在临床上表现为右心室结构和功能异常，主要累及肺动脉瓣和三尖瓣环周围的右心室心肌，部分患者可累及左心室，心外膜病变程度明显重于心内膜。应用组织学、遗传学、心电生理和影像参数标准，可将患者分为确定的、临界的和可能的诊断类别。在大部分病例中ARVC有常染色体显性遗传特征，患者大部分发病于20～50岁，是运动员和年轻人SCD的主要原因之一。ARVC患者的年死亡率为1%～2.3%，死亡原因除SCD外，主要为心力衰竭。有2/3的患者经静息、动态心电图以及运动试验时检测到室性心律失常。这些室性心律失常通常为右心室起源，但室性心动过速时QRS波电轴通常不同于右室流出道起源室性心动过速，并且有多种QRS波形态。最近的一个主要针对植入ICD的ARVC患者研究发现，大多数ICD适当治疗的室性心律失常为SMVT。

（四）肥厚型心肌病（HCM）

1. **指南要点**

（1）HCM患者，推荐初诊时即刻及继后定期行SCD的风险评估（Ⅰ类推荐，B级证据）。

（2）HCM预计生存寿命>1年，若为VT/VF所致SCA生存者，或持续性自发VT导致晕厥与血流动力学障碍，推荐植入ICD（Ⅰ类推荐，B级证据）。

（3）HCM患者的一级亲属，应行心电图和超声心动图检查（Ⅰ类推荐，B级证据）。

（4）HCM已确诊致病突变者，推荐其一级亲属行遗传咨询和检测突变特异性基因（Ⅰ类推荐，B级证据）。

（5）临床疑似或确诊的HCM患者，遗传咨询与基因检查是合理的（Ⅱa类推荐，B级证据）。

（6）HCM预计生存寿命>1年，若合并下列1项或多项危险因素，有理由植入ICD：①LV最大室壁厚度≥30%（Ⅱa类推荐，B级证据）；②1个或多个一级亲属中疑似因HCM引起SCD（Ⅱa类推荐，C级证据）；③近6个月内出现1次或多次不明原因的晕厥（Ⅱa类推荐，C级证据）。

（7）HCM预计生存寿命>1年，若具备调控猝死风险的因素或高危因素，以及以下条件，有理由使用ICD：自发NSVT（Ⅱa类推荐，C级证据）；运动导致血压异常（Ⅱa类推荐，B级证据）。

（8）HCM预计生存寿命>1年，若不具备其他引起猝死的因素，但具备下列条件者，可考虑植入ICD，然而是否获益尚不清楚：有自发NSVT或运动导致血压异常（Ⅱb类推荐，B级证据）。

（9）HCM有持续性VT/VF病史，若患者不选择或不能植入ICD，可使用胺碘酮（Ⅱb类推荐，C级证据）。

（10）HCM者无须用程序刺激电生理检查行危险分层（Ⅲ类推荐，B级证据）。

（11）HCM已知基因型无SCD风险，不应植入ICD（Ⅲ类推荐，B级证据）。

2. **解读**　HCM为常染色体显性遗传病，其以左心室特征性肥厚为主要特征，HCM的年心血管病死亡率为1%～2%，其中SCD约占死亡原因的一半，其他主要的心血管死因是心力衰竭、血栓栓塞和房室传导阻滞。HCM 患者室性心律失常的发生率与心肌病变程度相关，研究显示 25%的患者在动态心电图中可发现 NSVT,且此 NSVT 与心脏性猝死相关。MRI 心肌成像检查中的延迟显像代表心肌纤维化,延迟显像阳性的患者发生室性期前收缩和 NSVT 的概率要高于阴性患者。

美国心脏病学会和欧洲心脏病学会关于 HCM 的共识文件中将 SCD 已知的危险因素分为"主要危险因素"和"可能发生于个别患者的危险因素"(表 16-3)。

表 16-3　肥厚型心肌病发生心脏性猝死的危险因素

主要危险因素	个别患者可能的危险因素	主要危险因素	个别患者可能的危险因素
心搏骤停(VF)	心房颤动	左心室肥厚≥30mm	剧烈(竞技性)活动
自发性持续性 VT	心肌缺血	运动血压异常	
早发猝死的家族史	左室流出道梗阻	自发性非持续性 VT	
不明原因的晕厥	高危的突变		

(五) 心肌炎

1. 确诊或疑似心肌炎者,若有 VT/VF 危及生命,推荐转入具备血流动力学支持及心律失常高端处理能力的中心就诊(Ⅰ类推荐,C 级证据)。

2. 巨细胞性心肌炎,预计生存寿命>1 年,已行 GDMT,若仍有 VF 或血流动力学不稳定 VT,应植入 ICD 和/或抗心律失常药物治疗(Ⅱb 类推荐,C 级证据)。

(六) 心脏结节病

1. 心脏结节病患者,如果出现持续性 VT,或者为心搏骤停的幸存者,或者 LVEF≤35%,预期生存时间>1 年,推荐植入 ICD(Ⅰ类推荐,B 级证据)。

2. 心脏结节病预计生存寿命>1 年,LVEF>35%,有晕厥,心脏 MRI 或 PET 检查发现心肌瘢痕,若有永久起搏器适应证,有理由植入 ICD(Ⅱa 类推荐,B 级证据)。

3. 心脏结节病预计生存寿命>1 年,LVEF>35%,可行电生理检查,若诱发持续性 VT,则植入 ICD(Ⅱa 类推荐,C 级证据)。

4. 心脏结节病患者,存在永久起搏的适应证,植入 ICD 可能获益(Ⅱa 类推荐,C 级证据)。

5. 心脏结节病频发症状性 VA,有心肌炎性反应证据者,抗心律失常药物与免疫抑制剂合用,有助于减少 VA 负荷(Ⅱa 类推荐,C 级证据)。

(七) 心力衰竭

1. **射血分数降低的心力衰竭患者**　HFrHF 等待心脏移植者,计划出院,除此之外不具备 ICD 指征(如心功能Ⅳ级和/或使用强心药物),也有理由植入 ICD(Ⅱa 类推荐,B 级证据)。

2. **左心室辅助装置患者**　左心室辅助装置植入的患者反复发作室性心律失常,ICD 植入有益(Ⅱa 类推荐,C 级证据)。

3. **心脏移植患者 ICD 植入**　对于心脏移植后存在排斥反应且左心功能受损的患者,如有意义的预计生存寿命>1 年,可考虑植入 ICD(Ⅱb 类推荐,B 级证据)。

(八) 神经肌肉性疾病

1. 神经肌肉性疾病预计生存寿命>1 年者,ICD 植入的一级和二级预防的适应证与非缺血性心肌病相同(Ⅰ类推荐,B级证据)。

2. Emery-Dreifuss 和肢带型肌营养不良症ⅠB型,进行性累及心脏,若预计生存寿命>1年,有理由使用ICD(Ⅱa类推荐,B级证据)。

3. 肌营养不良症,尽管初诊时无症状,也需随访是否累及心脏(Ⅱa类推荐,B级证据)。

4. Ⅰ型肌营养不良症,预计生存寿命>1年,有永久起搏器指征者,可考虑用ICD降低VT导致SCA的风险(Ⅱb类推荐,B级证据)。

(九) 心脏离子通道病

1. 心脏离子通道病患者室性心律失常及心脏性猝死

(1) 对于长QT综合征,儿茶酚胺敏感性多形性室性心动过速,短QT综合征、Brugada综合征患者的一级亲属,建议进行遗传咨询和突变特异性基因检测(Ⅰ类推荐,B级证据)。

(2) 离子通道病的SCA生存者,预计生存寿命>1年,推荐植入ICD(Ⅰ类推荐,B级证据)。

2. 长QT综合征(LQTS)患者

(1) LQTS静息QTc间期>470毫秒者,推荐使用β受体阻滞剂(Ⅰ类推荐,B级证据)。

(2) 高危LQTS,若β受体阻滞剂无效或不能耐受,推荐联合强化治疗,按其分型选择药物、去左心交感神经术和/或植入ICD(Ⅰ类推荐,B级证据)。

(3) LQTS,β受体阻滞剂已用至最大耐受量,若仍有反复恰当ICD电击,推荐加用按其分型选择的其他药物强化治疗,或去左心交感神经术(Ⅰ类推荐,B级证据)。

(4) 临床诊断的LQTS,推荐行遗传咨询和基因检测(Ⅰ类推荐,B级证据)。

(5) 疑似LQTS者,动态心电图、平卧与即刻站立心电图和/或运动平板试验,有助于确诊及评估治疗反应(Ⅱa类推荐,B级证据)。

(6) 无症状LQTS、静息QTc间期<470毫秒者,有理由长期用β受体阻滞剂治疗(Ⅱa类推荐,B级证据)。

(7) 无症状LQTS、静息QTc间期>500毫秒者,在β受体阻滞剂及按分型用药的强化治疗基础上,可考虑去左心交感神经术及植入ICD(Ⅱb类推荐,B级证据)。

(8) LQTS者使用延长QT的药物有潜在害处(Ⅲ类推荐,B级证据)。

3. 儿茶酚胺敏感性多形性室性心动过速(CPVT)

(1) CPVT者,推荐使用β受体阻滞剂(Ⅰ类推荐,B级证据)。

(2) CPVT已用适度或最大耐受量的β受体阻滞剂,若仍有反复持续性VT或晕厥者,推荐强化治疗,联合使用药物(β受体阻滞剂与氟卡尼),去左心交感神经术和/或植入ICD(Ⅰ类推荐,B级证据)。

(3) CPVT有临床VT或运动晕厥者,有理由行遗传咨询和基因检测(Ⅱa类推荐,B级证据)。

4. Brugada综合征

(1) 无症状只诱发Ⅰ型Brugada心电图者,推荐随诊观察而不治疗(Ⅰ类推荐,B级证据)。

(2) Brugada综合征预计生存寿命>1年,自发Ⅰ型Brugada心电图改变,若有SCA、持续性VA或近期疑似VA导致的反复晕厥,推荐植入ICD(Ⅰ类推荐,B级证据)。

(3) Brugada综合征多形性VT导致ICD反复电除颤者,推荐加用奎尼丁或导管消融术强化治疗(Ⅰ类推荐,B级证据)。

（4）Brugada 综合征自发Ⅰ型 Brugada 心电图，若有症状性 VA，不适合或拒绝 ICD 者，推荐用奎尼丁或行导管消融术（Ⅰ类推荐，B 级证据）。

（5）疑似 Brugada 综合征，无自发Ⅰ型 Brugada 心电图者，使用钠通道阻滞剂行激发试验，有助于确诊（Ⅱa 类推荐，B 级证据）。

（6）无症状的 Brugada 综合征，有自发Ⅰ型 Brugada 心电图，可考虑用 1~2 个期前刺激的电生理检查，作危险分层（Ⅱb 类推荐，B 级证据）。

（7）疑似或确诊的 Brugada 综合征，遗传咨询和基因检测有助于亲属的风险分层（Ⅱb 类推荐，B 级证据）。

5. 早复极 J 波综合征

（1）无症状、心电图有早复极的患者，推荐随诊观察而不治疗（Ⅰ类推荐，B 级证据）。

（2）心电图有早复极者，若有 SCA 或持续性 VA，推荐使用 ICD（Ⅰ类推荐，B 级证据）。

（3）心电图有早复极者，不推荐基因检测（Ⅲ类推荐，B 级证据）。

6. 短 QT 综合征（SQTS）

（1）QTc 间期短的无症状者，推荐随访观察而不治疗（Ⅰ类推荐，B 级证据）。

（2）短 QT 综合征有 SCA 或持续性 VA 者，若预计生存寿命>1 年，推荐使用 ICD（Ⅰ类推荐，B 级证据）。

（3）短 QT 综合征反复发作持续性 VA 者，可用奎尼丁治疗（Ⅱa 类推荐，C 级证据）。

（4）短 QT 综合征 VT/VF 风暴，静脉输注异丙肾上腺素有效（Ⅱa 类推荐，C 级证据）。

（5）短 QT 综合征可检测基因，筛查一级亲属（Ⅱb 类推荐，C 级证据）。

7. 解读

（1）LQTS：LQTS 是一种常染色体遗传性心脏病，以反复发作晕厥、抽搐甚至猝死为临床特征，以 QT 间期延长、T 波异常、TdP 为心电图表现的一组综合征。平均发病年龄为 14 岁。未经治疗的 LQTS 患者每年 SCD 发生率估计为 0.33%~0.9%，而晕厥的年发生率约为 5%。国内研究结果显示，我国 LQTS 发病特点无地域性差别，女性多于男性，从婴幼儿至老年均可发病，但以年轻人为主。疾病的诱因和发作时的症状与国外报道类似。有 15 种基因的突变与 LQTS 有关，大多数为钾、钠或钙电压依赖性离子通道的亚单位编码。基因筛查可发现 75% 的 LQTS 患者的致病突变，KCNQ1、KCNH2 和 SCN5A 三个主要基因占其中的 90%。LQTS 的危险分层主要参考指标有：QTc>500 毫秒者为高危，QTc>600 毫秒者为极高危；确定存在两个致病突变基因且 QTc>500 毫秒的 LQTS 患者，尤其有症状者为高危；ECG 表现为 T 波电交替的 LQTS 患者，特别是已接受适当治疗，但仍然存在心电不稳定的患者，是采取预防措施的直接指征；已经接受全面治疗，但依然出现心律失常事件的 LQTS 患者，属于高危。

（2）SQTS：SQTS 是一种以心电图 QT 间期缩短、伴有致命性心律失常为特征的遗传性心脏电紊乱疾病。目前 SQTS 的诊断尚存在争议，焦点在于其 QTc 值与正常值下限的分界值。有人建议 QTc 值应在正常心率时计算，避免因心率过快或过慢时使用 Bazzett 公式校正后出现低估或高估的偏差。目前已发现 5 个基因与 SQTS 相关，但是基因筛查的总体检出率仍较低（约为 20%）。SQTS 患者心搏骤停的年再发率可达 10%，因此有心搏骤停病史的 SQTS 患者应接受 ICD 治疗作为二级预防，由于缺乏预测心搏骤停的独立危险因素，对于 SQTS 患者最佳的一级预防策略尚不清楚。尚无数据量化 SQTS 患者在竞技性体育活动中的致心律失常风险。

（3）Brugada 综合征：Brugada 综合征的发病率在东南亚地区高于西方国家，占 1/（1 000~

10 000），为常染色体显性遗传，呈年龄及性别相关的外显。多表现为成年发病，男性患者发病率是女性的 8 倍。心室颤动可以发生在任何年龄段，平均年龄为（41±15）岁，常在休息或睡眠时发作。最近的荟萃分析显示，心律失常事件（持续性室性心动过速、心室颤动或适当的 ICD 治疗、猝死）的年发生率在有 SCD 病史的患者中为 13.5%，有晕厥病史的患者为 3.2%，而无症状的患者仅占 1%。目前至少发现 19 种基因与 Brugada 综合征有关，仅有 2 种基因（SCN5A 和 CACN1Ac）在基因型阳性的患者中所占比例>5%。基因检测结果目前对于预后和治疗并不产生影响，但对于已经明确基因型的先证者家庭成员，则建议进行基因检测。ICD 是目前唯一可降低 Brugada 综合征患者 SCD 风险的治疗措施，因此，对于证实有室性心动过速或心室颤动的患者以及存在自发的 I 型 Brugada 综合征心电图改变且伴有晕厥史的患者推荐植入 ICD。基于奎尼丁可减少程序刺激对心室颤动的诱发，现已被提出其作为 Brugada 综合征患者的预防治疗药物，然而至今尚无数据证实其可降低 SCD 的风险。最近有研究表明，右室流出道前壁心外膜消融可预防 Brugada 综合征患者的电风暴，但这种方法作为临床的常规治疗还需要进一步研究证实。

（4）CPVT：一种罕见的遗传性心律失常疾病，特征为肾上腺素诱导的双向性或多形性室性心动过速。估计其发病率在 1/1 万。CPVT 的 2 种主要致病基因为常染色体显性遗传的 RyR2 基因和常染色体隐性遗传的 CASQ2 基因，分别引起 CPVT1 和 CPVT2。然而 RyR2 和 CASQ2 基因突变仅能解释 60% 的 CPVT 患者，提示 CPVT 中存在其他基因突变。研究表明，KC-NJ2、Ank2、TRDN 和 CALM1 基因突变可能与 CPVT 有关。CPVT 患者通常在 10 岁之前发病，体力活动和/或情绪激动可诱发。由于 CPVT 患者心电图和超声心动图检查多为正常，故其诊断通常具有挑战性。临床上常推荐进行运动试验，若运动能诱发房性和双向或多形性室性心律失常，即可诊断为 CPVT。静脉应用儿茶酚胺活性药物的敏感性尚未明确，因此不作推荐。交感神经兴奋是 CPVT 患者发生复杂室性心律失常的必要条件，多个临床试验已证实 β 受体阻滞剂对大多数 CPVT 患者有效。虽然没有研究对比不同类型 β 受体阻滞剂对 CPVT 患者的治疗效果，但大多数中心优先使用长效 β 受体阻滞剂纳多洛尔。其他非选择性 β 受体阻滞剂如普萘洛尔、美托洛尔等也同样有效。

（5）早期复极（ERP）：较常见的心电图表现，以心电图≥2 个相邻下壁和/或侧壁导联出现 J 点抬高≥0.1mV 时称为 ERP。ERP 心电图改变在一般人群中发生率高，我国 ERP 发生率为 3.4%~12.8%，男性较女性检出率高。半个多世纪以来 ERP 被视为是一种良性心电变异，但近年研究发现 ERP 与特发性心室颤动相关。"ERS"的诊断只限于有心电图记录的特发性心室颤动和/或多形性室性心动过速患者。ERP 在遗传学上可能是多基因疾病。尚无明确的证据显示 ERS 有家族聚集和传播的现象。鉴于 ERP 心电图形态作为心脏性猝死预测指标的不确定性，目前尚无足够的证据对 ERS 的处理给出推荐意见。

【心脏结构正常时的室性心律失常】

（一）指南要点

1. 流出道与房室环起源室性心律失常

（1）流出道 VA 有症状，除此之外心脏正常者，若抗心律失常药物无效或不耐受，或患者不偏好，导管消融有用（I 类推荐，B 级证据）。

（2）心脏正常，有症状的流出道 VT，β 受体阻滞剂与钙通道阻滞剂有用（I 类推荐，B 级证据）。

2. 乳头肌起源室性心律失常　起源于乳头肌的症状性 VA,若抗心律失常药物无效或不耐受,或患者不偏好,导管消融有用(Ⅰ类推荐,B 级证据)。

3. 分支折返性室性心动过速

(1) 维拉帕米敏感性左心室特发 VT,与分支折返相关,若抗心律失常药物无效或不耐受,或患者不偏好,导管消融有用(Ⅰ类推荐,B 级证据)。

(2) 分支折返相关的左心室特发 VT,持续发作且血流动力学稳定者,推荐静脉注射维拉帕米终止发作(Ⅰ类推荐,B 级证据)。

(3) 反复发作的维拉帕米敏感性左心室特发 VT,长期口服维拉帕米有效(Ⅱa 类推荐,C 级证据)。

(二) 解读

1. 特发性流出道室性心动过速　心室流出道是 IVT/室性期前收缩最常见的部位,约 70% 起源于 RVOT。其他起源部位包括肺动脉、主动脉窦、LVOT、心大静脉、心外膜、主动脉-二尖瓣环连接。特发性局灶性流出道室性心动过速通常发生在无结构性心脏病患者,多在 20~50 岁时出现,女性多见;但在某些患者心脏 MRI 检查可发现轻微心室壁异常。其局灶性机制包括自律性增高、微折返或触发活动。室性心动过速可被运动/应激诱发,或在静息时出现反复发作的单形性室性心动过速。反复发作的 NSVT 占 60%~92%,而无休止室性心动过速仅偶尔发生。部分持续性室性心动过速患者可伴随出现同形态的室性期前收缩。室性心动过速发作的频率和持续时间可在运动和/或情绪应激时增加,运动试验或复期可能激发流出道室性心动过速。典型的 RVOT 室性心动过速的 QRS 波形态为 LBBB 伴电轴下偏,室性心动过速为单形性,多种形态的室性心动过速罕见,如出现,应排除 ARVC 等瘢痕相关性室性心动过速。尽管特发性流出道室性心动过速总体为良性病程,但恶性室性心动过速仍偶有发生。窦性心律时体表心电图通常正常,但 10% 的患者存在完全性或不完全性 RBBB。运动试验和心脏影像学检查有助于排除潜在的结构性心脏病,在某些病例可能需要心导管检查以明确诊断。由于 IVT 可以导致心动过速性心肌病,故需要注意可能与左心室功能不全的相关症状。对这些患者可考虑应用钠通道阻滞剂(Ⅰc 类药物)或导管消融治疗。在 RVOT 室性心动过速/室性期前收缩患者中,导管消融可以作为一线治疗;而对于 LVOT 室性心动过速/室性期前收缩患者,导管消融应在抗心律失常药物治疗失败后,方予以考虑。除典型的 RVOT 室性心动过速外,由于 RVOT、LVOT 和心大静脉解剖位置相邻,基于体表心电图形态确定室性心动过速的起源部位精确性受限,而在电生理检查中应用激动标测和/或起搏标测技术可精确定位。标测部位依次为 RVOT(包括肺动脉窦)、心大静脉、主动脉窦和 LVOT。如果在心室最早激动部位消融临床心律失常失败时,可以考虑心外膜标测与消融,但应严格掌握适应证。

2. 特发性非流出道起源室性心动过速　特发性左心室单形性或多形性室性心动过速可发生于伴或不伴有结构性心脏病的患者,可分为维拉帕米敏感性左心室分支性室性心动过速、束支折返性室性心动过速、分支间折返性室性心动过速或浦肯野系统相关性局灶性室性心动过速。最常见的类型为左后分支性室性心动过速,约占 90%,主要发生在无结构性心脏病的年轻患者中。典型的左后分支性室性心动过速的体表心电图为 RBBB 图形,电轴上偏,QRS 波较窄。室性心动过速常见于年轻患者,应用维拉帕米长期治疗效果不佳,故在有经验的中心导管消融作为一线治疗推荐。左前分支性室性心动过速和左上间隔分支性室性心动过速分别占左心室分支性室性心动过速的 10% 和 1%。左前分支性室性心动过速的体表心电图特征为 RBBB 伴电轴右偏,而左上间隔分支性室性心动过速则表现为窄 QRS 波和正常电轴或电轴右偏。在有经验的中心,导管消融也作为这两种室性心动过速的一线治疗推荐。在少数患者 IVT 或室性期前收缩可能起源于右心室或左心室乳头肌,起源于左后乳头肌室性心动过速或室性期前收缩通常心电图显示 RBBB 伴电轴左上偏移,QRS 波时限为 150 毫秒左右。若钠通道阻滞剂(Ⅰc 类药物)和/或 β 受体阻滞剂无效,导管消融乳头肌起源的室性期前收缩或室性心动过速是一个有效的治疗选择。二尖瓣环起源的室性期前收缩和室性心动过速占所有特发性室性期前收缩和室性心动过速的 5% 左右,其体表心电图通常表现为 RBBB 图形,V$_6$ 导联常显示 S 波,胸导联 R 波移行多在 V$_1$ 导联,部分患者移行在 V$_1$ 和 V$_2$ 导联之间。三尖瓣环起源的室性期前收缩和室性心动过速约占特发性室性期前收缩和室性心动过速的 8%,室性心动过速通常呈现 LBBB 图形伴电轴左偏。当钠通道阻滞剂(Ⅰc 类药物)和/或 β 受体阻滞剂治疗效果不佳时,在有经验的中心应用激动和起搏标测指导消融二尖瓣环或三尖瓣环室性期前收缩或室性心动过速是一个有效的治疗选择。

【特殊人群中的室性心律失常】

(一) 指南

1. 妊娠妇女

(1) LQTS 的母亲,在妊娠期、产后及哺乳期(包括母乳喂养者)均应连续使用 β 受体阻滞剂(Ⅰ 类推荐,B 级证据)。

(2) 妊娠期有持续性 VA,电击转复安全、有效,应采用标准电极位置的转复治疗(Ⅰ 类推荐,C 级证据)。

(3) 若妊娠期需要 ICD 或 VT 消融者,有理由在妊娠期实施,妊娠早期后实施更好(Ⅱa 类推荐,B 级证据)。

2. 多种严重合并症的老年患者　多病共存的老年人,有 ICD 一级预防适应证者,预计生存寿命>1 年,有理由使用 ICD(Ⅱa 类推荐,B 级证据)。

(二) 解读

1. 妊娠合并室性心律失常　在结构性心脏病女性患者中,妊娠明显增加风险。在患先天性 LQTS 妇女中,妊娠后期(妊娠 40 周以后)心脏事件风险明显增高,故在妊娠期间和产后应该继续 β 受体阻滞剂治疗。患有 Brugada 综合征的妇女在妊娠期和产后可以是安全的。若室性心动过速发生于妊娠最后 6 周或产后早期,应除外围产期心肌病可能。妊娠期可出现新发室性心动过速,可能与儿茶酚胺分泌增多有关。妊娠时无结构性心脏病的心律失常通常对 β 受体阻滞剂敏感;如果 β 受体阻滞剂无效,可考虑应用索他洛尔或Ⅰc 类钠通道阻滞剂。妊娠期的前 3 个月药物对胎儿的致畸作用最强,以后应用药物也可能对胎儿生长和发育有不良影响,且可增加致心律失常风险。对于发作时有明显症状或血流动力学障碍的右室流出道起源的 IVT,可用维拉帕米或 β 受体阻滞剂(美托洛尔或比索洛尔)预防。患 LQTS 的妊娠妇女,推荐妊娠期和产后全程服用 β 受体阻滞剂,除非存在明确的禁忌。特发性左心室分支性室性心动过速通常对 β 受体阻滞剂无反应,可以试用维拉帕米,其机制可能与抑制部分除极的浦肯野纤维缓慢钙内流相关。伴有血流动力学不稳定的室性心动过速或心室颤动的妊娠妇女应直接电复律或除颤。对于药物治疗无效或难以耐受的心动过速,可在有经验的心脏中心尝试导管消融,消融过程中应做好胎儿放射线保护,并告知妊娠妇女和家属相关风险。植入 ICD 的妇女可以成功妊娠。

2. 老年人 ICD 应用综合考虑因素   2017 年 AHA/ACC/HRS 室性心律失常的管理和猝死预防指南建议,老年人的年龄标准为 75 岁。目前人口老龄化已成为全球性趋势,我国从 2001 年已进入快速老龄化阶段,老年人口的年增长率将超过世界发达国家和经济转型国家。老年患者容易发生室性心律失常,除与本身心脏结构、功能与代谢的退行变化相关外,还与老年患者常合并多种疾病相关。由于老年人的并发症发生率较高,预期寿命较短,从 ICD 中获益的年限较少,故老年人特别是多病共存的老年患者,应综合考虑患者植入 ICD 指征、禁忌证及患者本身意愿。

(三) 药物诱发的心律失常

1. 指南要点

(1) 地高辛中毒诱发的 VA,推荐用地高辛抗体治疗(Ⅰ类推荐,B 级证据)。

(2) 获得性 LQTS 与心动过缓,反复出现尖端扭转型 VT 者,若静注镁制剂不能抑制发作,推荐以心房或心室起搏或异丙肾上腺素提高心率,抑制心律失常发作(Ⅰ类推荐,B 级证据)。

(3) 药物、低钾、低镁或其他因素导致的 QT 延长,反复尖端扭转型 VT 者,推荐静脉用硫酸镁抑制心律失常(Ⅰ类推荐,C 级证据)。

(4) 获得性 QT 延长相关的尖端扭转型 VT 者,血钾补充至水平≥4.0mmol/L,血镁补充至水平≥2.0mmol/L 有益(Ⅰ类推荐,C 级证据)。

(5) 钠通道阻滞剂导致起搏或除颤阈值升高者,中断相应药物或重新程控设备,有助于恢复有效的治疗(Ⅱa 类推荐,C 级证据)。

(6) 先天性或获得性 LQTS,延长 QT 的药物潜在有害(Ⅲ类推荐,B 级证据)。

2. 解读   药物所致的心律失常综合征及其处理见表 16-4。

表 16-4   药物所致心律失常的处理

药物	临床表现	处理
洋地黄	轻度心脏毒性(只有心律失常)	抗地高辛抗体
	严重中毒:持续性室性心律失常	起搏
	高度房室传导阻滞,停搏	透析以治疗高钾血症
延长 QT 间期的药物	尖端扭转型室性心动过速:偶发,QT 延长	静注硫酸镁(MgSO$_4$)
		补钾达到 4.5~5mEq/L
	反复发作尖端扭转型室性心动过速	心室起搏
		异丙肾上腺素
钠通道阻滞剂	增加除颤或起搏	停药;重置电极
	心房扑动伴 1∶1 房室传导	静注维拉帕米、地尔硫草或 β 受体阻滞剂
	室性心动过速(更频发、更难复律)	β 受体阻滞剂,钠盐
	Brugada 综合征	停药,处理心律失常

(四) 成人先天性心脏病

1. 复杂先天性心脏病修复术后,频发复杂持续的 VA,或不明原因的晕厥,应评估是否残留潜在的解剖学和冠状动脉病灶(Ⅰ类推荐,B 级证据)。

2. 成人先天性心脏病有复杂持续的 VA,残留病灶影响血流动力学,在导管消融或 ICD

前,应先用外科或介入手术解除病灶(Ⅰ类推荐,B级证据)。

3. 成人先天性心脏病有血流动力学不稳定的 VT,在评估和恰当治疗残余病变/左心室功能异常基础上,若预计生存寿命>1 年,推荐植入 ICD(Ⅰ类推荐,B级证据)。

4. 成人先天性心脏病 VT/VF 导致 SCA,非可逆因素所致,若预计生存寿命>1 年,推荐植入 ICD(Ⅰ类推荐,B级证据)。

5. TOF 术后有高危因素和频发 VA 者,可行电生理检查评估持续性 VT/VF 风险(Ⅱa 类推荐,B级证据)。

6. TOF 术后可诱发 VT/VF 或自发持续性 VF 者,有理由植入 ICD(Ⅱa 类推荐,B级证据)。

7. 成人先天性心脏病反复持续单形性 VT 或 VF 导致 ICD 反复电击者,导管消融有效(Ⅱa 类推荐,B级证据)。

8. 成人复杂先天性心脏病术后频发复杂性 VA 者,β 受体阻滞剂有助于降低 SCA 风险(Ⅱa 类推荐,B级证据)。

9. 成人中度或严重先天性心脏病修复术后,有不明原因的晕厥,心功能中度障碍,或明显的心肌肥厚,预计生存寿命>1 年,有理由植入 ICD,或行电生理检查诱发持续性 VA 并植入 ICD(Ⅱa 类推荐,B级证据)。

10. 成人先天性心脏病左心室功能严重受损(LVEF<35%),或 GDMT 基础上仍有心力衰竭症状者,或有其他危险因素,预计生存寿命>1 年,应植入 ICD(Ⅱb 类推荐,B级证据)。

11. 成人先天性心脏病有 VA,但无症状,预防性应用 Ⅰc 类抗心律失常药物(如氟卡尼、普罗帕酮)或胺碘酮潜在有害(Ⅲ类推荐,B级证据)。

指南要点小结

1. 对于射血分数降低的心力衰竭,推荐使用 β 受体阻滞剂、盐皮质激素受体拮抗剂(MRA)和血管紧张素转换酶抑制剂(ACEI)/血管紧张素受体阻滞剂(ARB)/血管紧张素受体-脑啡肽酶抑制剂(ARNI)来降低 SCD 和全因死亡率。

2. 对于非缺血性心肌病合并心力衰竭、NYHA Ⅱ~Ⅲ级、LVEF≤35% 的患者,尽管有指南指导的管理和治疗,预期寿命超过 1 年,推荐植入式心律转复除颤器(ICD)。

3. 对于既往心肌梗死和复发性症状性持续性 VT 患者,或者表现为 VT 或心室颤动(VF)电风暴的患者,若治疗失败、不能耐受胺碘酮或其他抗心律失常药物,推荐导管消融。

4. 对于需改善心律失常症状或怀疑是频繁室性期前收缩(一般超过 15%,主要是一种形态)引起的心室功能下降的患者,若抗心律失常药物无效、不耐受或者患者不接受,可以导管消融治疗。

5. 年龄≤40 岁的 SCD 者一级亲属推荐进行心脏评估,若有发现,需进行遗传咨询和基因检测。

6. 对于难治性心力衰竭、难治性持续性 VA 或其他疾病所致的临终患者,医师应讨论 ICD 电击失效的问题,并考虑患者治疗目标和偏好。

(刘启明)

参考文献

［1］中华医学会心电生理和起搏分会,中国医师协会心律学专业委员会.2020室性心律失常中国专家共识(2016共识升级版)［J］.中国心脏起搏与心电生理杂志,2020,34(3):189-253.

［2］AL-KHATIB S M,STEVENSON W G,ACKERMAN M J,et al. 2017 AHA/ACC/HRS Guideline for Management of Patients With Ventricular Arrhythmias and the Prevention of Sudden Cardiac Death:A Report of the American College of Cardiology/American Heart Association Task Force on Clinical Practice Guidelines and the Heart Rhythm Society［J］. J Am Coll Cardiol,2018,72(14):e91-e220.

第十七章　抗心律失常药物应用

概　述

　　心律失常是指心脏兴奋冲动形成和/或传导异常,绝大多数表现为心脏搏动节律和/或频率的异常,临床十分常见,包括快速性和缓慢性心律失常两大类。快速性心律失常包括各种期前收缩(又称过早搏动,简称早搏)、心动过速、扑动和颤动;缓慢性心律失常包括窦房结功能障碍和房室传导阻滞。心律失常种类繁多,轻重不一。轻者可能对健康影响不大,重者可能危及生命。不是所有心律失常都需要治疗,抗心律失常药物(AAD)治疗需要慎重选择药物种类,需要医师评估心律失常对患者身心健康的影响程度和患者自身的基础情况,才能选择合适的治疗方法。AAD 的治疗进展如果同心脏介入治疗相比,进展相距甚远。AAD 因其严重的心脏和心脏外的不良反应,尽管已有相关药物治疗指南,但是临床实践中仍存在治疗不够和治疗过度的问题。最近对一些传统老药和新药的研究,其安全性和有效性均获得了相应的研究结果,因此为了提高临床的治疗水平,需要对指南进行必要的修订。

【启用和随访】

　　目前抗心律失常药物适应证包括:缓解症状、改善心律失常引起的心功能恶化、预防恶性心律失常,以及预防 ICD 植入患者 ICD 频繁放电或电风暴。近年来,心律失常抑制试验(CAST)证明,强大和有效的 AAD 可能具有潜在的危险性,尤其是在结构性心脏病患者中。因此,治疗疾病导致的心律失常与治疗疾病本身是完全不同的两个概念。植入式心律转复除颤器(ICD)治疗恶性室性心律失常和心脏性猝死(SCD)获得成功,导致对 AAD 治疗的兴趣下降。目前,在治疗恶性室性心律失常方面,AAD 主要作为辅助性治疗,用于预防电风暴和频繁电击。临床上常见的心房颤动(AF)目前发展了多种 AAD 治疗和导管消融术。AAD 在缓解症状和防止因心动过速、不规则节律或非同步运动导致的心功能恶化方面起着重要作用。AAD 也可预防耐受良好的心律失常转化为恶性心律失常。但是,AAD 的最低有效治疗浓度和中毒浓度之间窗口较窄;有多种因素干扰药物作用,例如民族、种族、性别、遗传、温度、药物-药物相互作用、触发因素、神经激素变化、疾病状态和严重程度以及疾病导致的重构等。更复杂的是,一些 AAD 有多种电生理和药理作用,而这又取决于给药的途径、血浆中浓度水平和代谢物活性。对于 AAD 的最优管理,应仔细随访使用 AAD 的患者。到目前为止,尚无 AAD 可以降低死亡率。因此,治疗的目的包括降低发生频率、心律失常发作的持续时间,以及减少与心律失常有关的住院治疗。几乎所有 AAD 均可能会有致心性心律失常的作用,然而很难区分是致心律失常效应,还是患者原来的节律紊乱。因此,评估每一例服用 AAD 的患者就显得尤为重要,无论是在治疗开始前,还是在随访期间,都需要明确患者是药物的治疗反应还是药物导致了另一种心律失常,或恶化了原来的心律失常。患者和家庭的教育也非常重要。医师或受过专业训练的健康专家应解释药物的不良反应对患者和家庭可能产生的影响。确保坚持用药方案,我们强调严格按照规定服用这些药物的重要性。例如,可能有必要教患者或家庭成员如何检查脉搏。此外,住院医师和护士都应该安排包括心电图(ECG)、肾功能、肝功能、全血细胞计数、血清酶学、血清电解质等检查。取决于 AAD 的使用类型和结构性心脏病类别,有时需要通过心脏超声评估心功能,尤其是左室收缩功能。

【药物分类】

抗心律失常药物新的分类首先考虑药物靶点的范围和对细胞电生理效应。我们保留最初的沃恩·威廉姆斯从 I 类到 IV 类,但根据近期的发展对其进行了新的分类,包括电压门控 Na^+ 通道阻滞剂、自主神经系统抑制剂和激活剂、K^+ 通道阻滞剂和开放剂、Ca^{2+} 处理调节剂和机械敏感性通道阻滞剂。修改后的分类允许存在多种药物靶点/作用和不良反应,有时实际上是致心律失常效应。这项新分类有助于对正在研究的新药物进行分类(表 17-1)。

表 17-1　新的抗心律失常药物分类

种类	亚种类	药理作用靶点	电生理效应	代表药物	主要临床适应证	相应的可能治疗机制
HCN 通道阻滞剂						
0		阻滞 HCN 通道介导的起搏电流(I_f)	抑制 I_f 减少窦房结 4 相起搏除极频率来降低心率;可能减少房室结和浦肯野细胞自律性;增加 RR 间隔	伊伐布雷定	稳定型心绞痛和心率≥70 次/min 的慢性心力衰竭;可能应用于快速性心律失常	降低窦房结自律性
电压门控 Na^+ 通道阻滞剂						
I	I a	Nav1.5(由 SCN5A 基因编码的蛋白质)Nav1.5 开放状态;中间(1~10 秒)离解动力学;常伴随 K^+ 通道受阻	降低 I_{Na} 峰值、动作电位产生和通过增加兴奋阈值减慢动作电位上升速率最大值,减慢动作电位在心房、心室和心室特殊传导通路的传导;同时阻滞 I_K 可延长动作电位时程与有效不应期;增加 QT 间期	奎尼丁、阿义马林、丙吡胺	室上性心动过速,特别是复发性心房颤动;室性心动过速、心室颤动(包括短 QT 综合征和 Brugada 综合征)	减少异位心室/心房自律性,减少旁路传导,增加不应期,减少折返趋势
	I b	Nav1.5 开启状态;快速解离(T≈0.1 秒);I_{Na};窗口电流	降低 I_{Na} 峰值、动作电位产生和通过增加兴奋阈值减慢动作电位上升速率最大值,减慢动作电位在心房、心室和心室特殊传导通路的传导;缩短正常心室和浦肯野心肌细胞的 APD 和 ERP;减少缺血、部分去极化细胞的窗口电流,从而延长 ERP 与复极化后折返;相对少的心电效应;轻度缩短 QTc	利多卡因、美西律	室性快速性心律失常(室性心动过速、心室颤动),尤其是心肌梗死后	减少异位心室自律性,减少延迟后去极化诱导的触发活动,减少折返,特别是在缺血、部分去极化的心肌

续表

种类	亚种类	药理作用靶点	电生理效应	代表药物	主要临床适应证	相应的可能治疗机制
I	I c	Nav1.5 失活状态;慢解离(T>10秒)	降低 I_{Na} 峰值、动作电位产生和通过增加兴奋阈值减慢动作电位上升速率最大值,延长动作电位在心房、心室和心室特殊传导通路的传导;降低整体兴奋性;延长快心率时的APD;增加 QRS 间期	普罗帕酮、氟卡尼	室上性快速性心律失常(房性心动过速、心房扑动、心房颤动、旁路介导的心动过速)、难治性的无结构性心脏病的室性快速性心律失常、室性期前收缩、儿茶酚胺敏感性多形性室性心动过速	减少异位心室/心房自律性,减少延迟后去极化诱导的触发活动,减少单向电流向双向电流转换的折返,减慢传导,特别是在快心率时降低兴奋性,阻滞折返路径,表现为传导阻滞
	I d	Nav1.5 晚电流	减少晚 Na^+ 电流(I_{NaL}),影响 AP 恢复、不应期、复极化和 QT 间期	雷诺嗪	稳定型心绞痛、室性心动过速,作为一种可能治疗快速性心律失常的新药	减少 AP 恢复时间,减少 EAD 诱导的触发活动

自主神经系统抑制剂和激活剂

种类	亚种类	药理作用靶点	电生理效应	代表药物	主要临床适应证	相应的可能治疗机制
II	II a	非选择性 β 和选择性 $β_1$ 肾上腺素受体阻滞剂	抑制肾上腺素诱导的 Gs 蛋白介导作用,增加腺苷酰激酶活性和[cAMP]i 效应,通过减少 I_f 和 I_{CaL} 而减慢 SAN 起搏频率;减少 I_{CaL} 从而增加 AVN 传导时间和折返性,减少 SAN 起搏和触发活动;减少 RyR2 介导的 SR Ca^{2+} 释放和触发活动;增加 RR 和 PR 间期	非选择性 β 受体阻滞剂:卡维地洛、普萘洛尔、纳多洛尔 选择性 $β_1$ 肾上腺素受体阻滞剂:阿替洛尔、比索洛尔、倍他洛尔、塞利洛尔、艾司洛尔、美托洛尔	窦性心动过速或其他类型心动过速,包括室上性(心房颤动、心房扑动、房性心动过速),控制心房颤动和室性心动过速的心率(室性心动过速、室性期前收缩) 注意:阿替洛尔、普萘洛尔和纳多洛尔也用于长 QT 综合征;纳多洛尔用于儿茶酚胺敏感性多形性室性心动过速	减少 SAN 自律性,减少 AVN 自律性,减少异位心室/心房自律性,减少早期后除极(EAD)/延迟后除极(DAD)引起的触发活动,减少 SAN 的折返,减少 AVN 传导,终止折返
	II b	非选择性 β 肾上腺素受体激动剂	激活肾上腺素诱导的 Gs 蛋白效应,增加腺苷激酶活性和[cAMP]i;减少 RR 和 PR 间期	异丙肾上腺素	增加植入起搏器前完全性房室传导阻滞后心室逸搏心率;通常与药物有关的心动过缓依赖性的尖端扭转型室性心动过速	增加心室逸搏心率,抑制心动过缓依赖性 EAD 相关的触发活动
	II c	毒蕈碱 M_2 受体拮抗剂	抑制室上性心动过速(窦房结、心房、房室结)毒蕈碱 M_2 胆碱能受体;降低 RR 和 PR 间期	阿托品、山莨菪碱、海俄辛、东莨菪碱	轻度或中度症状性窦性心动过缓希氏束以上,房室结传导阻塞,例如迷走神经性晕厥或急性下壁心肌梗死	增加 SAN 自律性,增加 AVN 传导

种类	亚种类	药理作用靶点	电生理效应	代表药物	主要临床适应证	相应的可能治疗机制
Ⅱ	Ⅱd	毒蕈碱 M_2 受体激动剂	激活室上性（SAN、心房、AVN）毒蕈碱 M_2 胆碱能受体，激活 K_{ACh} 通道，使 SAN 超极化以及缩短心房和 AVN 组织中的 APD，并减少 [cAMP] i，从而减少 I_{CaL} 和 SAN I_f；抑制腺苷酸环化酶和 cAMP 活化的作用，降低 I_{CaL}、I_{Ks}、I_{Cl} 和 I_{ti} 在肾上腺激活心室组织刺激作用；增加 RR 和 PR 间期	卡巴、毛果芸香碱、乙酰甲胆碱、地高辛	窦性心动过速、室上性快速性心律失常	减少 SAN 自律性，减少 SAN 折返，减少 AVN 传导，终止折返
	Ⅱe	腺苷 A_1 受体激动剂	激活室上性组织（SAN、心房、AVN）中的腺苷 A_1 受体，激活 G 蛋白偶联内向整流 K^+ 通道和 I_{KAdo} 电流，超极化 SAN 以及缩短心房和 AVN 的 APD，减少 [cAMP] i，从而抑制 I_{CaL} 和 SAN I_f；抑制腺苷酸环化酶和 cAMP 激活，减少它对 I_{CaL}、I_{Ks}、I_{Cl} 的激活作用，减少 I_{ti} 激活心室组织；增加 RR 和 PR 间期	腺苷、ATP；氨茶碱作为腺苷受体抑制剂	快速终止 AVN 心动过速和 cAMP 介导触发的 VT，鉴别房性心动过速与窦性心动过速	减少 SAN 自律性，减少 AVN 传导，终止折返，减少 EAD/DAD 诱导的触发活动

K^+ 通道阻滞剂和开放剂

种类	亚种类	药理作用靶点	电生理效应	代表药物	主要临床适应证	相应的可能治疗机制
Ⅲ 电压依赖性 K^+ 通道阻滞剂	Ⅲa	非选择性 K^+ 通道阻滞剂	阻止多个 K^+ 通道靶点从而延长心房、浦肯野和/或心室肌细胞 AP 恢复，增加 ERP，以及减少复极储备；延长 QT 间期	氨巴利特、胺碘酮、龙胆酮	无结构性心脏病或陈旧性心肌梗死的室性心动过速；预激综合征伴快速性心律失常；旁道介导的心房颤动、心室颤动、室性期前收缩、室上性心律失常和心房颤动相关的快速性心律失常	增加 AP 恢复时间和不应期，减少折返。注意：胺碘酮也减慢窦房结频率和房室传导
		Kv11.1（HERG）通道介导的快速 K^+ 电流（I_{Kr}）阻滞剂	延长心房、浦肯野和心室肌细胞 AP 恢复，增加 ERP，以及减少复极储备；延长 QT 间期	多非利特、伊布利特、索他洛尔	无结构性心脏病或陈旧性心肌梗死的室性心动过速；预激综合征伴快速性心律失常；旁道介导的心房颤动、心室颤动、室性期前收缩、室上性心律失常和心房颤动相关的快速性心律失常	增加 AP 恢复时间，增加不应期，减少折返

续表

种类	亚种类	药理作用靶点	电生理效应	代表药物	主要临床适应证	相应的可能治疗机制
电压依赖性 K^+ 通道阻滞剂	IIIa	Kv7.1 通道介导的慢 K^+ 电流 (I_{Ks}) 阻滞剂	延长心房、浦肯野和心室肌细胞 AP 恢复,增加 ERP,以及减少复极储备;延长 QT 间期	临床上没有批准使用的药物		增加 AP 恢复时间,增加不应期,减少折返
		Kv1.5 通道介导的超速 K^+ 电流(I_{Kur})阻滞剂	延长心房 AP 恢复,增加 ERP,减少复极储备	维纳卡兰特	快速转复心房颤动	心房特异性活动:增加 AP 恢复时间,增加有效不应期,减少折返
		$K_V1.4$ 和 $K_V4.2$ 通道介导的瞬向外 K^+ 电流(I_{to1})阻滞剂	延长心房、浦肯野和心室肌细胞 AP 恢复,增加 ERP,以及减少复极储备,特别是在心外膜下而不是心内膜下的心室心肌细胞	监管审查中的阻滞剂对于急性心房颤动的终止:替地沙米		增加 AP 恢复时间,增加不应期,减少折返
代谢依赖的 K^+ 通道开放剂	IIIb	Kir6.2(I_{KATP})开放剂	开放 ATP 敏感的 K^+ 通道(I_{KATP}),缩短除 SAN 细胞外的所有心肌细胞的 AP 恢复、不应期和复极性;缩短 QT 间期	尼可地尔、吡那地尔	尼可地尔:治疗稳定型心绞痛(二线) 吡那地尔:研究性地用于治疗高血压	可能减少 AP 恢复时间
传输相关的 K^+ 通道阻滞剂	IIIc	GIRK1 和 GIRK4(I_{KACh})阻滞剂	抑制直接或 Gi 蛋白 βγ 亚基介导的 I_{KACh} 活化,特别是在 SAN、AVN 和心房细胞,延长 APD 和 ERP,减少复极储备	正在审查的阻滞剂:治疗心房颤动 BMS 914392		减少 SAN 自律性

Ca^{2+} 触控调节剂 IV

种类	亚种类	药理作用靶点	电生理效应	代表药物	主要临床适应证	相应的可能治疗机制
膜表面 Ca^{2+} 通道阻滞剂	IVa	非选择性膜表面 Ca^{2+} 通道阻滞剂	阻断 Ca^{2+} 电流(I_{Ca}),从而抑制 SAN 的起搏,抑制 AVN 传导,延长 ERP,增加 AP 恢复时间,增加不应期,减少复极化保留和抑制细胞内 Ca^{2+} 信号;增加 PR 间期	苄普	心绞痛,可能治疗室上性心动过速	减少 AVN 传导,终止折返,减少 EAD/DAD 诱导的触发活动
		Cav1.2 和 Cav1.3 通道介导的 L 型 Ca^{2+} 电流(I_{CaL})阻滞剂	阻断 Ca^{2+} 电流(I_{Ca}),从而抑制 SAN 的起搏,抑制 AVN 传导,延长 ERP,增加 AP 恢复时间,增加不应期,复极化减少保留和抑制细胞内 Ca^{2+} 信号;增加 PR 间期	苯烷基胺(例如维拉帕米)、苯并硫氮杂草(例如地尔硫草)	室上性心动过速;心律失常和无结构性心脏病的室性心动过速;心房颤动心率的控制	减少 AVN 传导,终止折返,减少 EAD/DAD 引起的触发活动
		Cav3.1 通道介导的 T 型 Ca^{2+} 电流(I_{CaT})阻滞剂	抑制 SAN 起搏,延长除心室细胞外的 His-Purkinje 4 相复极化	临床上没有被批准使用的药物		

续表

种类	亚种类	药理作用靶点	电生理效应	代表药物	主要临床适应证	相应的可能治疗机制
细胞内 Ca^{2+} 通道阻滞剂	IVb	SR RyR2-Ca^{2+} 通道阻滞剂	减少 SR Ca^{2+} 释放：减少细胞溶质和 SR 的 Ca^{2+}	氟卡尼、普罗帕酮	儿茶酚胺敏感性多形性室性心动过速	减少 DAD 诱导的触发活动
		IP3R-Ca^{2+} 通道阻滞剂	减少心房 SR Ca^{2+} 释放；减少细胞溶质和 SR[Ca^{2+}]	临床上没有被批准使用的药物		
肌质网状钙-ATP 酶激活剂	IVc	肌质网状 Ca^{2+} 泵激活剂	增加 Ca^{2+}-ATPase 活性，增加 SR[Ca^{2+}]	临床上没有被批准使用的药物		减少 DAD 诱导触发活动
表面膜离子交换抑制剂	IVd	表面膜离子交换器（例如 SLC8A）抑制剂	减少 Na$^+$-Ca^{2+} 交换，减少肌膜下的[Ca^{2+}]上升有关的去极化	临床上没有被批准使用的药物		减少 EAD/DAD 诱导的触发活动
磷酸激酶和磷酸化酶抑制剂	IVe	增加/减少磷酸化细胞溶 Ca^{2+} 处理蛋白质水平	包括 CaMKⅡ 调节剂：改变细胞内 Ca^{2+} 信号	临床上没有被批准使用的药物		减少 EAD/DAD 诱导的触发活动
机械敏感性通道阻滞剂						
V		瞬时受体电位通道（TRPC3/TRPC6）阻滞剂	细胞内 Ca^{2+} 信号	正在审查的阻滞剂：N-(p-amylcinnamoyl)、邻氨基苯甲酸		减少 EAD/DAD 诱导的触发活动
缝隙连接通道阻滞剂						
VI		Cx（Cx40、Cx43、Cx45）阻滞剂	减少细胞-细胞耦合和 AP 传播 Cx40：心房、AVN、心室传导系统 Cx43：心房和心室、远端传导系统 Cx45：SAN、AVN、传导束	正在审查的阻滞剂：甘珀酸		减少心室/心房传导，减少旁路传导，减少 AVN 传导
上游靶向调节剂						
VII		血管紧张素转换酶抑制剂	电生理和结构重塑	卡托普利、依那普利、delapril、雷米普利、喹那普利、培哚普利、赖诺普利、贝那普利、咪达普利、群多普利、西拉普利	治疗高血压，有症状的心力衰竭，可能被用于减少心律失常基质	减少结构和电重构，减慢 AP 传导和增加折返
		血管紧张素受体阻滞剂	电生理和结构重塑	氯沙坦、坎地沙坦、依普罗沙坦、替米沙坦、厄贝沙坦、奥美沙坦、缬沙坦、沙培沙坦	治疗高血压，有症状的心力衰竭，可能被用于减少心律失常基质	减少结构和电重构改变，减慢 AP 传导和增加折返趋势

续表

种类	亚种类	药理作用靶点	电生理效应	代表药物	主要临床适应证	相应的可能治疗机制
Ⅶ		n-3 脂肪酸	电生理和结构重塑	n-3 脂肪酸：二十碳五烯酸、二十二碳六酸、二十二碳五烯酸	降低心肌梗死后心脏病死亡风险、心肌梗死、卒中和异常心律	减少结构和电重构,减慢 AP 传导和增加折返趋势
		他汀类药物	电生理和结构重塑	他汀类药物	降低心肌梗死后心脏病死亡风险、心肌梗死、卒中和异常心律	减少结构和电重构,减慢 AP 传导和增加折返趋势

【特定人群抗心律失常药物推荐】

(一) 性别和年龄

AAD 的疗效在男性和女性并没有不同,但其致心律失常风险似乎女性比男性更大。女性患者接受Ⅰ类和Ⅲ类抗心律失常药物治疗,发生尖端扭转型室性心动过速(TdP)的风险增加。为减少女性 TdP 的风险,建议使用最低有效剂量和避免同时使用任何 QT 延长药物。重要的是,考虑到女性使用Ⅲ类药物致心律失常的风险增加,应该避免同时使用导致 TdP 风险增加的药物,特别是合并心力衰竭时。随着年龄的增长,心律失常更为常见,而年龄相关电生理变化导致 AAD 药代动力学显著改变。

(二) 结构性心脏病

结构性心脏病的确切定义各不相同,总体而言,先天性心脏病、缺血性、瓣膜病或显著的心肌病(包括显著的左心室肥厚)都包括在这个范围内。结构性心脏病患者发生室性心律失常风险增高,而抗心律失常药物使用致心律失常风险增加。一般来说,这些患者(例如心力衰竭或心肌病)不适用于Ⅰc类或Ⅲ类 AAD,但胺碘酮或索他洛尔除外。索他洛尔不可用于冠状动脉疾病且植入 ICD 的患者,原因在于索他洛尔致心律失常作用,导致患者死亡率增加。一个更困难和更具挑战性的问题是左心室肥厚(LVH)患者抗心律失常药物使用。LVH 患者跨壁离散度增加,发生多形性室性心动过速风险更高。由于对致心律失常的担忧,先前的指南建议警告 LVH 患者不要使用Ⅰc类或Ⅲ类药物。在 2016 年 ESC 的 AF 指南中,决奈达隆、索他洛尔、胺碘酮均可用于房颤合并 LVH 患者。然而,只有胺碘酮可用于心力衰竭患者。有先天性心脏病的患者,尤其是患有复杂先天性心脏病,由于缺乏安全性和有效性方面有力的证据,AAD(除外 β 受体阻滞剂或维拉帕米)通常因其负性肌力作用及其他不良反应而很少被使用。

(三) 肾功能不全

肾功能的降低对药物代谢有重要的意义,可能改变生物利用度、体积分布、蛋白质结合度、药物代谢和清除。这可能导致药物或其代谢产物排泄能力下降,对药物的敏感性增加,不良反应耐受程度降低,尤其在老年人中,甚至导致完全失效。对于经肾脏排泄的 AAD,最危险结果就是药物蓄积产生的毒性和致心律失常作用,可能导致危及生命的并发症。肾功能不全患者使用抗心律失常药物的代谢特点及用药方法见表 17-2。

表 17-2　肾功能不全患者使用抗心律失常药物的代谢特点及用药方法

药物	蛋白结合率	代谢	清除	半衰期/h	剂量(CKD)	
奎尼丁	80%~90%	50%~90%肝脏	20%肾脏	6~8	影响其他药物代谢	–
利多卡因	70%	80%肝脏	10%肾脏	<2	无特殊	–
普罗帕酮	95%	肝脏	38%肾脏	2~10	严密监测	↓
胺碘酮	99%	肝脏	无肾脏	3.2~79.7	无特殊	–
决奈达隆	98%	肝脏	6%肾脏	13~19	无特殊	–
多非利特	60%~70%	20%肝脏	80%肾脏	10	根据 GRF 调整	↓
索他洛尔	无	无代谢	70%肾脏	7~18	相对禁忌或减少到 1/4	↓
维拉帕米	90%	肝脏	80%	5~12	如果 CrCl<10ml/min, 减剂量至 25%~50%	↓

（四）心动过缓和/或传导障碍

心动过缓和心动过速的病理生理基础通常是类似的,如瘢痕形成或缺血。患者因此可能需要 AAD 治疗来抑制心房或室性心律失常,同时也有潜在的窦房结功能障碍、房室传导障碍和室内传导阻滞。使用 AAD 主要是预防心律失常发作如 AF,是为了改善症状,而不是为了提高生存率。总的来说,AAD 对维持窦性心律有一定的效果,对于预先存在心动过缓或传导障碍的患者,一定要谨慎用药,因为 AAD 可能使情况进一步恶化。当单独或联合用药时,这种预防措施更为重要,因为它们可能导致严重的心动过缓。决奈达隆和胺碘酮是多通道阻滞剂,因此,在患者之前存在心动过缓和/或房室结传导障碍应仔细监测临床症状和心电图。心动过缓、窦房结功能障碍、房室结传导障碍等是 AAD 常见的不良反应。

（五）妊娠

由于抗心律失常药物对胎儿存在潜在危险,妊娠期间抗心律失常药物限用于复发且显著影响血流动力学的心律失常。若药物治疗无效,考虑最低透视剂量下射频消融作为二线治疗。在妊娠期间,很少有临床研究数据可以指导 AAD 的治疗。大多数抗心律失常药物在国家药品监督管理局(NMPA)都是 C 类,即动物繁殖研究对胎儿有不良影响,没有在妊娠妇女中进行充分对照研究。妊娠妇女合并室上性心动过速,迷走神经刺激应该是一线治疗,然后腺苷治疗,再然后是 β 受体阻滞剂与美托洛尔治疗(在没有预激心动过速的情况下)。血流动力学不稳定的室性心动过速应紧急电复律,如果稳定,则考虑起搏中止(有 ICD 情况下)或者用利多卡因;如果利多卡因无效,也可以使用普鲁卡因或奎尼丁,但禁忌使用胺碘酮(显著的致畸作用)。

（六）围手术期心律失常

对于术后房颤患者,以控制心率为主,β 受体阻滞剂为一线用药。对于血流动力学不稳定或症状非常明显的术后房颤患者,可考虑电复律或药物复律。预防术后房颤发作药物包括 β 受体阻滞剂(一线)、胺碘酮(二线)或索他洛尔(三线)。预防术后房颤使用 β 受体阻滞剂已经被证明可以减少 50%~65% 的发生率,心脏手术后房颤主要发生在手术后 48~96 小时,大多数患者表现为阵发性。如果 AF 的耐受性很好,因其本身可能是自限性的,采取心室率控制也是可以的。

【个体化推荐】

（一）室性期前收缩和非持续性室性心动过速

症状性室性期前收缩患者可使用β受体阻滞剂和非二氢吡啶类钙通道阻滞剂。无结构性心脏病患者出现症状性频发室性期前收缩可使用Ⅰc类和Ⅰa类抗心律失常药物。无心律失常性心肌病依据下，无症状性室性期前收缩不推荐使用抗心律失常药物。大多数单形性室性期前收缩，最常见的是右或左室流出道起源，没有结构心脏病者通常无须任何特定的抗心律失常治疗，有症状者可使用β受体阻滞剂或非二氢吡啶钙通道阻滞剂（维拉帕米）。无严重的心脏病时，NSVT可选择β受体阻滞剂或钙通道阻滞剂；有症状的中度结构性心脏病患者包括冠状动脉疾病，AAD治疗药物仅限于胺碘酮和索他洛尔（不太可取的）。Ⅰc类药物可用于无心肌梗死或缺血的患者，或无其他明显的结构性心脏病的患者。

（二）房性期前收缩和非持续性房性心动过速

无结构性心脏病患者出现症状性频发房性期前收缩或非持续性房性心动过速，可使用β受体阻滞剂、索他洛尔、氟卡尼或普罗帕酮。结构性心脏病患者出现心律失常症状，可使用胺碘酮或β受体阻滞剂治疗。当频繁房性期前收缩和非持续性房性心动过速而出现结构性心脏病时，优化的药物治疗可减轻心律失常负担，防止心律失常心肌病的发生。

（三）室上性心动过速

室上性心动过速（SVT）泛指心率>100次/min的SVT，包括希氏束以上（包括希氏束）起源的心律失常。主要指房室结折返性心动过速（AVNRT）、房室折返性心动过速（AVRT）、局灶性房性心动过速（AT）。不同类型SVT的处理推荐：

1. 房室结折返性心动过速（AVNRT）

（1）Ⅰ类推荐：急救治疗推荐刺激迷走神经或使用腺苷；口服β受体阻滞剂、维拉帕米或地尔硫草推荐用于不愿行导管消融的AVNRT患者的持续治疗。

（2）Ⅱ类推荐：静脉使用β受体阻滞剂、地尔硫草或维拉帕米对血流动力学稳定AVNRT患者的急救处理是合理的（Ⅱa类推荐）。口服β受体阻滞剂、地尔硫草或维拉帕米对血流动力学稳定的AVNRT患者的急救处理是合理的；当其他治疗无效或禁忌时，可考虑静脉使用胺碘酮（Ⅱb类推荐）。对无结构性心脏病和缺血性心脏病的AVNRT患者，β受体阻滞剂、维拉帕米或地尔硫草无效或禁忌，又不愿行导管消融，使用氟卡尼和普罗帕酮；对症状轻微的AVNRT患者，不进行药物和消融，只进行随访是合理的（Ⅱa类推荐）。口服索他洛尔、多非利特、地高辛或胺碘酮，对不愿行导管消融的患者的持续治疗是合理的；对发作频率少、耐受性良好的AVNRT患者的持续治疗实行自行服用β受体阻滞剂、维拉帕米或地尔硫草是合理的（Ⅱb类推荐）。

2. 显性或隐匿性房室旁路（AVRT）的治疗　房室旁路的传导可以是顺向、逆向或两者兼而有之；并且可以与几种不同的室上性心律失常有关。

（1）Ⅰ类推荐：顺向性AVRT的急性治疗推荐刺激迷走神经；使用腺苷是有益的。对血流动力学稳定的预激并房颤患者，伊布利特或静脉用普鲁卡因胺是有益的。静息心电图无预激的AVRT患者的持续治疗可使用口服β受体阻滞剂、地尔硫草或维拉帕米。

（2）Ⅱ类推荐：窦性心律时静息心电图没有预激的顺向性AVRT患者的急性治疗静脉使用地尔硫草、维拉帕米或β受体阻滞剂是有效的（Ⅱa类推荐）。静息心电图有预激的顺向性AVRT患者其他治疗无效时，可考虑静脉使用β受体阻滞剂、地尔硫草或维拉帕米

（Ⅱb 类推荐）。对无结构性心脏病和缺血性心脏病的 AVRT 和/或预激并房颤,且不能或不愿行导管消融的患者,口服氟卡尼或普罗帕酮是合理的(Ⅱa 类推荐)。不能或不愿行导管消融的 AVRT 和/或预激并房颤的患者口服多非利特或索他洛尔可能是合理的;不能或不愿行导管消融的 AVRT 和/或预激并房颤的患者,β 受体阻滞剂、地尔硫䓬、维拉帕米、氟卡尼或普罗帕酮无效或禁忌时,可考虑口服胺碘酮(Ⅱb 类推荐)。静息心电图上有预激的顺向性 AVRT 患者,且不能或不愿行导管消融,口服 β 受体阻滞剂地尔硫䓬或维拉帕米可能是合理的;静息心电图上没有预激的顺向性 AVRT 患者,且不能或不愿行导管消融,口服地高辛可能是合理的(Ⅱb 类推荐)。

（3）Ⅲ类推荐:

1）预激并房颤的患者静脉使用地高辛、胺碘酮,静脉或口服 β 受体阻滞剂、地尔硫䓬或维拉帕米可能有害。

2）静息心电图上有预激的 AVRT 或房颤患者,口服地高辛可能是有害的。

（四）心房扑动/心房颤动

1. **心室率控制**　心室率控制是目前房颤管理的主要策略,也是房颤治疗的基本目标之一,通常可明显改善房颤相关症状。临床医师应根据患者基础疾病、全身情况和患者意愿选择治疗策略。房颤心室率控制包括急性心室率控制和长期心室率控制。对于需急性心室率控制的房颤患者,应评估心室率增快的原因,根据患者临床特征、症状、LVEF 和血流动力学特点选择合适药物。控制心室率的常用药物包括 β 受体阻滞剂、非二氢吡啶类钙通道阻滞剂(维拉帕米和地尔硫䓬)、洋地黄类及某些抗心律失常药物(例如胺碘酮)。心房颤动患者心室率控制常见药物及剂量见表 17-3。

表 17-3　心房颤动患者心室率控制常见药物及剂量

药物	静脉给药剂量	口服剂量
β 受体阻滞剂		
酒石酸美托洛尔	2.5~10.0mg,可重复给药	25~100mg,2 次/d
琥珀酸美托洛尔	N/A	47.5~95mg,1 次/d
阿替洛尔	N/A	25~100mg,2 次/d
艾司洛尔	0.5mg/kg 1 分钟,0.05~0.25mg/(kg·min)	N/A
普萘洛尔	1mg,可重复给药	10~40mg,3 次/d 或 4 次/d
纳多洛尔	N/A	10~240mg,1 次/d
卡维地洛	N/A	3.125~25mg,2 次/d
比索洛尔	N/A	2.5~10mg,1 次/d
非二氢吡啶类钙通道阻滞剂		
维拉帕米	0.075~0.15mg/kg 2 分钟,30 分钟后无效可追加 10mg,继以 0.005mg/kg 维持	120~480mg,1 次/d
地尔硫䓬	0.25mg/kg 2 分钟,继以 5~15mg/h 维持	120~360mg,1 次/d
洋地黄类		
地高辛	0.25mg,可重复剂量,每天不超过 1.5mg	0.0625~0.25mg,1 次/d
毛花苷 C	0.2~0.4mg,可重复剂量,24 小时总量 0.8~1.2mg	N/A
其他		
胺碘酮	300mg 1 小时,继以 10~50mg/h 维持 24 小时	200mg,1 次/d

2. **转复窦性心律** 抗心律失常药物可用于房颤转复窦性心律。

Ⅰ类推荐:①无缺血性或结构性心脏病病史的患者,推荐氟卡尼、普罗帕酮作为房颤的复律药物(A级证据);②缺血性和/或结构性心脏病患者,推荐胺碘酮作为房颤的复律药物(A级证据)。

Ⅱa类推荐:①无缺血性或结构性心脏病病史的患者,推荐伊布利特作为房颤的复律药物(B级证据);②经选定的近期发作的房颤且无明显结构性或缺血性心脏病的患者,经安全性评价后,可考虑单次口服氟卡尼或普罗帕酮("口袋药"策略)用于患者自我复律(B级证据)。

Ⅱb类推荐:维纳卡兰用于伴有轻度心力衰竭(心功能Ⅰ级或Ⅱ级)、冠心病、左心室肥厚房颤患者的转律(B级证据)。

Ⅲ类推荐:①地高辛和索他洛尔用于药物复律(A级证据);②院外应用奎尼丁、普鲁卡因胺、丙吡胺进行药物复律(B级证据);③多非利特在院外使用(B级证据)。

大多数阵发房颤在1~2天内可自行转复,药物可加快转复速度。对于房颤发作持续时间7天内的患者,药物复律有效。超过7天药物复律的有效性下降。大多数接受药物复律的患者应在药物注射和之后的一段时间内(通常约为药物半衰期的一半时间)持续进行医疗监护和心电监测,警惕抗心律失常药物的致心律失常事件。目前用于房颤复律的主要药物是Ⅰ类(氟卡尼、普罗帕酮)和Ⅲ类(胺碘酮、伊布利特、多非利特、维纳卡兰)抗心律失常药物,它们分别通过减慢传导速度和延长有效不应期终止折返激动而达到房颤复律的目的。药物在起效时间、不良反应方面存在差异。选择药物时,需考虑患者是否有基础疾病、药物作用特点和安全性及治疗成本等因素。对于无器质性心脏病患者,可静脉应用氟卡尼、普罗帕酮、伊布利特、维纳卡兰复律。多非利特也可用于新发房颤的复律治疗。上述药物无效或出现不良作用时,可选择静脉应用胺碘酮。伴有器质性心脏病的患者应根据基础病的程度选用药物。伴有中等程度器质性心脏病患者可以选择静脉伊布利特、维纳卡兰。维纳卡兰可用于轻度心力衰竭的患者(心功能Ⅰ级或Ⅱ级),包括缺血性心脏病患者,但要除外伴有低血压或严重主动脉瓣狭窄的患者。上述方法无效,可选用胺碘酮。伴有严重器质性心脏病、心力衰竭患者以及缺血性心脏病患者应选择静脉胺碘酮。在恢复窦性心律方面,胺碘酮和氟卡尼均显示比索他洛尔更有效。常用转复抗心律失常药物的作用特点、应用方法及注意事项见表17-4。

表 17-4 用于药物复律的抗心律失常药物

药物	给药途径	剂量和用法	不良反应
氟卡尼	口服	200~300mg	低血压、心房扑动伴1:1房室传导、QT间期延长;避免应用于缺血性心脏病和/或明显结构性心脏病患者
	静脉[a]	1.5~2.0mg/kg,10分钟以上	
胺碘酮	静脉	150mg、10分钟静脉注射,继之1mg/min维持6小时,后0.5mg/min维持18小时;或首次剂量5~7mg/kg,1~2小时以上;后续剂量50mg/h,24小时最大剂量不超过1g	静脉用药期间注意低血压、肝损害、心动过缓、静脉炎等不良反应。长期应用时注意甲状腺功能、肺毒性、肝损害等不良反应

续表

药物	给药途径	剂量和用法	不良反应
普罗帕酮	静脉	1.5~2.0mg/kg,10 分钟以上	低血压、心房扑动伴 1:1 传导;轻度 QRS 时限延长;避免用于缺血性心脏病患者和/或明显结构性心脏病患者
	口服	450~600mg	
伊布利特	静脉	1.0mg,10 分钟以上;必要时 10 分钟后可重复 1mg、10 分钟以上静脉注射(体重<60kg 者使用 0.01mg/kg)	QT 间期延长、多形性室性心动过速/尖端扭转型室性心动过速(3%~4%)。避免用于 QT 间期延长、低血钾、严重左心室肥大或射血分数降低的患者
维纳卡兰	静脉	首次剂量:3mg/kg 10 分钟以上 后续剂量:15 分钟后,2mg/kg 10 分钟以上	低血压、非持续性室性心律失常、QT 间期和 QRS 时限延长。避免用于收缩压<100mmHg、近期(<30 天)发生的急性冠脉综合征、心功能Ⅲ~Ⅳ级(NYHA 分级)心力衰竭、QT 间期延长(未校正>440 毫秒)和重度主动脉狭窄的患者
多非利特	口服	肌酐清除率 (ml/min)　剂量(μg,2 次/d) >60　500 40~60　250 20~40　125 <20　不建议	QT 间期延长、尖端扭转型室性心动过速;应根据肾功能、体重及年龄调整剂量

注:ᵃ 外周大静脉应用,在 24 小时内将 i.v.(中心静脉)给药改为口服给药。

3. 急性心房颤动的控制心室率治疗

(1) 如房颤伴心室率过快且症状明显时,应首先控制心室率,减轻症状(B 级证据),然后再考虑其他治疗策略及时机。

(2) 药物选择:无心功能不良者(LVEF≥40%)可选用 β 受体阻滞剂(美托洛尔、艾司洛尔等)、非二氢吡啶类钙通道阻滞剂(维拉帕米、地尔硫䓬等)或洋地黄制剂(B 级证据);合并心力衰竭者(LVEF<40%)可选用 β 受体阻滞剂或洋地黄制剂(毛花苷 C 等)(B 级证据)(表 17-5)。

(3) 对慢性房颤或持续性房颤复律不成功,或不愿意复律的房颤患者,可采用控制心室率治疗(B 级证据)。

表 17-5　急性心房颤动心室率控制药物用法及计量表

药物	急性心率控制		急慢性心率控制
	首剂量	后续剂量	
非二氢吡啶类钙通道阻滞剂			
地尔硫䓬	0.25mg/kg 静脉推注(>5 分钟)	0.25~0.35mg/kg,15~20 分钟可以重复 1 次,心率控制后以 5~15mg/h 维持静脉滴注	60mg,3 次/d 120~360mg,1 次/d

续表

药物	急性心率控制		急慢性心率控制
	首剂量	后续剂量	
维拉帕米	2.5~10mg 静脉推注(3~5 分钟)	必要时重复	40~120mg,3 次/d 120~480mg,1 次/d
β 受体阻滞剂			
美托洛尔	2.5~5mg 静脉推注(5~10 分钟)	每 15~20 分钟可以重复,最多 3 次	25~100mg 口服,2 次/d
艾司洛尔	0.5mg/kg 静脉推注(2~5 分钟),后 0.05~0.25mg/(kg·min)静脉滴注	–	不适用
比索洛尔	不适用	不适用	1.25~20mg,1 次/d 或分 2 次
卡维地洛	不适用	不适用	3.125~25mg 口服,2 次/d
强心苷			
毛花苷 C	0.2~0.4mg 静脉推注(>5 分钟)	30~60 分钟可以重复,24 小时总 0.8~1.2mg	地高辛 0.125~0.25mg,1 次/d
其他			
胺碘酮(作为最后的方案)	300mg 放入 250ml 5% 葡萄糖溶液静脉滴(>30~60 分钟)	–	100~200mg 口服,1 次/d

急性房颤的复律治疗:①节律控制治疗是改善症状的治疗(B 级证据);②房颤/房扑快心室率导致心肌缺血、低血压、心力衰竭应尽快电复律(C 级证据);③对症状明显的持续性房颤或长程持续性房颤,可选择药物复律或直流电复律作为节律控制(B 级证据);④对于阵发性房颤发作持续时间≥48 小时,或房颤发作持续时间不清楚的患者:可选择有效抗凝治疗 3 周后,或经 TEE 排除心房血栓后可考虑进行复律(B 级证据);⑤复律药物的选择:无器质性心脏病者,可选用普罗帕酮、伊布利特(A 级证据)转复房颤,有器质性心脏病或心功能不良时,可应用胺碘酮转复房颤(A 级证据)(表 17-6)。

（五）室性心动过速

结构性心脏病(SMVT)患者使用抗心律失常药物后发生致心律失常作用的风险增加,因此临床上常将其作为植入 ICD 后的辅助治疗,单用抗心律失常药物并不能提高患者的生存率。索他洛尔可以降低结构性心脏病患者 SMVT 的复发率。急性缺血所致的持续性多形性室性心动过速/室颤首要治疗方法为冠脉血运重建,β 受体阻滞剂和静脉注射胺碘酮可治疗反复发作的多形性室性心动过速。β 受体阻滞剂同样可用于 LQTS 和 CPVT 患者。一系列小样本的临床试验证实,奎尼丁可有效预防特发性室颤、Brugada 综合征、SQTS 及 ERS 患者多形性室性心动过速/室颤的复发。钙通道阻滞剂(维拉帕米)联合 β 受体阻滞剂可用于治疗 CPVT,但其疗效有限。对于反复发作多形性室性心动过速/室颤的 CPVT 和 LQT3 患者,可考虑联合应用氟卡尼和 β 受体阻滞剂。如果室性心动过速或室颤频繁发作,且不能被电复律或电除颤有效控制,可考虑应用胺碘酮治疗。如果 β 受体阻滞剂或胺碘酮无效,或者胺碘酮禁用,考虑静脉应用利多卡因。

表 17-6 药物复律的方法

药物	预先处理	首剂量	后续剂量	使用时可能出现风险及禁忌
普罗帕酮	地尔硫䓬 30mg 口服或美托洛尔 25mg 口服	450~600mg 口服	不适用	低血压、1:1 的心房扑动、心动过缓；避免应用于缺血性心脏病或器质性心脏病的患者；转复时间延迟
胺碘酮	–	5~7mg/kg（0.5~1 小时）150~300mg 静脉滴注（>30 分钟），继之 1mg/min 维持 6 小时，或 0.5mg/min 维持 18 小时	50mg/h 或 0.5mg/min 持续静脉滴注维持 2~3 天后分次口服，直至总量达到 10g	低血压、心动过缓、窦房阻滞导致心动过缓、静脉炎；需 8~12 小时方可能转复；避免应用于低血钾的患者
伊布利特	硫酸 2~4mg 静脉推注	1mg 静脉推注（>10 分钟）	如果需要，10 分钟后重复给予 1mg	2%~3% 尖端扭转型室性心动过速；避免应用于血钾<4mmol/L、重度心室肥厚的患者；输注后心电监测 4~6 小时
维纳卡兰	–	3mg/kg 静脉推注（>10 分钟）	15 分钟后，2mg/kg（>10 分钟）	低血压、QT 间期和 QRS 时限延长、非持续性室性心律失常；避免用于收缩压<100mmHg、新发急性冠脉综合征、心功能Ⅲ~Ⅳ级心力衰竭、QT 间期延长的患者

ACS 患者合并多形性室性心动过速或室颤是不完全血运重建、急性缺血复发的提示，应立即冠脉造影检查。复发的多形性室性心动过速易蜕变为室颤，β 受体阻滞剂有效。此外，深度的镇静治疗可能减少室性心动过速或室颤发作。应用胺碘酮，可紧急抑制血流动力学相关的室性心律失常。不推荐应用其他抗心律失常药物如普鲁卡因胺、普罗帕酮、阿马林和氟卡尼。先天性心脏病（简称先心病）室性心律失常使用抗心律失常药物能否降低死亡率目前尚无定论。关于抗心律失常药物（例如美西律、普罗帕酮、索他洛尔和胺碘酮）的安全性和有效性的证据来源于少数病例系列研究，仅胺碘酮用于儿童先天性心脏病室性心动过速患者的治疗有小部分前瞻性研究。妊娠时无结构性心脏病的室性心动过速通常对 β 受体阻滞剂敏感；如果 β 受体阻滞剂无效，可考虑应用索他洛尔或 Ⅰc 类钠通道阻滞剂。妊娠期的前3 个月药物对胎儿的致畸作用最强，以后应用药物也可能对胎儿生长和发育有不良影响，且可增加致心律失常风险。对于发作时有明显症状或血流动力学障碍的右室流出道起源的IVT，可用维拉帕米或 β 受体阻滞剂（美托洛尔或比索洛尔）预防。患 LQTS 的妊娠妇女，推荐妊娠期和产后全程服用 β 受体阻滞剂，除非存在明确的禁忌。特发性左心室分支性室性心动过速通常对 β 受体阻滞剂无反应，可以试用维拉帕米，其机制可能与抑制部分除极的浦肯野纤维缓慢钙内流相关。心肌病室性心律失常的处理对于 SCD 高风险的心肌病患者来

说,首选 ICD 治疗。无 ICD 适应证的患者可以选用药物控制室性心律失常发作,β 受体阻滞剂应首选,并逐渐加大剂量以获得理想的效果,若无效,可换用胺碘酮或索他洛尔。当植入 ICD 的患者出现频繁室性心动过速或室颤时,也可采用药物治疗,索他洛尔效果较好,也可联合使用 β 受体阻滞剂和胺碘酮或单独静脉应用胺碘酮。所有心肌病伴发室性心律失常的患者应慎用 I c 类抗心律失常药物,尤其伴有左心室功能受损的患者应禁用。对于合并室性心律失常的心力衰竭患者,可在优化药物治疗的基础上,选择胺碘酮、索他洛尔和/或 β 受体阻滞剂作为 ICD 的辅助治疗。奎尼丁可减少程序刺激对室颤的诱发,现已被提出其作为 Brugada 综合征患者的预防治疗药物,然而至今尚无数据证实其可降低 SCD 的风险。心室流出道是 IVT 最常见的部位,约 70% 起源于 RVOT。特发性左心室单形性或多形性室性心动过速可发生于伴或不伴有结构性心脏病的患者,可分为维拉帕米敏感性左心室分支性室性心动过速、束支折返性室性心动过速、分支间折返性室性心动过速或浦肯野系统相关性局灶性室性心动过速。最常见的类型为左后分支性室性心动过速,约占 90%,在 RVOT 室性心动过速/室性期前收缩患者中,导管消融可以作为一线治疗;而对于 LVOT 室性心动过速/室性期前收缩患者,导管消融应在抗心律失常药物治疗失败后方予以考虑。

【预防用药】

急性或慢性冠脉疾病不推荐常规预防性抗心律失常药物治疗。血运重建、β 受体阻滞剂、他汀和消除诱因(例如电解质紊乱)是预防冠脉疾病心脏性猝死的关键。另外,推荐 β 受体阻滞剂用于复发的多形性室性心动过速。利多卡因可能减少心肌缺血相关性室性心律失常,但不能常规用于心脏性猝死预防。室性心动过速和室颤发作频繁可使用胺碘酮,对于无法植入 ICD 的患者,可使用胺碘酮预防心脏性猝死。心力衰竭治疗最优化是预防左心室功能不全患者心脏性猝死的基础,醛固酮受体拮抗剂和 ACEI 显著减少终末期心力衰竭全因死亡和心脏性猝死风险。

【药物安全性】

抗心律失常药物具有促心律失常作用,且该不良反应为致命性。启用抗心律失常药物应评估个体风险获益比,尤其是存在结构性心脏病且同时服用其他可致心律失常药物的患者。启用抗心律失常药物之前,应评估患者尖端扭转型室性心动过速风险。推荐在尖端扭转型室性心动过速即将出现之时停止可能诱发药物,迅速使用硫酸镁,增加心率以及采用带除颤功能的监护仪密切监护。胺碘酮治疗之前应评估甲状腺功能,并在治疗 6 个月后复查。胺碘酮导致甲状腺功能亢进(简称甲亢)发生时,应立即停用胺碘酮。

指南要点小结

选择抗心律失常药物时常有几个重要原则:①明确患者的心律失常是快速性还是缓慢性,不同类型需要应用不同的药物;②熟悉抗心律失常药物的药代特点、药效特点、临床应用的适应证、可能发生的各种不良反应以及相应的应急措施;③对特定的人群进行分类,采取相应的抗心律失常药物,推荐个体化治疗方案;④药物治疗潜在的危险和不良反应与药物疗效的利弊权衡,这也是在选择抗心律失常药物治疗时需要考虑的因素。

(李旭平　马长生)

参考文献

[1] LANE D A, AGUINAGA L, BLOMSTRÖM-LUNDQVIST C, et al. Cardiac tachyarrhythmias and patient values and preferences for their management: the European Heart Rhythm Association (EHRA) consensus document endorsed by the Heart Rhythm Society (HRS), Asia Pacific Heart Rhythm Society (APHRS), and Sociedad Latinoame[J]. Europace, 2015, 17(12): 1747-1769.

[2] HIGGINS A Y, WAKS J W, JOSEPHSON M E. Influence of Gender on the Tolerability, Safety, and Efficacy of Quinidine Used for Treatment of Supraventricular and Ventricular Arrhythmias[J]. Am J Cardiol, 2015, 116(12): 1845-1851.

[3] LAFUENTE-LAFUENTE C, VALEMBOIS L, BERGMANN J F, et al. Antiarrhythmics for maintaining sinus rhythm after cardioversion of atrial fibrillation[J]. Cochrane Database Syst Rev, 2015(3): CD005049.

[4] KIRCHHOF P, BENUSSI S, KOTECHA D, et al. 2016 ESC Guidelines for the management of atrial fibrillation developed in collaboration with EACTS[J]. Europace, 2016, 18(11): 1609-1678.

[5] BORIANI G, SAVELIEVA I, DAN G A, et al. Chronic kidney disease in patients with cardiac rhythm disturbances or implantable electrical devices: clinical significance and implications for decision making-a position paper of the European Heart Rhythm Association endorsed by the Heart Rhythm Society[J]. Europace, 2015, 17(8): 1169-1196.

[6] REGITZ-ZAGROSEK V, BLOMSTROM LUNDQVIST C, BORGHI C, et al. ESC Guidelines on the management of cardiovascular diseases during pregnancy: the Task Force on the Management of Cardiovascular Diseases during Pregnancy of the European Society of Cardiology (ESC)[J]. Eur Heart J, 2011, 32(24): 3147-3197.

[7] ARSENAULT K A, YUSUF A M, CRYSTAL E, et al. Interventions for preventing post-operative atrial fibrillation in patients undergoing heart surgery[J]. Cochrane Database Syst Rev, 2013, 2013(1): CD003611.

[8] SVENDSEN J H, GOETTE A, DOBREANU D, et al. Outpatient evaluation and management of patients with ventricular premature beats or non-sustained ventricular tachycardia[J]. Europace, 2012, 14(2): 294-296.

[9] VAN GELDER I C, GROENVELD H F, CRIJNS H J G M, et al. Lenient versus strict rate control in patients with atrial fibrillation[J]. N Engl J Med, 2010, 362(15): 1363-1373.

[10] VAN GELDER I C, RIENSTRA M, CRIJNS H J G M, et al. Rate control in atrial fibrillation[J]. Lancet, 2016, 388(10046): 818-828.

[11] MCMURRAY J J V, ADAMOPOULOS S, ANKER S D, et al. ESC Guidelines for the diagnosis and treatment of acute and chronic heart failure 2012: the Task Force for the Diagnosis and Treatment of Acute and Chronic Heart Failure 2012 of the European Society of Cardiology. Developed in collaboration with the Heart[J]. Eur Heart J, 2012, 33(14): 1787-1847.

[12] VAN DER WERF C, KANNANKERIL P J, SACHER F, et al. Flecainide therapy reduces exercise-induced ventricular arrhythmias in patients with catecholaminergic polymorphic ventricular tachycardia[J]. J Am Coll Cardiol, 2011, 57(22): 2244-2254.

[13] ARSLAN F, BONGARTZ L, TEN BERG J M, et al. 2017 ESC guidelines for the management of acute myocardial infarction in patients presenting with ST-segment elevation: comments from the Dutch ACS working group[J]. Neth Heart J, 2018, 26(9): 417-421.

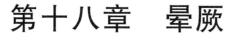

第十八章　晕厥

晕厥是临床常见的症状。多年来对于晕厥的诊断和治疗比较混乱,临床研究资料不多,有的研究是非随机对照设计试验。

针对晕厥的诊断与治疗,自 2014 年《晕厥诊断与治疗中国专家共识》发布之后,国际上先后发表了 2015 年美国心律学会的《关于体位性心动过速综合征及不适当窦性心动过速和血管迷走性晕厥专家共识》、2016 年《晕厥的急诊处理国际专家共识》、2017 年《美国晕厥诊断与处理指南》和《2018 年欧洲心脏病学会(ESC)晕厥的诊断与处理指南》。

2019 年 3 月中华心血管病杂志编辑委员会、中国生物医学工程学会心律分会等基于上述国外进展、纲领性文件和国内晕厥的数据,更新并制定了 2018 年《晕厥诊断与治疗中国专家共识》。

【晕厥定义、分类及鉴别诊断】

(一) 定义

新指南共识仍然保留了 2014 年版对晕厥的定义,即晕厥是指一过性全脑血液低灌注导致的短暂意识丧失(transient loss of consciousness,TLOC),特点为发生迅速、一过性、自限性并能够完全恢复。

晕厥与其他许多疾病有共同的临床特征,这一类疾病可归类为 TLOC。TLOC 定义为真正的或貌似意识丧失的一种状态,其特征是:无意识期间记忆缺失、运动控制异常、反应能力丧失、持续时间短暂。

晕厥发作前可有先兆症状,如黑矇、乏力、出汗等。"晕厥先兆"一词用于描述晕厥意识丧失前出现的症状和体征,需注意的是,晕厥先兆或近似晕厥被用于描述类似晕厥前驱症状的情况,但并不出现意识丧失。

(二) 晕厥分类及病理生理

新指南仍然沿用了 2014 年版晕厥分类。晕厥主要分三种类型,即神经介导性晕厥(反射性晕厥)、直立性低血压(orthostatic hypotension,OH)晕厥和心源性晕厥。心源性晕厥又分为心律失常性晕厥和器质性心血管病性晕厥。

神经介导的反射性晕厥是由交感神经或迷走神经反射异常引起周围血管扩张和/或心动过缓造成的晕厥,分为交感性或迷走性反射性晕厥(vasovagal syncope,VVS)。VVS 是最常见的晕厥类型,有三种亚型,即血管抑制型、心脏抑制型和混合型。当反射性晕厥以直立位血管收缩反应降低导致低血压为主要机制时,为血管抑制型;当以心动过缓或心脏收缩能力减弱为主要机制时,为心脏抑制型;这两种机制均存在时,为混合型。

当自主神经系统对血管张力、心率和心脏收缩力的调节功能存在缺陷时,在直立位,血液过多存留于内脏和下肢血管,造成回心血量减少、心排出量下降、血压明显降低,又称直立不耐受综合征。体位性心动过速综合征(postural orthostatic tachycardia syndrome,POTS)是直立不耐受综合征的另一种类型,发病机制尚不清楚。可能与自主神经系统功能紊乱、低血容量、肾上腺素活性升高、去适应作用、焦虑、过度紧张等因素有关。表现为站立时出现头晕、心悸、震颤、全身乏力、视野模糊、运动不能耐受等。

心源性晕厥包括心律失常或器质性心血管疾病所致晕厥,危险性最高,预后较差。心律失常所致晕厥是最常见的心源性晕厥类型,影响发作的因素有心率、心律失常类型、左心室功能、体位和血管代偿能力,尤其是压力感受器对低血压的反应性高低。器质性心脏病所致晕厥多见于老年患者,当大脑需要的供血量超过心脏的供血能力,如果相应的心排出量增加不足,则可引起晕厥。

值得注意的是,晕厥可有多种病因和机制同时存在,尤其是老年患者更容易发生晕厥或发作时症状更严重。

(三)鉴别诊断

最新共识参考了2018年ESC建议,认为晕厥是TLOC的一种形式,从TLOC入手进行鉴别,更加符合临床实际(图18-1)。TLOC包括各种机制引起的,以自限性、短暂意识丧失为特征的所有临床病症,而晕厥作为TLOC的一种形式,需要与其他原因造成的意识丧失相鉴别。

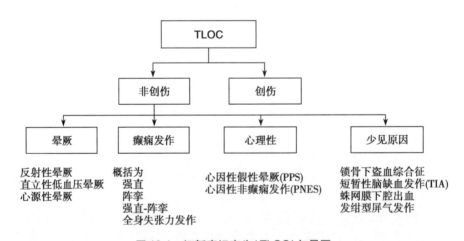

图18-1　短暂意识丧失(TLOC)与晕厥

非创伤性短暂意识丧失分为四组,即晕厥、癫痫发作、心理性TLOC以及少见原因引起的TLOC。这一顺序反映了疾病的发生频率。如非外伤性短暂意识丧失可致跌倒而引起脑震荡,这种短暂意识丧失既有创伤性,又有非创伤性。

真正的或貌似短暂意识丧失的非晕厥形式包括癫痫、心理性和少见原因。

运动控制异常的癫痫患者通常出现意识丧失导致跌倒,包括强直、阵挛、强直-阵挛、全身失张力发作,可分为原发性或继发性。其他类癫痫患者可保持直立姿势,坐位或站立位(例如复杂型部分性发作、失神癫痫)不被视为TLOC,但有时被误诊为晕厥。

心理性 TLOC 包括两种形式:一种类似于癫痫发作(心因性非癫痫发作,PNES),另一种无明显异常运动,类似晕厥(心因性假性晕厥,PPS)。

因临床表现不同,其他少见原因引起的 TLOC 很少与晕厥 TLOC 混淆。椎基底动脉短暂性脑缺血发作(TIA)和锁骨下动脉盗血综合征均与局灶神经系统体征有关。蛛网膜下腔出血可能出现短暂意识丧失,但突发剧烈头痛这一相关症状可表明病因。发绀型屏气发作时缺氧导致的窒息是其主要机制。儿童中所谓"苍白型屏气发作"表现为呼气性呼吸暂停,是心脏抑制反射性晕厥。

【诊断评估和危险分层】

新指南与既往国内外指南一样,将详细询问病史、体格检查和心电图检查作为晕厥的初步评估方法。

短暂意识丧失(TLOC)的临床特征通常来自对患者和目击者的病史采集。当患者首次就诊时,病史采集首先应明确是否确实为 TLOC。病史采集通常可以识别 TLOC 的主要类型。图 18-2 为 TLOC 的评估流程图。初步评估应该回答以下关键问题:①是 TLOC 吗? ②如果是 TLOC,是晕厥,还是非晕厥? ③如果怀疑晕厥,病因诊断明确吗? ④有证据提示发生心血管事件或死亡风险吗?

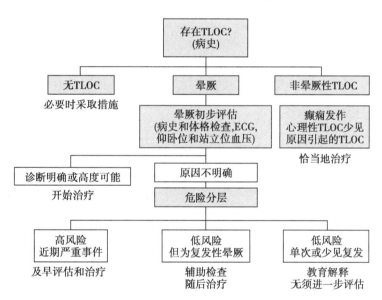

图 18-2 晕厥患者初步评估和危险分层流程图
TLOC,短暂意识丧失;ECG,心电图。

符合以下特征的 TLOC 可能为晕厥:①存在反射性晕厥、直立性低血压晕厥或心源性晕厥特有的体征和症状;②缺乏其他形式 TLOC(头外伤、癫痫发作、心理性 TLOC 和/或少见原因引起的 TLOC)的体征和症状。

怀疑癫痫发作或心理性发作时,应该采取恰当的评估方法。通过详细询问病史,医师可以在约 60% 的病例中将晕厥从其他形式 TLOC 中鉴别出来。

怀疑晕厥性 TLOC 的诊断评估,首先是初步晕厥评估,包括:对现在和既往发作进行详细的病史采集,也包括目击者的当面或电话描述;体格检查,包括仰卧位和站立位的血压测量;心电图。

【辅助检查】

合理的辅助检查有助于明确诊断,过度检查常无益于诊断,也造成浪费,指南推荐采用图 18-3 进一步评估及诊断晕厥。

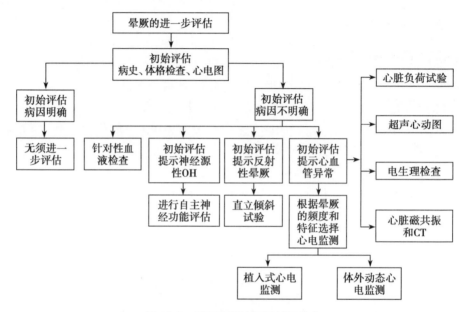

图 18-3　晕厥诊断流程及辅助检查

对明确晕厥诊断有帮助的辅助检查有颈动脉窦按摩、直立应激的评估(包括卧立位试验、直立倾斜试验)、自主神经功能评估(Valsalva 动作、深呼吸试验、24 小时动态血压和家庭血压监测)、心电监测(包括院内心电监测、23 小时或更长时程动态心电图、体外或植入式循环记录仪、远程心电监测及智能手机相关心电监测)、电生理检查、内源性腺苷和其他生物标志物(如血浆腺苷水平、ATP 实验)、影像学技术、运动负荷试验、神经系统疾病评估及影像学检查、精神心理评估。

当怀疑心律失常性晕厥时,行即刻心电图监测;当有已知的心脏病,资料提示为结构性心脏病或继发于心血管病因的晕厥时,行超声心动图检查;年龄>40 岁的患者行颈动脉窦按摩(CSM);当怀疑有直立性低血压或反射性晕厥时,行直立倾斜试验;当有临床指征时,进行血液检查,如怀疑出血时检查血细胞比容和血红蛋白,怀疑缺氧时检查氧饱和度和血气分析,怀疑心脏缺血相关性晕厥时检查肌钙蛋白,怀疑肺栓塞时检查D-二聚体等。

新指南共识新增了对于视频记录的推荐,分为家庭和院内视频,对晕厥和 PPS 的诊断价值大。与倾斜试验联合用来评价症状与血压和心率的相关性,鉴别 VVS 和 PPS。视频脑电图对精神性非癫痫发作的诊断价值最高。

新指南共识对直立倾斜实验推荐着重进行了更新。以往对不能直立倾斜试验阳性结果的解读不太合适。很多器质性心脏病、原发性心律失常的机制有一些交叠,单纯依靠倾斜试验阳性诊断反射性晕厥不正确。阳性反应分类如下:①1 型(混合型):晕厥时心率减慢,但心率不低于 40 次/min,或低于 40 次/min 的时间短于 10 秒伴或不伴有时间短于 3 秒的心脏停搏,心率减慢之前出现血压下降;②2A 型(不伴有心脏停搏的心脏抑制型):心率减慢,心率低于 40 次/min,时间超过 10 秒,但无超过 3 秒的心脏停搏,心率减慢之前出现血压下降;③2B 型(伴有心脏停搏的心脏抑制型):心脏停搏超过 3 秒,血压下降在心率减慢之前出现或与之同时出现;④3 型(血管抑制型):收缩压在 60~80mmHg 以下,或收缩压或平均血压降低 20~30mmHg 以上,晕厥时心率减慢幅度不超过 10%。诊断标准:试验中出现晕厥及相应疾病典型循环系统表现者,分别诊断为反射性晕厥、OH、POTS 或 PPS。

对于直立倾斜试验提出了低血压易感性的概念:直立性应激敏感造成的血压下降可引起晕厥。低血压易感性也存在于多种原因的心源性晕厥,如阵发性房性心动过速、主动脉瓣狭窄、肥厚型心肌病和病态窦房结综合征患者合并的晕厥,可能存在多种机制的共同作用。心律失常或器质性心脏病患者如果同时有低血压易感性,则更容易发生晕厥。

对原因不明的晕厥伴双束支传导阻滞(即将发生高度房室传导阻滞)或怀疑心动过速的患者进行电生理检查。

怀疑神经源性 OH 的患者,可考虑进行基本的自主功能测试(Valsalva 动作和深呼吸测试)评估和动态血压监测。

对在运动过程中或运动后即刻发生晕厥的患者进行运动负荷试验。

对于心律失常性晕厥主张抓到心电图的改变,才是最准确的诊断。运动的诱发、电生理的检查等诱发检查地位相对降低。

【各类晕厥诊疗】

根据危险分层和特定的发病机制,制订治疗方案(图 18-4)。一般原则:决定疗效的主要因素是晕厥的发生机制;确定疗效的标准是观察治疗后症状是否复发;起搏治疗可有效改善缓慢心律失常相关症状,而不能纠正低血压相关症状;针对 OH 和低血压反射还缺乏特异性治疗方法;对存在 SCD 风险者根据危险分层制订治疗方案。

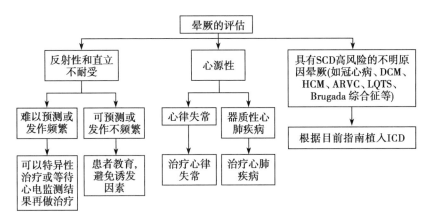

图 18-4　基于危险分层和发病机制的晕厥治疗策略

SCD,心脏性猝死;DCM,扩张型心肌病;HCM,肥厚型心肌病;ARVC,致心律失常性右室心肌病;LQTS,长 QT 综合征;ICD,植入式心脏复律除颤器。

新指南共识强调非药物治疗仍是反射性晕厥及 OH 和直立不耐受综合征的主要治疗方法。非药物治疗是主要的治疗方法,包括健康教育、生活方式改变和倾斜训练。

对发作频繁、不可预测或影响生活质量,无先兆或先兆非常短暂,有外伤风险,高危作业者(如驾驶、操作机械、飞行、竞技性体育等),需进一步治疗,如根据患者情况,停用或减量降血压药物,诊断反射性晕厥的起搏治疗给予了明确推荐流程(图18-5)。起搏治疗适用于发作时伴严重心动过缓或心脏停搏者,如40岁以上、反复发作和长时间心脏停搏者。建议对晕厥与心脏停搏相关的患者植入双腔起搏器。对心脏抑制型或混合型颈动脉窦综合征患者,推荐植入有频率骤降应答功能的双腔起搏器。

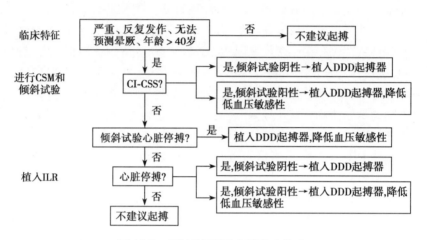

图18-5   反射性晕厥的起搏治疗策略

CSM,颈动脉窦按摩;CI-CSS,颈动脉窦综合征心脏抑制型;DDD,双腔起搏器。

对OH可采用以下治疗方法:①健康教育和生活方式改变。②水和盐的充足摄入:鼓励患者饮水2~3L/d,进盐10g/d;快速饮用冷水可减轻直立位不耐受及餐后低血压,对高血压、肾脏疾病、心力衰竭或其他心脏病患者补充盐和水需要评估获益与风险。③减量或停用降压药:避免过度使用降压药,收缩压以140~150mmHg为宜。跌倒高危者,降压药优先选择血管紧张素转换酶抑制剂、血管紧张素Ⅱ受体阻滞剂和钙通道阻滞剂,避免使用利尿剂和β受体阻滞剂。④肢体加压动作:腿部交叉和蹲坐,适用于有先兆和有能力进行等长肌肉收缩动作者。⑤腹带或穿用弹力袜。⑥睡眠时头部抬高10°,可减少夜间多尿。⑦盐酸米多君是一线治疗药物,可提高站立位血压,改善症状,剂量为每次2.5~10mg、3次/d,或临时用药进行预防。不良反应有头皮发麻、毛发竖立和尿潴留。

对于POTS需要综合下列几种方法:①有计划、渐进性的定期运动锻炼;②临床失代偿患者紧急静脉给予生理盐水≤2L;③酌情每天补充液体2~3L和氯化钠10~12g。

对于心律失常性晕厥及器质性心脏病晕厥和既往指南一致推荐病因治疗,针对缓慢性心律失常引起晕厥起搏治疗适应证见图18-6。快速性心律失常引起晕厥主要针对特定心律失常采用药物治疗、导管消融、植入ICD治疗。

严重主动脉狭窄、急性心肌梗死/缺血、肥厚型心肌病、心脏占位性病变(心房黏液瘤、巨大血栓等)、心包疾病/心脏压塞、先天性冠状动脉畸形、人工瓣膜功能障碍、肺栓塞、急性主动脉夹层和肺动脉高压等引起的继发性晕厥在老年患者中发生率高。部分患者可合并典型的反射性晕厥,下壁心肌梗死或主动脉狭窄者可触发或诱导反射异常。治疗目标不仅是防止晕厥再发,而且要治疗基础疾病和减少SCD的风险。

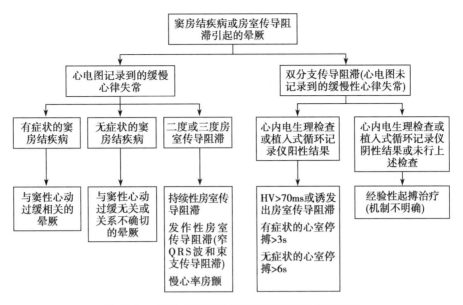

图 18-6 心动过缓相关晕厥患者的起搏治疗适应证

指南要点小结

1. 初步评估应回答以下四个关键问题 是否为短暂性意识丧失(TLOC)？如果是TLOC,是晕厥性,还是非晕厥性？如果疑似晕厥,病因诊断是否明确？是否有证据提示存在心血管事件或死亡的高风险？

2. 所有患者进行完整的病史采集、体检(包括站立血压测量)和标准心电图。当怀疑心律失常性晕厥时,应立即对高危患者进行心电监护(床旁或遥测);如果既往有已知的心脏病,或提示存在结构性心脏病或心血管疾病继发的晕厥,应进行超声心动图检查;对40岁以上不明原因晕厥、疑似反射机制的患者,进行颈动脉窦按摩(CSM);怀疑反射性晕厥或体位性低血压(OH)的患者应进行倾斜试验。

3. 强调根据危险分层和特定的发病机制,针对晕厥制订治疗方案。非药物治疗仍是反射性晕厥、OH和直立不耐受综合征的主要治疗方法。非药物治疗是主要的治疗方法,包括健康教育、生活方式改变和倾斜训练。

对于严重的反射性晕厥患者,根据临床特征选择以下一种或多种其他特异性治疗方法:米多君或氟氢可的松可用于低血压型年轻患者;有前驱症状的年轻患者,进行肢体反压动作(包括必要时进行倾斜训练);没有或前驱症状时间很短的患者,可选择性实施植入式心电循环记录仪(ILR)指导的管理策略;停止/减少老年高血压患者的降血压治疗,其收缩压目标为140mmHg;老年心脏抑制型患者植入起搏器治疗。

对于OH患者,根据临床严重程度选择一种或多种以下其他特异性治疗:改变生活方式的教育;充足的水和盐摄入量;停止/减少降压治疗;肢体反压动作;腹带和/或弹力袜;抬高头部的倾斜睡姿;盐酸米多君或氟氢可的松。确保所有心源性晕厥患者都能接受特定的心律失常和/或原发疾病的治疗。

(周胜华 肖宜超)

参考文献

[1] 刘文玲,胡大一,郭继鸿,等.晕厥诊断与治疗中国专家共识(2014年更新版)[J].中华内科杂志,2014,53(11):916-925.

[2] SHELDON R S,GRUBB B P,OLSHANSKY B,et al. 2015 heart rhythm society expert consensus statement on the diagnosis and treatment of postural tachycardia syndrome,inappropriate sinus tachycardia,and vasovagal syncope[J]. Heart Rhythm,2015,12(6):e41-e63.

[3] COSTANTINO G,SUN B C,BARBIC F,et al. Syncope clinical management in the emergency department:a consensus from the first international workshop on syncope risk stratification in the emergency department [J]. Eur Heart J,2016,37(19):1493-1498.

[4] SHEN W K,SHELDON R S,BENDITT D G,et al. 2017 ACC/AHA/HRS guideline for the evaluation and management of patients with syncope:a report of the American College of Cardiology/American Heart Association Task Force on Clinical Practice Guidelines and the Heart Rhythm Society[J]. Heart Rhythm,2017,14 (8):e155-e217.

[5] BRIGNOLE M,MOYA A,DE LANGE F J,et al. 2018 ESC guidelines for the diagnosis and management of syncope[J]. Eur Heart J,2018,39(21):1883-1948.

[6] 刘文玲,张海澄,浦介麟,等.晕厥诊断与治疗中国专家共识(2018)[J].中华心血管病杂志,2019,47 (2):96-107.

第十九章　肥厚型心肌病

概　述

肥厚型心肌病(hypertrophic cardiomyopathy,HCM)是一种以心肌肥厚为特征的心肌疾病,表现为左心室室壁增厚,超声心动图测量的室间隔或左心室室壁厚度≥15mm,或有明确家族史者的室间隔或左心室室壁厚度≥13mm,通常不伴左心室心腔扩大。需排除后负荷增加如高血压、主动脉瓣狭窄和先天性主动脉瓣下隔膜等引起左心室肥厚的疾病。从1958年Teare教授首先描述HCM至今,已经过数十年的研究,随着基因检测技术飞速进展,目前发现约60%的成年HCM患者可检测到明确的致病基因突变。

欧美医学界10余年前即开始制定HCM的诊疗规范。2003年美国心脏病学会(ACC)和欧洲心脏病学会(ESC)首次发布了HCM专家共识。2011年美国心脏病学会基金会(ACCF)/美国心脏协会(AHA)发表了第一部HCM诊断与治疗指南,并在2020年对其进行了更新。2014年ESC也发布了HCM诊断与治疗指南。

2007年中华医学会心血管病学分会中国心肌病诊断与治疗工作组发布了《中国心肌病诊断与治疗建议》。2011年发表了《肥厚型梗阻性心肌病室间隔心肌消融术的中国专家共识》。随着HCM研究迅猛进展,2017年中华医学会心血管病学分会中国成人肥厚型心肌病诊断与治疗指南编写组总结国内外有关HCM诊疗进展,结合中国人群的HCM疾病特点,更新发表了《中国成人肥厚型心肌病诊断与治疗指南》。

【病因】

绝大部分HCM呈常染色体显性遗传,约60%对成年HCM患者可检测到明确的致病基因突变,40%~60%为编码肌小节结构蛋白的基因突变,已发现27个致病基因与HCM相关,这些致病基因编码粗肌丝、细肌丝、Z盘结构蛋白或钙调控相关蛋白。5%~10%是由其他遗传性或非遗传性疾病引起的,包括先天性代谢性疾病(如糖原贮积病、肉碱代谢疾病、溶酶体贮积病)、神经肌肉疾病(如Friedreich共济失调)、线粒体疾病、畸形综合征、系统性淀粉样变等。此外,还有25%~30%为不明原因的心肌肥厚。

【分型】

根据超声心动图检查时测定的左室流出道与主动脉峰值压力阶差(left ventricular out-flow tract gradient,LVOTG),可将HCM患者分为梗阻型、非梗阻型及隐匿梗阻型。安静时LVOTG≥30mmHg,为梗阻型。安静时LVOTG正常,负荷运动时LVOTG≥30mmHg,为隐匿梗阻型。安静和负荷时 LVOTG 均<30mmHg,为非梗阻型。另外,约 3% 的患者表现为左心室中部梗阻性 HCM,可能无左室流出道梗阻,也无收缩期二尖瓣前向运动(systolic anterior motion,SAM)征象,这类患者的临床表现及预后与梗阻性 HCM 相同,甚至更差。

此外,根据肥厚部位,也可分为心尖肥厚、右心室肥厚和孤立性乳头肌肥厚的 HCM。

【诊断】

(一) 症状

有些 HCM 患者长期无症状,而有些患者则以猝死为首发症状。患者的临床症状与是否存在左室流出道梗阻、心功能受损、快速性或缓慢性心律失常有关。临床症状可出现胸痛、劳力性呼吸困难、心悸、晕厥或晕厥先兆、心脏性猝死。此外,约 10% 的患者发生左心室扩大,为 HCM 终末阶段表现之一,临床表现类似于扩张型心肌病。

(二) 体征

HCM 典型的体征为左室流出道梗阻所致,无或轻度梗阻的患者可无明显的阳性体征。左室流出道梗阻的 HCM 患者在心尖和胸骨左缘之间可闻及递增递减型杂音。Valsalva 动作、使用硝酸甘油、室性期前收缩后代偿性搏动的心肌收缩力增强,以及患者从蹲、坐、仰卧等姿势变换为直立姿势时,可使心脏杂音增强。

(三) 辅助检查

1. **心电图** HCM 患者心电图变化出现早,可先于临床症状。所有患者都应进行心电图检查。90% 以上的 HCM 患者可有心电图改变,包括病理性 Q 波(常见于下壁和侧壁导联);异常的 P 波;电轴左偏;心尖肥厚者可见 $V_1 \sim V_4$ 导联 T 波倒置。

2. **超声心动图** 所有 HCM 患者均应进行全面的经胸超声心动图检查。超声诊断 HCM 标准:左心室任何节段或多个节段室壁厚度≥15mm,并排除引起心脏负荷增加的其他疾病(如高血压、瓣膜病)。

(1) 推荐短轴检测左心室节段从基底至心尖最大舒张期室壁厚度。

(2) 对左心室舒张功能进行综合评价。

(3) 对于静息 LVOTG<50mmHg、有症状的患者,可进行运动负荷试验以排除隐匿性梗阻。

(4) 计划室间隔心肌消融术者应行冠状动脉超声心动图声学造影,以确定消融部位。

3. 所有患者均应行 24~48 小时动态心电图监测以评估室性心律失常和猝死的风险,有助于判断心悸或晕厥的原因。

4. **心脏磁共振成像钆对比剂延迟强化(late gadolinium enhancement,LGE)** 是识别心肌纤维化最有效的方法。约 65% 的 HCM 患者可出现 LGE,多表现为肥厚心肌内局灶性或斑片状强化,以室间隔与右心室游离壁交界处局灶强化最为典型。LGE 与死亡、SCD 风险呈正相关。

5. **胸部 X 线片** HCM 患者胸部 X 线片可见左心室增大,或在正常范围内可见肺淤血。

6. **冠状动脉造影或冠状动脉计算机断层成像** 适用于有明显心绞痛症状,冠状动脉的情况将影响下一步治疗策略的患者;心搏骤停后幸存者,或合并持续性室性心动过速的患者。

7. **心内导管检查** 在 HCM 诊断存疑,需要与限制型心肌病或缩窄性心包炎鉴别。怀疑左室流出道梗阻,但临床表现与影像学检查之间有差异。考虑通过心内膜活检,鉴别特殊病因的心肌病。拟行心脏移植前的术前评估。

（四）基因诊断

大多数 HCM 患者由基因突变所致,推荐对所有 HCM 患者进行遗传咨询,推荐对所有临床诊断为 HCM 的患者进行基因筛查。建议采用定制的多基因深度靶向测序,筛查基因包括编码肌小节的致病基因、HCM 相关类型综合征的致病基因。能承受经济负担的患者可行全外显子或全基因组筛查,并对筛出的候选致病位点进行一代测序验证。

HCM 致病基因的外显率为 40%～100%,发病年龄也存在很大的异质性,对基因诊断的结果应谨慎。近年来研究发现,约 7% 的 HCM 患者存在多基因或复合突变,发病可能较单基因突变者更早,临床表现更重,预后更差。

对 HCM 患者的直系亲属,应确定是否临床受累或遗传受累。如果 HCM 患者发现明确的致病突变,推荐对直系亲属进行一代测序检测该致病突变,并同时对所有直系亲属进行临床检查。若先证者尚未进行基因检测,或检测结果为阴性,或检测到临床意义不明的突变时,推荐对其一级亲属进行详细的临床检查。由于存在年龄依赖的遗传外显性,HCM 患者一级亲属应定期临床复查。

（五）病因诊断和鉴别诊断

1. **肌小节蛋白编码基因突变导致的 HCM**　约 60% 的 HCM 是由肌小节蛋白的编码基因突变所致,基因诊断是确诊和鉴别的主要手段之一。

2. **糖原贮积病**　该病的特点是多系统受累,严重的左心室肥厚,常伴心室预激和传导异常等心电图表现。主要有 Danon 病和单磷酸腺苷激活蛋白激酶 γ2 亚基编码基因突变（*PRKAG2*）心脏综合征。基因检测有助于明确诊断。

3. **Anderson-Fabry 病**　35 岁以上、表现为 HCM 的患者中,0.5%～1.0% 为此病。*GAL* 基因突变导致溶酶体内 α-半乳糖苷酶缺乏,导致其降解底物神经鞘脂类化合物在多种组织细胞的溶酶体中堆积,造成组织和器官病变。超声心动图可见内膜和外膜回声强而中间肌层回声弱的"双边"表现。心电图可表现为传导系统受累,也可见短 PR 间期。心脏磁共振 LGE 可有特殊表现。心肌病理显示心肌细胞肥大、胞质内空泡,PAS 染色阳性,电镜下可见溶酶体内糖脂样物质沉积。常合并多系统受累。确诊依赖于 α-半乳糖苷酶 A 酶活性的测定,基因检测有助于诊断。

4. **Friedreich 共济失调**　为常染色体隐性遗传病,为 X25 基因第一内含子（GAA）n 发生异常扩增或 X25 基因点突变所致。患者多在青春期前后起病,临床表现为进行性步态和肢体共济失调、腱反射消失、病理征阳性和骨骼异常。34%～77% 的患者伴有心肌肥厚。基因检测有助于诊断。

5. **线粒体疾病**　原发线粒体疾病是核 DNA 或线粒体 DNA 突变所致,常见编码呼吸链蛋白复合物等基因突变,导致能量代谢障碍,出现多系统受累的症状,以对有氧代谢需求高的脑、骨骼肌和心肌表现为主。心脏受累见于 40% 的患者,其中心肌肥厚最常见。实验室检查发现,血乳酸、丙酮酸最小运动量试验呈阳性。心肌活检电镜示,细胞内大量巨大的异常线粒体聚集。基因检测发现,核 DNA 或线粒体 DNA 突变有助于诊断。

6. **畸形综合征**　一些畸形综合征合并心肌肥厚,仔细体格检查能够发现其他器官受累的临床表现,最常见的是由编码丝裂原活化蛋白激酶通路蛋白的基因突变所致,包括努南综合征（Noonan 综合征）、心脏皮肤综合征（cardiocutaneous syndrome,LEOPARD 综合征）、Costello 综合征和心-面-皮肤综合征（cardiofaciocutaneous syndrome,CFC 综合征）。这些综合征多合并发育异常,基因检测有助于确诊。

7. **系统性淀粉样变**　淀粉样变导致的左心室肥厚通常为对称性,可明显增厚,但心电图表现为低电压或正常电压。除心室肌外,房间隔和瓣膜也可增厚。心脏磁共振延迟强化(late gadolinium enhanced,LGE)多发生在内膜下,向附近心肌延展。淀粉样变会有心脏外表现,如外周神经病变、腹泻或假性肠梗阻、尿蛋白或肾功能不全、玻璃体混浊。组织病理可见组织间质内特别是血管壁周围的无结构均质物质沉积,刚果红染色阳性。

8. **运动员心肌肥厚**　规律强化运动训练可致左心室壁轻度(13～15mm),需与HCM鉴别。此类人群无HCM家族史、心肺运动功能好,超声心动图表现为左心室腔内径增大,室壁轻度均匀增厚(不出现极度不对称或心尖肥厚),通常不合并左心房增大,不会出现严重的左心室舒张功能异常、收缩速度减低,终止体能训练可减轻心肌肥厚。筛查HCM致病基因有助于两者的鉴别。

9. **高血压引起的心肌肥厚**　有长期高血压病史者,左心室室壁可对称性肥厚,超声心动图上为均匀的低回声,一般小于15mm。

10. **主动脉瓣狭窄和先天性主动脉瓣下隔膜**　主动脉瓣狭窄患者的心肌肥厚多数为对称性轻度肥厚。先天性主动脉瓣下隔膜临床表现与主动脉瓣狭窄类似,仔细的超声心动图检查、磁共振成像可见隔膜存在。

11. **内分泌异常导致的心肌肥厚**　如肢端肥大症,过度分泌肾上腺髓质激素的疾病(如嗜铬细胞瘤)可导致心肌肥厚,左心室肥厚在内分泌疾病治疗后可缓慢逆转。

12. **药物导致的心肌肥厚**　长期使用羟氯喹、他克莫司、促代谢合成的类固醇可以导致左心室肥厚,但室壁厚度很少超过15mm,停药后左心室肥厚可以逆转。

【治疗】

对于伴有左室流出道梗阻的患者,可采用药物、化学消融以及手术等治疗方法改善症状。对于无左室流出道梗阻的患者,治疗重点在于控制心律失常,改善左心室充盈压,缓解心绞痛和心力衰竭症状。对于终末期HCM患者,可考虑进行心脏移植。对所有HCM患者均应进行SCD危险分层,对高危患者推荐安装ICD进行预防。

(一) 左室流出道梗阻的治疗

1. **药物治疗**

(1) I类推荐:

1) 对于静息或刺激后出现左室流出道梗阻的患者,推荐一线方案为给予无血管扩张作用的β受体阻滞剂(剂量和加至最大耐受剂量)以改善症状(B级证据)。

2) 对于静息时或刺激后出现左室流出道梗阻,但无法耐受β受体阻滞剂,或有禁忌证的患者,推荐给予维拉帕米以改善症状(小剂量开始,剂量可加至最大耐受剂量)。但对LVOTG严重升高($\geq$100mmHg)、严重心力衰竭或窦性心动过缓的患者,维拉帕米应慎用(B级证据)。

3) 除β受体阻滞剂外,丙吡胺可以改善左室流出道梗阻患者的症状。

4) 治疗急性低血压时对液体输注无反应的梗阻型HCM患者,推荐静脉使用去氧肾上腺素或其他单纯血管收缩剂(B级证据)。

(2) III类推荐:

1) 对梗阻性HCM患者,采用多巴胺、多巴酚丁胺、去甲肾上腺素和其他静脉应用的正性肌力药治疗急性低血压可能有害(B 级证据)。

2）静息时或刺激后左室流出道梗阻的患者应避免使用地高辛(C 级证据)。

3）对有静息或可激发左室流出道梗阻的 HCM 患者,采用硝苯地平或其他二氢吡啶类钙通道阻滞剂对症治疗(心绞痛或呼吸困难)有潜在的危险(C 级证据)。

4）对有全身低血压或严重静息呼吸困难的梗阻性 HCM 患者,维拉帕米有潜在危险(C 级证据)。

2. 经皮室间隔心肌消融术　具备临床适应证、血流动力学适应证和形态学适应证的患者,建议在三级医疗中心由治疗经验丰富的专家团队进行经皮室间隔心肌消融术。

（1）临床适应证:

1）经过严格药物治疗 3 个月,基础心率控制在 60 次/min 左右,静息或轻度活动后仍出现临床症状,既往药物治疗效果不佳或有严重不良反应、NYHA 心功能Ⅲ级及以上或 CCS 心绞痛分级Ⅲ级的患者。

2）尽管症状不严重,NYHA 心功能未达到Ⅲ级,但 LVOTG 较高及有其他猝死的高危因素,或有运动诱发的晕厥患者。

3）外科室间隔切除或植入带模式调节功能的双腔起搏器失败。

4）有增加外科手术危险的合并症患者。

（2）血流动力学适应证:经胸超声心动图和多普勒检查,静息状态下 LVOTG≥50mmHg,或激发后 LVOTG≥70mmHg。

（3）形态学适应证:

1）超声心动图显示室间隔肥厚,梗阻位于室间隔基底段,合并与 SAM 征有关的左室流出道及左心室中部压力阶差,排除乳头肌受累和二尖瓣叶过长。

2）冠脉造影有合适的间隔支,间隔支解剖形态适合介入操作,心肌声学造影可以明确拟消融的间隔支为梗阻心肌提供血供,即消融靶血管。

3）室间隔厚度≥15mm。

3. 外科室间隔心肌切除术　外科室间隔心肌切除术分经典 Morrow 手术和目前临床应用较多的改良扩大 Morrow 手术,最好由经验丰富的外科医师实施,在三级医疗中心开展。

适应证:

（1）同时满足以下 2 个条件:①药物治疗效果不佳,经最大耐受剂量药物治疗仍存在呼吸困难(NYHA 心功能Ⅲ级或Ⅳ级)、晕厥、先兆晕厥;②静息或运动激发后,由室间隔肥厚和 SAM 所致的 LVOTG≥50mmHg。

（2）出现中重度二尖瓣关闭不全、心房颤动或左心房明显增大的情况,也应考虑外科手术治疗,以预防不可逆的合并症。

外科手术要注意特殊问题的处理,包括二尖瓣异常、合并冠状动脉病变、心肌桥、心房颤动、右室流出道梗阻等。

4. 安置永久起搏器　植入 DDD 起搏器对有严重症状等梗阻性 HCM 可能有用,但其确切的疗效仍有待证实。对于部分静息或刺激时 LVOTG≥50mmHg、窦性心律且药物治疗无效的患者,若合并有经皮室间隔消融术或外科室间隔心肌切除术禁忌证,或术后发生心脏传导阻滞风险较高,应考虑房室顺序起搏并优化房室间期,以降低 LVOTG,并提高 β 受体阻滞剂和/或维拉帕米药物治疗的疗效。另外,当存在房性心律失常药物无法有效控制心室率时,可考虑房室结消融加永久起搏器植入治疗。

（二）合并心力衰竭的治疗

1. Ⅱa 类推荐

（1）NYHA 心功能Ⅱ～Ⅳ级且左室射血分数（LVEF）≥50%的患者,若静息和刺激时均无左室流出道梗阻,应考虑 β 受体阻滞剂、维拉帕米或地尔硫草治疗。

（2）NYHA 心功能Ⅱ～Ⅳ级且 LVEF≥50%的患者,若静息和刺激时均无左室流出道梗阻,应考虑低剂量利尿剂治疗。

（3）无左室流出道梗阻且 LVEF<50%的患者,应考虑 β 受体阻滞剂及血管紧张素转换酶抑制剂（AECI）治疗,若 ACEI 不耐受,可考虑血管紧张素Ⅱ受体拮抗剂（ARB）治疗。

（4）NYHA 心功能Ⅱ～Ⅳ级别且 LVEF<50%的患者,应考虑小剂量袢利尿剂治疗。

（5）NYHA 心功能Ⅱ～Ⅳ级别且 LVEF<50%的患者,无论是否服用 ACEI/ARB 和 β 受体阻滞剂,均应考虑接受盐皮质激素受体拮抗剂（如螺内酯）治疗。

2. Ⅱb 类推荐

（1）NYHA 心功能Ⅱ～Ⅳ级且 LVEF≥50%的患者,ACEI 或 ARB 治疗控制症状（心绞痛或呼吸困难）的有效性尚未确定,故这些药物应慎用于有静息或可激发的左室流出道梗阻的患者。

（2）NYHA 心功能Ⅱ～Ⅳ级、LVEF<50%且无左室流出道梗阻的永久性心房颤动患者,可考虑应用小剂量地高辛控制心室率。

（三）合并胸痛的治疗

1. Ⅱa 类推荐 对于出现心绞痛样胸痛且无左室流出道梗阻的患者,应考虑给予 β 受体阻滞剂和钙通道阻滞剂治疗以改善症状。

2. Ⅱb 类推荐 对于出现心绞痛样胸痛且无左室流出道梗阻的患者,可考虑口服硝酸酯类药物以改善症状。

对于胸痛合并左室流出道梗阻的患者,治疗同缓解"左室流出道梗阻"的"药物治疗"部分。

（四）合并房颤的治疗

1. 药物治疗

（1）Ⅰ类推荐:

1）对于所有伴发持续性、永久性或阵发性房颤的 HCM 患者,在无禁忌证的前提下,均建议口服抗凝药如维生素 K 拮抗剂（华法林）,将国际标准化比值（international normalized ratio,INR）控制在 2.0～3.0,预防血栓栓塞,无须 CHA$_2$DS$_2$-VASc 评分来评估患者卒中风险。

2）如房颤患者服用剂量调整后的维生素 K 拮抗剂治疗效果欠佳、不良反应明显或不能检测 INR,建议采用新型口服抗凝药如直接凝血酶抑制剂或 Xa 因子抑制剂进行治疗。

3）除非房颤病因可以逆转,否则在恢复窦性节律前建议终身接受口服抗凝治疗。

4）对于房扑患者,建议采取与房颤患者一致的抗凝治疗。

5）永久性或持续性房颤患者建议采用 β 受体阻滞剂、维拉帕米和地尔硫草控制心率。

（2）Ⅱa 类推荐:

1）进行抗凝治疗前,应考虑利用 HAS-BLED 评分评估出血风险。

2）近期发生房颤的患者,应考虑通过电复律或药物（胺碘酮）恢复窦性心律。

3）恢复窦性心律后,可考虑采用胺碘酮维持窦性心律。

4）对于新发或心室率控制不佳的房颤患者,在进行介入治疗前,应考虑先恢复窦性心律或控制心室率于适当水平。

2. 房颤的介入治疗　如果患者在药物治疗下心率无法控制在 100 次/min 以下,可考虑房室结消融,并永久起搏器植入。如果抗心律失常药物治疗无效或不能耐受抗心律失常药物,在未出现显著左心房扩张的情况下,可考虑导管消融治疗房颤。

(五) 预防心脏性猝死

HCM 患者 SCD 危险分层和预防是临床上最为重要的问题。目前认为,安装植入型心律转复除颤器(ICD)是预防 HCM 患者 SCD 的唯一可靠方法。HCM 患者应避免参加竞技性体育运动(Ⅰ类推荐,C 级证据),可能有助于预防 SCD。药物预防 SCD 效果不明确,胺碘酮可能有效(Ⅱb 类推荐,C 级证据)。

目前临床上预测 SCD 危险的指标主要包括以下几方面:①早发猝死家族史:家族一级直系亲属中有 40 岁以前猝死病史,或确诊 HCM 患者的一级亲属发生了 SCD;②非持续性心动过速;③左心室重度肥厚:左心室最大厚度≥30mm 是青少年 SCD 的独立危险因素;④不明原因晕厥;⑤运动血压反应异常:约 20% 的 HCM 患者有运动低血压反应,即从静息到最大运动量血压升高≤20mmHg 或从最大运动量到静息血压降低≤20mmHg;⑥发病年龄轻:发病年龄越小,SCD 危险越大,尤其是合并 NSVT、不明原因晕厥或严重左心室肥厚的患者;⑦左室流出道梗阻严重:研究报道,LVOTG≥30mmHg 是 SCD 的独立危险因素,但认识尚不统一;⑧左心房内径增大;⑨同时携带多个突变基因:若一个患者携带 2 个或以上的突变,无论突变来自同一基因还是不同基因,均可能导致更为严重的临床表型,甚至 SCD 风险增加;⑩LGE:LGE 与死亡甚至 SCD 风险呈正相关,LGE 程度或范围(≥15%)与 SCD 风险的关联性可能强于 LGE 阳性本身。上述指标中,前 5 项是预测 SCD 的高危因素,其他对预测 SCD 也有帮助,危险因素越大,SCD 风险越高。2014 年 ESC HCM 诊断和治疗指南提出了预测 SCD 的临床模型,综合上述指标结合统计学分析赋予不同权重计算 HCM 患者 5 年 SCD 风险,但是否适合中国 HCM 患者尚有待进一步明确。

HCM 患者初始评估是经 SCD 危险分层,若存在下述情况任意一项,建议植入 ICD(Ⅰ类推荐,B 级证据):①有室颤、持续性室性心动过速或心搏骤停的个人史;②早发 SCD 家族史,包括室性快速性心律失常的 ICD 治疗史;③不明原因的晕厥;④动态心电图证实 NSVT;⑤左心室最大厚度>30mm。

另外,也可应用 HCM 预测模型对患者进行个体化风险评估,5 年 SCD 风险≥6%,建议植入 ICD;5 年 SCD 风险<4%,不建议植入 ICD;5 年 SCD 风险为 4%~6% 者,根据具体情况而定(Ⅰ类推荐,B 级证据)。

在评估常规危险因素后,具备下述潜在 SCD 危险因素任意一项者,可考虑植入 ICD(Ⅱa 类推荐,B 级证据):①心脏磁共振 LGE 呈阳性;②携带多个 HCM 致病基因突变(即致病突变个数>1 个)。

对未行 ICD 植入的患者,定期(每 12~24 个月 1 次)进行 SCD 危险分层是合理的(Ⅱa 类推荐,C 级证据)。

不推荐对 HCM 患者常规应用有创电生理检查作为 SCD 危险分层的手段(Ⅲ类推荐,C 级证据)。

(六) 终末期治疗

左心室扩大和收缩功能不全是终末期 HCM 最常见的临床表现。心脏移植的适应证为终末期心脏病,尤其是 NYHA 心功能Ⅲ级或Ⅳ级,对常规治疗均无反应的患者(Ⅱa 类推荐,B 级证据)。

【其他】

1. **关于妊娠期药物治疗的建议** 对无症状或症状已被 β 受体阻滞剂控制的女性 HCM 患者,妊娠期间应在产科医师的指导下应用 β 受体阻滞剂,但需要加强监测。

2. **生活指导** 无症状 HCM 可以参加低强度运动和娱乐活动。HCM 患者不适合参加剧烈的竞技运动。

3. **随访** HCM 患者要做好规律的临床随访。

-------- 指南要点小结 --------

1. HCM 的诊断基础 超声心动图发现左心室任何节段或多个节段室壁厚度 ≥15mm,并排除引起心脏负荷增加的其他疾病(如高血压、瓣膜病)。根据超声心动图测定的左室流出道与主动脉峰值压力阶差,可将 HCM 患者分为梗阻型、非梗阻型及隐匿梗阻型。

2. 大多数 HCM 患者由基因突变所致,推荐对所有临床诊断为 HCM 的患者进行基因筛查。对于 HCM 患者的直系亲属,应确定是否临床受累或遗传受累。

3. 对于伴有左室流出道梗阻的患者,可采用药物、化学消融以及手术等治疗方法改善症状。对于无左室流出道梗阻的患者,治疗重点在于控制心律失常,改善左心室充盈压,缓解心绞痛和心力衰竭症状。对于终末期 HCM 患者,可考虑进行心脏移植。对所有 HCM 患者均应进行 SCD 危险分层,对高危患者推荐安装 ICD 进行预防。

(王 帅 彭道泉)

参考文献

[1] GERSH B J,MARON B J,BONOW R O,et al. 2011 ACCF/AHA Guideline for the Diagnosis and Treatment of Hypertrophic Cardiomyopathy:a report of the American College of Cardiology Foundation/American Heart Association Task Force on Practice Guidelines. Developed in collaboration with the American Association for Thoracic Surgery,American Society of Echocardiography,American Society of Nuclear Cardiology,Heart Failure Society of America,Heart Rhythm Society,Society for Cardiovascular Angiography and Interventions,and Society of Thoracic Surgeons[J]. J Am Coll Cardiol,2011,58(25):e212-e260.

[2] ELLIOTT P M,ANASTASAKIS A,BORGER M A,et al. 2014 ESC Guidelines on diagnosis and management of hypertrophic cardiomyopathy[J]. Kardiol Pol,2014,72(11):1054-1126.

[3] 中华医学会心血管病学分会,中华心血管病杂志编辑委员会,室间隔心肌消融术治疗专题组.肥厚型梗阻性心肌病室间隔心肌消融术的中国专家共识[J].中华心血管病杂志,2011,39(10):886-891.

[4] 中华医学会心血管病学分会,中国成人肥厚型心肌病诊断与治疗指南编写组,中华心血管病杂志编辑委员会.中国成人肥厚型心肌病诊断与治疗指南[J].中华心血管病杂志,2017,45(12):1015-1032.

第二十章 感染性心内膜炎

美国心脏协会(AHA)和欧洲心脏病学会(ESC)相继提出了感染性心内膜炎(infective endocarditis,IE)诊断、治疗和预防指南,并于2015年进行了相关修改。中国也于2015年发表了成人感染性心内膜炎预防、诊断和治疗专家共识,为临床上IE的处理提供更科学的诊治方法。2017年日本循环学会提出了感染性心内膜炎的预防和治疗指南的英文版,指南共包括9大部分内容,涉及感染性心内膜炎的诊断、内科综合治疗、并发症的评估、手术治疗、出院后患者随访、疾病预防以及特殊情况的管理。本文以AHA 2015年IE诊断、治疗和预防指南为基础,结合其他相关IE指南进行解读。

【病原学和危险因素】

IE患病率各国资料存在差异,欧洲为每年(3~10)/10万,美国为每年(3~7)/10万。随年龄升高,70~80岁老年人为每年14.5/10万,男女之比≥2∶1,主要病因由以年轻人风湿性瓣膜病转为多种原因,最常见细菌类型由链球菌转变为葡萄球菌。我国引起IE最常见的仍为草绿色链球菌,葡萄球菌发病率明显增加。其他病原体包括牛链球菌、金黄色葡萄球菌、凝固酶阴性葡萄球菌、肠球菌、革兰氏阴性杆菌、真菌、HACEK组微生物(流感嗜血杆菌、人心杆菌、放线菌等)。在西方,15~34岁年轻人为静脉注射药物所致IE的高发人群。

某些心脏疾病患者为IE高危且预后不良者,如人工心脏瓣膜置换或修补术,既往有IE史,心脏移植者发生心脏瓣膜病变者,某些先天性心脏病:①未行手术的复杂的发绀型先天性心脏病(单心室、大血管转位和法洛四联症);②利用修补物进行修补的先天性心脏病(无论是经介入或外科手术者),且在术后半年内;③修补的先天性心脏病伴残余缺损,且残余缺损位于修补物上或其附近者。

近年来,IE的流行病学特征发生了许多变化。近10多年随着我国人口的老龄化,老年退行性心瓣膜病患者增加,人工心瓣膜置换术、植入器械术以及各种血管内检查操作增加,IE呈显著增长趋势。静脉用药等又导致右心IE患病率增加。研究表明,在西方,葡萄球菌特别是金黄色葡萄球菌已超过草绿色链球菌成为IE的第一位致病菌(约占31%),草绿色链球菌约占17%。而凝固酶阴性的葡萄球菌是人工瓣膜置换术后早期IE最常见的病原体。牛链球菌多见于老年患者,常伴有结肠病变。而肠链球菌多为医院内获得性IE的病原体,且对治疗往往耐药。IE也可由多种微生物感染所致,特别是在滥用注射药物的人群中。部分患者为血培养阴性,临床上要引起高度重视。

牙科及口腔卫生条件差、长期血透及糖尿病也是促使 IE 发病率增高的重要因素,HIV 也是增加 IE 的独立危险因素。

二尖瓣脱垂也是 IE 常见的危险因素之一。在该人群中 IE 发生率约 100/10 万人年, >45 岁者发病率更高。二尖瓣脱垂的危险因素包括瓣膜反流和瓣叶增厚,不伴反流的二尖瓣脱垂并不增加 IE 的发病率。在发展中国家,风湿性心脏病仍然为 IE 最常见的易患因素,特别是在年轻人中。人工瓣膜置换术后 IE 发病率较高,预后差。

【临床特征及诊断标准】

IE 可能是一个急性的、快速进展的感染,也可能是一个亚急性或慢性进程,仅有低度发热和非特异性的症状。在所有症状中,发热是最常见的,90%的患者有发热,往往伴有寒战、食欲缺乏和体重减轻等全身性症状,但特异性不强。但在充血性心力衰竭、严重衰弱、慢性肝肾功能不全时,或正在使用或近期曾用过抗生素者,或病原微生物的毒力较弱时,可以没有发热。在急性葡萄球菌性 IE 中可能表现为伴寒战、虚脱的高热,而在亚急性的链球菌性 IE 中也可能表现为长期慢性发热,伴全身不适、虚弱、关节疼痛和体重减轻。右心心内膜炎的患者,肺炎和/或右心衰竭的症状较为突出。心脏赘生物脱落栓塞血管,则可能导致中枢神经系统症状、肢体血管栓塞症状或胸腹疼痛。

在所有临床证据中,高达 85%的患者存在心脏杂音。发热患者出现心脏杂音最能提醒医师 IE 的存在。新出现的反流杂音或早已存在的反流杂音的增强更为重要。但杂音并不是特异性的证据,且在瓣膜穿孔或损毁前可能不会出现杂音。体循环的血管堵塞或免疫反应可表现为脑缺血、肢体缺血、出血性肠梗死或小的皮下病变,最常见于指、趾或眼睛。药物成瘾者出现化脓性的肺梗死伴胸膜炎性的胸痛,是右心心内膜炎的典型表现。对有心脏杂音的发热患者,实验室有关感染的证据,如 CRP 和红细胞沉降率升高、白细胞增多、贫血和镜下血尿更加支持对 IE 的诊断。但是,诊断最终还是有赖于决定性诊断方法,如重复的血培养、TTE 或 TEE(图 20-1)。

右心心内膜炎特殊的临床表现有:寒战、发热、盗汗、虚弱和肺栓塞的表现。社区获得性右心心内膜炎患者经常以可疑肺炎而求诊。与左心心内膜炎相比,其皮疹及心脏方面的症状、体征常不明显,而咳嗽和胸痛的出现率为 40%~60%。咯血和呼吸困难偶尔出现。

IE 其他症状包括畏食、体重减弱、不适、盗汗等。多数有心脏杂音,皮肤、关节及口腔黏膜瘀斑,脾大及外周表现。

目前普遍接受的仍是修改的 Duke 标准(表 20-1,表 20-2)。

人工瓣膜影像对 Duke 诊断标准提出了挑战,同时 IE 的诊断也有较多的进展,例如应用 PCR 检测外科手术患者病变瓣膜组织,以进行快速病原学诊断;心脏三维超声检查以及心脏 CT、PET 和 MRI 检查也不断应用到 IE 的临床诊断中。

由于无论是院内感染或社区获得性感染,金黄色葡萄球菌感染的危险性增加,使得按诊断标准符合可能 IE 的病例明显增加,故 Duke 修订诊断标准提出金黄色葡萄球菌感染的菌血症作为一个主要标准。红细胞沉降率和 C 反应蛋白因为特异性不强,不适合作为诊断标准。对于血培养检查,AHA 新指南强调至少取 3 处不同静脉穿刺部位的血样进行,首次取样与最后取样时间至少间隔 1 小时。新指南还指出,对于一些难于培养的微生物进行血清学测试和 PCR 检测,可作为将来的一个主要标准。心脏 CT 检查可与 TEE 媲美,但是<4mm 的赘生物易于漏诊。CT 的优势在于,对瓣周病变和假性动脉瘤病变可提供更精确的信息。对有中枢栓塞事件患者早期行 MRI 检查,可增加 IE 一项诊断的次要标准。应用 PDG PET/CT 可以更好地评估心脏装置感染和血管炎等病变,可明显减少可能 IE 病例。

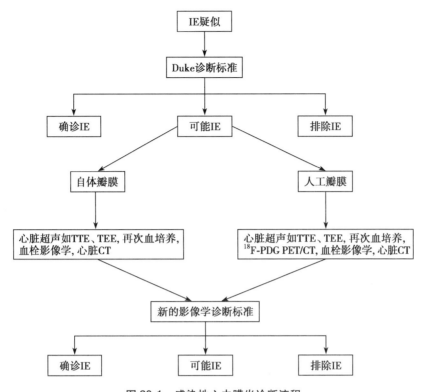

图 20-1　感染性心内膜炎诊断流程

IE,感染性心内膜炎;TTE,经胸超声心动图;TEE,经食管超声心动图。

表 20-1　诊断 IE 的修改 Duke 标准中主要和次要标准

主要标准

1. 血液培养阳性的 IE

从 2 个独立的血培养培养出与 IE 一致的典型微生物:草绿色链球菌、牛链球菌、HACEK 组(嗜血菌属、放线杆菌、人支原体、心杆菌属、艾肯菌属和金氏杆菌)、金黄色葡萄球菌或社区获得性肠球菌,无原发病灶

或

定义血培养结果与 IE 结果一致:血培养至少 2 次结果阳性,标本留取超过 12 小时、不少于 3 份或 ≥4 份单独血培养(首末份标本留取时间超过 1 小时);单份血标本培养出伯纳特立克次体或抗 IgG 抗体滴度 >1:800

2. 心内膜受累证据

超声心电图定义 IE 阳性标准:心脏瓣膜 Roth 或支撑结构上可见团块样物质摆动,或有反流信号,或植入材料上发现新生物;脓肿形成;或人工瓣膜新的局部破损

新出现的瓣膜反流(杂音增强或改变)

次要标准

1. 先天性或遗传性心脏畸形,或注射吸毒者

2. 发热,体温>38℃(100.4℉)

3. 微血管栓塞现象、主动脉栓子、肺栓塞、细菌性动脉瘤、颅内出血、结膜出血、Janeway 损伤

4. 免疫现象,例如肾小球肾炎、Osler 结节、Roth 斑、类风湿因子阳性

5. 微生物学证据,例如血培养阳性,但不符合主要标准,或与 IE 致病菌不相一致的血清学证据

表 20-2　根据建议修改的 Duke 标准诊断 IE

定义 IE
病理条件
通过微生物培养物或病理组织学检测赘生物、已导致栓塞的赘生物或心内脓肿标本证实
或
病理变化:赘生物或心内脓肿经组织学检查证实为活动性心内膜炎
判断标准
2 个主要标准
或
1 个主要标准和 3 个次要标准
或
5 个次要标准
疑似 IE
1 个主要标准和 1 个次要标准
或
3 个次要标准
剔除
备用诊断 IE 的证据
或
IE 综合征抗生素治疗<4 天的决定
使用抗生素治疗<4 天,在手术或尸检中无 IE 的病理证据
或
如上所列不符合标准的疑似 IE

【超声学检查】

超声心动图发现赘生物、瓣周脓肿、人工瓣膜瓣周漏以及新出现的瓣膜反流是 IE 的主要诊断标准。

所有疑似 IE 患者,在初诊时均应完善 TTE 检查。如果有存在如慢性阻塞性肺疾病、既往有开胸或心血管手术史、重度肥胖或者其他一些会影响适宜超声心动图窗口的情况,应尽快选择行 TEE 检查。如果临床怀疑 IE 或其并发症发生率很高时(如人工瓣膜或者新发的房室传导阻滞),TTE 检查阴性不能排除 IE 或其可能的并发症,应首选 TEE 检查。TEE 较 TTE 对检查出赘生物和瓣周脓肿具有更高的灵敏度,如果患者曾行人工瓣膜置换,经胸检查的图像在很大程度上会受到人工瓣膜结构的影响,并且不足以评估瓣膜前的区域,而这些区域往往是感染最先发生的位置。当不能进行 TEE 检查或必须推迟时,则应尽早行 TTE 检查。

如果超声心动图发现存在以下表现,提示患者存在严重的并发症或者需要行外科手术治疗,包括巨大的赘生物(直径>10mm)、严重的瓣膜关闭不全、脓腔或假性动脉瘤形成、瓣膜穿孔或开裂和心力衰竭。但是,超声心动图改变在预测栓塞事件上作用有限。巨大的赘生物(直径>10mm)出现在三尖瓣前叶时发生栓塞风险最高。

(一)　复查超声心动图

如果 TTE 首次检查阴性,但临床仍然怀疑 IE,应尽快完善 TEE。首次 TTE 检查阳性同时伴有心内并发症高危因素的患者,包括疑似感染的瓣膜前硬化,应尽快完善 TEE。TEE 首次检查阴性,但临床仍高度怀疑 IE,建议 3~5 天内复查。首次 TEE 检查阳性的患者,在使用抗生素治疗的同时出现临床症状恶化时,应复查 TEE。这些临床症状包括不能解释的心力衰竭加重、心脏杂音的改变和新发的房室传导阻滞或心律失常。

(二)术中超声心动图

术中进行超声心动图不仅可以评估已明显改变的瓣膜功能,还可以评估其他瓣膜及其连续结构。治疗结束时超声心动图检查不能确定所有曾经感染 IE 的患者是否仍然会增加再次感染的风险。但大多数研究者认为,在治疗结束时建立一个新的瓣膜结构基线,对这些患者将来的治疗非常重要,这一基线包括赘生物形成和瓣膜关闭不全。

3D 超声心动图可提供空间影像,更容易检测和显示赘生物,易于发现 IE 的并发症及其与周围组织间的结构关系如脓肿和瓣膜损害,同时可以帮助外科医师制定完善的手术方案,但是 3D 超声心动图目前仍只是 2D 超声心动图的补充。心脏内超声对 IE 的诊断目前没有特别的优势。

【血培养和其他检测技术】

典型 IE 有持续的细菌血症,可以在任何时间抽血行血培养。但一般应在体温上升期抽血行血培养。IE 患者应至少取 3 处不同静脉穿刺部位的血样进行血培养,首次取样与最后取样时间至少间隔 1 小时。对所有其他患者,则推荐在血培养阳性后再开始应用抗生素。如果需立即开始抗菌治疗(如脓毒症患者),抽血之后可按经验应用抗生素。如患者在此之前已短期使用抗生素,则在开始血培养前应停止使用抗生素至少 3 天。在长期使用抗生素之后血培养可能不会呈阳性,除非停止抗生素治疗 6~7 天。

一次血培养需一个需氧培养瓶和一个厌氧培养瓶。延迟送检并不会影响最终的培养结果,但可能会推迟最终诊断的时间。一旦血培养出现阳性,微生物室医师应马上将结果通知临床医师。

阳性血培养是 IE 的主要标准之一,是分离病原学和抗生素治疗的依据,一般而言 IE 的血培养阳性高。经严格标准诊断的 IE 其血培养阴性<5%,阴性的原因主要有:①微生物技术不合适;②细菌需高营养;③非细菌性微生物如立克次体和巴尔通体为常见病因;④真菌感染;⑤已用抗生素。因此,血培养必须采血 3 套(包括有氧和无氧),对无菌生长者应延期培养至 2~3 周,培养前应用抗生素者使培养成功率降低 35%~40%,而加入中和与抑制抗微生物因子如青霉素酶等并不增加血培养成功率。约 5% 的心内膜炎是血培养阴性的。

真菌在专为检测细菌而设计的血培养系统中,大于 80% 的酵母菌性心内膜炎能被检测出来。但总体来说,对真菌性心内膜炎行血培养极少有阳性发现。对这些真菌和组织胞浆菌性心内膜炎而言,全封闭血培养系统应是最佳选择,应在固体培养基中培育至少 4 周。

目前并未证实使用血清学检查对诊断 HACEK 组细菌、链球菌或肠球菌性心内膜炎有决定性作用,但对于巴尔通体和军团菌性心内膜炎却非常重要。衣原体性心内膜炎极少发生。有报道曾用血清学或对瓣膜进行微免疫荧光染色诊断明确。

可在肉汤培养基中对瓣膜进行培养;在培养之前研磨瓣膜有助于微生物的检出。革兰氏染色可有阳性发现,但在使用抗生素后,阳性率可能会降低。应对所有被切除的瓣膜行广谱 PCR 检查。

使用 PCR 检测细菌 DNA。如果没有怀疑某些特殊微生物的感染,使用广谱的聚合酶链反应(polymerase chain reaction,PCR)对血培养阴性患者进行检查,是 CNE 诊断方法中重要的进步。因此,对其进行扩增有助于鉴别是哪种细菌的感染。这种方法的优点是能检测到那些难于培养的微生物,甚至死亡的细菌。在 Duke 诊断标准中,目前已将特异性的血清学检测这一指标应用于 IE 诊断标准。因此,I 期免疫球蛋白 G 抗体浓度≥1∶800 或单一的血培养阳性,应当是调整后 Duke 诊断的主要标准。

【并发症】

感染性心内膜炎患者易导致并发症的高危因素包括:①瓣膜置换者;②左侧 IE;③金黄色葡萄球菌性 IE;④真菌性 IE;⑤既往有 IE 史;⑥临床病程>3 个月;⑦发绀型先天性心脏病;⑧体-肺动脉分流术;⑨对抗生素治疗效果差者。

(一) 心脏并发症

充血性心力衰竭(CHF)和神经系统事件是影响 IE 最重要的因素,引起 CHF 的原因大多是感染引起瓣膜损害。偶尔是赘生物片段致急性心肌梗死及心力衰竭,其中主动脉瓣感染者 CHF 发生率显著高于二尖瓣感染。IE 扩展至瓣环以上者死亡率高。反复发生 CHF 者则需要外科手术治疗。感染累及室间隔者易发生房室及束支传导阻滞。细菌性动脉瘤破裂可致心包炎或心包积液。

(二) 神经系统并发症

栓塞事件 65%以上发生在中枢神经系统,IE 神经系统并发症的发生率为 20%~40%,有心脏疾病患者出现发热和卒中表现提示 IE 的可能,应用抗生素治疗后 IE 发生栓塞的可能性明显降低(第 1 周为 13‰/d,第 2 周为 1.2‰/d),颅内细菌性动脉瘤是另一种并发症,但其症状多变,可以出现轻微脑膜刺激征,有些患者则直到动脉瘤破裂时才出现症状。

对有局部或严重头痛,培养阴性的脑膜炎和定位神经体征的患者,加强 CT 或 MRI 非常有价值,对脑出血敏感性达 90%~95%,并可定动脉瘤。MRI 是一种新的检测颅内细菌性动脉瘤的方法,但对于<5mm 的动脉瘤检查的敏感性较常规脑血管造影要差。

(三) 全身栓塞和脾脓肿

全身栓塞是 IE 的常见并发症,通常累及脾、肾、肝、髂动脉和肠系膜动脉,脾脓肿是由于梗死区细菌播散或感染栓子直接播散所致,脾脓肿可引起持续发热和膈肌刺激而伴有胸膜或左肩痛,不一定有腹痛和脾大。腹部 CT 和 MRI 是最好的检查方法,其敏感性和特异性均达 90%~95%。影响栓塞风险的因素包括:①病原菌的属性;②赘生物的形态学特征;③感染持续的时间;④感染的部位。

(四) 持续发热

对毒力不强的病原体所致的 IE 发热经有效的抗生素治疗后,常于 2~3 天后体温控制,约 90%的患者于第 2 周末不再发热。持续发热最常见的原因主要有:①心脏并发症:瓣周和/或心肌脓肿、心包炎/心肌炎、冠脉栓塞;②抗生素治疗剂量不足;③大的赘生物;④肾脏并发症:肾小球肾炎、菌尿;⑤神经系统并发症:脑栓塞、霉菌性动脉瘤;⑥肺部并发症:肺栓塞、渗出性胸膜炎;⑦其他脾、关节、脊柱栓塞并发症。

(五) 心内膜炎的复发

复发是指在最初症状改善后,临床症状发生恶化且血培养发现相同的病原菌,通常发生在数周内,也可延迟至 1 年。复发率增加的相关因素包括:①难治微生物如布鲁氏杆菌属、军团杆菌属、衣原体、支原体、分枝杆菌、巴尔通体属、立克次体属、真菌;②难治微生物并心内有外源性物质植入;③IVDA 有多种微生物引起的心内膜炎;④微生物学检查阴性的心内膜炎患者经验性抗生素治疗。

【治疗】

（一）抗生素治疗原则

抗生素治疗的主要目标是根除感染,包括赘生物的清除,因此,长疗程、静脉给药的抗菌治疗对感染治疗是必需的。

IE 是一种潜在的致命性疾病,自被发现至今,该病的宿主及病原体均发生了重要变化。但是,感染性赘生物独有的特征可以带来各种挑战。应用确定的细菌选择敏感的抗生素,是内科治疗 IE 的重要措施。IE 的最初治疗应根据临床表现和微生物学指导。最佳的诊断程序和安全的治疗包括:①7 天的微生物学支持,包括微生物的鉴别和药敏试验,以及直接联系的可能性;②连续的心脏外科和影像学专业技术支持,尤其是 TEE 和心脏外科;③如果上述需要不能实现,则必须马上转移患者至具备心内科、微生物学和心外科专家的医学中心;④危重患者经常在病原体鉴别和药敏试验前,即开始抗微生物治疗。

NVE 青霉素敏感草绿色链球菌(VGS)IE:青霉素 G 与头孢曲松钠可用于抗菌治疗,持续 4 周。非复杂性 IE、需快速治疗及无潜在肾脏疾病的患者可进行庆大霉素治疗,持续 2 周。不耐受青霉素或头孢曲松钠者可选万古霉素治疗,持续 4 周。4 周青霉素治疗过程中,前 2 周可联合单剂量庆大霉素治疗。菌株对头孢曲松钠敏感时,可考虑头孢曲松钠单药治疗;不耐受 β 内酰胺类药物者考虑万古霉素单药治疗。

颗粒链球菌与草绿色链球菌(VGS)引起 IE 及肠球菌性 IE 患者可进行氨苄西林或青霉素联合庆大霉素治疗;氨苄西林或青霉素不耐受者使用万古霉素治疗时,无须联合庆大霉素。对青霉素 MIC≥0.5μg/ml 且头孢曲松钠敏感性 VGS 菌株,可选头孢曲松钠联合庆大霉素治疗。

人工瓣膜感染性心内膜炎(PVE):青霉素 G 或头孢曲松钠治疗,持续 6 周;前 2 周可联合庆大霉素治疗。菌株 MIC>0.12μg/ml 时,可将庆大霉素治疗延长至 6 周;不耐受青霉素、头孢曲松钠及庆大霉素者可选万古霉素治疗。

肺炎球菌引起 IE 者可选青霉素、头孢唑林或头孢曲松钠治疗,持续 4 周;不耐受 β 内酰胺药物者可选万古霉素治疗。肺炎球菌引起的 PVE 患者治疗可持续 6 周;青霉素抵抗性肺炎球菌引起 IE 且无脑膜炎患者可用大剂量青霉素或第三代头孢菌素治疗。伴脑膜炎患者选大剂量头孢噻肟(或头孢曲松钠)治疗;头孢噻肟抵抗性(MIC>2μg/ml)肺炎球菌引起 IE 患者可在头孢噻肟(或头孢曲松钠)基础上联用万古霉素及利福平。鉴于肺炎球菌引起的 IE 较为复杂,建议治疗时首先进行传染性疾病会诊。

化脓性链球菌引起的 IE 患者可进行青霉素 G 或头孢曲松钠治疗,持续 4~6 周;不耐受 β 内酰胺药物者可选万古霉素治疗。B 组、C 组、F 组及 G 组 β 溶血链球菌引起 IE 患者在接受青霉素 G 或头孢曲松钠治疗(4 周或 6 周)时,前 2 周可联用庆大霉素治疗。

金黄色葡萄球菌(MSSA):密切关注人工瓣膜周围感染及心外感染。不推荐葡萄球菌感染性自体瓣心内膜炎(NVE)使用庆大霉素治疗。甲氧西林敏感性金黄色葡萄球菌(MSSA)与耐甲氧西林金黄色葡萄球菌(MRSA)引起 NVE 不应使用庆大霉素治疗。在治疗 MSSA IE 引起脑脓肿时,应使用萘夫西林代替头孢唑林;不耐受者使用万古霉素治疗。青霉素敏感性葡萄球菌引起 IE 患者应接受 β 内酰胺而非青霉素治疗,因为临床检验难以直接检测青霉素敏感性;MSSA 引起的非复杂性左侧 NVE 患者可接受萘夫西林(或等效青霉素)治疗,持续 6 周。MSSA 引起的复杂性左侧 NVE 患者接受萘夫西林(或等效青霉素)治疗时至少持续 6 周;MSSA 所致左侧 IE 患者可选达托霉素作为万古霉素替代治疗。达托霉素剂量应由感染科医师会诊决定。

无青霉素过敏史的 MSSA IE 患者可选头孢唑林治疗。MSSA IE 患者接受万古霉素治疗前,应进行 β 内酰胺过敏评估;不推荐使用克拉霉素,因其可增加 IE 复发率。MSSA IE 患者可选达托霉素作为万古霉素替代疗法。不推荐葡萄球菌性 NVE 患者使用利福平进行常规治疗。万古霉素耐药性葡萄球菌引起的 IE 应结合感染科医师会诊意见进行管理。

对于葡萄球菌引起的 PVE,建议使用万古霉素或利福平治疗,至少维持 6 周,前 2 周联合庆大霉素治疗。若凝固酶阴性葡萄球菌(CoNS)对庆大霉素耐受,可考虑其他氨基苷类抗生素;若 CoNS 对全部氨基苷类抗生素耐受,考虑使用喹诺酮药物。建议对复发患者的术中所得微生物样本或血样进行再次检查,以确定菌株的完整抗生素敏感性。对于金黄色葡萄球菌引起的 PVE,建议进行联合抗菌治疗;应用 β 内酰胺药物或万古霉素治疗时,前 2 周应联合庆大霉素治疗。

肠球菌引起 IE 应在试管中测定肠球菌对青霉素与万古霉素的敏感性,或测定对庆大霉素的高水平耐药性。对于 β 内酰胺药物、万古霉素或氨基苷类抗生素耐受的菌株,应测定其对达托霉素与利奈唑胺的敏感性。对肠球菌引起 IE 且肾功能正常的患者,庆大霉素应分为多剂量使用[约 3mg/(kg·d)],不应用单剂量治疗;用药间隔可为 8h/次,以便及时调整剂量,保持 1 小时血药浓度维持在 3μg/ml 左右,波谷浓度<1μg/ml。

关于万古霉素治疗 IE,只有当患者不耐受青霉素或氨苄西林时,才可以用万古霉素治疗。NVE 患者可接受 6 周的万古霉素加庆大霉素治疗,而 PVE 患者治疗至少持续 6 周。青霉素耐药性粪肠球菌引起的 IE 应选万古霉素加庆大霉素治疗。

青霉素、氨基苷类抗生素及万古霉素耐药性肠球菌引起 IE 患者应由感染科医师、心血管内科医师、心血管外科医师、临床药师进行共同管理,必要时联合儿科医师。若选择达托霉素治疗,剂量应在 10~12mg/(kg·d)。达托霉素可联合氨苄西林或头孢曲松钠治疗,尤其是在持续菌血症患者或感染肠球菌(达托霉素)MIC 较高(3μg/ml)的患者中。

若 HACEK 组微生物在试管内生长不足以获得敏感性结果,考虑菌株为氨苄西林耐受性,不应对此类 IE 患者进行青霉素及氨苄西林治疗。头孢曲松钠可用于 HACEK 组 IE 的治疗;对 HACEK 组 NVE 的治疗可持续 4 周;对 HACEK 组 PVE 的治疗可持续 6 周,因庆大霉素具有肾毒性,故不推荐使用。不耐受头孢曲松钠(或其他第三、第四代头孢菌素)患者可选喹诺酮(环丙沙星、左氧氟沙星或莫西沙星)治疗。HACEK 组 IE 患者可选择氨苄西林加舒巴坦治疗;不耐受头孢曲松钠的 HACEK 组 IE 患者应接受感染科医师会诊治疗。

非 HACEK 组革兰氏阴性菌引起的 IE 患者可选心脏手术加长期联合抗菌治疗,尤其是铜绿假单胞菌感染的患者。β 内酰胺(青霉素、头孢菌素、碳青霉烯类抗生素)联合氨基苷类抗生素或喹诺酮类药物治疗可持续 6 周。由于非 HACEK 组革兰氏阴性需氧菌可能存在不同抗生素耐药机制,建议治疗前请感染科医师会诊。

所有培养阴性心内膜炎患者都应进行流行病学因素评估,并明确既往感染病史,包括心血管感染、抗菌药使用史、临床治疗过程、严重程度,还有本次心外感染的部位。对于培养阴性心内膜炎患者,请感染科医师会诊,以制订最佳治疗决策。

随着免疫抑制患者、麻醉药品成瘾、心脏外科手术患者以及滥用广谱抗生素和肠外营养的住院患者日益增多,真菌性 IE 的发病率也在升高,其中 75% 的病原菌是 Candida 属。由于单独抗真菌治疗的高死亡率以及手术治疗活动性 IE 不断下降的围手术期死亡率,手术治疗成为首选。两性霉素 B 或者低毒性的两性霉素 B 脂质体注射剂可以用来治疗真菌性 IE,每天剂量为 1mg/kg。连续的输液可能有助于预防不良反应的发生,例如治疗相关的发热。尽管还没有证实联合应用氟胞嘧啶在体内有协同作用,但在体外实验中已经得到确认。为了控制感染,大多数真菌性 IE 患者在接受瓣膜手术初始静脉药物治疗完成后,终身口服唑类药物进行抑制治疗是合理的。

1. 异质材料植入心脏引起的 IE

(1) 人工瓣膜心内膜炎(PVE):在早期 PVE 中,最常见的致病菌为溶血阴性葡萄球菌(CONS),其次为金黄色葡萄球菌和肠球菌。晚期 PVE 的致病菌与自体瓣膜心内膜炎无较大差异。近年来,在手术期间使用常规剂量的抗生素能有效减少早期 PVE 的发生率。早期诊断出 PVE 对于获得恰当的内、外科治疗和改善其预后是非常重要的。虽然抗生素治疗的原则与自体 IE 基本相似,但时间延长至 6 周。

在 2 周的住院治疗后,个别病例需考虑在家继续治疗。由于特殊的环境会阻止病原微生物被抗生素清除,故 PVE 的治疗特别困难。CONS 能分泌细胞外黏液,阻止宿主自身防御机制,保护细菌不被杀死。

(2) 其他植入心脏异质材料引起的 IE,如心脏辅助设备相关的 IE(CDRIE)诊断、治疗和预防。

1) 诊断:①在开始心脏植入设备(CIED)感染的抗菌治疗之前,建议做 3 次以上血培养;②无论 TTE 的结果如何,对于疑似 CDRIE 而血培养结果阳性或阴性的患者,建议行经食管超声心动图(TEE)检查,以评估导管相关的心内膜炎和心瓣膜感染;③建议做 CIED 培养时,也做导管尖端培养;④对于疑似 CDRIE 而血培养阳性、TTE 和 TEE 结果阴性的患者,可以考虑做心腔内超声心动图;⑤对于疑似 CDRIE 而血培养阳性、TTE 和 TEE 结果阴性的患者,可以考虑放射性核素白细胞显影和 ^{18}F-FDG PET/CT 扫描。

2) 治疗原则:①对于确诊的 CDRIE 患者以及可能为游离囊状感染的情况,建议延长抗菌药物治疗和完全移出心脏辅助设备;②若没有其他显著感染灶,且确定为阻塞性感染,可以考虑做完全硬件移除处理;③对于可疑瓣膜感染,但无相关证据显示心内设备感染的情况下,也可以考虑完全移除硬件设备。

3) 设备移除的方式:①对于大部分 CDRIE 患者,建议皮下抽出设备,即使该设备上的赘生物大于 10mm;②若皮下抽离的方式不完全或者难以施行,或者存在相关的重度破坏性三尖瓣感染性心内膜炎,可以考虑行手术抽离;③如果设备上的赘生物过大(>20mm),可以考虑手术抽离。

4) 重新植入:①建议在设备抽离后再次评估重新植入的必要性;②一旦认定需要重新植入,建议先进行几天或者数周抗菌药物治疗;③对于起搏器依赖且需先进行合适的抗菌药物治疗的患者,可以考虑行暂时的同侧固定策略;④不建议常规植入临时起搏器。

5) 预防:①在植入设备之前,建议常规抗菌药物预防;②除非是紧急手术,否则在植入血管内或心脏内异物之前应找出感染的源头(评估至少 2 周)。

2. 静脉成瘾者感染性心内膜炎 IE 是静脉成瘾者中最严重的并发症,且静脉成瘾为欧洲一些医疗中心 IE 最主要的原因。在 60%~70% 的病例中,葡萄球菌是最常见的病原菌。其余病原菌包括肠球菌和链球菌(15%~20%)、铜绿假单胞菌、其他革兰阴性杆菌(<10%)

和念珠菌(<2%)。有5%~10%的病例是由多种微生物感染的(大约5%)。在左心室瓣膜之后,三尖瓣是最常被感染的(>70%)。肺动脉瓣感染相当少见(<1%)。5%~10%的病例左、右两边的瓣膜同时受累。大多患者无心脏基础疾病。

IVDA的特征性损害是由金黄色葡萄球菌引起的三尖瓣IE,需注意两个主要特点:①三尖瓣细菌赘生物的数量较二尖瓣和主动脉瓣少;②右心室的IE预后较好。入院后,经验抗生素的选择取决于所怀疑的病原菌、药物的种类、溶剂的成瘾性和心脏感染的部位。最常见的病原菌为金黄色葡萄球菌。治疗包括耐青霉素酶的青霉素或万古霉素,取决于当时MRSA的流行。若患者喷他佐辛成瘾,需给予抗假单胞菌属药物。若IVDA使用棕色海洛因柠檬酸盐,需考虑念珠菌(不是白念珠菌)且需增加抗真菌治疗。另外,有瓣膜损伤和/或左心室受累者,需增加抗肠球菌和链球菌抗生素。一旦病原菌被控制,治疗需调整。IVDS右心室由金黄色葡萄球菌引起的IE使用环丙沙星加口服利福平,细心监护,防治并发症,可成功治愈。其他病原菌治疗同未成瘾者。

(二) 抗凝治疗

目前尚无证据表明IE患者抗凝治疗可以防止血栓的并发症,同时IE患者抗凝治疗有增加颅内出血的危险性。对换瓣术后IE的抗凝治疗应在严密观察下谨慎维持,一旦出现中枢神经栓塞伴出血,则应暂时中断抗凝治疗。

对换瓣术后金黄色葡萄球菌性IE患者特别易于发生中枢神经系统出血,有限的资料提示,对该类患者在急性期应停用抗凝治疗。对于准备行心脏手术的IE患者停用华法林,而用肝素替代。阿司匹林对IE患者血栓并发症防治作用未肯定。

(三) 外科手术治疗

瓣膜功能障碍导致心力衰竭症状和体征的IE患者需要早期手术(首次住院,在完成抗生素治疗前);尤其是由真菌或高度耐药菌引起的IE患者应考虑早期手术(例如耐万古霉素肠球菌、多重耐药革兰氏阴性杆菌)。合并心脏传导阻滞、瓣环或主动脉脓肿、破坏性穿透性损伤的患者需要早期手术。有持续性感染证据者(抗生素治疗3~5天后仍持续发热,并排除其他部位的感染和发热)需要在适当的抗菌治疗后早期手术。适当的抗生素治疗,仍合并复发性血栓形成和疣状赘生物持续扩大的患者,进行早期手术是合理的。合并重度瓣膜关闭不全和移动性疣状赘生物>10mm的患者早期手术是合理的。移动疣状赘生物>10mm,特别是涉及二尖瓣的前瓣叶且与其他相对手术适应证相关的患者应考虑早期手术。

有几项研究表明,心力衰竭是IE患者手术治疗的强的适应证。对伴有心力衰竭、瓣膜疾病和不能控制感染的IE患者,结合内科和外科治疗,可明显降低其死亡率(由56%~86%降至11%~35%)。对换瓣术后的IE患者,则应区别对待。术后晚发IE(>1年)及草绿色链球菌、肠链球菌和HACEK组微生物感染的IE可采用内科治疗,换瓣术后IE复发患者要仔细临床评估,并注意瓣周感染扩展、霉菌迁移如脾肿脓或骨髓炎,尽管有些患者经第二次治疗后能控制,但多数需结合内科和外科治疗,由金黄色葡萄球菌所致的换瓣术后IE患者结合内科和外科治疗的预后要明显好于单用内科治疗。

活动性NV需行外科手术的并发症有:①急性主动脉或二尖瓣反流伴心力衰竭;②瓣周感染扩展证据;③抗生素治疗7~10天后持续感染;④对抗生素治疗反应差的感染(如真菌、布鲁氏菌、立克次体、金黄色葡萄球菌、肠球菌等);⑤抗生素治疗1周以内的移动的赘生物>10mm;⑥复发血栓;⑦梗阻性赘生物。

活动性PVE需行外科手术的并发症有:①早期PVE;②严重血流动力学换瓣功能障碍;

③瓣周感染扩展证据;④抗生素治疗7~10天后持续感染;⑤再发血栓;⑥对抗生素治疗反应差者;⑦梗阻性赘生物。

有学者认为,有两次栓塞发作或一次栓塞发作伴有大的赘生物者是外科治疗的指征,但尚缺乏前瞻性对照研究证据。赘生物的部位、大小及性质尚不能作为外科治疗的指征,但在下列情况下也要尽早考虑外科手术治疗:①移动的赘生物;②二尖瓣上赘生物大于10~15mm;③不断增大的赘生物;④与二尖瓣对吻的赘生物。

新近发生神经系统并发症的IE患者,由于存在术后神经系统损害加重及死亡的风险,故列为手术的禁忌证。一项共181例患者的研究表明,于并发症发生7天以内行外科治疗,术后神经系统损害恶化比例达44%;如果在7~14天行外科治疗,则神经系统损害恶化比例降至16.7%;如果在4周或更长时间再行外科治疗,则神经系统损害恶化比例仅为2.3%。

对经外科手术治疗的IE患者,抗生素治疗总的疗程仍按指南要求进行。在某些特殊情况下如血培养阳性、心肌脓肿及术中清除物有革兰氏阳性菌存在的患者,术后建议抗生素治疗1个疗程。

ESC专家组强烈建议组建专业化团队(心内膜炎团队),在治疗中心对IE患者进行治疗。

1. 需要心内膜炎团队处理的患者类型

(1)复杂性IE患者,如心内膜炎伴有心力衰竭、脓肿、栓塞、神经系统并发症或先天性心脏病。

(2)非复杂性IE患者虽未在治疗中心进行初始治疗,但其与治疗中心有定期沟通并经心内膜炎团队会诊,如有需要,可转入治疗中心。

2. 治疗中心的要求

(1)可为患者随时进行检查,包括经胸壁或经食管超声心动图、CT、MRI、核素显像等。

(2)可在患者的疾病早期随时进行心脏外科手术,尤其是复杂性IE患者。

(3)治疗中心拥有多学科的专家,至少包括心内科、心外科、麻醉科、感染科及微生物领域专家,如有可能,还应包括瓣膜疾病、先天性心脏病、起搏器、超声心动图、神经领域专家以及神经外科手术和介入设备。

3. 心内膜炎团队的任务

(1)应定期进行病例讨论、术前讨论,并制订相应随访计划。

(2)根据当前指南和标准的治疗流程,选择抗菌药物治疗的类型、疗程及随访方式。

(3)参加国际、国内学术交流,公布中心的发病情况及死亡情况,并参与医疗质量改进及患者教育。

(4)定期进行门诊随访。

【预防建议】

(一)下述感染性心内膜炎的高危患者行高危操作时需预防性应用抗菌药物

1. 植入人工瓣膜或用人工材料修补心脏瓣膜的患者。

2. 有IE病史的患者。

3. 任何类型的发绀型先天性心脏病患者。

4. 外科手术或经皮介入技术行假体植入的先天性心脏病患者,术后恢复且无残余漏后,专家组推荐术后6个月给予预防性抗菌药物治疗至植入材料内皮化,如果存在残余漏或瓣膜反流,则终生应用。

5. 其他类型的瓣膜疾病或者先天性心脏病患者不推荐预防性应用抗菌药物。

尽管 AHA 指南推荐对接受心脏移植后发生瓣膜病的患者预防性应用抗菌药物,但却缺乏有力证据支持,因此 ESC 专家组不推荐对这类患者预防性应用抗菌药物。同样,指南不推荐对中危患者预防性应用抗菌药物,如任何形式的天然瓣膜疾病患者(包括最常见的情况:主动脉瓣二叶畸形、三尖瓣脱垂和钙化性主动脉瓣狭窄)。

(二) 相关高危操作的抗菌药物应用原则

1. 仅应在处理牙龈、根尖周组织或穿透口腔黏膜时,考虑预防性应用抗菌药物。

2. 下述口腔操作不推荐预防性应用抗菌药物,包括非感染区域的局部麻醉注射、浅龋治疗、拆线、X 线检查、放置或调整可移动的口腔修复及正畸装置、乳牙脱落后、口腔黏膜及唇部创伤后。

3. 下述呼吸道操作不推荐预防性应用抗菌药物,包括支气管镜、喉镜、经鼻插管、气管插管。

4. 下述胃肠道及泌尿生殖道操作不推荐预防性应用抗菌药物,包括胃镜、肠镜、膀胱镜、经阴道分娩、剖宫产、经食管超声心动图。

5. 皮肤及软组织操作不推荐预防性应用抗菌药物。

(三) 抗菌药物的选择

1. 口腔操作过程中预防性应用抗菌药物,主要针对口腔内的链球菌属。推荐术前 30~60 分钟应用阿莫西林或氨苄西林,成人 2g、儿童 50mg/kg 口服或静脉滴注(亦可选用头孢唑林或头孢曲松,成人 1g、儿童 50mg/kg 静脉滴注;或头孢氨苄,成人 2g、儿童 50mg/kg 静脉注射)。过敏者选用克林霉素,成人 600mg、儿童 20mg/kg 口服或静脉滴注。不推荐应用喹诺酮类抗菌药物和氨基糖苷类抗菌药物。

2. 非口腔的侵入操作仅在感染区域进行时,需应用抗菌药物治疗。选择抗菌药物时,呼吸道操作需针对葡萄球菌,胃肠道及泌尿生殖道操作需针对肠球菌(可选用氨苄西林、阿莫西林、万古霉素),皮肤及骨骼肌肉操作需针对葡萄球菌及乙型溶血性链球菌。

3. **心脏或血管手术** 早期人工瓣膜感染(术后 1 年)最常见的病原微生物为凝固酶阴性葡萄球菌和金黄色葡萄球菌。预防性治疗应该在术前立即开始,如果术程延长,应重复应用至术后 48 小时停止。除非急诊手术,否则应在人工瓣膜或其他外源性材料植入术前至少2 周将潜在的口腔感染灶清除。

4. 不建议高危患者及天然瓣膜疾病患者进行文身或穿刺。即使进行这些操作,也应在严格无菌条件下实施,但不建议预防性应用抗菌药物。

5. 医源性感染性心内膜炎约占所有 IE 病例的 30%。尽管不推荐在侵入操作前常规应用抗菌药物,但操作过程中的无菌原则还是有助于降低医源性感染性心内膜炎的发生率。

(四) 心血管手术前应用抗菌药物预防局部及全身感染的推荐意见

1. 推荐心脏手术前筛查鼻部金黄色葡萄球菌携带者,并加以治疗。

2. 推荐在起搏器及可植入除颤仪植入术的围手术期内预防性应用抗菌药物。

3. 除非急诊手术,否则应在人工瓣膜或其他心脏血管内外源性材料植入术前至少 2 周将潜在的感染灶清除。

4. 对于拟行外科手术或经导管植入人工瓣膜、血管内移植物及其他外源性材料的患者,应在其围手术期预防性应用抗菌药物。

5. 不推荐对未筛查金黄色葡萄球菌的患者进行系统性治疗或局部治疗。

目前尚无法预测哪部分患者或哪些操作可引起 IE。在牙科、胃肠道和泌尿生殖道操作中应用抗生素预防患者发生 IE 的方法受到了许多质疑。

以前的指南将心脏疾病按发生 IE 的危险程度,分为高危、中危和低危三个层次,并主张对高危、中危者应用抗生素预防。目前的指南则考虑到三个方面的问题:①哪些心脏疾病属于高危患者,易于获得 IE? ②哪些心脏疾病并发 IE 后预后差? ③上述两种情况是否真正需要抗生素预防 IE?

至今仍很少有资料证实某一种特定的心脏疾病易于发生 IE。尽管既往的研究表明,在 IE 发病的心脏疾病中,机械瓣膜置换术后发生 IE 的危险性最高达 2 160/10 万人年,而自体瓣膜置换术后约 630/10 万人年;室间隔缺损未行修补之前发生 IE 的概率为修补后的 2 倍。但是,我们很难利用这些资料去判断哪些患者或哪些病种更易于发生 IE,因为每一病种的患者病情轻重不一,而易于发生 IE 的风险也与病变的轻重相关。越来越多的证据表明,牙科操作时应用抗生素仅能预防极少数 IE 病例。基于相关研究结果,指南推荐,有上述心脏疾病可能是 IE 预后不良的高危患者,在进行牙科操作时应用抗生素预防。

【预后】

IE 患者住院死亡率为 15%~30%,快速识别死亡高风险患者,为扭转疾病病程(如及时急诊就诊或行急症手术)提供机会,有助于改善患者的总体预后情况。主要有 4 个因素可影响 IE 的预后,分别是患者特征、是否存在心源性和非心源性并发症、所感染的微生物和超声心动图检查结果。

对 NVE 来说,致残率和死亡率受感染微生物类型和诊断的早晚所影响。由链球菌所致的 IE,如能在血流动力学和血栓性并发症形成前,用抗生素治愈并不难。但是,如果诊断被延误或致病微生物是链球菌以外的致病菌,特别是金黄色葡萄球菌,则整体预后要差,更需要外科手术治疗,其原因为这些致病菌毒力更强,心内结构破坏更严重,同时血栓的并发症更为多见。

近年来,老年人 IE 发生率明显增高,其中许多并无易感 IE 的心脏疾病,且常为肠球菌和葡萄球菌感染。同时,发生于其他疾病患者(如慢性肾功能不全)的院内 IE 也明显增加。IE 总体预后良好(10 年生存率为 81%),但有相当一部分患者的治愈有赖于外科手术。既往有过 IE 的患者有再发的风险,因此必须严格进行预防。

PVE 常伴有严重的人工瓣周损害、脓肿形成、人工瓣膜功能障碍和血栓事件,该类患者死亡率高达 50%,早期识别、早期 TEE 和尽早外科手术治疗可改善其预后。PVE 后期 IE 的预后和并发症则与致病菌密切相关,因链球菌感染者死亡率<10%,早期诊断和治疗后,很少有脓肿形成和瓣膜功能障碍。而其他感染如肠球菌和金黄色葡萄球菌感染,其预后很差,瓣周损害、脓肿形成和血栓事件均常见,早期药物与手术治疗相结合有可能改善其预后。总之,PVE 的长期生存率比 NVE 更差。

———————— 指南要点小结 ————————

引起 IE 最常见细菌类型由链球菌转变为葡萄球菌。我国引起 IE 最常见的仍为草绿色链球菌,近年由于抗生素的普遍应用,由肠球菌、革兰氏阴性杆菌及真菌等所致 IE 有逐渐上升趋势。

某些心脏疾病患者为 IE 高危且预后不良者包括:

(1) 人工心脏瓣膜置换或修补术。

(2) 既往 IE 史。

(3) 某些先天性心脏病:①未行手术的复杂的发绀型先天性心脏病(单心室、大血管转位和法洛四联症);②利用修补物进行修补的先天性心脏病(无论是经介入或外科手术者),且在术后半年内;③修补的先天性心脏病伴残余缺损,且残余缺损位于修补物上或其附近者。

(4) 心脏移植者发生心脏瓣膜病变者。

IE 诊断仍然使用 Duke 修订标准。

任何因临床症状而怀疑有自体瓣膜心内膜炎的患者都应行经 TTE 筛查。而当图像质量不佳时,应使用 TEE。

血培养是诊断 IE 的重要依据,应该在体温上升期抽血,至少取 3 处不同静脉穿刺部位的血样进行血培养,首次取样与最后取样时间至少间隔 1 小时。每次血培养需一个需氧培养和一个厌氧培养。已使用抗生素者,则在开始血培养前应停止使用抗生素至少 3 天。

选择敏感的抗生素是内科治疗 IE 的重要措施。IE 的最初治疗应根据临床表现和微生物学指导。氨基糖苷类抗菌药物目前不推荐用于治疗葡萄球菌感染性 NVE,仅当有植入异物感染时(如 PVE)才考虑使用利福平,推荐使用达托霉素和磷霉素用于治疗葡萄球菌感染性心内膜炎,使用奈替米星治疗青霉素敏感的口腔链球菌和消化链球菌。对于 IE 大多数抗菌药物治疗方案达成了共识,但是对于葡萄球菌感染性 IE 的最佳治疗方案以及经验性治疗方案仍存争议。

经足量抗生素治疗不能控制的心力衰竭,瓣周病变及感染不能控制者;应用适当的抗生素治疗仍持续发热或有菌血症超过 7~10 天,药物不能控制的败血症;部分换瓣术后的 IE,特别是复发和金黄色葡萄球菌感染者;在抗生素治疗中出现新发的栓塞等,应及时进行外科治疗。

目前尚无法预测哪部分患者或哪些操作可引起 IE。日常活动来源的细菌比来源于牙科的细菌更能引起 IE。即使预防 100% 有效,也仅有极少数的 IE 可通过预防性使用抗生素得到预防。推荐只对符合高危情况的患者应用抗生素预防 IE。

对所有涉及处理齿龈组织、牙根尖周围区域或口腔黏膜穿孔等牙科治疗进行抗生素预防,仅推荐应用于有心脏疾病的高危患者。

单纯胃肠道和泌尿生殖道操作不推荐预防性使用抗生素预防 IE。

(赵延恕)

参考文献

[1] BADDOUR L M, WILSON W R, BAYER A S, et al. Infective Endocarditis in Adults: Diagnosis, Antimicrobial Therapy, and Management of Complications: A Scientific Statement for Healthcare Professionals From the American Heart Association[J]. Circulation, 2015, 132:1435-1486.

[2] HABIB G, LANCELLOTTI P, ANTUNES M J, et al. 2015 ESC guidelines for the management of infective endocarditis[J]. Rev Esp Cardiol (Engl Ed), 2016, 69(1):2285-2286.

[3] 董吁刚, 黄峻, 李光辉, 等. 成人感染性心内膜炎预防、诊断和治疗专家共识[J]. 中华心血管病杂志, 2014, 42(10):806-814.

[4] NAKATANI S, OHARA T, ASHIHARA K, et al. JCS 2017 Guideline on Prevention and Treatment of Infective Endocarditis [J]. Circ J, 2019, 83:1767-1809.

[5] HUBERS S A, DESIMONE D C, GERSH B J, et al. Infective Endocarditis: A Contemporary Review[J]. Mayo Clin Proc, 2020, 95(5):982-997.

[6] BARTON T L, MOTTRAM P M, STUART R L, et al. Transthoracic echocardiography is still useful in the initial evaluation of patients with suspected infective endocarditis: evaluation of a large cohort at a tertiary referral center[J]. Mayo Clin Proc, 2014, 89(6):799-805.

[7] CERVERA C, CASTAÑEDA X, DE LA MARIA C G, et al. Effect of vancomycin minimal inhibitory concentration on the outcome of methicillin-susceptible Staphylococcus aureus endocarditis[J]. Clin Infect Dis, 2014, 58(12):1668-1675.

[8] CARUGATI M, BAYER A S, MIRÓ J M, et al. High-dose daptomycin therapy for left-sided infective endocarditis: a prospective study from the International Collaboration on Endocarditis[J]. Antimicrob Agents Chemother, 2013, 57(12):6213-6222.

[9] SAKOULAS G, NONEJUIE P, NIZET V, et al. Treatment of high-level gentamicin-resistant Enterococcus faecalis endocarditis with daptomycin plus ceftaroline [J]. Antimicrob Agents Chemother, 2013, 57:4042-4045.

[10] SAKOULAS G, ROSE W, NONEJUIE P, et al. Ceftaroline restores daptomycin activity against daptomycin-nonsusceptible vancomycin-resistant Enterococcus faecium [J]. Antimicrob Agents Chemother, 2014, 58: 1494-1500.

[11] 杨天伦, 钟巧青, 倪国华, 等. AHA 关于成人感染性心内膜炎诊断、抗菌治疗以及并发症的处置的科学声明解读[J]. 中国循环杂志, 2016, 31(z2):28-33.

[12] ERPELDING M L, DURANTE-MANGONI E, FERNÁNDEZ-HIDALGO N, et al. Impact of early valve surgery on outcome of Staphylococcus aureus prosthetic valve infective endocarditis: analysis in the International Collaboration of Endocarditis-Prospective Cohort Study[J]. Clin Infect Dis, 2015, 60(5):741-749.

[13] LALANI T, CHU V H, PARK L P, et al. In-hospital and 1-year mortality in patients undergoing early surgery for prosthetic valve endocarditis[J]. JAMA Intern Med, 2013, 173(16):1495-1504.

[14] KARCHMER A W, BAYER A S. Editorial commentary: surgical therapy for Staphylococcus aureus prosthetic valve endocarditis: proceed with caution (Caveat Emptor) [J]. Clin Infect Dis, 2015, 60(5):750-752.

第二十一章　瓣膜性心脏病

　　心脏的瓣膜病变是由炎症、退行性改变、先天性畸形、缺血、外伤等原因引起的单个或多个瓣膜结构或功能改变,导致瓣口狭窄或关闭不全而引起反流,导致血流动力学障碍。一般说来,凡有瓣膜狭窄者,均为结构异常。而关闭不全,则可为结构异常,也可能为功能异常。风湿性心脏病为我国最常见的病因,主要累及 40 岁以下人群,二尖瓣最常受累,其次为主动脉瓣。而老年人退行性变以主动脉瓣最常受累。其治疗手段以手术治疗为主。近年来,经导管瓣膜治疗技术、器械和术中检查技术取得飞速发展,特别是经导管主动脉瓣膜置换术(TAVR)和经导管缘对缘二尖瓣修复术(TEER)治疗新的临床研究结果的发布,使相关适应证明显拓宽,大大促进了临床指南的更新和完善。

　　我们将以 2014 年 AHA/ACC 心脏瓣膜病(valvular heart disease,VHD)管理指南、2017 年 AHA/ACC 心脏瓣膜病管理指南以及 2017 年 ESC/EACTS 心脏瓣膜病的管理指南为主,依据 2020 年更新的 AHA/ACC 心脏瓣膜病管理指南,对目前的瓣膜病管理和治疗措施进行解读。

【基本评估、诊断与随访】

　　2014 年指南首次针对患者的状况进行系统性分期,并在各种单项疾病中针对不同分期做了分析(表 21-1)。同时,进一步强调了经胸超声心动图在瓣膜病诊断、评估和随访中的基石地位,辅以血流动力学与症状学的检查,更精确地评估患者的疾病状况,更好地制订诊疗计划(表 21-2)。另外,2014 年指南首次强调群策群力,组建多学科团队(MDT),建立心脏瓣膜病中心。2020 年指南更加强调和细化,将瓣膜中心分为初级瓣膜中心及综合性瓣膜中心,并对其该具备条件及义务进行了详细规定,以求更好地诊断、评估并治疗患者。

表 21-1　2014 年 AHA/ACC 指南提出针对瓣膜病严重程度进行分级

分级	定义	描述
A	高风险	该患者存在瓣膜病进展的高危因素
B	进展期	患者处于瓣膜病进展期(轻到中度,无症状)
C	严重无症状	无症状患者达到重度瓣膜病标准: C1:无症状患者左心室或右心室仍可代偿 C2:无症状患者左心室或右心室失代偿
D	严重伴症状	患者出现了瓣膜病引起的相关症状

表 21-2　瓣膜病干预的风险评估

	低危(全部符合)	中危(1条符合)	高危(1条符合)	极高危(1条符合)
STS 评分	<4%	4%~8%	>8%	预测术中死亡或1年全因死亡率>50%
虚弱评级	无	1项指标(轻)	≥2项指标(中到重)	
脏器衰竭	无	1个器官	不少于2个器官	≥3个器官
手术阻碍	无	可能存在	可能存在	存在严重阻碍

对 VHD 患者进行干预的指征取决于:①症状的存在与否;②VHD 的严重程度;③左心室和/或右心室对 VHD 引起的体积或压力超负荷的反应;④对肺或全身循环的影响;⑤心律的改变。

【主动脉瓣狭窄】

退行性钙化为成年人主动脉瓣狭窄最常见病因,年轻人最常见的为先天性畸形。退行性钙化所致主动脉瓣狭窄较先天性和风湿所致者发展迅速。主动脉瓣狭窄可有相当长时间的无症状期,在此时期内,死亡率和致残率低。最后可出现心绞痛、晕厥和心力衰竭等症状。而一旦出现症状,平均寿命短于 2~3 年。猝死主要发生于严重主动脉瓣狭窄患者,很少见于无症状患者(<1%/年)。根据我国多项临床流行病学研究,主动脉瓣狭窄的患者占总人群的 0.17%~0.47%,平均为 0.28%,且随着年龄的增长,患病率逐渐增高。同时,瓣膜钙化的程度与出现率也逐渐增高。我国的主动脉瓣二叶化(47.5%)则是另一个较为特征性的表现。

(一)无症状患者

对于无症状的轻、中度 AS 患者,应定期超声复查,治疗主要为内科治疗:合并高血压时,应降血压治疗;有感染性心内膜炎或风湿活跃时,应预防性使用抗生素。对于严重 AS 无症状患者是否手术行瓣膜置换术,需要根据血流动力学区别对待。许多严重无症状主动脉瓣狭窄患者在数年内出现症状而要求手术治疗,因此,若行其他心脏手术时,即便是中度 AS,也可同时干预。一组资料表明,无症状患者 1 年后出现心绞痛、气促、晕厥的发生率为 14%,2 年为 38%。

(二)有症状患者

凡出现临床症状者,即应考虑手术治疗,不受年龄限制。对绝大多数成年人,主动脉瓣置换是唯一有效的方法,术后患者症状改善,存活期延长。近年来,经皮主动脉瓣置换术(TAVR)得到了长足的进步和发展,适应证不断拓宽,在外科高危或不能外科手术高龄患者中成为常规治疗选择,SurTAVI 和 PARTNER2 临床试验表明,在中危患者中 TAVR 疗效等同于 SAVR,因此 2017 年指南将 TAVR 其适应证也由外科风险高危的患者逐渐转向外科风险中危的患者;PARTNER3 和 EVOLUT 试验在低危患者中 TAVR 疗效不劣于 SAVR;既往指南中外科手术风险是 TAVR 适应证主要参考因素,而在 2020 年指南中年龄成了主要参考因素。对于 STS≥8 分、预期寿命大于 1 年重度症状性主动脉瓣狭窄患者,不考虑年龄,首选 TAVR。对于 STS<8 分患者,年龄是其治疗方式选择重要参考因素,即<65 岁者首选 SAVR,

>80 岁者首选 TAVR,而 65~80 岁者根据须具体情况(表 21-3)经 MDT 讨论后由医患共同决定。在主动脉瓣狭窄干预时机方面,相对于 2014 年指南,增加了对 D3 期(低流量、低压差、正常 EF 值)患者手术干预,对于无症状重度主动脉瓣狭窄患者,除了极重度、运动试验阳性要干预外,增加了对 BNP 超过正常值 3 倍的患者也要干预这内容。主动脉瓣球囊成形术主要用于青少年和年轻人,该方法近期疗效好,可明显改善症状,但有许多不足之处,如术后瓣口面积很少超过 $1.0cm^2$,严重并发症的发生率大于 10%,许多患者在 6~12 个月后发生再狭窄,因此在成年人此方法不能代替瓣膜置换术。

表 21-3   主动脉瓣狭窄患者选择 TAVR 或者 SAVR 的参考因素

	考虑 SAVR	考虑 TAVR
年龄/预期寿命	年轻/预期寿命长	年纪大/预期寿命数年
瓣膜解剖	二叶瓣 瓣下(左室流出道)钙化 风湿性瓣膜病变 小或者过大的瓣环	三叶钙化主动脉瓣
瓣膜选择	机械瓣或生物瓣 关注患者-瓣膜不匹配(PPM)	考虑生物瓣 生物瓣耐用性与预期寿命 TAVR 相对同尺寸 SAVR 提供更大面积瓣口面积
伴随其他心脏异常	主动脉扩张 严重的原发性 MR 合并严重 CAD 需要 CABG 室间隔肥厚需要手术切除 心房扑动	严重钙化的升主动脉(瓷化主动脉)
非心脏情况		严重肺、肝、肾疾病
虚弱程度	无或轻度	TAVR 后可改善虚弱
SAVR 或 TAVR 预期手术风险	SAVR 低危 TAVR 高危	TAVR 低或中危 SAVR 高危或禁忌
手术相关障碍	瓣膜解剖,瓣环大小,低冠脉开口不利于 TAVR 血管入路不适合经股动脉 TAVR	先前心脏手术可能损失桥血管 既往胸部放疗史
患者优先考虑	关注瓣膜寿命 避免再次手术 更低的起搏器植入率 长期生存、症状缓解 长期运动能力和 QOL 的改善 避免血管并发症 接受更长的住院时间和恢复期的疼痛	接受不确定的瓣膜耐用性和可能的再次手术 起搏器植入的更高风险 长期生存、症状缓解 改善的运动能力和 QOL 预期更短的住院和更轻的术后相关疼痛

(三)临床分期

根据血流动力学和自然病程资料,将主动脉瓣狭窄分为 4 期(表 21-4)。

表 21-4 主动脉瓣狭窄临床分期

分期	定义	瓣膜解剖	血流动力学	病理生理学	症状
A	危险期	二叶瓣或瓣膜硬化	无	无	无
B	进展期	轻中度瓣叶钙化或瓣膜活动不良 风湿性瓣膜改变	轻度到中度狭窄	可能存在早期舒张功能不全 EF 值正常	无
C	无症状的重度狭窄				
C1	左心室正常	严重钙化或先天狭窄伴有瓣膜开放不良	重度或极重度狭窄	左心室舒张功能不全 轻度左心室高压 正常 EF 值	无;运动试验可能阳性
C2	左心室衰竭	严重钙化或先天狭窄伴有瓣膜开放不良	重度狭窄	EF<50%	无
D	有症状的重度狭窄				
D1	高压差	严重钙化或先天狭窄伴有瓣膜开放不良	重度狭窄可伴反流	左心室舒张功能不全 左心室高压 肺动脉高压可能存在	劳力性呼吸困难或运动耐量降低 劳力性心绞痛 劳力性晕厥或晕厥
D2	低压差并左心衰竭	严重钙化或先天狭窄伴有瓣膜运动严重减弱	瓣膜面积≤1.0cm²,流速及压差未达标 多巴酚丁胺试验阳性	左心室舒张功能不全 左心室高压 EF<50%	心力衰竭 心绞痛 晕厥或晕厥前期
D3	低压差伴正常心功能或反常性低流量	严重钙化或先天狭窄伴有瓣膜运动严重减弱	瓣膜面积≤1.0cm²,流速及压差未达标 指数瓣膜面积≤1.0cm² 每搏量<35ml/m² 血压正常(<140mmHg)	左心室壁相对变厚 左心室变小,每搏量低 限制性舒张功能不全 EF≥50%	心力衰竭 心绞痛 晕厥或晕厥前期

注:轻度为瓣口面积>1.5cm²,平均压力阶差<25mmHg,主动脉喷射速率<3.0m/s;中度为面积 1.0~1.5cm²,平均压力阶差 25~40mmHg,主动脉喷射速率 3.0~4.0m/s;重度为面积<1.0cm²,平均压力阶差>40mmHg,主动脉喷射速率>4.0m/s。

【主动脉瓣关闭不全】

主要病因为风湿性、先天性或结缔组织疾病,根据发病情况,分为急性和慢性两种,临床上以慢性较多见。决定预后的主要因素有年龄、左心室收缩末期内径和左心室舒张末期内径。在一项追踪 8 年的试验中,左心室收缩末期内径>50mm,死亡、出现症状和左心室功能不全的发生率为 19%/年,40~50mm 为 6%/年,而<40mm 者为 0。近年来中国流行病学调查显示,在人群中 AR 患者比例占 0.27%,患病率与年龄无相关,65 岁以下严重 AR 患者多为风湿性,65 岁以上多为退行性变。

(一) 急性主动脉瓣反流

急性主动脉根部剥离为外科急症,需要马上识别和处理。急性严重主动脉瓣反流虽经积极内科治疗,肺水肿、室性心动过速、循环衰竭的死亡率仍很高,故应尽早外科手术治疗。术前应使用血管扩张剂如硝普钠,和/或正性肌力药物如多巴胺或多巴酚丁胺。β 受体阻滞剂应慎用,因会抑制代偿性的心动过速。IABP 禁用于 AR 患者。感染性心内膜炎所致的严重主动脉瓣关闭不全,特别是合并低血压、肺水肿、低心排出量时,应尽早手术。

(二) 慢性主动脉瓣反流

无症状轻度主动脉瓣反流患者,无须使用血管扩张剂,也无证据支持在无症状和左心室功能正常的严重主动脉瓣反流患者中使用地高辛、利尿剂、硝酸酯类和其他正性肌力药物。有症状的严重主动脉瓣关闭不全患者,手术可减轻左心室容量、左心室重量、室壁张力,并增加左室射血分数。有手术指征时,可行人工心脏瓣膜置换术,许多试验已证实,术后生存率和左心室功能主要决定于术前左心室收缩功能和收缩末期内径。近年来,TAVR 也逐渐成为 AR 患者的新选择。针对主动脉窦及升主动脉增宽的患者,主动脉瓣膜修复是 I 类推荐(ESC,2017)。

(三) 临床分期

慢性主动脉瓣反流的分期分型见表 21-5。

表 21-5 临床分期和分型

分期	定义	瓣膜解剖	血流动力学	病理生理学	症状
A	危险期	1. 二叶瓣或先天性主动脉瓣畸形 2. 主动脉瓣硬化 3. 主动脉窦或升主动脉疾病 4. 风湿性心脏病史 5. 感染性心内膜炎	无或微量反流	无	无
B	进展期	1. 轻到中度钙化或先天畸形 2. 主动脉窦扩张 3. 风湿性瓣膜改变 4. 既往感染性心内膜炎	轻至中度反流	左心室收缩功能正常 左心室大小正常或轻度增大	无
C	无症状	1. 钙化主动脉瓣 2. 二叶瓣(或其他先天性畸形) 3. 主动脉窦或升主动脉扩张 4. 风湿性瓣膜改变 5. IE 瓣膜闭合异常或穿孔	重度反流	C1:正常 LVEF 和轻度至中度 LV 扩张(≥50mm) C2:LV 收缩功能异常,LVEF 降低(<50%)或 LV 严重扩张	没有;运动测试是合理的,以确认症状状态

续表

分期	定义	瓣膜解剖	血流动力学	病理生理学	症状
D	有症状	1. 钙化主动脉瓣 2. 二叶瓣（或其他先天性畸形） 3. 主动脉窦或升主动脉扩张 4. 风湿性瓣膜改变 5. IE瓣膜闭合异常或穿孔	重度反流	有症状的严重AR可能出现正常的收缩功能，轻度至中度LV功能障碍（LVEF 40%~50%）或严重LV功能障碍（LVEF<40%） 存在中度至重度LV扩张	劳力性呼吸困难、心绞痛或更严重的HF症状

注：①轻度：喷射宽度<LVOT的25%；反流口宽度<0.3cm；反流量<30ml/次；反流分数<30%；反流颈<0.10cm²；血管造影1+级以上。②中度：喷射宽度<LVOT的25%~64%；反流口宽度<0.3~0.6cm；反流量<30~59ml/次；反流分数30%~49%；反流颈0.10~0.29cm²；血管造影2+级以上。③重度：喷射宽度≥LVOT的65%；反流口宽度>0.6cm；近端腹主动脉的全向反流血流逆转；反流量≥60ml/次；反流分数≥50%；射流颈≥0.3cm²；血管造影3+~4+；此外，慢性严重AR的诊断需要LV扩张的证据。

【二尖瓣狭窄】

最常见病因为风湿热。在发展中国家，风湿热到出现症状可能有20~40年的潜伏期，单纯二尖瓣狭窄占风湿性心脏病的40%，男女发病率比例为1:2。风湿热所致二尖瓣狭窄病理改变主要包括瓣叶增厚和钙化、瓣膜交界处融合等。狭窄的瓣膜成漏斗状，致开放受限。正常二尖瓣口面积为4.0~5.0cm²，当瓣口面积>1.5cm²时，在休息时一般无症状，首发症状往往由体力活动、情绪紧张、妊娠和快速房颤等所诱发。随瓣膜狭窄程度加重，休息时即可出现症状。基本血流动力学变化是在心室舒张期，左心房、左心室之间出现压力阶差，即跨二尖瓣压差。临床表现主要包括呼吸困难、咯血、胸痛和血栓栓塞的症状。可产生心房颤动、栓塞、充血性心力衰竭或急性肺水肿、呼吸道感染等并发症。

二尖瓣狭窄主要为机械性梗阻，药物治疗不能解决根本问题。在无症状轻度二尖瓣狭窄患者无须药物治疗。风湿热为二尖瓣狭窄的主要病因，因此推荐抗风湿治疗。非轻度二尖瓣狭窄患者，应避免剧烈体力活动。对于活动后心率快、出现症状的患者，β受体阻滞剂和钙通道阻滞剂常有效。有肺充血时，应限制钠盐摄入，间断使用利尿剂。除非有左或右心功能不全，一般不使用地高辛。

（一）房颤的处理

二尖瓣狭窄患者易出现房性心律失常，最常见的为房颤和房扑。房颤发作可使心排出量降低20%左右，诱发或加重心力衰竭，甚至急性肺水肿。30%~40%有症状二尖瓣狭窄患者出现房颤多发生于老年人，预后较差，10年存活率为25%，而窦性心律者为46%，心房栓塞尤其是卒中的发生率明显升高。急性房颤的处理包括抗凝治疗和控制心室率，控制心室率药物主要有地高辛、β受体阻滞剂和钙通道阻滞剂，有血流动力学改变时应紧急电复律，复律前、中、后应静脉推注肝素。阵发性房颤患者可选用ⅠA类、ⅠC类或胺碘酮复律，预防或复律无效时，主要是控制心室率。如无禁忌证，阵发性或持续性房颤患者需长期服用华法林抗凝治疗。

（二）预防栓塞

1/3栓塞事件发生于房颤出现后1个月内，2/3发生于1年内。栓塞的危险因素主要为年龄和房颤。目前尚无随机试验证实抗凝治疗可预防二尖瓣狭窄患者栓塞事件的发生。回顾性试验表明,抗凝治疗可使二尖瓣狭窄患者卒中的发生率减少 4/5~15/16。大规模随机试验已证实,抗凝治疗可明显降低非二尖瓣狭窄引起的房颤患者栓塞发生率。尚无证据支持对无房颤或栓塞史患者使用口服抗凝剂。

(三) 手术治疗

二尖瓣狭窄患者干预指征在最近指南中虽然变化不大,但将重度二尖瓣狭窄的标准由此前的瓣口面积(MVA)≤1.0cm² 提高至 1.5cm²,其实也相当于将干预的时机提前。重度二尖瓣狭窄的定义是基于其发生症状的严重性及其干预将改善症状的程度。因此,MVA≤1.5cm² 被作为二尖瓣重度狭窄的标准,通常与在正常心率时跨瓣平均压差大于 5~10mmHg 相对应。由于二尖瓣狭窄的自然病史是一个数十年缓慢进展的过程,其对左心室并没有持续性的损害效应,指南亦指出对于无症状二尖瓣狭窄,除非可行二尖瓣球囊扩张,应观察到有明显症状时再手术。

(四) 二尖瓣狭窄的分期(表 21-6)

表 21-6 二尖瓣狭窄的临床分期

分期	定义	瓣膜解剖结构	瓣膜血流动力学	血流动力学后果	症状
A	风险期	舒张期瓣膜轻度圆拱状	二尖瓣血流速度正常	无	无
B	进展期	风湿性瓣膜变化出现二尖瓣瓣叶交界处融合和舒张期瓣膜圆拱状 面积仪测得二尖瓣口面积(MVA)>1.5cm²	二尖瓣血流速度增加 MVA>1.5cm² 舒张期压力减半时间<150ms	轻-中度左心房增大 静息时肺动脉压正常	无
C	无症状严重期	风湿性瓣膜变化出现二尖瓣瓣叶交界处融合和舒张期瓣膜圆拱状 面积仪测得MVA≤1.5cm²(极严重MS即MVA≤1.0cm²)	MVA≤1.5cm²(极严重MS则MVA≤1.0cm²) 舒张期压力减半时间≥150ms(极严重MS则舒张期压力减半时间≥220ms)	严重左心房增大 肺动脉收缩压增高>30mmHg	无
D	有症状严重期	风湿性瓣膜变化出现二尖瓣瓣叶交界处融合和舒张期瓣膜圆拱状 面积仪测得MVA≤1.5cm²	MVA≤1.5cm²(极严重MS则MVA≤1.0cm²) 舒张期压力减半时间≥150ms(极严重MS则舒张期压力减半时间≥220ms)	严重左心房增大 肺动脉收缩压增高>30mmHg	活动耐量减低劳力性呼吸困难

【二尖瓣反流】

二尖瓣反流的病因主要包括风湿性心脏病、MVP 综合征、冠心病、感染性心内膜炎和胶原性疾病。正常的二尖瓣功能有赖于瓣环、瓣叶、腱索和乳头肌结构和功能的完整性,任何一个或多个成分出现结构和功能异常便可产生二尖瓣反流,左心室收缩时血流反流于左心房。根据乳头肌受累的程度及速度,临床上可表现为急性二尖瓣反流和慢性二尖瓣反流的征象,以下我们主要讨论慢性二尖瓣反流。轻度二尖瓣反流患者可终身无症状,严重反流可出现乏力和心力衰竭的表现。

慢性原发性重度二尖瓣关闭不全的自然病史中,患者会出现左心室扩张、心功能障碍和长期症状,症状的出现、左心室功能不全或肺动脉高压会使预后恶化。无症状患者推荐手术治疗的依据在于,在选定的患者实施手术的风险非常低,很多数据显示二尖瓣修补术的长期耐受性良好,在出现左心室扩张、心房颤动或肺动脉高压之前实施手术结局良好,可以预防二尖瓣关闭不全长期左心室容量负荷过重所致的不可逆左心室功能不全、心律失常及肺动脉高压等。二尖瓣修复手术还可以避免对患者过度监测,以及消除因失访或延迟就医而导致的左心室功能不全继续加重的可能。因此,指南特别强调对于有手术指征的二尖瓣关闭不全患者,优先推荐二尖瓣修复。

但由于我国风湿性病变患者仍占相当比例,如按美国指南中以成形修复手术为主的手术方式,可能不符合我国瓣膜病的病理生理学特点;另外,临床症状与劳动强度的耐受,个体间存在差异,如按美国指南的建议,部分患者会错过最佳手术时机。因此,对于重度二尖瓣关闭不全患者,建议早期手术干预,行二尖瓣修复或置换,但不要拘泥于有二尖瓣修复可能才考虑手术。

经导管缘对缘二尖瓣修复(TEER)是目前最成熟的二尖瓣反流(MR)介入治疗手段。对于原发性二尖瓣反流,2020年指南推荐相比2017年指南更为积极,后者TEER推荐用于外科手术高危、解剖合适、预期寿命超过1年、重度MR(Ⅱb类推荐),而2020年指南则去除最佳药物治疗后仍有心力衰竭这一条件,且推荐级别由Ⅱb类推荐升级为Ⅱa类推荐。对于继发性MR,既往指南并未推荐行TEER,而本指南基于COAPT研究结果,建议经最佳药物治疗后仍有持续症状、LVEF在20%~50%、LVESD≤70mm和肺动脉收缩压≤70mmHg,解剖合适的重度MR患者行TEER(Ⅱa类推荐)。

(一)慢性MR的分类及分期

在评估慢性MR患者时,关键是鉴别慢性原发性(退化性)MR和慢性继发性(功能性)MR,因为这两种临床情况存在较大差异。

1. **慢性原发性MR(表21-7)** ≥1个瓣膜结构(瓣叶、腱索、乳头肌、瓣环)的病理变化导致瓣膜功能不全,出现收缩期血液从左心室到左心房的反流。发达国家慢性原发性MR最常见的病因是二尖瓣脱垂,有多种病因和表现。较年轻的人群瓣膜严重的黏液变性导致前、后瓣叶和腱索结构冗长(巴洛综合征)。而老年患者为弹性纤维缺乏病,结缔组织缺乏导致腱索断裂。两种病因的鉴别诊断对手术干预具有重要意义。慢性原发性MR其他少见的病因包括IE、结缔组织疾病、风湿性心脏病、二尖瓣裂、放射性心脏病。原发性MR是可以通过干预治愈的。

2. **慢性继发性MR(表21-8)** 二尖瓣结构通常正常。冠心病、相关的心肌梗死(继发慢性缺血性MR)或原发性心肌病(继发慢性非缺血性MR)可导致严重左心室功能障碍。异常扩张的左心室导致乳头肌位移,反而导致牵拉瓣膜以及合并瓣环扩张阻止瓣膜闭合。继发性MR仅是疾病的一个表现(严重左心室功能障碍、冠心病、原发性心肌病是其他临床表现),二尖瓣功能不能仅通过瓣膜的治疗而恢复,因此与慢性原发性MR相比,慢性继发性MR的最佳治疗不太清楚。

表 21-7　慢性原发性 MR 的分期

分期	定义	瓣膜解剖结构	瓣膜血流动力学	血流动力学后果	症状
A	风险期	轻度二尖瓣脱垂,但瓣膜关闭正常 轻度瓣膜增厚和瓣叶活动受限	无 MR 反流或多普勒中心反流束面积<20%左心房 缩流颈宽度<0.3cm	无	无
B	进展期	严重二尖瓣脱垂,但瓣膜关闭正常 风湿性瓣膜病变合并瓣叶活动受限和瓣膜中心闭合受损 既往 IE	中心 MR 束面积20%~40%左心房或收缩晚期偏心性二尖瓣反流 缩流颈宽度<0.7cm 反流量<60ml 反流分数<50% 有效反流口面积<0.40cm^2 血管造影分级 1~2+	轻度左心房增大 无左心室增大 肺动脉压正常	无
C	无症状严重期	严重的二尖瓣脱垂合并瓣膜闭合受损或连枷状瓣叶 风湿性瓣膜病变合并瓣叶活动受限和瓣膜中心闭合受损 既往 IE 放射性心脏病瓣膜增厚	中心 MR 束面积>40%左心房或全收缩期偏心性二尖瓣反流 缩流颈宽度≥0.7cm 反流量≥60ml 反流分数≥50% 有效反流口面积≥0.40cm^2 血管造影分级 3~4+	中或重度左心房增大 左心室增大 静息或运动时可能出现肺动脉高压 C1:LVEF > 60% 和 LVESD<40mm C2:LVEF ≤ 60% 和 LVESD≥40mm	无
D	有症状严重期	严重的二尖瓣脱垂合并瓣膜闭合受损或连枷状瓣叶 风湿性瓣膜病变合并瓣叶活动受限和瓣膜中心闭合受损 既往 IE 放射性心脏病瓣膜增厚	中心 MR 束面积>40%左心房或全收缩期偏心性二尖瓣反流 缩流颈宽度≥0.7cm 反流量≥60ml 反流分数≥50% 有效反流口面积≥0.40cm^2 血管造影分级 3~4+	中或重度左心房增大 左心室增大 出现肺动脉高压	运动耐量下降 劳力性呼吸困难

表 21-8　慢性继发性 MR 的分期

分期	定义	瓣膜解剖结构	瓣膜血流动力学	相关的心脏表现	症状
A	风险期	冠心病或心肌病患者瓣膜、腱索、瓣环正常	无 MR 反流或多普勒中心反流束面积<20%左心房缩流颈宽度<0.3cm	左心室大小正常或轻度扩大合并固定（梗死）或诱发（缺血）的局部室壁运动异常原发性心肌病合并左心室扩张和收缩功能障碍	可能出现冠状动脉缺血或心力衰竭的症状，血管重建和适当的药物治疗有效
B	进展期	局部室壁运动异常合并轻度二尖瓣叶牵拉二尖瓣环扩大合并轻微瓣膜中心闭合受损	有效反流口面积<0.20cm^{2}反流量<30ml反流分数<50%	局部室壁运动异常合并左心室收缩功能减低由于原发性心肌病出现左心室扩张和收缩功能障碍	可能出现冠状动脉缺血或心力衰竭的症状，血管重建和适当的药物治疗有效
C	无症状严重期	局部室壁运动异常和/或左心室扩张合并严重二尖瓣叶牵拉二尖瓣环扩大合并严重瓣膜中心闭合受损	有效反流口面积≥0.20cm^{2}反流量≥30ml反流分数≥50%	局部室壁运动异常合并左心室收缩功能减低由于原发性心肌病出现左心室扩张和收缩功能障碍	可能出现冠状动脉缺血或心力衰竭的症状，血管重建和适当的药物治疗有效
D	有症状严重期	局部室壁运动异常和/或左心室扩张合并严重二尖瓣叶牵拉二尖瓣环扩大合并严重瓣膜中心闭合受损	有效反流口面积≥0.20cm^{2}反流量≥30ml反流分数≥50%	局部室壁运动异常合并左心室收缩功能减低由于原发性心肌病出现左心室扩张和收缩功能障碍	即使血管重建和最佳的药物治疗，但由于持续的MR，出现心力衰竭症状运动耐量下降劳力性呼吸困难

【三尖瓣关闭不全】

无生理学后果的微量至轻度 TR 通常是通过 TTE 对瓣膜解剖结构正常的个体检查发现。能够导致更明显程度 TR 的原发三尖瓣结构病变包括风湿性疾病、脱垂、先天性疾病（Ebstein 畸形）、放射性、良性肿瘤、钝性胸壁创伤、右心室心内膜心肌活检相关的损伤、瓣环内右心室起搏或植入型心脏转复除颤器（ICD）导线。约 80% 的明显 TR 患者为功能性，以及由于压力和/或容量负荷过度导致右心室重构，此种情况出现相关的瓣叶牵拉和三尖瓣环扩张。三尖瓣环为马鞍形椭球状，当其向前、后方向扩张，则变为平面圆形状，右心室超负荷减轻后常不能恢复其正常大小和结构。表 21-9 为 TR 分期，无论年龄、左心室和右心室功能以及右心室大小，严重 TR 导致不良预后。有右心衰竭症状和体征的患者，即使不符合其他血流动力学或形态学标准，也归入 D 期范畴。三尖瓣环扩张定义为 TTE>40mm（>21mm/m^2）或术中直接测量>70mm。

既往三尖瓣反流在内、外科治疗中均不受重视。但通过大规模流行病学调查发现，三尖瓣反流的严重程度与全因死亡直接相关。另外,针对无症状的 TR 患者在行左心手术时同期干预三尖瓣是有益的。因此,应当重视对三尖瓣反流的诊断、评估和治疗(表 21-9)。2014年指南对于外科手术指征推荐级别较前有所提高。对于轻中度的功能性三尖瓣关闭不全(B 期)行左心瓣膜手术时,如有三尖瓣环扩张的证据,三尖瓣修复是有益的,推荐级别由此前的Ⅱb 升至Ⅱa,强调了在左心瓣膜手术同时行三尖瓣修复的重要性。研究证明,对于有三尖瓣环扩大的轻中度三尖瓣关闭不全患者,在行二尖瓣手术的同时行三尖瓣修复,在超声心动图及功能性参数方面有明显获益。近年来,经皮三尖瓣修复或植入技术不断取得突破,一批新技术、新器械已进入临床试验阶段,效果喜人,未来将成为 TR 治疗的新选择。

表 21-9 三尖瓣反流的分期

分期	定义	解剖结构	血流动力学	病理生理学	症状
A	危险期	原发性:轻度风湿性病变;轻度脱垂;IE 合并赘生物、早期癌转移、放射性;医源性(瓣环内右心室起搏或 ICD 导线);心脏移植术后 功能性:正常;早期瓣环扩张	无或微量	无	无或相关的其他左心或肺动脉和肺血管疾病
B	进展期	原发性:进行性瓣膜退化/破坏;中至重度脱垂,一定程度的腱索断裂 功能性:早期瓣环扩张;中度瓣膜牵拉	轻到中度	轻度 TR:右心室、右心房、下腔静脉大小正常 中度 TR:无右心室扩张;无或轻度右心房扩张;无或轻度下腔静脉扩张而呼吸相位的变化正常;右心房压力正常	无或相关的其他左心或肺动脉和肺血管疾病
C	无症状重度	原发性:连枷或严重扭曲瓣膜 功能性:严重瓣环扩张(>40mm 或 21mm/m^2);明显瓣膜牵拉	重度	右心室、右心房、下腔静脉扩张而呼吸相位的变化降低 右心房压增高出现"c-V"波 可能出现舒张期室间隔压平	无或相关的其他左心或肺动脉和肺血管疾病
D	有症状重度	原发性:连枷或严重扭曲瓣膜 功能性:严重瓣环扩张(>40mm 或 21mm/m^2);明显瓣膜牵拉	重度	右心室、右心房、下腔静脉扩张而呼吸相位的变化降低 右心房压增高出现"c-V"波 出现舒张期室间隔压平 收缩晚期右心室收缩功能减低	疲劳、心悸、呼吸困难、腹胀、畏食、水肿

注:①轻度 TR:反流中心面积<5.0cm^2;反流口宽度未定义;CW 频谱呈柔和及抛物线状;肝静脉血流在收缩期明显。②中度 TR:反流中心面积 5～10cm^2;反流口宽度未定义但<0.70cm;CW 频谱呈密集、多变的轮廓;肝静脉血流在收缩期显性钝化。③重度:反流中心面积>10cm^2;反流口宽度>0.70cm;CW 频谱呈密集、早期高峰的三角形状;肝静脉血流在收缩期逆流。

【三尖瓣狭窄】

三尖瓣狭窄多见于左心系统风湿性瓣膜病共存,同时也有部分为先天性畸形。外科手术是首要治疗方式,药物治疗多为袢利尿剂,但受低流量综合的限制。

三尖瓣舒张期压力阶差变化较大,以及受心率、前向血流、呼吸周期的位相影响。但是,严重 TS 通常平均压力阶差,在心率 70 次/min 时>5mmHg。

【肺动脉瓣疾病】

轻到中度肺动脉瓣反流在超声心动图下是较为常见的,若患者本身无临床症状且右心室大小、功能均正常,可无须进一步随访和干预。原发性 PR 如法洛四联症或其他先天性疾病常隐匿性发展至严重影响右心室功能程度,需要进行早期的评估及干预。继发于长期肺动脉高压和瓣环扩大的肺动脉瓣反流在如今很少见,其治疗应立足于导致肺动脉压升高的基础疾病。肺动脉瓣很少在感染性心内膜炎或风湿性疾病中受累,但易受到类癌增生的影响。当右心室功能障碍导致的症状或体征明显及肺动脉瓣反流情况严重时,手术处理应当被考虑。

肺动脉瓣狭窄通常为先天性疾病,偶尔可见于类癌、阻塞性赘生物或肿瘤,单纯 TTE 检查即可进行诊断评估(表 21-10,表 21-11)。

表 21-10　严重肺动脉反流阶段

阶段	定义	瓣膜解剖	瓣膜血流动力学	病理生理学	症状
C、D	严重 PR	瓣叶扭曲或缺损,环状扩张	彩色高速射流充满右室流出道 CW 射流密度与轮廓:密集层流伴随陡峭的减速斜率;可突然终止	室间隔反常运动(容量负荷过载状态)右心室扩大	无症状或症状多变,取决于肺动脉瓣反流的原因及右心室功能

表 21-11　严重肺动脉狭窄阶段

阶段	定义	瓣膜解剖	瓣膜血流动力学	血流动力学后果	症状
C、D	严重 PS	加厚、扭曲或钙化的瓣叶伴随收缩期脱垂和/或偏移的减少可能存在其他解剖学异常,例如右室流出道狭窄	$V_{max} > 4m/s$;瞬时峰值压差>64mmHg	RVH 右心室肥大可能的右心室、右心房增大肺动脉主干的狭窄后扩大	无症状或症状多变,取决于梗阻的严重程度

【人工心脏瓣膜】

患者在更换了人工瓣膜后,仍然可能患有严重的心脏疾病。发生于人工瓣膜基础上的心脏疾病,其治疗也应当遵循针对生理性瓣膜疾病的治疗措施。在临床中,人工瓣膜换瓣患者常受到多种因素的影响,包括左心室功能障碍,其他瓣膜病的进展,肺动脉高压,并存的冠脉、心肌或主动脉疾病,以及人工瓣膜置换的合并症。

人工瓣膜换瓣患者并不需要接受 ECG 和胸部 X 线作为常规检查,但经胸超声心动图往往在诊断与随访过程中均起着重要作用。对于人工瓣膜的选择,往往要基于多种因素的综合取舍,其中包括瓣膜耐用度、特定瓣膜类型和大小可获得预期的血流动力学水平、手术或介入治疗的风险、长期抗凝治疗的潜在需求以及患者自身的意愿等。例如,生物瓣膜虽然可以避免长期服用抗凝药物如 VKA,但是其耐用度受限,二次手术的风险增加。而想要避免二次手术的患者,往往会考虑选择机械瓣膜。一项样本总量为 575 例患者的前瞻性随机试验证实,两类瓣膜置换术后 15 年生存率是相似的,但对于 65 岁以下的患者,主动脉瓣和二尖瓣的人工瓣膜置换中,生物性瓣膜故障的发生率均高于机械瓣膜,分别为 26% *vs.* 0 和 44% *vs.* 4%。而对于 70 岁以上的患者,通过对 2004—2009 年 41 227 例患者的数据分析证实,选用生物瓣膜并不会增加不良事件的发生,同时可以避免抗凝药物服用带来的风险。

对于外科主动脉生物瓣严重退化患者,若外科手术风险禁忌或高危,推荐行 TAVR 瓣中瓣治疗(Ⅱa 类推荐,B-NR)。对于主动脉瓣置换,<50 岁患者 SAVR 时首选机械瓣,而 50~65 岁患者可选机械瓣或生物瓣(由医师和患者共同决定),>65 岁者首选生物瓣(Ⅱa 类推荐);对于二尖瓣置换,<65 岁首选机械瓣,>65 岁者首选生物瓣(Ⅱa 类推荐)。对于有抗凝禁忌患者,首选生物瓣(Ⅰ类推荐)。

对于机械瓣患者而言,有效的抗栓治疗需要连续使用 VKA 抗凝治疗使 INR 保持在目标范围内,即以目标值为中心±0.5INR 的区间内。对于生物瓣换瓣患者而言,在窦性心律下临床血栓栓塞事件的发生率为 0.7%/年,其中以二尖瓣和主动脉瓣最为明显,发生率分别为 2.4%/年和 1.9%/年,因此,对于生物瓣膜换瓣患者,常规服用阿司匹林 75~100mg/d 是合理的。

对于机械瓣患者因诊断性或外科手术需要暂停抗凝治疗时,其管理应考虑手术本身的情况、风险因素以及其人工瓣膜的种类、位置和数量。当有必要暂停 VKA 治疗时,应在操作前 2~4 天停用(INR 降至 1.5 以下),在出血风险允许时,一般为 12~24 小时后重新启用。

人工心脏瓣膜梗阻可由血栓的形成、血管翳的向内生长或多种因素联合而导致,机械瓣膜血栓栓塞的发生在发达国家仅(0.3%~1.3%)/年,但在发展中国家高达 6.1%/年,生物瓣膜的血栓栓塞则不常见。降纤疗法对于右侧血栓栓塞的人工瓣膜疗效是值得肯定的,但对于左侧血栓形成的人工瓣膜则需结合其患者情况和血栓大小而具体考虑。对于左侧人工瓣膜血栓形成的患者,若心功能较差或血栓较大,更倾向于手术干预治疗。

人工瓣膜狭窄的病因包括慢性血栓栓塞或血管翳侵入正常瓣叶结构、生物瓣瓣叶纤维化和钙化等,多见于生物性人工瓣膜。对于反复发生的血栓栓塞、严重的血管内溶血、反复严重的出血以及血栓栓塞的人工瓣膜往往需要二次手术治疗,人工瓣膜的二次手术替换本身是一件严重的临床事件。目前尚无已知的可以有效治疗由于显著的人工瓣膜狭窄而导致的临床症状的药物,或者药物治疗尽可作为姑息疗法的手段。人工瓣膜狭窄的外科手术指征与自然主动脉瓣或二尖瓣狭窄一致,外科治疗也是生物瓣膜退化后的首选处理,治疗生物瓣膜狭窄的经导管瓣膜修复术也十分有前景。

人工瓣膜的反流可以通过经胸超声心动图确诊及评估,生物性人工瓣膜反流多由于瓣叶的退化和钙化导致,目前尚无已知的药物治疗可以防止其退化,除非瓣膜本身具有相应的防退化设计。机械瓣膜的病理性反流多由于瓣周漏或血管翳限制了正常组织闭合,药物治疗依然仅作为姑息疗法。

指南要点小结

1. 强调多学科瓣膜团队(MDT),建议成立心脏瓣膜团队或中心。患者的治疗决策更加个体化,MDT 作用就显得更加重要,患者是否应该手术、采用何种手术策略需要 MDT 共同决策。

2. 年龄是经导管主动脉瓣置换的主要参考因素。对于 STS 评分≥8 分、预期寿命大于 1 年的重度症状性主动脉瓣狭窄患者,不考虑年龄,首选 TAVR。对于 STS 评分<8 分患者,年龄是其治疗方式选择的重要参考因素:<65 岁者首选外科主动脉瓣置换(SAVR),>80 岁首选 TAVR,而 65~80 岁根据患者具体情况经 MDT 讨论后由医患共同决定。

3. 慢性 AR 合并高血压的患者(B 期和 C 期),建议药物治疗,优选使用二氢吡啶类钙通道阻滞剂或 ACEI/ARB。AVR 适用于有症状的严重 AR 患者,无论 LV 收缩功能如何(D 期)。

4. 二尖瓣狭窄合并房颤患者(阵发、持续、永久)、MS 合并既往栓塞事件的患者或 MS 合并左心房血栓的患者,应抗凝治疗(华法林或肝素)。有症状的严重 MS 患者($MVA≤1.5cm^2$,D 期),以及良好的瓣膜形态、无左心房血栓的中-重度 MR 患者,推荐经皮二尖瓣球囊扩张术。严重 MS($MVA≤1.5cm^2$,D 期)合并严重症状(NYHA Ⅲ~Ⅳ级)的患者,外科手术非高风险,不适合或既往经皮二尖瓣球囊扩张术失败,适宜二尖瓣外科手术(修复、分离术或瓣膜置换)。

5. 有症状的慢性原发性二尖瓣反流患者(D 期),LVEF<60%,如不考虑手术,药物治疗收缩功能不全是合理的。有症状的慢性原发性严重 MR(D 期)和 LVEF>30% 的患者,推荐二尖瓣手术治疗。

6. 慢性继发性 MR(B~D 期)合并 LVEF 减低的心力衰竭患者,应该接受心力衰竭的标准 GDMT,包括按适应证使用 ACEI、ARB、阻滞剂和/或醛固酮拮抗剂。慢性继发性严重 MR(C 期和 D 期)患者,进行冠脉旁路移植术或主动脉瓣置换术时,二尖瓣手术是合理的。

7. 经导管缘对缘二尖瓣修复(TEER)是目前最成熟二尖瓣反流(MR)介入治疗手段。

8. 严重 TR 患者(C 期和 D 期),进行左心瓣膜手术时,推荐进行三尖瓣手术。

9. 严重三尖瓣狭窄患者,进行左心瓣膜手术时,推荐进行三尖瓣手术。单纯、有症状的严重 TS 患者,推荐三尖瓣手术。

10. 肺动脉瓣疾病 对于有劳力性呼吸困难、心绞痛、晕厥,或晕厥、右心室-肺动脉压力阶差≥30mmHg、肺动脉狭窄的青少年和年轻成年患者,建议进行球囊成形术。

11. 人工瓣膜的选择应综合考虑患者本身意愿、适应证、抗凝治疗的风险及再次干预的风险与潜在需要。

12. 对于抗凝治疗绝对禁忌、无法适当管理或不希望接受抗凝治疗的各年龄段患者,生物瓣膜是被推荐的。

13. 维生素 K 拮抗剂抗凝治疗保证 INR 值为 2.5 适用于机械瓣膜术后的患者。

14. 对于机械瓣膜换瓣后的患者,在需接受易控制出血的微型手术(如拔牙或白内障摘除)的情况下,依然推荐通过连续的维生素 K 拮抗剂抗凝治疗,使 INR 值保持在治疗程度。

(方臻飞)

参考文献

［1］ OTTO C M,NISHIMURA R A,BONOW R O,et al. 2020 ACC/AHA Guideline for the Management of Patients With Valvular Heart Disease：Executive Summary：A Report of the American College of Cardiology/American Heart Association Joint Committee on Clinical Practice Guidelines［J］. J Am Coll Cardiol,2021,77 (4)：450-500.

［2］ NISHIMURA R A,OTTO C M,BONOW R O,et al. 2017 AHA/ACC Focused Update of the 2014 AHA/ACC Guideline for the Management of Patients With Valvular Heart Disease：A Report of the American College of Cardiology/American Heart Association Task Force on Clinical Practice Guidelines［J］. J Am Coll Cardiol, 2017,135(25)：e1159-e1195.

［3］ BAUMGARTNER H,FALK V,BAX J J,et al. 2017 ESC/EACTS Guidelines for the management of valvular heart disease［J］. Eur Heart J,2017,38(36)：2739-2791.

［4］ NISHIMURA R A,OTTO C M,BONOW R O,et al. 2014 AHA/ACC guideline for the management of patients with valvular heart disease：a report of the American College of Cardiology/American Heart Association Task Force on Practice Guidelines［J］. J Am Coll Cardiol,2014,63(22)：e57-e185.

［5］ 高润霖. 中国心瓣膜病现状［J］. 华西医学,2018,33(2)：127-131.

［6］ HU P, LIU X B, LIANG J,et al. A hospital-based survey of patients with severe valvular heart disease in China［J］. Int J Cardiol,2017,231：244-247.

［7］ LEON M B,SMITH C R,MACK M J. Transcatheteror Surgical Aortic-Valve Replacement in Intermediate-Risk Patients［J］. N Engl J Med,2016,374(17)：1609-1620.

［8］ REARDON M J,VAN MIEGHEM N M,POPMA J J,et al. Surgical or Transcatheter Aortic-Valve Replacement in Intermediate-Risk Patients［J］. N Engl J Med,2017,376：1321-1331.

［9］ SAWAYA F J,DEUTSCH M A,SEIFFERT M. Safety and Efficacy of Transcatheter Aortic Valve Replacement in the Treatment of Pure Aortic Regurgitation in Native Valves and Failing Surgical Bioprostheses：Results From an International Registry Study［J］. JACC Cardiovasc Interv,2017,10(10)：1048-1056.

［10］ PLUS M,LUBOS E,BOEKSTEGERS P,et al. One-year outcomes and predictors of mortality after Mitra Clip therapy in contemporary clinical practice：results from the German transcatheter mitral valve interventions registry［J］. Eur Heart J,2016,37(8)：703-712.

［11］ DELAHAYE F,CHU V H,ALTCLAS J,et al. One-year outcome following biological or mechanical valve replacement for infective endocarditis［J］. Int J Cardiol,2015,178：117-123.

第二十二章 成人暴发性心肌炎

心肌炎指由各种原因引起的心肌炎性损伤所导致的心脏功能受损,包括收缩、舒张功能减低和心律失常。目前全球各大学会发表的心肌炎诊断治疗指南及专家共识主要有:2013年版欧洲心脏病学会(ESC)发布的立场声明(position statement)、中国专家组2017年发布的成人暴发性心肌炎诊断与治疗中国专家共识和2020年美国心脏学会(AHA)暴发性心肌炎的识别和早期干预的科学声明,本文中的指南要点均来自这三篇共识。

【心肌炎定义】

2013年版ESC指南将心肌炎定义为:有明确组织学、免疫学和免疫组化学证据的心肌炎性疾病,其中组织学证据是指在非心肌缺血区域可见伴有炎性浸润的心肌细胞变性和坏死;通过免疫组化证实的炎性浸润的标准为,单位心肌标本内白细胞计数$\geq 14/mm^3$,且其中单核细胞数目$\geq 4/mm^3$,CD3阳性的T淋巴细胞数目$\geq 7/mm^3$。在该版本的指南中未对暴发性心肌炎给出明确定义。

我国2017年版暴发性心肌炎中关于心肌炎的描述则为:心肌炎指由各种原因引起的心肌炎性损伤所导致的心脏功能受损,包括收缩、舒张功能减低和心律失常。其中暴发性心肌炎的定义为,一般认为当急性心肌炎发生突然且进展迅速,很快出现严重心力衰竭、低血压或心源性休克,需要应用正性肌力药物、血管活性药物或机械循环辅助治疗时,可以诊断为暴发性心肌炎。

2020年AHA暴发性心肌炎的识别和早期干预的科学声明中未再强调暴发性心肌炎的定义,只是强调所有症状进展迅速,需要正性肌力药物或者机械循环辅助来维持组织灌注的心肌炎均应考虑暴发性心肌炎的诊断。

从以上定义可以看出,2013年版ESC的指南定义采用了严谨的病理组织学和免疫组化学标准,该定义优点是清晰明了,为我们开展相关研究给出了明晰的定义;但是根据该定义,所有心肌炎的确诊必须经心内膜活检才能明确,在临床实践中推广应用有很大难度,实用价值有限。我国2017年版专家共识采用的定义是目前临床广泛采用的标准,能方便、实用地指导临床。建议在临床实践中根据具体要求,决定使用何种定义和诊断标准。

【病因】

心肌炎的病因包括感染、自身免疫病和毒素/药物毒性3类。在2013年版ESC指南中给出了较详细的病因列表,感染因素包括细菌、螺旋体、真菌、原虫、寄生虫、立克次体和多种RNA及DNA病毒;免疫介导的损伤因素包括各种疫苗、破伤风毒素、常见抗生素介导的过敏、心脏移植的排斥反应、系统性红斑狼疮、类风湿、炎症性肠病、甲状腺毒症、胰岛素依赖性糖尿病等;心肌毒性物质包括苯丙胺、多种抗肿瘤药物、铜、铁、铅等重金属,蝎子、蜘蛛和毒蛇等有毒昆虫和动物的毒素、CO中毒、各种吸入类毒剂以及放射性物质和电击伤等。由此可见,目前已知的引起心肌损伤的物质种类繁多,但是其中病毒感染是最主要的致病原因,病原体包括肠道病毒(尤其是柯萨奇B病毒)、腺病毒、巨细胞病毒、EB病毒和流感病毒等。

暴发性心肌炎的病因没有特殊,通常也是由病毒感染引起的,在组织学和病理学上与普通病毒性心肌炎相比也并无特征性差别。

【发病机制】

1. **直接损伤**　病毒侵蚀心肌细胞及其他组织细胞,并在细胞内复制,引起心肌变性、坏死和功能失常;病毒的侵蚀和复制导致细胞裂解,裂解后释放病毒,并释放出多种细胞因子造成损害。

2. **免疫损伤**　由于病毒侵蚀组织损伤而释放的细胞因子,一方面导致炎症水肿,另一方面趋化炎症细胞包括单核巨噬细胞、淋巴细胞和中性粒细胞在间质中浸润,引起细胞毒性反应、抗原抗体反应,以及炎性因子对心肌造成损伤。机体对病毒产生的细胞免疫反应和体液免疫反应,浸润的炎症细胞和组织细胞瀑布式释放出的大量细胞因子和炎症介质如IL-1、IL-6、内皮黏附分子、肿瘤坏死因子等可导致心肌及全身器官组织损伤;细胞因子激活白细胞和血小板形成复合物,造成血栓、血管内凝血和促进白细胞移行至组织。在暴发性心肌炎,异常的免疫激活是导致患者病情急剧恶化的重要病理机制,因为目前的研究没有发现暴发性心肌炎和普通心肌炎患者病毒活性和复制程度有显著差异;同时,暴发性心肌炎时免疫反应可导致全身器官损伤。

暴发性心肌炎的病理学改变主要为心肌细胞水肿、凋亡和坏死、炎性细胞浸润。根据浸润细胞的不同,可分为中性粒细胞性、淋巴细胞性、嗜酸性或巨细胞性心肌炎等类型。一般认为,大量心肌坏死和多于 $50/mm^2$ 的炎性细胞浸润是暴发性心肌炎的病理特征,但要指出的是,心肌炎病理学改变与临床表现严重程度并不呈完全对应关系,少数临床呈暴发性进程的心肌炎患者心肌病理学改变并不严重,因此暴发性心肌炎更多是一项临床诊断。

【分型和临床评估】

2013年版ESC指南和2017年版中国专家共识均指出:心肌炎的临床表现差异很大,从轻度的胸痛、心悸、短暂心电图改变到威胁生命的心源性休克、恶性心律失常等。目前心肌炎一般分为急性期、亚急性期和慢性期。急性期一般持续3~5天,主要以病毒侵袭、复制对心肌造成损害为主;亚急性期以免疫反应为主要病理生理改变;少数患者进入慢性期,表现为慢性持续性及突发加重的炎症活动,心肌收缩力减弱、心肌纤维化、心脏扩大。

(一) 临床症状(表22-1)

1. **病毒感染前驱症状**　发热、乏力、鼻塞、流涕、咽痛、咳嗽、腹泻等为首发症状,表现个体差异较大。这些前驱症状没有特异性,很难帮助早期诊断,但是有助于与急性心肌梗死及其他原因引起的心肌炎鉴别。

表 22-1　心肌炎的临床表现

急性冠脉综合征样表现

1. 急起胸痛
   (1) 在呼吸道或者胃肠道前驱感染症状后 1~4 周急起胸痛
   (2) 症状严重且常反复
   (3) 冠脉造影无冠心病证据
2. 心电图 ST-T 改变
   (1) ST 段升高或者压低
   (2) T 波倒置
3. B 超或 MRI 显示左心室或者右心室心肌有/无局限性或弥漫性运动障碍
4. 有/无肌坏死标记物的升高,标记物升高的曲线可以类似急性冠脉综合征的表现,也可以在数周甚至数月内持续升高

新出现或者症状恶化的心力衰竭,不能用冠心病或者其他原因解释

1. 在 2 周到 3 个月内出现或者恶化的心力衰竭
   (1) 呼吸困难
   (2) 外周水肿
   (3) 胸部不适感
   (4) 乏力
2. B 超或者 CMR 发现左、右心室收缩功能障碍,可伴有或不伴有室壁增厚以及左、右心室的扩张
3. 心力衰竭症状在呼吸道或者消化道感染前驱症状后出现或者在围产期
4. 非特异性的 ECG 异常,包括束支传导阻滞、室性心律失常、房室传导阻滞等

生命体征不稳定,不能用冠心病或者其他已知病因解释

1. 危及生命的心律失常以及猝死幸存者
2. 心源性休克
3. 严重的左心室功能不全

2. 心肌受损表现　病毒感染前驱症状后的数日或 1~3 周,出现气短、呼吸困难、胸闷或胸痛、心悸、头昏、极度乏力、食欲明显下降等症状,为患者就诊的主要原因。

3. 血流动力学障碍　为暴发性心肌炎的重要特点,部分患者迅速发生急性左心衰竭或心源性休克,出现肺循环淤血或休克表现,如严重的呼吸困难、端坐呼吸、咯粉红色泡沫痰、焦虑不安、大汗、少尿或无尿等。

4. 其他　除了以上症状外,中国 2017 年版专家共识中特别提出几项反映病情危重的体征特点:①高热和体温不升:高热提示合并肺部或其他部位的细菌感染,而体温不升(低于 36℃)更是病情危重的表现;②低血压甚至血压测不出:暴发性心肌炎患者因严重的心功能不全及全身毒性反应引起血管活性异常,导致低血压,严重时血压测不出;③呼吸频快或者呼吸抑制:呼吸急促(频率常>30 次/min)或呼吸抑制(严重时频率<10 次/min),血氧饱和度<90%,甚至降至 40%~50%;④心动过速(>120 次/min)或心动过缓(<50 次/min)。窦性心动过速是暴发性心肌炎患者最为显著的特点,通常>100 次/min,可达 160 次/min。心率增快与体温升高不相称(>10 次/℃),虽然并不特异,但为急性心肌炎诊断的重要线索,需要高度重视。

(二) 辅助检查推荐

1. 标准 12 导联体表心电图　在心肌炎患者中心电图常有异常,但是又缺乏特征性改变。2013 年版 ESC 指南中指出,ST 段弓背向下的抬高,而且缺乏对称导联的压低性改变时,要首先注意排除心肌炎;左心室轻度扩大合并房室传导阻滞常见于巨细胞心肌炎,但也见于 Lyme 病和心脏结节病。此外,QRS 波增宽是心肌炎患者预后不良的预测因素;而复极异常

和异常 Q 波目前认为与预后不相关。

2. **超声心动图**　超声心动图可以帮助排除其他心脏疾病如瓣膜病变等,同时可以用来监测心脏腔室大小、室壁厚度、心室功能以及心包积液等变化。在心肌炎患者中超声心动图可见室壁运动弥漫性减弱,局限性运动障碍、收缩和舒张功能减退等。同时,经心肌活检证实的心肌炎患者在 B 超检查中可以见到扩张型、肥厚型或者限制型心肌病改变,亦可以出现极类似缺血性心肌病的改变。暴发性心肌炎的超声心动图通常呈现左心室室壁肥厚而非扩张的改变,其原因在于严重的炎症反应导致心肌间质的水肿改变。在 AHA 2020 年版声明中指出,虽然超声心动图的敏感性和特异性不够,但是由于该检查能够快速地进行广泛的鉴别诊断,并评估心脏和瓣膜的功能和形态学,故仍是心肌炎尤其是暴发性心肌炎的首选检查,并再次强调了以下几种 B 超影像特征同时出现要考虑心肌炎诊断:正常的左心室舒张内径,因心肌水肿导致的室壁厚度增加以及心包积液。

3. **核素心肌扫描**　心肌核素扫描诊断心肌炎的敏感性各个研究报道不一,而诊断的特异性较低,因此目前认为心肌核素扫描对心肌炎的诊断价值有限,加上存在一定的放射性危害,故不建议常规行该检查诊断心肌炎。但有一些研究结果提示,PET/CT 在心肌炎诊断中敏感性较高,可以考虑采用。

4. **心肌 MRI**　在稳定的心肌炎患者,ESC 2013 年版指南推荐首选 MRI 帮助诊断,其诊断标准见表 22-2。在生命体征不稳定的心肌炎患者,不论 ESC 指南还是中国专家共识均不推荐行 MRI 检查,以免增加额外风险。

表 22-2　心肌炎的 MRI 诊断标准

有心肌炎临床表现的患者中,MRI 符合以下 2 条或以上标准者,要考虑心肌炎的诊断
(1)在 T_2 加权像有局部或者广泛的心肌信号增强的表现
(2)在钆增强的 T_1 加权像中,心肌呈介于心肌和骨骼肌之间的早期钆增强显像
(3)在钆增强的 T_1 加权像中,至少存在一处非缺血区域的晚期钆增强显像
(4)如果有符合第三条诊断的图像特征,CMR 显示心肌损伤或者瘢痕存在时

推荐在符合下列标准的患者中 1~2 周后再次复查 CMR
(1)不符合以上诊断标准,但是患者尚处在发病很早期,且临床高度考虑心肌炎时
(2)只符合以上一条诊断标准时

在 AHA 2020 年版中,专家组指出:对于嗜酸性心肌炎,整体心肌水肿(通过 T_2 加权像)可能是一个早期特征,与心功能成反比,并可能随着时间的推移而缓解;弥漫性心内膜下晚期钆增强显像(late gadolinium enhancement,LGE)和中壁 LGE 也可能存在,随着时间的推移也有缓解。尽管在暴发性心肌炎患者中 CMR 的研究较少,但此类患者通常显示更加弥漫性的 LGE。同时 AHA 2020 年版指出,LGE 和 T_2 成像对捕捉弥漫性炎症和纤维化心肌损害敏感性不足,CMR 新技术已成为诊断的重要辅助手段,比如细胞外体积分数图和 T_1/T_2 图可以绘制弥漫性心肌纤维化、炎症或损伤。这些技术可以精确地量化连续的 CMR 弛豫参数,反映发生在传统 LGE 或 T_1/T_2 加权成像阈值以下的炎症或纤维化程度,应用这些新技术如组织图(细胞外体积分数或 T_1 图)大大提高了诊断的准确性,并便于追踪心肌炎疾病的活动和治疗。

5. **CT 检查**　AHA 2020 年版声明中指出,对比剂增强的心脏计算机断层扫描(CT)通常被用来评估冠状动脉疾病是否为心肌功能障碍的原因。最新的几项研究报道,在对比剂增强的延迟 CT 成像可以观察到与 CMR 上的 LGE 相似的发现,新的技术(如细胞外体积分数)

可能很快成为辅助诊断的方法。与 CMR 成像相比,CT 可能有更高的分辨率,但缺点是 CT 造影剂对肾功能有不良影响以及存在电离辐射。

6. 心内膜活检　在生命体征不稳定的心肌炎患者,ESC 指南推荐紧急行心肌活检,但中国专家共识认为在暴发性心肌炎患者中,病理诊断对于临床诊断和治疗的指导作用有限,不建议冒险行心内膜活检。从临床实践角度,中国专家共识更适合我国国情。但在患者病情允许及好转后,心内膜活检能帮助发现病原和研究发病机制。

7. 冠脉造影检查　中国专家共识指出,当心肌炎患者仅根据临床表现不能与急性心肌梗死鉴别时,由于两种疾病的治疗方案完全不同,应该行冠脉造影检查以明确诊断。目前没有证据显示在心肌炎中冠脉造影增加死亡率,但是在造影时尽量减少对比剂的用量。

8. 病原学检查　2017 年版中国专家共识认为病原学检查有助于早期诊断,有条件时可行病毒基因检测,有助于明确病原体;但 2013 年 ESC 指南指出,病原学阳性并不能直接和心肌感染联系,且有研究发现病毒 IgG 抗体在大量没有心肌炎的正常人中均可检出,因此病原学的检测只能为诊断提供线索,不能作为确定诊断的有力证据。

9. 心肌酶学标记物和其他生化指标　尽管国内外指南均推荐进行心肌损伤标记物的常规检查并动态检测,但是应该指出包括肌钙蛋白、肌酸激酶、脑钠肽等均非心肌炎致心肌损伤的特异性指标,而且即使损伤标记物阴性,不能排除心肌炎的诊断。抗心肌抗体是某些自身免疫相关的心肌炎致病机制,如果合并其他结缔组织病时,应该注意筛查。

【诊断和鉴别诊断】

(一) 诊断

根据 2013 年版 ESC 指南推荐,患者出现其他原因不能解释的以上心脏症状,且实验室检查和影像学能提供 1 条及以上支持心肌炎的证据时,临床即要考虑心肌炎的诊断。而中国专家共识指出心肌炎患者迅速出现严重的血流动力学障碍,实验室检测提示心肌严重受损,影像学可见弥漫性室壁运动减弱时,则应诊断为暴发性心肌炎。

(二) 鉴别诊断

心肌炎主要需与冠心病、病毒性肺炎、应激性心肌病等鉴别。

1. 冠心病　急性大面积心肌梗死可出现肺淤血水肿导致循环衰竭、休克,心肌标志物可显著升高,暴发性心肌炎需与其进行鉴别。主要通过冠状动脉造影进行鉴别,另外冠心病患者彩色超声心动图可见明显心肌局限性运动异常。

2. 病毒性肺炎　重症肺炎合并脓毒血症休克时,也可出现心肌标志物轻度一过性升高,但随休克及血氧饱和度的纠正而显著改善。

3. 应激性心肌病(Takotsubo 综合征)　又称心尖球形综合征,好发于绝经期后女性,有胸痛、心电图 ST-T 改变以及心肌损伤标志物升高。常有强烈精神刺激等诱因。左心室造影可见节段性室壁运动异常,超过单一冠状动脉供血范围,最常见的是心尖部室壁运动异常,呈特征性章鱼篓样改变。冠状动脉造影结果阴性或轻度冠状动脉粥样硬化。左心室功能恢复快,常仅需支持治疗。

【治疗】

心肌炎的预后取决于病因、临床类型和疾病的不同阶段。大约 50% 的急性心肌炎患者在起病后 2~4 周会逐渐康复,有 25% 的患者会发展为持续的心功能不全,而 12%~25% 的患者会持续恶化进展为终末期心力衰竭需要心脏移植甚至死亡。患者出现全心衰竭是预后不良的重要预测因素,而成人暴发性心肌炎虽然病情恶化迅速凶险,但是如果能度过危险期可能预后反而较好,虽然目前这类患者的临床研究数据还相对少。在儿童和新生儿出现的暴发性心肌炎,则预后很差。

(一) 一般对症及支持治疗

主要内容包括:①绝对卧床休息,减少探视和干扰,避免情绪刺激与波动;②当能进食时,给予清淡、易消化而富含营养的饮食,少食多餐;③鼻导管、面罩吸氧或机械通气正压给氧;④改善心肌能量代谢(可给予磷酸肌酸、辅酶 Q10 等),曲美他嗪应用有助于改善心脏功能;⑤补充水溶性和脂溶性维生素;⑥液体补充,应量出为入,匀速补充,切忌液体快进快出;⑦使用质子泵抑制剂防止应激性溃疡和消化道出血,特别是使用糖皮质激素的患者;⑧高热时可物理降温或糖皮质激素治疗,不建议应用非甾体抗炎药。

(二) 监护

普通心肌炎患者可给予常规的心电监护,重症患者及暴发性心肌炎患者应尽快收到或转至有呼吸循环监测和支持治疗条件医院的心脏重症监护病房,予以 24 小时特别护理。监护内容主要包括:①严密监测和控制出入水量,每小时记录并作为病情变化和补液治疗参考;②严密监测心电、血氧饱和度和血压;③监测血常规、心肌酶、肝肾功能、电解质、凝血功能、血乳酸、血气等各项实验室指标;④开始即做床边胸部 X 线检查,对于肺部病变明显以及合并胸腔积液的患者可根据情况适时复查;⑤床旁超声动图,因病情变化快可一日多次,评估心腔大小、室壁运动状态及左室射血分数改变;⑥有创血流动力学检测,包括有创动脉血压及中心静脉压、肺毛细血管楔压或 PICCO 监测等。

(三) 抗病毒治疗

尽管抗病毒治疗的证据相对少,但在病毒性心肌炎时,病毒感染是始动因素,因此 ESC 指南推荐在病毒性心肌炎患者中应用抗病毒治疗,中国专家共识也强调在病毒性暴发性心肌炎患者中早期使用抗病毒治疗。奥司他韦、帕拉米韦推荐用于 A 型和 B 型流感病毒。磷酸奥司他韦胶囊推荐在需要时使用(75mg 口服,2 次/d)。帕拉米韦为静脉给药的神经氨酸酶抑制剂,推荐 300~600mg 静脉滴注,1 次/d,连续使用 3~5 天。鸟苷酸类似物可干扰病毒DNA 合成,常用的阿昔洛韦对 EB 病毒、疱疹病毒等 DNA 病毒有效,而更昔洛韦(0.5~0.6g/d静脉滴注)则对巨细胞病毒有效。由于大部分患者并未检测病毒种类,可考虑联合使用上述两类抗病毒药物。有研究报道,在肠道病毒及腺病毒感染的患者应用干扰素具有清除病毒作用,能改善患者左心功能及预后。

(四) 糖皮质激素和其他免疫抑制剂

2013 年 ESC 指南认为,在病毒感染阴性的患者中,现有证据证实糖皮质激素和免疫抑制剂治疗有效,尤其是在自身免疫疾病相关的心肌炎和巨细胞心肌炎患者中,可以考虑使用。而在病因未明确的心肌炎患者中,目前免疫抑制治疗结果为中性结果。在暴发性心肌炎患者中,由于免疫介导的间接损伤是病理生理机制之一,目前虽然没有大规模多中心的临床研究结果,但已有的成果和临床实践提示其有效性及安全性良好,因此推荐使用。在暴发性心肌炎患者建议开始每天 200mg 甲泼尼龙静脉滴注,连续 3~5 天后依情况减量。糖皮质激素具有抑制免疫反应、抗感染、抗休克、抗多器官损伤等作用,消除变态反应,抑制炎性水肿,减轻毒素和炎症因子对心肌的不良影响。理论上,糖皮质激素应在病毒性心肌炎的第 2阶段即免疫损伤阶段使用,而应避免在第 1 阶段即病毒复制和病毒损伤阶段使用,原因是糖皮质激素可能导致病毒复制增加。但对于暴发性心肌炎,第 1 阶段短而第 2 阶段的免疫损伤发生早且严重,故对于重症患者,推荐早期、足量使用。可以选用地塞米松 10~20mg 静脉推注后,立即给予甲泼尼龙静脉滴注使其尽快发挥作用。2013 年发表的 Cochrane 荟萃分析总结了应用糖皮质激素治疗病毒性心肌炎 8 个有效的临床试验共计 719 例患者,结果显示,虽然治疗组和对照组死亡率没有差异,但在 1~3 个月的随访过程中,治疗组左心室功能明显优于对照组。值得注意的是,治疗组病毒复制并未增加、病情未加重,提示糖皮质激素治疗是安全的。

(五) 大剂量丙种球蛋白静脉注射

由于针对的患者人群不同,对于大剂量丙种球蛋白静脉注射,2013 年版 ESC 指南和 2017 年版中国专家共识推荐稍有不同。ESC 指南认为,虽然在部分小规模研究中报道 IVIG 可能改善心功能,但是由于缺乏大规模多中心临床试验证据,ESC 不推荐在心肌炎患者采用 IVIG。而在暴发性心肌炎中,我国专家共识倾向于采信目前已有的有益证据,建议尽早足量应用,每天 20~40g 使用 2 天,此后每天 10~20g 持续应用 5~7 天,这也是由于两版指南针对的患者人群不同,对暴发性心肌炎必须采用一切可能有益的措施帮助患者度过急性期。

(六) 生命支持治疗

对于已经出现严重心功能不全和心源性休克的患者,两版指南均明确推荐要尽早尽快应用生命支持治疗,我国 2017 年版暴发性心肌炎专家共识更是用很大篇幅详细介绍了生命支持疗法,指出生命支持疗法包括循环支持、呼吸支持和肾脏替代 3 个方面。

1. 循环支持

(1) 主动脉内球囊反搏(IABP):对于血流动力学不稳定的暴发性心肌炎患者,推荐尽早使用 IABP 进行治疗。国内外的临床实践均证明,IABP 对暴发性心肌炎疗效显著。

(2) 体外膜肺氧合(ECMO):对于血流动力学不稳定的暴发性心肌炎患者,推荐尽早使用 ECMO 进行治疗。在使用 IABP 仍然不能纠正或不足以改善循环时,应立即启用 ECMO 或直接启用 ECMO 治疗。ECMO 通常与 IABP 结合使用,可让心脏得到更充分的休息,为其功能恢复赢得时间。危重患者,如出现心源性休克、心脏指数<2.0L/(min·m^2)、血乳酸>2mmol/L,更能从 ECMO 治疗中获益,所以对于此类患者应更积极地尽早启用 ECMO 治疗,国内外的经验均证明其可挽救危重患者生命。此外,在多器官功能衰竭治疗中出现严重肝功能不良,特别是总胆红素和结合胆红素升高时,往往提示多器官功能的持续恶化,预后不良。有学者提出,在应用 ECMO 时,当出现胆红素急剧升高或浓度>3.0mg/dl(1mg/dl = 17.1μmol/L)时,应考虑将 ECMO 支持转为心室辅助装置(VAD)支持。

2. 呼吸支持　暴发性心肌炎患者如存在呼吸功能障碍,均推荐尽早给予呼吸支持治疗。呼吸支持有 2 种方式:①无创呼吸机辅助通气:分为持续气道正压通气和双相间歇气道正压通气 2 种模式。推荐用于呼吸频率>20 次/min 的患者,能配合呼吸机通气的患者,如果效果欠佳和不能适应者应改为气管插管方式。②气道插管和人工机械通气:呼吸衰竭,尤其是有明显呼吸性和代谢性酸中毒并影响到意识状态的患者必须使用。对于有呼吸急促或费力、血氧饱和度在无创辅助通气下仍不能维持者,均应积极使用。

3. 血液净化及连续肾脏替代治疗　所有暴发性心肌炎患者均应尽早给予血液净化治疗。血液净化治疗的主要目的是持续过滤去除毒素和细胞因子。合并肾功能损伤时,更应早期积极使用。血液净化治疗还可以通过超滤减轻心脏负荷,保证体内水、电解质及酸碱平衡,恢复血管对血管活性药物的反应来治疗心力衰竭,对暴发性心肌炎的患者有较大帮助。值得注意的是,为了清除毒性物质需要持续进行,每天至少 8~12 小时或更长,另外由于患者心脏功能极其脆弱,起始时引血和终止时回血过程必须缓慢,以免诱发循环和心功能衰竭。推荐采用 CRRT,CRRT 利用血泵驱动血液从静脉端引出,流经滤器后仍由静脉回流体内,其通过可控的方式连续、缓慢、等渗地平衡体内钠和水,将炎性递质从血液中清除,但是对于暴发性心肌炎特别是伴有急性左心功能不全的患者,应尽早考虑使用,循环衰竭和休克不是此项治疗的禁忌证。相反其提示病情严重,更需要尽早使用。

4. 免疫吸附(immunoadsorption,IA)　IA疗法是自2002年发展起来的一种血液净化技术,是将高度特异性的抗原、抗体或有特定物理化学亲和力的物质(配体)与吸附材料(载体)结合制成吸附剂(柱),选择性地清除血液中的致病因子,从而达到净化血液、缓解病情的目的。2013年版ESC指南基于缺乏足够的临床证据,不推荐在所有心肌炎患者中常规采用;中国专家共识则推荐,在暴发性心肌炎中有条件时尝试应用。

5. 在心肌炎尤其是暴发性心肌炎早期治疗中的注意事项　AHA 2020年版声明中罗列了以下心肌炎治疗中的注意事项,值得临床医师参考:①避免使用心率控制剂治疗窦性心动过速(特别是那些具有负性肌力作用的药物,如美托洛尔、地尔硫䓬或维拉帕米)。这是因为在收缩功能障碍的患者中,急性受累的未扩张心脏增加每搏量的能力微乎其微,心输出量可能在很大程度上依赖于心率的代偿性增加。②避免服用非甾体抗炎药,因为它们可能增加钠滞留,导致心肌损伤,并加剧肾脏灌注不足。③由于心肌炎患者通常年轻且没有已知的心脏疾病,低血压患者经常接受静脉输液,但这可能导致急性心力衰竭综合征或心源性休克时症状和血流动力学的恶化,因此怀疑暴发性心肌炎的患者输液量要严格控制。④在与急性心肌梗死相关的心源性休克患者中,去甲肾上腺素与多巴胺相比可提高存活率。去甲肾上腺素可优先用于合并休克和全身炎症(如急性心肌梗死)的患者,作为血管升压剂来支持血压,虽然尚无严格的临床研究检验,但该经验推荐用于暴发性心肌炎患者。

三版指南的推荐要点,可以看到在诊断和治疗推荐中存在一定差异,这主要和不同版本指南针对的患者人群不同有关,由于暴发性心肌炎只占心肌炎患者中的很少数,因此对于ECMO、免疫吸附、大剂量丙种球蛋白注射等有创、昂贵的治疗措施,2013年版ESC指南倾向于保守,不推荐常规应用;但是对于暴发性心肌炎,必须尽快采取一切可能有效的措施稳定病情,帮助患者度过急性危险期,而且基于目前研究证据,一旦暴发性心肌炎度过危险期,预后甚至优于一般心肌炎患者,因此我国专家共识对于暴发性心肌炎推荐采用以上措施,尽管这些治疗措施可能还缺乏大规模研究的临床证据,但这些推荐的措施目前已经多有较小样本临床研究证实有效,我们应该积极采用。

(刘振江)

参考文献

[1] CAFORIO A L,PANKUWEIT S,ARBUSTINI E,et al. Current state of knowledge on aetiology,diagnosis,management,and therapy of myocarditis:a position statement of the European Society of Cardiology Working Group on Myocardial and Pericardial Diseases[J]. Eur Heart J,2013,34(33):2636-2648.

[2] 中华医学会心血管病学分会精准医学学组,中华心血管病杂志编辑委员会,成人暴发性心肌炎工作组. 成人暴发性心肌炎诊断与治疗中国专家共识[J]. 中华心血管病杂志,2017,45(9):742-751.

[3] CHEN H S,WANG W,WU S N,et al. Corticosteroids for viral myocarditis[J]. Cochrane Database Syst Rev,2013(10):CD004471.

[4] KOCIOL R D,COOPER L T,FANG J C,et al. Recognition and Initial Management of Fulminant Myocarditis:A Scientific Statement From the American Heart Association[J]. Circulation,2020,141(6):e69-e92.

第二十三章 心包疾病

　　心包是一个封闭的纤维弹性囊,包裹在心脏和出入心脏的大血管根部外面。心包分为浆膜心包和纤维心包。浆膜心包又分为脏层和壁层,浆膜心包脏层覆于心肌的外面,又称为心外膜,浆膜心包壁层在浆膜心包脏层的外围。纤维心包又称心包纤维层,贴于浆膜心包壁层的外面。浆膜心包脏层与浆膜心包壁层之间的腔隙称为心包腔,内含有少量起润滑作用的血清样液体,可减少心脏搏动时的摩擦(图 23-1)。心包疾病是常见心血管疾病之一,发达国家和地区的心包疾病以病毒感染为主,发展中国家和欠发达地区以结核分枝杆菌感染为主,患者大多伴有获得性免疫缺陷病毒(HIV)感染。非感染性心包疾病常见病因包括自身免疫性、肿瘤、创伤、主动脉夹层及心力衰竭等多种因素。临床上,很难对心包疾病作出准确的病因诊断(表 23-1),因此选择恰当的治疗措施较为困难。当遇到诊断不明确的心包疾病时,国内医师常拟诊为结核性心包炎,且进行诊断性抗结核治疗。这种临床思维和处理方式并不能给患者带来益处。

　　本章根据 2015 年欧洲心脏病学会(ESC)临床指南委员会制定的心包疾病诊断和治疗指南,结合新近文献,对心包疾病进行解读。

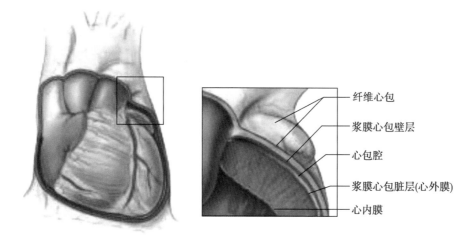

图 23-1　心包结构分层

表 23-1 心包疾病的可能病因

感染性因素

病毒(常见):肠道病毒(柯萨奇病毒、埃可病毒)、疱疹病毒(EBV、巨细胞病毒、人类疱疹病毒-6)、腺病毒、细小病毒 B19 等

细菌:结核分枝杆菌、肺炎球菌、脑膜炎双球菌、淋病奈瑟菌、链球菌、葡萄球菌、嗜血杆菌、螺旋体、衣原体、支原体等

真菌(罕见):组织胞浆菌、曲霉菌、芽生菌、念珠菌等

寄生物(罕见):棘球绦虫、弓形虫等

非感染性因素

自身免疫(常见):系统性自身免疫和自身炎症性疾病(系统性红斑狼疮、干燥综合征、类风湿关节炎、系统性硬化症等)、全身性血管炎、肉瘤样病、家族性地中海热、炎症性肠病、Still 病

肿瘤:原发性肿瘤(罕见)、转移肿瘤(常见,尤其是肺癌、乳腺癌和淋巴癌)

代谢性:肾功能不全(尿毒症)、黏液腺瘤、神经性厌食症

创伤性和医源性:早期发病(罕见)、直接损伤(胸腔穿透伤、食管穿孔、异物)、间接损伤(胸腔非穿透伤、纵隔照射)、延迟发病(心包切开后综合征)

药物相关性(罕见):狼疮样综合征、抗肿瘤药物、青霉素过敏性心包炎伴嗜酸性粒细胞增多症、疫苗、抗肿瘤坏死因子等

其他(常见):淀粉样变性、主动脉夹层、肺动脉高压、心力衰竭等

其他(不常见):先天性部分或全部心包缺如

【心包综合征及临床分类】

心包综合征是指一系列具有显著症状和特定体征,但临床表现各异的心包疾病。按照临床表现对心包综合征进行分类,可分为急性心包炎、持续性心包炎、慢性心包炎、复发性心包炎、心包积液和心脏压塞等。其中,心包炎的类型和诊断标准见表 23-2。

表 23-2 心包炎的类型和诊断标准

心包炎	类型和诊断标准
急性	至少有以下 4 项标准中任意 2 项: (1) 与心包炎性质一致的胸痛(尖锐,坐位前倾减轻) (2) 心包摩擦音 (3) 心电图(ECG)上新发广泛 ST 段抬高或 PR 段压低 (4) 心包积液(新发或恶化) 附加证据:炎症标记物升高[如 C 反应蛋白(CRP)、红细胞沉降率(ESR)、白细胞计数等];心包炎症影像学证据[电子计算机断层扫描(CT)、心脏磁共振成像(CMR)]
持续性	心包炎持续>4~6 周,但<3 个月不缓解
慢性	心包炎持续>3 个月
复发性	首次急性心包炎发作后,经过 4~6 周或更长时间无症状期后再次发作

【急性心包炎】

急性心包炎是指伴或不伴心包积液的急性炎症性心包综合征,在临床上可以单独存在,也可以是全身性疾病的并发症。

急性心包炎主要症状有胸骨后或左前胸疼痛,性质尖锐,可放射至斜方肌缘,与呼吸运动相关,吸气时加重,类似胸膜炎或局部缺血,但可以随体位改变而变化,坐位前倾减轻。另外,呼吸困难和干咳也是主要症状。心包摩擦音位于心前区,可以是一过性的,呈单、双或三相特性,身体前倾、深吸气明显。心包炎常伴发一定程度的心肌炎,表现为心功能不全,肌钙蛋白(cTn)I 和 T、肌酸激酶(CK)-MB、血清肌红蛋白和肿瘤坏死因子的升高。ECG 上广泛导联 ST 段抬高或 PR 段压低具有特征性。急性心包炎患者通常有全身炎症的证据:CRP 增加,ESR 增快,白细胞增多。可出现低热,但体温超过 38℃者不常见,如体温超过 38℃,提示可能为细菌性心包炎。急性心包炎需与心肌梗死和肺栓塞鉴别(表 23-3)。

表 23-3　急性心包炎、心肌梗死和肺栓塞的鉴别诊断

临床表现	急性心包炎	心肌梗死	肺栓塞
胸痛			
特征	尖锐,偶尔闷痛	压迫样、压榨感	锐利、钝痛
与呼吸相关	吸气时加重	无	与呼吸有关
与体位的关系	平躺位加重,坐位前倾时减轻	无	无
持续时间	数小时至数天	数分钟至数小时	数小时到数天
对硝酸甘油反应	无效	缓解	无效
摩擦音	85%有心包摩擦音	无(除外合并心包炎)	3%有胸膜摩擦音
ECG			
ST 段抬高	所有导联(aVR 导联除外)	相应数个导联	局限在Ⅲ、aVF 和 V_1 导联
PR 段压低	通常有	罕见	无
Q 波	无	可有	可在Ⅲ、aVF 导联存在
T 波	ST 段恢复后倒置	ST 段仍抬高时倒置	当 ST 段抬高时,Ⅱ、aVF、$V_1 \sim V_4$ 导联倒置

所有疑似急性心包炎患者,应行体格检查、ECG、胸部 X 线检查、超声心动图、炎症标记物和心肌损伤标志物(图 23-2)。体格检查听诊可发现心包摩擦音。ECG 对诊断急性心包炎有一定的作用,呈Ⅰ~Ⅳ期变化:在心包炎早期(Ⅰ期),ECG 典型表现为 ST 段呈凹面向上抬高,伴随 PR 段压低(图 23-3),通常见于除 aVR 导联外的所有导联。一至数天后,Ⅱ期时,ST 段和 PR 段回到正常,T 波变低平;Ⅲ期出现广泛性 T 波倒置,持续 2~3 个月;Ⅳ期为 T 波恢复正常。V6 导联 J 点大于 T 波高度的 25%(以 PR 段作为基线)时,心包炎的可能性较大。胸部 X 线片和超声心动图可发现和排除心包积液和心脏压塞。炎症标记物包括 CRP、

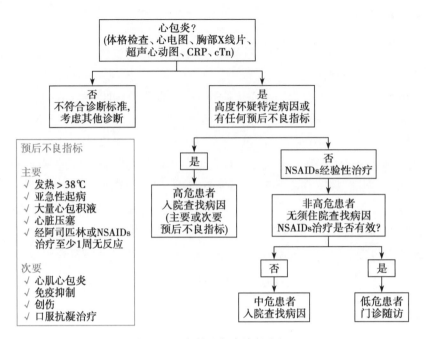

图 23-2   急性心包炎诊断流程

CRP,C 反应蛋白;cTn,心肌肌钙蛋白;NSAIDs,非甾体抗炎药。

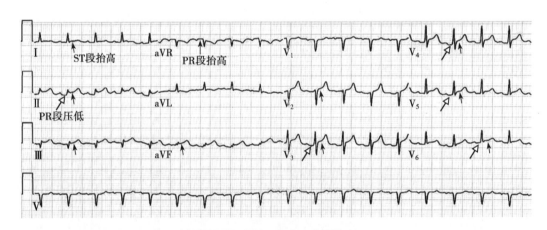

图 23-3   急性心包炎心电图表现

ESR、乳酸脱氢酶(LDH)和白细胞异常等。心肌损伤标志物包括 cTn 和 CK-MB。cTn 常在 1~2 周后恢复正常,与预后无相关性。心包穿刺仅适用于有心脏压塞者,或疑为化脓性或恶性肿瘤性心包炎。当心包炎病因不明时,心包穿刺和心包活检不宜采用,因为对诊断很少有帮助。

高危急性心包炎患者应住院治疗(至少有一个预后不良指标时),以查明病因、观察心脏压塞以及开始抗炎等对症治疗。而非高危急性心包炎患者可以门诊治疗,除非治疗无效。治疗急性心包炎一线药物是阿司匹林或非甾体抗炎药(NSAIDs)。NSAIDs 中的布洛芬以其较少的不良反应、对冠脉血流较好的效果以及较大的剂量范围而备受青睐。所有患者都需要联合胃保护药物以保护胃肠道。秋水仙碱与一种 NSAIDs 同时应用或其单独使用对心包炎首次发作和预防复发也是有效的。秋水仙碱能很好地被耐受,并且与 NSAIDs 相比,秋水仙碱不良反应较少。若服用阿司匹林或 NSAIDs 后疼痛和炎症无缓解,或者心包炎复发,秋水仙碱可作为辅助治疗的一线药物,并可预防心包炎复发(表 23-4)。对于阿司匹林或 NSAIDs 和秋水仙碱禁忌或治疗失败的急性心包炎病例,如排除感染或存在特殊适应证如自身免疫性疾病,应考虑使用低剂量糖皮质激素,但糖皮质激素不推荐作为急性心包炎一线治疗。开始抗炎治疗 1 周后应评估疗效,血清 CRP 水平用于指导治疗时长及评估疗效。心包穿刺术用于心脏压塞、高度怀疑化脓性或肿瘤性心包炎,或尽管已经治疗了 1 周以上仍然有大量或有症状的心包积液。

表 23-4 急性心包炎常规抗炎药物

药物	常用剂量	治疗时间	减量
阿司匹林	750~1 000mg、1 次/8h	1~2 周	每 1~2 周减量 250~500mg
布洛芬	600mg、1 次/8h	1~2 周	每 1~2 周减量 200~400mg
秋水仙碱	0.5mg、2 次/d(体重≥70kg)、0.5mg、1 次/d(体重<70kg)	3 个月	非强制性,可在最后几周 0.5mg、隔天 1 次(体重<70kg)或 0.5mg、1 次/d(体重≥70kg)

大多数急性心包炎患者长期预后良好且不遗留并发症。可用于判断预后的因素有发热(体温>38℃)、症状持续数周伴有免疫抑制状态、创伤性心包炎、口服抗凝药物、大量心包积液(>20mm 或有心脏压塞)或对 NSAIDs 治疗无反应等。一般急性心包炎患者应限制运动,直至症状缓解,CRP、ECG 和超声心动图恢复正常。对于急性心包炎运动员患者,建议症状缓解且 CRP、ECG 和超声心动图恢复正常后再从事运动,推荐限制运动的期限至少 3 个月。15%~30%未接受秋水仙碱治疗的特发性急性心包炎患者会发展为复发性或持续性或复发性心包炎。

【持续性心包炎和慢性心包炎】

持续性心包炎是指心包炎发作后症状持续 4~6 周(相当于常规抗炎治疗期+减量期),但<3 个月仍无缓解。持续超过 3 个月的心包炎即为慢性心包炎,包括渗出、粘连和缩窄型。鉴别慢性心包炎与非炎性心包积液如充血性心力衰竭很重要。慢性心包炎症状通常较轻,对症治疗同急性心包炎。心包穿刺可用作诊断和治疗。对于经常复发的心包炎,经皮心包切开术可适用。对于慢性持续性或反复大量心包积液,除了进行心包内治疗或经皮心包切开术外,也应该考虑行心包切除术。

【复发性心包炎】

复发性心包炎是急性心包炎首次发作后,经过 4~6 周或更长时间无症状期后再次发作的心包炎。心包炎复发率较高,初发心包炎患者复发率为 15%~30%,已复发过一次且未接受秋水仙碱治疗的心包炎患者复发率高达 50%,其中以接受糖皮质激素治疗的患者尤为突出。复发性心包炎常见原因为首次发作的心包炎治疗不彻底,其中约 20%的患者进行病原学检查时伴有病毒感染。

治疗病因明确的复发性心包炎,应针对病因治疗。阿司匹林或 NSAIDs 是治疗复发性心包炎的主要药物,如果能够耐受,推荐全剂量给药,直到症状缓解。如果存在缺血性心肌病或需要抗血小板治疗时,可以给予中等剂量的阿司匹林(1~2.4g/d)。在阿司匹林或 NSAIDs 等主要治疗药物的基础上,加用秋水仙碱至少 6 个月,以提高疗效,增加缓解率,防止复发。根据临床情况,部分患者可以长期使用秋水仙碱(>6 个月)。治疗期间通过监测 CRP,指导治疗及评估治疗效果。CRP 正常后,治疗药物逐渐减量(表23-5)。

表 23-5　复发性心包炎常规抗炎药物

药物	常用初始剂量	治疗时间[a]	减量[b]
阿司匹林	500~1 000mg、1 次/6~8h(剂量范围 1.5~4g/d)	数周至数月	每 1~2 周减量 250~500mg
布洛芬	600mg、1 次/8h(剂量范围 1 200~2 400mg)	数周至数月	每 1~2 周减量 200~400mg
吲哚美辛	25~50mg、1 次/8h,以最小剂量开始且最高滴速控制在不引起头痛和头晕为上界	数周至数月	每 1~2 周减量 25mg
秋水仙碱	0.5mg、2 次/d(≥70kg),0.5mg、1 次/d(体重<70kg 或高剂量不能耐受患者)	至少 6 个月	非强制性,可在最后几周 0.5mg、隔天 1 次(体重<70kg)或 0.5mg、1 次/d(体重≥70kg)

注:[a] 疑难、耐药病例可以考虑减量时间延长;[b] 阿司匹林和 NSAIDs 应逐渐减量。

对阿司匹林或 NSAIDs 和秋水仙碱治疗反应不佳患者,可使用糖皮质激素,但应使用低/中等剂量糖皮质激素联合高剂量阿司匹林或 NSAIDs 和秋水仙碱的三联疗法,但糖皮质激素不推荐作为一线治疗药物。如果不能排除感染(尤其是细菌和结核分枝杆菌),以及久病患者,应避免使用低/中等剂量糖皮质激素。一旦使用糖皮质激素,应缓慢减量(表 23-6)。如果在减药期间症状复发,不应该增加糖皮质激素的剂量控制症状,推荐每 8 小时给予最大剂量的阿司匹林或 NSAIDs,如有必要,可以静脉给药联合秋水仙碱和止痛治疗。所有接受糖皮质激素治疗的患者应每天补充钙的摄入量(口服)1.2~1.5g/d,维生素 D 为 800~1 000IU/d。此外,长期糖皮质激素治疗患者,≥50 岁男性或绝经女性患者,泼尼松起始剂量≥5~7.5mg/d 或与其等效药物患者,推荐予以双膦酸盐预防骨质疏松。

表 23-6　糖皮质激素的减量(泼尼松为例)

起始剂量 0.25~0.50mg/(kg·d)[a]	减量[b]	起始剂量 0.25~0.50mg/(kg·d)[a]	减量[b]
>50mg	10mg/d 每 1~2 周	25~15mg	2.5mg/d 每 2~4 周
50~25mg	5~10mg/d 每 1~2 周	<15mg	1.25~2.5mg/d 每 2~6 周

注:[a] 除特殊病例,应避免使用较高剂量,对于短期使用患者,快速减量至 25mg/d。泼尼松 25mg 相当于甲泼尼龙 20mg。[b] 如患者无症状且 CRP 正常时可减量,尤其是剂量<25mg/d 时。

对秋水仙碱无效,激素依赖性复发性心包炎患者,可静脉使用诸如硫唑嘌呤、丙种球蛋白、阿那白滞素等免疫抑制剂和生物药物,但需谨慎评估费用、风险和多学科专家会诊后,方可考虑使用。当彻底的药物治疗不成功后,可考虑心包切除术作为最终的治疗手段。限制体力活动不仅适用于急性心包炎,复发性心包炎同样适用。复发性心包炎一般患者限制活动至症状缓解和 CRP 正常。复发性心包炎运动员患者至少限制活动 3 个月,直到症状缓解,CRP、ECG、超声心动图正常(图 23-4)。

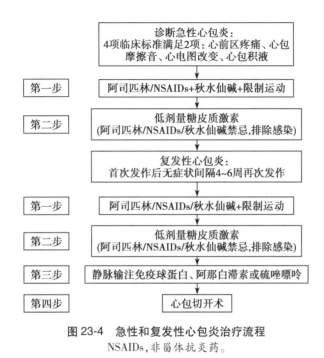

图 23-4　急性和复发性心包炎治疗流程
NSAIDs,非甾体抗炎药。

【心肌心包炎】

心包炎和心肌炎常有共同的病因,临床中可遇到两种疾病并存。心包炎可引起心肌受累,称为心肌心包炎;而由心肌炎引起的心包炎受累,称为心包心肌炎。典型表现为胸痛合并其他心包炎体征(心包摩擦音、ECG 多导联 ST 段抬高和心包积液)以及心肌损伤标志物(cTnI 或 cTnT,CK-MB)升高。但很多心肌心包炎患者为亚临床表现,而且部分患者心脏的症状和体征被系统性感染或炎症症状所掩盖。心肌心包炎多继发于或与急性呼吸道疾病、胃肠道炎等同时发生。应用高敏肌钙蛋白检测,能明显提高患者人群的诊断。

如果患者符合急性心包炎的诊断,并且心肌损伤标志物(cTnI 或 cTnT,CK-MB)升高,超声心动图或 CMR 未发现新发的局灶性或弥漫性左心室功能障碍,可以诊断为心肌心包炎。有局灶性或弥漫性左心室功能障碍,心肌损伤标志物升高,临床诊断符合心包炎的患者,可能是心肌炎继发心包炎,即心包心肌炎。心包炎怀疑合并心肌炎的患者,推荐进行冠脉造影,以排除急性冠脉综合征。没有明显冠状动脉疾病表现时,推荐使用 CMR 明确心肌受累,以排除缺血性心肌坏死。

怀疑心肌受累的心肌心包炎患者建议住院诊断和监测,需要与急性冠脉综合征相鉴别。心肌心包炎患者的治疗与心包炎治疗相似。建议经验性给予抗炎治疗,例如阿司匹林(1.5~3g/d)或 NSAIDs(布洛芬 1.2~2.4g/d 或吲哚美辛 75~150mg/d),并使用最低有效剂量,以控制胸痛。如果对阿司匹林或 NSAIDs 禁忌、不能耐受、无效时,可以选择糖皮质激素治疗。目前,尚无充足的证据支持联合使用秋水仙碱治疗心肌心包炎。鉴于心肌心包炎有运动相关猝死的报道,所有心肌心包炎患者均推荐休息和限制活动至少 6 个月。心肌心包炎患者预后良好,无心力衰竭或死亡率升高的风险。

【心包积液】

正常心包腔内有 10~50ml 心包液,在心包腔间充当润滑剂,主要分布于房室沟和室间沟。心包积液生成机制之一,是任何引起炎症的病理过程,都会导致心包液(渗出液)产生增加。另一种机制,是充血性心力衰竭或肺动脉高压引起静脉压力升高,使心包液(漏出液)重吸收减少,从而发生心包积液。心包积液可以根据病程分为急性、亚急性和慢性(>3 个月);通过超声心动图半定量,大小分为轻度(<10mm)、中度(10~20mm)、重度(>20mm);分布分为环形或局部分布;部位分为周围性和包裹性;成分为渗出液和漏出液。血流动力学受影响程度分为无压塞型、压塞型和缩窄型。

心包积液的临床表现与积液产生的速度有关。发展缓慢的积液可能无症状,而迅速增加的积液,哪怕仅有少量,也会出现明显的压塞症状。典型表现为呼吸困难,继而进展为端坐呼吸,胸痛。其他与局部受压有关的表现有恶心(膈肌)、吞咽困难(食管)、声音嘶哑(喉返神经)和打嗝(膈神经)。非特异性症状有咳嗽、乏力、疲倦、畏食、心悸、血压下降和窦性心动过缓等。发热可能与心包炎、感染及免疫反应有关。血流动力学正常的患者,体格检查常无异常表现。大量心包积液可见于肿瘤、结核、尿毒症和寄生虫病。发生心脏压塞时,典型表现为颈静脉怒张、奇脉和心音消失等。心包摩擦音很少闻及,合并心包炎时可见。

心包积液诊断通常依靠超声心动图,同时可以进行积液半定量及评价血流动力学受影响程度,适用于所有怀疑心包积液的患者。当心包积液超过 15~35ml 时,超声心动图可检测到心包层的分离。大量心包积液时,心脏可以在心包腔内自由移动(心脏摆动征)。心脏这种异常运动导致一些临床上的假象,例如假性二尖瓣脱垂、假性收缩期二尖瓣前移、室间隔的矛盾运动和收缩中期的主动脉瓣关闭等。超声心动图还可以发现心包积液的性质,例如纤维、栓子、肿瘤、空气和钙化等。重要的是,心包积液的量与预后有关,大量心包渗出液一般表明较严重的疾病。怀疑心包积液或胸膜疾病的患者建议行胸部 X 线检查。所有心包积液患者应行炎性标志物监测(CRP)。怀疑包裹性心包积液、心包膜增厚、心包肿块及胸腔异常的患者,考虑 CT 或 CMR 检查。

心包积液的高危患者建议住院治疗。根据流程图(图 23-5)对心包积液患者进行分诊,积极治疗引起心包积液的原发疾病。当心包积液与系统性炎症反应有关时,给予阿司匹林、NSAIDs 或秋水仙碱及心包炎治疗。出现心脏压塞、中大量心包积液药物治疗无效及细菌性或肿瘤性心包积液,可选择心包穿刺或心脏手术。

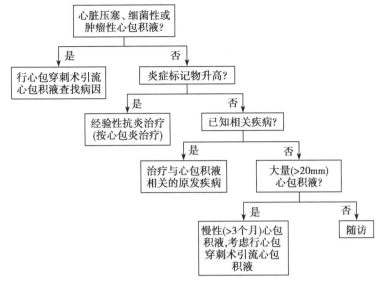

图 23-5　心包积液分诊流程

【心脏压塞】

心脏压塞是由于心包腔内液体、脓液、血液或气体等物质积累引起心脏急速或缓慢受压所致的一种危及生命的临床症状（表 23-7）。心脏压塞临床症状及体征包括胸部不适、心动过速、呼吸困难或呼吸急促、低血压、奇脉、心音低钝和颈静脉怒张，偶尔也有意识不清。但迅速发生的心脏压塞特别是出血性心脏压塞时，尚无时间产生静脉压力代偿，因而颈静脉充盈可不明显，这种所谓的低压性心脏压塞也可见于尿毒症性心包炎（因为血容量不足）。隐匿起病的心脏压塞可出现以并发症为主的表现如肾衰竭、肝淤血和肠系膜缺血。ECG 上可见心动过速、低 QRS 波和电交替现象（无心脏压塞时很少见），胸部 X 线检查示心脏轮廓扩大及胸腔积液。奇脉是心脏压塞的诊断关键，定义为吸气时收缩压下降超过 10mmHg。当心脏压塞严重时，奇脉可更为明显，吸气时无脉搏。

表 23-7　心脏压塞病因

分类	内容
常见病因	心包炎、结核、医源性、外伤、肿瘤
罕见病因	胶原血管疾病、放射暴露、心肌梗死、尿毒症、主动脉夹层、细菌感染、心包积气

对于临床症状疑似心脏压塞的患者，超声心动图应作为首选的影像学检查方法，它是识别心包积液和估计其大小、位置和血流动力学受影响程度最有用的诊断工具。同时，超声心动图也可以安全有效地用于指导心包穿刺术。心脏压塞时，当心包腔压力超过心腔内压力时，心房和心室的游离壁可见塌陷，呼气时胸腔压力增大，腔静脉回流减少，右心充盈减少，塌陷更为明显，首先出现的是右心房舒张期塌陷（图 23-6A）。右心房收缩期塌陷持续时间 >1/3 收缩期是诊断心脏压塞的可靠指标之一。同时，多普勒超声心动图能敏感地检测到心脏压塞时的多普勒参数改变。心脏压塞时增大的心包压限制了双侧心室的扩张，吸气时静脉回流增加右心室增大，三尖瓣血流速度增加。增大的右心室通过室间隔压迫左心室导致

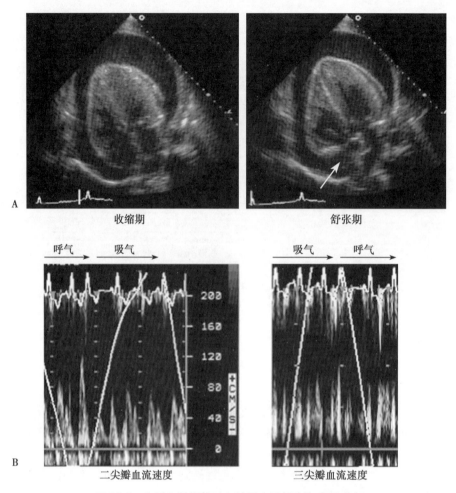

收缩期   舒张期

呼气 → 吸气 →   吸气 → 呼气 →

二尖瓣血流速度   三尖瓣血流速度

图 23-6 大量心包积液时心脏压塞的超声心动图改变
A. 心脏压塞时右心房舒张期塌陷;B. 二、三尖瓣血流速度的呼吸时相改变。

左心室腔减小,二尖瓣血流速度减少。呼气时左心室血流增加左心室增大,相应右心室腔血流减少室腔变小,二、三尖瓣血流速度也发生了相应的改变(图 23-6B)。CT 和 CMR 仅建议在超声心动图不可行时进行。心导管很少用于诊断心脏压塞。心脏压塞的治疗主要是行心包穿刺术引流心包积液,最好是在超声心动图或 X 线透视的指导下进行。生命体征不稳定的患者应该立即执行。也可行心脏外科手术排出心包积液,特别是在化脓性心包炎或心包积血等紧急情况时。扩血管或利尿药物不推荐用于心脏压塞。

【缩窄性心包炎】

缩窄性心包炎可发生于任何心包疾病,能导致心室充盈减少和心室功能下降,病情进展的危险程度与原发疾病密切相关。结核、纵隔照射和心脏外科手术是这种疾病的常见原因。急性心包炎中,最容易进展为缩窄性心包炎的是细菌性心包炎,特别是化脓性心包炎(20%~30%),其次是免疫介导的心包炎和肿瘤相关性心包炎(2%~5%),病毒性和特发性心包炎最少(<1%)。一过性的缩窄性心包炎很少独立存在。

缩窄性心包炎是由心脏舒张功能受限所致的一系列循环障碍的疾病。患者典型体征为静脉压力升高和心排出量减少,主要表现为乏力、呼吸困难、尿少、颈静脉充盈/怒张、肝大、双下肢水肿、腹水等。由于心排出量减少,患者运动耐量下降,甚至出现恶病质。长期心包缩窄,可突出表现为胸腔积液、腹水和肝功能异常,以左侧胸腔积液或双侧胸腔积液多见。吸气时颈静脉压升高,颈静脉明显扩张(Kussmaul 征),此征也可见于伴有三尖瓣关闭不全的右心衰竭患者。可闻及心包叩击音,但并不十分敏感。超声心动图、CT 和 CMR 可发现大多数患者心包增厚。但是,20% 心包膜厚度正常的患者也会出现心包缩窄,对于此类患者,心包切除术也仍然适用。此外,心包缩窄也可仅位于某一局部区域。经食管超声心动图对检测心包厚度更为敏感和精确。

缩窄性心包炎的诊断主要依靠典型临床症状、体征和实验室检查。一旦疑诊为缩窄性心包炎,均推荐行经胸壁的超声心动图和胸部正侧位 X 线检查。CT 和 CMR 作为次选影像学检查,主要用于评估心包膜受累的程度和范围。在其他非侵入性检查手段不能确诊时,可采用心导管检查。鉴别诊断时,主要需与因三尖瓣关闭不全和/或肺高压所致的右心衰竭相鉴别。最困难的鉴别诊断是与限制型心肌病。临床表现两者很类似,多普勒超声心动图是鉴别两者的有用方法,心包缩窄时,二尖瓣血流速度随呼吸变化大(25%),而限制型心肌病则不变。另外,心包缩窄时血中脑钠肽(BNP)仅轻度升高,而限制型心肌病则显著升高(表 23-8)。

表 23-8　缩窄性心包炎与限制型心肌病的鉴别诊断思路

诊断方法	缩窄性心包炎	限制型心肌病
体格检查	Kussmaul 征,心包叩击音	反流性杂音,可能存在 Kussmaul 征,病理性第三心音(S_3)
ECG	低电压。非特异性 ST-T 改变,心房颤动	低电压,假性心肌梗死,可能增宽的 QRS 波,电轴左偏,心房颤动
X 线胸片	心包钙化(1/3 患者可见)	无心包钙化
超声心动图	横膈反弹 心包增厚及钙化 二尖瓣 E 峰流速随呼吸变化>25%,肺静脉 D 峰流速变化>20% M 型彩超下血流测速>45cm/s 组织多普勒超声:e'峰>8.0cm/s	心室腔缩小而心房扩大可能伴随壁的增厚 E/A 比值>2,减速时间(DT)缩短 二尖瓣血流不随呼吸变化 M 型彩超下血流测速<45cm/s 组织多普勒超声:e'峰<8.0cm/s
心导管检查	"下降平台征"或"平方根征",左心室和右心室舒张压一般相等,心室相互依赖	显著的右心室收缩期高压(>50mmHg),静息或运动状态下左心室舒张末期压力比右心室舒张末期压力高>5mmHg
CT/CMR	心包厚度>3~4mm 心包钙化 心室相互依赖(实时 CMR 摄像)	心包厚度正常(<3mm) 形态和功能学检查(CMR)发现的心肌损伤

慢性持续性的缩窄性心包炎最主要的治疗是心包切除术。适应证是基于临床症状、超声心动图、CT、CMR 和心导管检查。以下三种情况,药物治疗具有一定价值:①特殊病因如结核性心包炎,推荐采用药物治疗预防其进展为缩窄性心包炎;②一过性心包缩窄或由炎症因素导致的新近诊断的心包缩窄,可考虑经验性抗炎治疗;③当外科手术禁忌或高危患者,

药物治疗可作为支持治疗手段。

心包缩窄相关的 3 个主要症候包括一过性缩窄性心包炎、渗出性缩窄性心包炎和慢性缩窄性心包炎。一过性缩窄性心包炎为自行痊愈或药物治疗后恢复正常的可逆性缩窄性心包炎。需在严密的心包炎检测下,行 2~3 个月的经验性抗炎治疗。渗出性缩窄性心包炎通常表现为右心房衰竭,心包穿刺后右心房压力下降 50% 或低于 10mmHg,也可通过其他无创性影像学检查确诊。可在药物治疗后行心包切除术,顽固型渗出性缩窄性心包炎则采用外科手术治疗。慢性缩窄性心包炎为持续 3~6 个月以上的心包缩窄。急进型/手术高危患者和累及心肌患者采用心包切除术联合药物治疗。

【心包综合征病种】

1. 病毒性心包炎 病毒性心包炎是心包最常见的感染,包括肠道病毒、疱疹病毒、腺病毒和细小病毒 B19 等病毒均能诱发心包炎。为了明确病毒性心包炎的诊断,需要考虑对心包液和心包/心外活检进行全面的组织学、细胞学、免疫组化和分子生物学检查。但不建议常规的病毒血清学检查,除非存在 HIV 或丙肝病毒感染。病毒性心包炎的治疗就是对症处理(见急性心包炎),预防并发症和根除病毒,但不建议糖皮质激素治疗病毒性心包炎。

2. 结核性心包炎 结核性心包炎在发达国家中主要见于免疫力低下的患者(例如HIV)。未治疗的急性结核性心包积液致死率达到 85%,30%~50% 结核性心包炎发生心包缩窄。结核性心包炎临床表现多样:伴或不伴积液的急性心包炎;隐匿的心脏压塞,常见大量心包积液且有复发,伴持续发热的中毒症状,心包钙化等。通过从心包液或心包组织切片中获取标本进行血培养或聚合酶链反应检测结核分枝杆菌是诊断结核性心包炎的"金标准"(表 23-9)。

表 23-9 疑似肺结核及心包积液患者的分层评估

阶段 1:无创性检查手段	1. 胸部 X 线片;超声心动图;胸部 CT/CMR;细菌培养;淋巴结活检;结核菌素皮肤试验 2. 结核病流行区下列指标 6 分以上高度怀疑 发热(1 分)、盗汗(1 分)、体重减轻(2 分)、蛋白定量>40g/L(3 分)和外周血白细胞<10×10⁹/L(3 分)
阶段 2:心包穿刺	1. 心脏压塞时行治疗性心包穿刺 2. 行诊断性心包穿刺时检查以下项目 结核分枝杆菌培养、定量聚合酶链反应(Xpert MTB/RIF)检测结核分枝杆菌、生化检测区别渗出液和漏出液、白细胞计数分析和细胞学检测(淋巴细胞),间接检测干扰素-γ(IFN-γ)、腺苷脱氨酶(ADA)、溶菌酶
阶段 3:心包活检	1. 治疗性心包活检适用于 ①心包穿刺术后患者心脏压塞反复发作,作为外科引流操作的一部分;②对于反复心包积液要求开放心包穿刺引流;③经验性药物治疗无效 2. 诊断性心包活检 对于在结核病流行地区,可在经验性抗结核无效情况下实施;对于在结核病非流行地区,可对病程大于 3 周且病因不明患者可实施
阶段 4:经验性抗结核化疗	1. 结核流行地区的人群 排除其他原因后的渗出性心包积液可使用经验性抗结核化疗 2. 非结核流行地区的人群 系统性检查未能诊断结核性心包炎,不推荐经验性抗结核化疗

对于所有怀疑伴有结核性心包炎的患者,可以考虑进行诊断性心包穿刺。只有已确诊或高度疑似结核性心包炎的患者,才应接受抗结核治疗。利福平、异烟肼、吡嗪酰胺和乙胺丁醇使用至少 2 个月,随后继续服用异烟肼和利福平总计 6 个月的标准抗结核药物治疗是治疗肺外结核的有效方案。如果患者情况没有改善,或是在 4~8 周的抗结核治疗后恶化,建议使用心包部分切除术。心包内注射尿激酶,可能减少结核性心包炎患者心包缩窄的风险。高剂量激素辅助性治疗可以考虑用在 HIV 阴性的结核性心包炎患者,但避免用于 HIV 相关的结核性心包炎。

3. **化脓性心包炎**　成人化脓性心包炎少见,一般表现为严重的发热性疾病,可出现败血症的临床表现,如果不予以积极治疗,可危及生命。化脓性心包炎致死率为 40%,主要死因是心脏压塞、毒血症和心包缩窄。其通常是身体其他部位感染通过血液传播的并发症。化脓性心包炎易感条件为已存在的心包积液、免疫低下、慢性病(嗜酒、类风湿关节炎等)、心脏手术和胸部外伤等。

化脓性心包炎呈急性、暴发性感染,病程短,必须立即进行紧急心包穿刺进行诊断和引流。得到的心包液体需立即进行细菌性、真菌性和结核性检查,再分别抽取心包液和血液用于细胞培养。治疗上,必须进行心包腔冲洗,且静脉内注射有效的全身抗生素治疗,随后根据心包液和血培养结果针对性用药。心包内注射抗生素(如庆大霉素)有作用,但不充分。用导管频繁冲洗心包腔可以稀释脓性渗出物。通过剑突下心包造口术进行外科开放式引流会更好。必要时,可以考虑心包内溶栓,让包裹性积液充分裂解,有利于心包引流。致密粘连、包裹性而稠厚的化脓性心包积液、心脏压塞反复发作、持续感染和进展为心包缩窄的患者需要心包切除。

4. **肾衰竭性心包炎**　所有终末期肾病都可以出现心包受累。肾衰竭是心包疾病常见的病因,20% 肾衰竭患者可有大量心包积液。分三种类型:①尿毒症性心包炎:发生于替代治疗前或前 8 周内。进行性肾衰竭(急性或慢性)中有 6%~10% 出现在透析前后,是浆膜心包壁层和脏层心包的炎症,与氮质血症程度相关(BUN 通常>60mg/ml)。②透析相关性心包炎:发生于透析开始后(多于 8 周内)。13% 的持续血液透析患者出现此情况,偶尔也可发生在腹膜透析的患者,是由于透析不充分和/或液体超负荷,心包病理检查显示增厚的心包膜间的粘连("面包和黄油"现象)。③缩窄性心包炎:较少见。

很多患者无症状,常见症状为发热和胸膜腔疼痛。尽管有大量积液,心包摩擦可持续存在,也可呈一过性。由于尿毒症患者的自身损害,尽管有发热和低血压,心脏压塞时心率仍可保持较低(60~80 次/min)。因为缺少心肌的炎症,ECG 无明显异常。若 ECG 出现急性心包炎的表现时,应该考虑并发感染。部分肾移植患者 2 个月内出现心包炎,可能由尿毒症或感染(巨细胞病毒)引起。

大多尿毒症性心包炎患者对血液或腹膜透析反应迅速,可缓解胸痛和心包积液,考虑使用透析治疗。合理透析的患者发生心包炎时,可以考虑加强透析。透析液应当适时更换,以预防低钾血症和低磷酸。当透析无效时,可以考虑心包抽液或引流。强化透析无效时可以考虑使用 NSAIDs 和糖皮质激素。心包炎和严重肾损伤的患者不建议使用秋水仙碱。由于尿毒症患者凝血功能障碍,治疗中应避免抗凝剂。

5. **系统性自身免疫性和自身炎症性疾病的心包炎**　系统性自身免疫性疾病引起的心包炎可有症状,也可没有症状。这些通常反映了相关疾病的活动度。系统性红斑狼疮、干燥综合征、类风湿关节炎和系统性硬化症等最常见引起心包炎,也可出现于全身性血管炎、白塞病、结节病和炎性肠病。这些疾病通常都会引起周期性发热。其标准诊断为：①淋巴细胞和单核细胞增多，或心包液中出现抗心肌组织抗体；②心外膜/心内膜活检呈心肌炎；③通过检查心包液和活检标本排除活动性病毒感染；④通过聚合酶链反应和/或培养排除结核、螺旋体和其他细菌感染；⑤心包液和活检标本中无肿瘤浸润；⑥排除系统性、代谢性紊乱和尿毒症。治疗上主要针对基础全身疾病进行治疗，可应用心包内激素治疗。

6. 心肌损伤后综合征　心肌损伤后综合征（PCIS）是一组炎症心包综合征，包括心肌梗死后心包炎、心包切开术后综合征（PPS）和创伤后心包炎（无论有无医源性）。这种症状通常被认为具有自身免疫性，是由心肌坏死组织（心肌梗死后心包炎或者德雷斯勒综合征）、手术创伤（PPS）、意外胸外伤（创伤性心包炎）、出血或未出血的医源性创伤（心脏介入治疗后心包炎）等原因所引发的自身免疫性疾病。

当心脏损伤临床症状符合以下 5 项标准的 2 项及以上时可作出 PCIS 诊断：原因不明的发热；心包炎或胸膜痛；心包或胸膜摩擦；有心包积液证据；胸腔积液伴 CRP 升高。此外，检查提示患者有炎症活动是确诊必不可少的条件。

PCIS 的治疗基于经验性抗炎治疗，可以加快缓解和减少复发的危险。不同病因导致的PCIS，都可采取相同的治疗方案，推荐阿司匹林或 NASIDs 和秋水仙碱联合使用。对于心肌梗死后心包炎和已接受抗血小板治疗的患者，阿司匹林是抗炎治疗第一选择。应密切随访PCIS 患者，每 6~12 个月复查超声心动图以排除缩窄性心包炎。

7. 心肌梗死后心包炎　急性心肌梗死（AMI）后，可能会出现三大并发症，即心包积液、早期心肌梗死后心包炎（一般为 AMI 后几天）和晚期心肌梗死后心包炎或德雷斯勒综合征（通常为 AMI 后 1~2 周）。虽然心包炎与梗死面积相关，但是住院和 1 年死亡率以及主要心脏不良事件在有无心包炎的患者中没有太大差异。及时经皮冠脉介入术可减少 AMI 后心包炎的发生。早期心肌梗死后心包炎由直接渗出引起，可见于 5%~20% 的透壁心肌梗死患者，但临床上很少见。

德雷斯勒（Dressler）综合征发生于临床心肌梗死发作后 1 周到几个月，其临床表现与心脏损伤后综合征相似。其不完全由透壁梗死引起，也可是早期心肌梗死后心包炎的延续。其发病率为 0.5%~5%，溶栓治疗的患者更低（小于 0.5%），抗血小板治疗后心包出血的病例较常见。其 ECG 表现往往被心肌梗死的表现遮盖。ECG 出现倒置的 T 波不进展或很快恢复，强烈支持心肌梗死后心包炎的诊断。心肌梗死后心包炎患者治疗首选阿司匹林，因为其他 NSAIDs 可能影响心肌愈合。冠心病患者应避免采用吲哚美辛。患者恢复期应观察和预防复发及缩窄。如果患者需要抗凝，密切观察下建议用肝素。心肌梗死后心包积液 >10mm 大多与心包积血有关，2/3 患者可发展为心脏压塞或游离壁破裂，立即手术可抢救生命。对于亚急性心脏压塞，如果不能立即手术或受限制，可选择心包穿刺和心包内注射纤维胶。

8. 术后积液　术后心包积液是心脏手术后比较常见的，对于没有确诊的心包炎不推荐使用经验性抗炎治疗。术后心包积液通常在 7~10 天消失，但有时出现的时间较长。研究证明，双氯芬酸对无症状的心包积液患者没有疗效，并且可以引起相关不良反应。在心脏手术后 1 小时内发生的心脏压塞通常是由于心包腔出血，应该再次采取手术治疗。

9. 创伤性心包积液和心包积血　任何心脏介入治疗（如经皮冠脉介入术、起搏器引线插入或射频消融）都可以引起心包积血和心脏压塞，这是由于冠状动脉或心脏腔室穿孔所致。诊断包括之前存在的胸部创伤史，这是引起积液和积血的诱因，另外还需一些心包炎的症状和体征(如胸痛、心包摩擦音、呼吸困难和发热等)和炎症反应的标志物升高(CRP、ESR和白细胞计数等)。

ECG通常用来排除急性心肌梗死。胸部X线检查可以帮助发现心脏扩大和胸腔积液。超声心动图是用于检测心包积液的存在、大小以及血流动力学方向的异常。对有胸部创伤史及系统性动脉血压过低的患者,应紧急行超声心动图或胸部CT。

对于创伤后心包炎,无血流动力学异常,基本上是经验治疗,例如抗炎和辅助给予秋水仙碱。对因心胸穿透性创伤导致心脏压塞的患者应立即进行紧急的胸廓切开术,也可先行心包穿刺引流术作为胸廓切开术的过渡。对因主动脉夹层导致心包积血,应立即进行紧急的小量心包积血引流术,以使患者收缩压维持在90mmHg左右。

10. 心包肿瘤疾病　原发性心包肿瘤,无论是良性的(脂肪瘤和纤维瘤),或是恶性的(间皮瘤、血管肉瘤和纤维肉瘤),均罕见。间皮瘤是最常见的恶性肿瘤,且几乎不可治愈。常见的心包肿瘤多为继发于其他部位的恶性肿瘤,特别是肺癌、乳腺癌、淋巴瘤和白血病。肿瘤性心包积液可少量或大量且经常发生心脏压塞或心包缩窄,可能是恶性肿瘤的首发征象。绝大多数恶性心包积液尤其是缓慢形成时,患者常无症状。当液体量超过500ml时,就会出现呼吸困难、咳嗽、胸痛、心动过速和颈静脉怒张等症状。端坐呼吸、无力、吞咽困难、晕厥、心悸、心包摩擦、呃逆、心音遥远、胸膜渗出、肝大、少尿和水肿等也可出现。奇脉、低血压、心源性休克和颈静脉怒张是心脏压塞重要的征象。

诊断应建立在明确的心包腔内恶性肿瘤浸润的事实基础上。对于疑似肿瘤性心包疾病患者,建议使用心包穿刺术来缓解心脏压塞症状以及确定积液是否为恶性。通过对心包积液进行细胞学分析、心包或心外膜活检,以明确恶性心包疾病的诊断。可考虑应用肿瘤标志物检测,以区分良性与恶性心包积液。肿瘤病因确诊后,建议行系统抗肿瘤的治疗。对于疑似或明确的肿瘤心包积液患者,应延长心包引流,以防止积液复发,并提供心包内治疗。心包内可灌注细胞生长抑制剂或硬化剂,以防止恶性心包积液复发。肺癌诱发的心包疾病,应在心包内灌注顺铂,乳腺癌诱发的心包疾病,应在心包内灌注三胺硫磷。对放疗敏感的肿瘤,如淋巴瘤和白血病,应考虑放射治疗控制恶性心包积液,但注意放射治疗本身能引起心肌炎和心包炎。不能行心包穿刺术时应考虑心包切开术。经皮心包切开术可预防肿瘤性心包积液复发。左侧小切口的心包开窗可考虑用于恶性肿瘤性心包积液的外科治疗。综合肿瘤细胞转移情况、患者预后和整体生活质量,以决定是否使用介入手术治疗。

11. 真菌性心包炎　真菌性心包炎主要发生于应用免疫抑制剂的患者或获得性地方性真菌感染过程中。临床上涵盖所有心包疾病,包括真菌性心肌炎。真菌性心包炎主要由地方性真菌(组织胞浆菌、球孢子菌)或非地方性机会菌(念珠菌、曲霉菌、芽生菌)和半真菌(诺卡菌、放线菌)引起。通过心包液或组织染色和培养以确诊。血清中找到抗真菌抗体对诊断真菌感染也有帮助。利用氟康唑、酮康唑、两性霉素B或两性霉素B脂质体治疗真菌性心包炎。应用抗真菌药物的同时应用糖皮质激素和NSAIDs进行支持治疗。组织胞浆菌心包炎一般属良性,不需要抗真菌治疗,而用NSAIDs治疗2~12周有效。诺卡菌感染选择磺胺类治疗。放线菌病需用3种抗生素包括青霉素来治疗。当有血流动力学损伤时,需要心包穿刺或外科手术。心包切除适用于真菌性缩窄性心包炎。

12. 放射性心包炎　放射线导致的严重心包疾病多见于接受放射治疗霍奇金淋巴瘤的患者。放射性心包炎的发生与下列因素有关:应用的放射源、剂量、分数、时间长短、暴露量、治疗形式和患者年龄影响。放射性心包炎可在治疗的过程中出现,也可在数月或数年后发生,潜伏期可达 15~20 年。积液可呈浆液性或血性,后期可伴纤维粘连或缩窄,特点是无组织钙化。症状可被潜在疾病或化疗应用所掩盖。影像学检查应先进行超声心动图检查,如果需要,再行 CT 或 CMR 检查。对于放射治疗,推荐尽可能地减少放疗部位和剂量。无压塞的心包炎可进行保守治疗,若出于诊断目的或血流动力学下降/压塞时再进行心包穿刺。20%患者可出现心包缩窄,应该考虑应用心包切开术治疗,由于肌肉病变,其预后比其他原因造成的缩窄性心包炎更差。

13. 乳糜心包　乳糜心包,通常称为乳糜胸,是由乳糜、正常淋巴管组成的心包积液,原发于或继发于胸导管的损伤。其所导致的心脏并发症包括心脏压塞、急性心包炎和慢性限制性心包炎。当出现乳白色的心包积液,甘油三酯>500mg/dl,胆固醇/甘油三酯比值<1,淋巴细胞明显优势时,应考虑乳糜心包。对于有症状或不能控制的乳糜心包积液应采用心包穿刺引流和肠外营养。如果一般治疗不能减少乳糜心包积液或乳糜心包向胸导管进展时,应考虑外科治疗。可考虑奥曲肽(皮下用 100μg,每天 3 次,连用 2 周)治疗乳糜。

14. 药物相关性心包炎和心包积液　心包出现对药物的反应罕见。其治疗主要是基于切断与病原菌接触和对症治疗。

15. 代谢和内分泌紊乱导致的心包疾病　主要相关疾病是甲状腺功能减退。心包积液可能发生在 5%~30%的甲状腺功能减退的患者。诊断依据为高促甲状腺激素(TSH)水平以及 ECG 表现为相对心动过缓和低 QRS 波。

16. 肺动脉高压相关的心包疾病　肺动脉高压(PAH)合并心包积液常见(25%~30%),一般是少量心包积液,几乎不会出现血流动力学异常。

17. 儿童心包疾病　儿童心包疾病患者常有较显著的临床炎症特征:有更多的常见发热、胸肺相关症状、升高的 CRP 和更少见的抗核抗体(ANA)活性。大剂量 NASIDs 是主要的治疗方法。但阿司匹林与 Reye 综合征和肝毒性的发生风险相关,不推荐儿童使用。秋水仙碱可被视为治疗儿童急性复发性心包炎的辅助用药。白介素 1 受体拮抗剂阿那白滞素可用于儿童复发性心包炎,尤其是出现激素依赖时。糖皮质激素由于在儿童生长、发育存在越来越多的严重不良反应,除非有特定的适应证,如自身免疫性疾病等,否则不推荐使用(表 23-10)。

表 23-10　儿童心包疾病治疗药物

药物	一般初始剂量(可能的范围)	治疗的时间
阿司匹林	在儿童中禁用	首次发病:1~4 周
布洛芬	30~50mg/kg,3 次/d;最大剂量为 2.4g/d	复发:最佳治疗时间几周到几个月不等,可用 CRP 作为治疗时间长度的指标。逐渐减少剂量(如果患者没有症状,CRP 正常)
吲哚美辛	大于 2 岁的儿童:口服,1~2mg/(kg·d),分 2~4 次;最大剂量为 4mg/(kg·d),不要超过 150~200mg/d	
萘普生	大于 2 岁的儿童:建议口服混悬剂,10mg/(kg·d),分 2 次;最大剂量为 15mg/(kg·d)	

18. 妊娠、哺乳、生殖相关的心包疾病　与妊娠相关最常见心包疾病是心包积液,在妊娠晚期可出现良性轻度积液。通常无症状,临床检查和 ECG 一般是正常的。在一些情况下,可有轻微高血压和/或非特异性的 ST-T 变化。在妊娠早中期通常使用传统的 NASIDs 治疗,妊娠 20 周后禁用 NASIDs,除非阿司匹林<100mg/d。在妊娠和哺乳期可使用最低有效剂

量的泼尼松治疗。妊娠期和哺乳期避免使用秋水仙碱,包括对秋水仙碱无不良反应史的家族性地中海热患者(表 23-11)。

表 23-11　妊娠期心包疾病治疗药物

药物	妊娠时间		分娩后
	<20 周	>20 周	哺乳期
阿司匹林 500~700mg,1 次/8h	首选	避免使用	最好避免使用
NASIDs	允许使用	避免使用	允许使用
对乙酰氨基酚	允许使用	允许使用	允许使用
泼尼松 2.5~10mg,1 次/d	允许使用	允许使用	允许使用

19. 老年心包疾病患者　对于老年心包疾病患者,不推荐使用吲哚美辛。由于老年人存在认知障碍和视觉听觉减退等退行性疾病,治疗依从性和遵从性可能存在问题。因此,秋水仙碱剂量应该减半,此外,还应特别注意评估患者肾功能损害和药物之间的相互作用。

20. 心包疾病的介入及外科手术治疗　大量心包积液引起了血流动力学障碍和心脏压塞是心包穿刺术的绝对适应证。心包穿刺术必须在局麻下由超声心动图或透视引导下进行,技术要求高,一般不允许盲穿,除非危急情况。术中并发症发生率为 4%~10%,包括心律失常、冠状动脉及心包损伤、血气胸、心包积气、假性动脉瘤及肝脏损伤等。

心包开窗术是通过手术方式建立从心包腔到胸膜腔通道或者"窗口"的外科手术,其目的是使心包液(通常是恶性的)能够引流到心脏周围的胸膜腔内,防止心包大量积液或心脏压塞。主要适用于反复大量胸腔积液或心脏压塞。

心包切开术适用于缩窄性心包炎的治疗,应切除尽可能多的心包、紧缩的浆膜心包壁层及心外膜层。只有通过胸骨切开术,才能尽可能切除尽所有紧缩的心包层。

(赵　旺)

参考文献

[1] SLIWA K,MOCUMBI A O. Forgotten cardiovascular diseases in Africa[J]. Clin Res Cardiol,2010,99(2):65-74.

[2] ADLER Y,CHARRON P,IMAZIO M,et al. 2015 ESC Guidelines for the diagnosis and management of pericardial diseases:The Task Force for the Diagnosis and Management of Pericardial Diseases of the European Society of Cardiology(ESC)Endorsed by:The European Association for Cardio-Thoracic Surgery(EACTS)[J]. Eur Heart J,2015,36(42):2921-2964.

[3] COSYNS B,PLEIN S,NIHOYANOPOULOS P,et al. Multimodality imaging in pericardial disease[J]. Eur Heart J Cardiovasc Imaging,2015,16(1):12-31.

[4] IMAZIO M,BRUCATO A,CEMIN R,et al. A randomized trial of colchicine for acute pericarditis[J]. N Engl J Med,2013,369(16):1522-1528.

[5] IMAZIOM,ADLER Y. Management of pericardial effusion[J]. Eur Heart J,2013,34(16):1186-1197.

[6] PANKUWEIT S,STEIN A,KARATOLIOS K,et al. Viral genomes in the pericardial fluid and in peri-and epicardial biopsies from a German cohort of patients with large to moderate pericardial effusions[J]. Heart Fail Rev,2013,18(3):329-336.

[7] IMAZIO M,BRUCATO A,MAESTRONI S,et al. Risk of constrictive pericarditis after acute pericarditis[J].

Circulation,2011,124(11):1270-1275.

[8] BRUCATO A,IMAZIO M,CURRI S,et al. Medical treatment of pericarditis during pregnancy[J]. Int J Cardiol,2010,144(3):413-414.

[9] CHETRIT M,XU B,KWON D H,et al. Imaging-Guided Therapies for Pericardial Diseases[J]. JACC Cardiovasc Imaging,2020,13(6):1422-1437.

[10] JOHNSTON D R. Surgical Management of Pericardial Diseases[J]. Prog Cardiovasc Dis,2017,59(4):407-416.

[11] CHETRIT M,XU B,VERMA B R,et al. Multimodality Imaging for the Assessment of Pericardial Diseases[J]. Curr Cardiol Rep,2019,21(5):41.

第二十四章　主动脉夹层

概　述

　　2001 年 ESC 公布世界上首个有关主动脉疾病的指南。10 年以后,2010 年 ACCF/AHA 公布了美国的主动脉疾病指南。此后主动脉领域又有较大进步,包括影像学检查手段尤其是多层螺旋 CT 和 MRI 检查可以评价整个主动脉甚至 3D 重建,干预手段方面腔内修复术作为外科和介入科的交叉学科同样进展迅速,因此 2014 年 ESC 公布了主动脉疾病诊断和治疗指南,该指南的发布秉承了 ESC 系列指南系统、细致、实用、信息量大的特点,是史上首个涵盖总结整个主动脉疾病的指南,体现了将主动脉视为一个整体器官的理念。从急性主动脉综合征到慢性主动脉疾病进行了全面阐述,其具体章节包括主动脉瘤、急性主动脉综合征(包括主动脉夹层、壁内血肿、穿透性溃疡、主动脉破裂)、主动脉创伤、假性动脉瘤、动脉粥样硬化、主动脉炎、肿瘤、遗传性疾病如马方综合征、先天性疾病包括主动脉缩窄等。本指南在主动脉夹层方面首次提出急性主动脉综合征的流程图,成为本指南的最大亮点,该指南较 2010 年 ACCF/AHA 指南的章节布局更加简明、合理,对壁内血肿和穿透性溃疡增加了篇幅,治疗原则与夹层相似。主动脉腔内修复术(EVAR)在主动脉疾病治疗中正起到越来越重要的作用,外科手术在许多情况下仍是必要的治疗手段,该指南均给出了较明确的建议。因为度过急性期后生存率逐渐提高,指南还专门安排了慢性主动脉夹层的随访以及腔内修复术随访的章节,对随访间隔、影像学检查等作出规定。2017 年,我国发布了《主动脉夹层诊断与治疗规范中国专家共识》,主要对主动脉夹层的分型、分期、临床表现、辅助检查和治疗流程进行了全面总结。

　　因为主动脉疾病危重症多,相关大规模临床试验不多,多数医学干预的数据来自小样本研究,所以只能依靠专家共识,故指南很多建议证据级别为 C,因此该指南证据力度弱于其他心血管指南。

【主动脉夹层的危险因素】

　　主动脉夹层发病主要和以下危险因素有关:①增加主动脉壁张力的各种因素,如高血压、主动脉缩窄、外伤等;②导致主动脉壁结构异常的因素,如动脉粥样硬化、遗传性结缔组织疾病(如马方综合征、Loeys-Dietz 综合征、Ehlers-Danlos 综合征等)、家族性遗传性主动脉夹层或主动脉瘤、大动脉炎等;③其他因素如妊娠、医源性主动脉夹层等。

　　国内多中心研究表明,高血压、马方综合征、吸烟、饮酒、主动脉瓣二叶畸形(BAV)、动脉粥样硬化等是国人主动脉夹层发病的主要独立危险因素。文献报道,国人主动脉夹层患者高血压发生率为 50.1% ~ 75.9%。

【国际分型和孙氏细化分型】

1. DeBakey 分型

（1）Ⅰ型：原发破口位于升主动脉或主动脉弓，夹层累及大部或全部胸升主动脉、主动脉弓、胸降主动脉、腹主动脉。

（2）Ⅱ型：原发破口位于升主动脉，夹层累及升主动脉，少数可累及主动脉弓。

（3）Ⅲ型：原发破口位于左锁骨下动脉以远，夹层范围局限于胸降主动脉为Ⅲa型，向下同时累及腹主动脉为Ⅲb型。

2. Stanford 分型　夹层累及升主动脉者为 Stanford A 型，相当于 DeBakey Ⅰ型和Ⅱ型；夹层仅累及胸降主动脉及其远端为 Stanford B 型，相当于 DeBakey Ⅲ型。

3. 孙氏细化分型　首都医科大学附属北京安贞医院孙立忠教授团队根据我国 AD 的发病特征，在 Stanford 分型的基础上提出了 AD 细化分型（亦称孙氏分型）。

（1）Stanford A 型主动脉夹层的孙氏细化分型：

1）根据主动脉根部受累情况，细分为 3 个亚型。

A1 型：窦管交界和其近端正常，无主动脉瓣关闭不全。

A2 型：主动脉窦部直径小于 3.5cm，夹层累及右冠状动脉，致其开口处内膜部分剥离或全部撕脱，轻至中度主动脉瓣关闭不全。

A3 型：根部重度受累型，窦部直径大于 5.0cm；或直径为 3.5 ~ 5.0cm，但窦管交界结构破坏，有严重主动脉瓣关闭不全。

2）根据病因及弓部病变情况，分为 C 型（复杂型）和 S 型（简单型）。

符合以下任意一项者为 C 型：①原发内膜破口在弓部或其远端，夹层逆行剥离至升主动脉或近端主动脉弓；②弓部或其远端有动脉瘤形成（直径大于 5.0cm）；③头臂动脉有夹层或动脉瘤形成；④TEVAR 术后逆撕 A 型 AD；⑤套筒样内膜剥脱和广泛壁内血肿；⑥主动脉根部或升主动脉术后残余夹层或新发夹层；⑦病因为遗传性结缔组织病，如马方综合征。

S 型：原发内膜破口位于升主动脉且不合并上述任何一种 C 型病变。临床诊断时根据实际情况组合分型，如 A1C 型。

（2）Stanford B 型 AD 的孙氏细化分型：

1）根降主动脉的扩张部位，分为 3 个亚型。

B1 型：降主动脉无扩张或仅近端扩张，中、远端直径接近正常。

B2 型：全胸降主动脉扩张，腹主动脉直径接近正常。

B3 型：全胸降主动脉、腹主动脉均扩张。

2）根据病因及弓部有无夹层累及，亦分为 C 型和 S 型。

符合以下任意一项者为 C 型：①夹层累及左锁骨下动脉开口或远端主动脉弓；②合并心脏疾病，如瓣膜病、冠心病等；③合并近端主动脉病变，如主动脉根部瘤、升主动脉或主动脉弓部瘤等；④病因为遗传性结缔组织疾病，如马方综合征。

S 型：不合并上述任何一种情况者。

【临床表现】

主动脉夹层是由于某一部位的主动脉内膜突然发生破裂，在主动脉腔内强有力的血液压力推进下,血液流入裂口,使动脉壁中层与内膜层间或中层与外膜层间分离开来,形成夹层。随着心脏的搏动,血液从裂口不断进入主动脉壁的夹层,并向前推进,主动脉壁夹层剥离随之向前延伸,为一种严重的心血管急症。近年来提出了急性主动脉综合征的概念,其定义为累及主动脉的严重和紧急病症,往往有相似的临床特征。其不同表现类型均有共同之处,即最终导致主动脉内膜和中膜的破坏,可导致壁内血肿、穿透性溃疡,或主动脉壁层的分离即主动脉夹层,甚至是主动脉破裂。主要病因为高血压及主动脉疾病(包括遗传性疾病、主动脉退行性变及动脉粥样硬化等)。分类方法有多种,其中斯坦福(Stanford)分类法应用更为广泛,对治疗方法的选择及预后的判断更有意义。此分类法将主动脉夹层分为 A、B 两型:凡累及升主动脉的夹层为 A 型,仅累及降主动脉而升主动脉不受累的夹层为 B 型。本章在主动脉夹层采用斯坦福分型。本病症急性阶段死亡率较高,48 小时死亡率为 68%,1.4%/h。最重要的死亡原因为主动脉破裂。在近 30 年来,由于医学和外科治疗的发展,此病预后得到了很大的改善。

2010 年 ACCF/AHA 指南根据危险因素、发病特征和辅助检查,总结出主动脉夹层的风险评估工具。主动脉夹层高危特征见表 24-1。

表 24-1　主动脉夹层高危特征的临床特征

高度风险基础疾病或情况	1. 马方综合征(或其他结缔组织病) 2. 主动脉疾病家族史 3. 已知主动脉瓣疾病 　已知胸主动脉瘤 4. 曾行主动脉操作(包括外科手术)
高度风险疼痛性质	胸背或腹部疼痛具有以下特点: 1. 突发疼痛 2. 疼痛剧烈 3. 疼痛呈撕裂样、尖锐性疼痛
高度风险体格检查	有灌注缺损的证据: 1. 脉搏不对称 2. 四肢收缩压差 3. 局灶神经病变体征(伴疼痛) 4. 主动脉反流性杂音(新发或伴疼痛) 5. 低血压或休克

2014 年 ESC 主动脉夹层指南在此基础上归纳并定量化,制订了一个评分系统:如果具备某高危特征类别中的任意一条,即为满足该特征类别,满足一个特征类别即计 1 分,最高为具备三个高危特征类别每类别中的任意一条以上,则满足 3 个类别,计 3 分。据此,首次提出了急性主动脉综合征(主要是主动脉夹层)的诊疗流程图。该适用于急诊室和胸痛中心的流程图,首次提出将急性胸痛根据血流动力学是否稳定分为两组,以此作为分水岭决定下一步不同的诊断和治疗计划。血流动力学不稳定,则建议行经胸超声心动图+经食管超声心动图或 CT 检查明确或排除;血流动力学稳定,则根据上文的危险因素分层,按满足特征类别的数量 2~3 分为高度可能性,建议行经胸超声心动图,如无法确定,则行主动脉 CT 检查。如果按满足特征类别的数量 0~1 分为低度可能,建议检查 D-二聚体+经胸超声心动图+胸部 X 线,下一步可能还需行主动脉 CT、经食管超声心动图或 MRI 以确诊。图 24-1 为适用于急

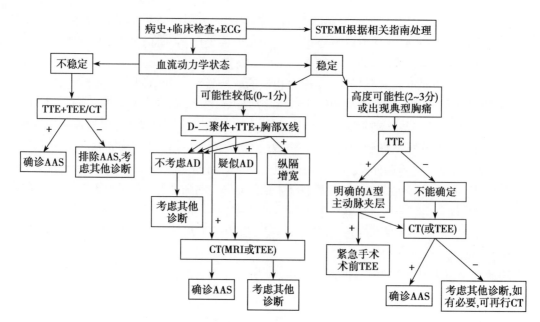

图 24-1　急性胸痛诊断流程

①STEMI 在极少情况下与 AAS 相关;②根据医院、患者及医师经验综合考虑;③A 型主动脉夹层依据瓣膜情况、主动脉瓣关闭不全及心包积液等确诊;④床旁检测更好;⑤可检查肌钙蛋白探测非 ST 段抬高心肌梗死。STEMI,急性 ST 段抬高心肌梗死;AD,主动脉夹层;AAS,急性主动脉综合征;TTE,经胸超声心动图;TEE,经食管超声心动图;CT,计算机断层扫描;MRI,磁共振成像;ECG,心电图。

诊室和胸痛中心的流程。

【诊断要点】

主动脉夹层的诊断手段包括病史、查体和实验室检查,但是其特殊性在于主要依靠影像学检查尤其是超声、CT 和 MRI。主动脉造影已不再用于诊断夹层,除非正在进行冠状动脉造影或介入治疗时,而既往指南只指出其已被其他一线检查所取代。三重排除法也是近年提出的概念,是对急诊胸痛的患者行一次心电图门控的 64 排 CT 检查,同时对 3 个主要的胸痛病因(主动脉夹层、肺栓塞和冠心病)进行鉴别诊断,其优点是可以迅速鉴别威胁生命的胸痛病因,阴性预测率很高。

D-二聚体增加提示患主动脉夹层风险增加,而且在主动脉夹层迅速增高到顶点,而其他疾病则是逐渐增加的。在第 1 小时诊断价值最高,如果阴性,仍有可能是壁内血肿和穿透性溃疡。该检查很重要的意义还在于鉴别诊断,对临床最有指导意义的是以下建议的第一条,其意义和在肺栓塞中相似:①在临床低度可能的主动脉夹层患者,D-二聚体阴性可以认为排除夹层;②在临床中度可能的主动脉夹层患者,D-二聚体阳性则应该考虑行进一步检查;③在临床高度可能的主动脉夹层患者,D-二聚体检查无额外意义,不建议常规检查。

【治疗方案及原则】

(一)治疗目的

减低心脏收缩力,减低左心室收缩速度,降低外周动脉压,解除疼痛。目标:收缩压 100~120mmHg。心率控制在 55~70 次/min。

药物治疗的主要目的是通过控制患者血压及心肌收缩,减轻患者主动脉病变处的层流剪切力。相当一部分主动脉疾病患者伴有糖尿病、冠心病、高脂血症等疾病,因此,治疗过程中应治疗相应伴发疾病。应用静脉内 β 受体阻滞剂,收缩压控制目标仍是 100~120mmHg,到底需在多长时间内达到此目标仍然没有描述。而 2010 年 ACCF/AHA 则更加具体,对心率控制目标和具体药物有明确描述"如果没有禁忌证,应给予静脉内 β 受体阻滞剂治疗,并逐步调整到 ≤60 次/min 的目标心率。如果患者有使用 β 受体阻滞剂的明确禁忌证,应采用非二氢吡啶类钙通道阻滞剂控制心率"。

慢性主动脉病变患者的血压宜控制在 140/90mmHg 以下,但是应避免激烈的竞技运动以防血压陡升。尤其对慢性主动脉夹层患者,有指征的严格控制血压<130/80mmHg。戒烟对于主动脉病变患者意义重大,已有研究指出吸烟可加剧腹主动脉瘤显著扩大,为延缓腹主动脉瘤的扩张,推荐戒烟。对于马方综合征患者,预防性使用 β 受体阻滞剂、ACEI、ARB 等药物可以减缓主动脉扩张或相关并发症,但是没有作出明确推荐。

(二) 内科治疗的具体措施

1. 止痛　可静脉注射硫酸吗啡 3~5mg。

2. 控制血压和心率

(1) β 受体阻滞剂:因其可降低左室射血速度(dp/dt),效果最令人满意。静脉注射 β 受体阻滞剂,如普萘洛尔(0.05~0.15mg/kg、1 次/4~6h)或艾司洛尔(首剂负荷量 0.5mg/kg,静脉注射 2~5 分钟,随后 0.10~0.20mg/(kg·min),静脉滴注维持)。须注意,艾司洛尔最大的浓度为 10mg/ml,静脉注射此药的最大剂量是 0.3mg/(kg·min)。也可用口服的 β 受体阻滞剂,如美托洛尔或比索洛尔。拉贝洛尔是一种 α、β 双受体阻滞剂,亦可用于主动脉夹层的患者。对那些可能不能耐受 β 受体阻滞剂的患者,如支气管哮喘、心动过缓、心力衰竭,减半期很短的艾司洛尔似乎可作为一种选择,来测试患者对 β 受体阻滞剂的反应。目前还没有资料支持对主动脉夹层的患者使用钙通道阻滞剂。但一些钙通道阻滞剂,如维拉帕米、地尔硫草或尼非地平对降低血压可能是必要的,特别是对支气管哮喘的患者。

(2) 血管扩张剂:如果 β 受体阻滞剂单独使用,不能控制高血压的时候,血管扩张剂是控制血压的理想药物。但由于血管扩张剂会增加左室射血速度,所以它们通常与 β 受体阻滞剂联合使用。首选硝普钠,其用法为起始剂量 0.25μg/(kg·min)。收缩压必须逐步控制在 100~120mmHg。

当出现血流动力学不稳定的情况时,应进行血管内的血压监测。由于主动脉弓分支阻塞,可引起假性低血压,对此种情况的判断是非常重要的。因此,必须测定双上肢的血压。如果出现少尿和神经系统症状时,必须纠正低血压。对那些正常甚至低收缩压的患者来说,可能存在血容量不足,可能是由于血液淤积于假腔中或胸腔及心包腔中所致,患者因此出现血流动力学不稳定。此时,应立即气管插管改善通气,在监护病房或手术室中行急诊的经食管超声心动图,此检查是一种特异性的诊断手段。对迅速诊断主动脉夹层是至关重要的。其图像的质量非常适合主动脉夹层的辨别。当发现有心脏压塞时,即使没有进一步的影像学资料,亦应行胸骨切开术和外科手术探查,在外科手术前进行心包穿刺术作为最初的治疗措施可能是有害的,因为其降低了心包腔内的压力,会因此而导致再次出血。

(三) 介入治疗

经皮介入治疗对主动脉夹层的患者来说,为一种新的处理并发症的方法。主动脉内支架主要用于支撑血管和减低主动脉夹层处的压力。如果主动脉真腔受压严重,将影响到其主要分支的开口处,放置支架来扩张受压的血管,增加远端血流。能立即缓解器官的不良灌注。为了不使远端分支血流受阻,应避免将支架横跨在肠系膜上动脉和肾动脉上。此外,还可对假腔盲端行血管通穿术,造成再次撕裂,使假腔内的血液回到真腔,降低假腔破裂的危险。

(四) 外科治疗

主动脉腔内修复术(EVAR)在主动脉疾病治疗中正起到越来越重要的作用,外科手术在许多情况下仍是必要的治疗手段。急性 A 型主动脉夹层,主要目的是防止主动脉破裂、心脏压塞,解除主动脉瓣反流。升主动脉上进行主动脉置换,同时作或不作冠状动脉旁路手术,外科手术方法多种多样。外科对 B 型主动脉夹层旨在防止或阻止威胁生命的并发症,手术指征为:①持续的、再发的胸痛;②主动脉扩张;③主动脉周围血肿;④纵隔血肿。

指南要点小结

本指南将主动脉夹层的风险评估进行定量化,提出主动脉夹层的诊疗流程图,急性胸痛患者根据血流动力学是否稳定分为两组,以决定下一步的诊断和治疗计划,并首次提出了三重排除法的概念。此外,还对 D-二聚体的检测在主动脉夹层的诊疗进行说明。治疗目标仍是收缩压在 100~120mmHg,心率为 55~70 次/min。

(罗小岚)

参考文献

[1] HAZINSKI M F, NOLAN J P, BILLI J E, et al. Part 1: Executive summary: 2010 International Consensus on Cardiopulmonary Resuscitation and Emergency Cardiovascular Care Science With Treatment Recommendations [J]. Circulation, 2010, 122(16 Suppl 2): S250-S275.

[2] ERBEL R, ABOYANS V, BOILEAU C, et al. 2014 ESC Guidelines on the diagnosis and treatment of aortic diseases: Document covering acute and chronic aortic diseases of the thoracic and abdominal aorta of the adult [J]. Eur Heart J, 2014, 35(41): 2873-2926.

[3] 孙立忠. 主动脉夹层诊断与治疗规范中国专家共识[J]. 中华胸心血管外科杂志, 2017, 33(11): 641-654.

第二十五章　外周动脉疾病

概　述

美国血管外科协会(SVS)下肢疾病临床指南委员会于2015年发布了针对无症状性或间歇性跛行(IC)下肢动脉硬化闭塞症的病情评估及治疗决策的临床指南。ESC联合欧洲血管外科协会(ESVS)发布了《2017年ESC外周动脉疾病诊疗指南》。

【外周动脉疾病】

(一) 指南推荐

1. 一般推荐

(1) 建立多学科血管疾病管理团队,共同为患者制订治疗外周动脉疾病(PADs)管理的决策。

(2) 加强医师和公众对血管疾病,尤其是脑血管病和下肢动脉疾病的认识。

2. 外周动脉疾病的诊断

(1) 对于具有PAD症状及体征的患者,推荐采用肱踝指数(ABI)作为诊断PAD的首选无创性检查方法。当患者ABI为正常值或临界值(>0.9)且存在IC症状,推荐采用运动后ABI(平板运动试验)。

(2) 对于缺乏PAD危险因素、病史、症状及体征的普通人群,不建议进行下肢PAD的常规筛查。

(3) 对于存在高危因素的无症状人群(如年龄大于70岁、吸烟、糖尿病、动脉搏动减弱或消失、合并其他已确诊的心脑血管疾病),为获得更准确的疾病分期、改善心血管疾病的预防及治疗措施,可以进行PAD的常规筛查。

(4) 对于拟行血管重建的有症状患者,建议采用节段性动脉压力测定和多普勒容积波记录等非侵入性生理学检查,对动脉狭窄程度进行量化并对闭塞部位进行定位。

(5) 对于拟行血管重建的有症状患者,推荐采用多普勒超声、CTA、MRA、动脉造影等检查对病变的解剖学进行评估(ⅠB类推荐)。

3. 综合管理

(1) 所有PADs患者均应戒烟,注意健康饮食,适度运动。

(2) 所有PADs患者均应服用他汀类药物,低密度脂蛋白胆固醇(LDL-C)目标值<1.8mmol/L(70mg/dl)。若患者的初始血脂水平为$1.8\sim3.5$mmol/L($70\sim135$mg/dl),目标值应在此基础上降低50%。

（3）PADs 患者合并糖尿病时,需严格控制血糖。

（4）PADs 患者合并高血压时,血压应控制在<140/90mmHg。

（5）有症状的 PADs 患者,推荐启动抗血小板治疗。

4. 抗栓治疗

（1）推荐有症状的、接受血运重建的患者,应长期单一抗血小板（SAPT）治疗。

（2）推荐腹股沟旁路术后的患者接受 SAPT 治疗。

（3）CAS 后阿司匹林+氯吡格雷双联抗栓治疗至少 1 个月。

（4）孤立性无症状性下肢动脉疾病（LEAD）患者不推荐常规抗血小板治疗。

（5）PADs 患者合并房颤时,若 CHA_2DS_2-VASc 评分 ≥2 分,推荐口服抗凝药物（OAC）治疗。

（二）指南解读

尽管外周动脉疾病部位不同,但是具有共同的动脉粥样硬化危险因素。吸烟、高血压、高脂血症、糖尿病等危险因素。炎症是动脉粥样硬化的主要病理生理机制。炎症标志物,如C 反应蛋白、纤维蛋白原、白细胞介素 6 与下肢动脉疾病发生、进展和并发症密切相关。自身免疫疾病与炎症均增加下肢动脉疾病危险（如系统性红斑狼疮和类风湿关节炎）。同型半胱氨酸水平可用于评估下肢动脉疾病的预后。

临床病史包括心血管危险因素、合并症评估及不同血管区域相关症状的回顾。生活饮食习惯、步行距离和体力活动都需要进行系统的调查。对活动耐力进行评估。患者可存在动脉硬化高危因素,如吸烟、糖尿病、高血压、高脂血症。有时会出现心绞痛、间歇性或永久性神经功能丧失、腹痛。下肢动脉疾病患者会出现间歇性跛行,静息时疼痛,严重时坏疽。此外,还需评估个人史和家族史。家族史包括冠心病、脑血管病、主动脉瘤和下肢动脉疾病等。

外周动脉疾病是系统性动脉粥样硬化的常见表现,治疗目标不仅要维持患肢功能,减少或消除症状,防止疾病进展,更要降低心、脑血管事件风险。治疗措施包括改善生活方式、药物治疗、介入治疗及外科手术。所有外周动脉疾病患者需尽力纠正可能导致血管阻塞的危险因素,以减缓疾病进展。需要综合运用多种治疗方式,包括改变不良生活习惯,进行饮食和运动干预,接受必要的药物治疗。对于间歇性跛行加重或严重肢体缺血患者,还需要考虑进行血运重建。

大量研究证明,戒烟可降低心血管事件和死亡,特别是合并脑血管疾病和下肢动脉疾病患者戒烟的益处更大。指南推荐,外周动脉疾病患者应戒烟。此外,被动吸烟也应该予以评估和预防。

合适的步行锻炼在外周动脉疾病患者中的疗效已经得到广泛认可,不仅可增加无痛行走距离,还能减少心脑血管疾病相关死亡。指南推荐,所有外周动脉疾病患者应接受健康饮食和体育锻炼。外周动脉疾病患者每周步行锻炼 ≥2 次能提高间歇性跛行患者的行走距离。间歇性跛行患者应进行有计划的步行锻炼。虽然每次运动时间和每周运动频率并不是独立的预测因素,但外周动脉疾病患者应至少每次运动 30 分钟,每周运动 3 次,该运动强度显著好于其他轻微运动的效果。

虽然在糖尿病患者中进行的研究尚未证实积极控制血糖能降低外周动脉疾病风险,但鉴于高血糖在动脉粥样硬化中的重要作用,外周动脉疾病患者应进行严格的血糖控制。目前指南以糖化血红蛋白<7%作为血糖控制目标。合并有糖尿病神经病变的外周动脉疾病患者需特别注意维持糖化血红蛋白在正常范围。

血脂紊乱是外周动脉疾病发生、发展的重要危险因素。他汀类药物能调节血脂、抗动脉粥样硬化，指南建议外周动脉疾病患者长期坚持服用他汀类药物。心脏保护研究表明，外周动脉疾病患者每天服用辛伐他汀 40mg 可使心血管疾病病死率下降 17%，非冠状动脉血运重建需求减 16%。无论是否合并冠心病，外周动脉疾病患者均建议常规服用他汀类药物治疗，调脂目标是 LDL-C<1.8mmol/L 或如果治疗前 LDL-C 在 1.8～3.5mmol/L，需要将 LDL-C 降低≥50%。如果饮食、运动不能使血脂达标，则需接受他汀类药物治疗。

严格控制血压，能使外周动脉疾病患病风险降低 50%。建议将血压控制在<140/90mmHg，以降低心脑血管事件风险。推荐血管紧张素转换酶抑制剂或血管紧张素受体拮抗剂作为外周动脉疾病合并高血压的一线降压药物。老年、虚弱患者需要考虑到对降压治疗的耐受性，防止体位性低血压。此外，降压使严重外周动脉疾病患者患肢血流下降，症状加重，故重症患者在降压时需考虑这种可能性，避免过度降压。

【颈动脉疾病】

（一）指南推荐

1. 颅外颈动脉成像

（1）评估颅外颈动脉狭窄的范围和程度时，推荐多普勒超声（DUS）（一线）、CTA 和/或 MRA 检查。

（2）拟植入颈动脉支架（CAS）时，DUS 检查后需进一步完善 CTA 或 MRA 检查，评估主动脉弓、颅外和颅内循环情况。

（3）拟行颈动脉内膜剥脱术（CEA）时，DUS 检查需与 CTA 或 MRA 联用以评估狭窄程度，或由有经验的超声科医师再次确认。

2. 无症状的颈动脉疾病患者

（1）无症状颈动脉狭窄 60%～99%、外科手术中危患者也应考虑行颈动脉内膜切除术。

（2）颈动脉狭窄 60%～99%无症状、颈动脉内膜切除术高危患者可考虑行颈动脉支架植入术。

3. 有症状的颈动脉疾病患者

（1）颈动脉狭窄 70%～99%且有症状的患者推荐行 CEA，围手术期死亡/卒中发生率<6%。

（2）狭窄程度达 50%～99%且有症状的患者，一旦决定后应立即行血运重建，最好在症状发生后 14 天以内。

（3）狭窄程度<50%的患者不推荐行血运重建。

（4）对于所有症状性颈动脉狭窄患者，指南强烈推荐进行长期 SAPT（阿司匹林或氯吡格雷）。

（5）对于行颈动脉开放手术的患者，推荐 SAPT。

（二）指南解读

对于所有症状性颈动脉狭窄患者，指南强烈推荐进行长期 SAPT（阿司匹林或氯吡格雷）。对于出血风险低的颈动脉狭窄程度>50%的无症状患者，亦推荐长期 SAPT（通常是低剂量的阿司匹林）。虽然长期给予小剂量的阿司匹林是否可以降低无症状颈动脉狭窄患者卒中的发生率并没有被随机对照试验（randomized controlled trial，RCT）证实，但是鉴于这些患者发生心肌梗死的风险是其他患者的 2 倍，SAPT 可以降低卒中和其他心血管事件的风险,因此对于这类患者仍然推荐长期 SAPT。如果患者对阿司匹林不耐受,可以选择氯吡格雷(75mg/d)替代。

对于行颈动脉开放手术的患者,推荐 SAPT。2017 年发表的一篇系统综述和荟萃分析结果表明,对于行颈动脉内膜切除术(carotid endarterectomy,CEA)的患者,如果选择双联抗血小板治疗(dual anti-platelet therapy,DAPT),弊大于利;该荟萃分析共纳入 33 个 RCT 和 7 个观察性研究,共报道了 36 881 例行 CEA 和 150 例行颈动脉支架植入术(carotid artery stenting,CAS)患者,结果表明,在行 CEA 患者中使用 DAPT 的患者与使用 SAPT 的患者在卒中、短暂性脑缺血发作和死亡事件没有差异,而却有更高的大出血和颈部血肿的风险;此外,DAPT 组心肌梗死的发生率比 SAPT 组更高,因此对于行 CEA 的患者,指南推荐长期 SAPT。

DAPT 对于 24 小时内的轻度缺血性卒中(小卒中)或短暂性脑缺血发作的患者,指南推荐 DAPT 可以被考虑,并可在保守治疗的患者中持续 1 个月。在一项氯吡格雷和阿司匹林减少有症状颈动脉狭窄栓子试验(CARESS)的临床研究中,共招募 108 例患者,治疗 7 天后,DAPT 与阿司匹林单药相比,静息脑微血栓减少 37%,且没有观察到危及生命的颅内出血或大出血。这提示 DAPT 可以在轻度缺血性卒中(小卒中)或短暂性脑缺血发作的 24 小时内被考虑,并可在保守治疗的患者中持续 1 个月。

对于 CAS 术后患者,推荐阿司匹林联合氯吡格雷 DAPT 至少 1 个月。在两个小样本量的比较阿司匹林与 DAPT 治疗 CAS 的 RCT 中,阿司匹林单药治疗组支架内血栓形成和神经系统不良事件发生率高,这也导致阿司匹林单药治疗组在试验进行的第 30 天时提前终止研究,整个试验被迫提前终止,因此目前对于 DAPT 治疗 CAS 术后患者的最佳持续时间是不明确的。虽然近期有研究表明,CAS 术后患者在扩散加权磁共振成像检查中显示的脑损伤问题可能需要 DAPT 疗程超过术后第 1 个月,然而由于 DAPT 潜在的出血风险,包括血运重建后再灌注损伤导致患者近期卒中和颅内出血的风险增加,因此指南仅推荐对于近期心肌梗死(<12 个月)和低出血风险的患者,DAPT 可考虑延长超过 CAS 术后 1 个月。

【肠系膜动脉疾病】

(一) 急性肠系膜缺血管理推荐
怀疑急性肠系膜缺血的患者,建议紧急行 CTA 检查。

(二) 慢性肠系膜缺血(CMI)管理推荐
1. 怀疑 CMI 时,首选 DUS 检查。
2. 症状性多支血管病变的 CMI 患者,推荐血运重建。
3. 症状性多支血管病变的 CMI 患者,不推荐延迟血运重建,以改善营养状况。

【肾动脉疾病】

(一) 诊断策略推荐
1. 推荐 DUS(首选)、CTA 及 MRA 诊断肾动脉疾病(RAD)。
2. 不推荐肾显像、ACEI 激发试验前后血清肾素水平及静脉肾素水平用于动脉粥样硬化性 RAD 的筛查。

(二) 治疗推荐
1. 单侧肾动脉狭窄相关的高血压推荐应用 ACEI/ARB。
2. 高血压相关的 RAD,推荐应用钙通道阻滞剂、β 受体阻滞剂和利尿剂。

3. 动脉粥样硬化继发肾动脉狭窄时不推荐血管重建。

【下肢动脉疾病】

（一）指南推荐

1. 踝肱指数（ABI）测量推荐

（1）ABI 是筛查和诊断下肢动脉疾病（LEAD）首选的无创性检查。

（2）在踝动脉不能受压或 ABI>1.4 的情况下，趾臂指数、DUS 分析及脉搏强度记录可作为替代检查。

2. 影像学推荐

（1）DUS 是确诊 LEAD 病变的首选影像学检查。

（2）DUS 和/或 CTA 和/或 MRA 可用于分析 LEAD 病变解剖学特征及指导血运重建。

（3）应在联合解剖影像学检查、症状及血流动力学的基础上作出治疗决策。

3. 间歇性跛行患者的药物治疗

（1）对于吸烟的 IC 患者，推荐采用多学科综合的戒烟干预措施直至患者停止吸烟。

（2）对于有症状 PAD 患者，推荐采用他汀类药物治疗。

（3）对于 IC 患者，推荐在不发生低血糖的前提下进行优化糖尿病控制（糖化血红蛋白目标值<7.0%）。

（4）对于 IC 患者，推荐有指征的使用 β 受体阻滞剂（如高血压、心脏疾病等），尚无证据支持 β 受体阻滞剂加重 IC 症状。

（5）对于动脉粥样硬化导致的 IC 患者，推荐应用阿司匹林（75~325mg/d）进行抗血小板治疗。

（6）对于 IC 患者，推荐氯吡格雷（75mg/d）作为阿司匹林的有效替代方案进行抗血小板治疗。

（7）对于动脉粥样硬化导致的 IC 患者，不建议采用华法林治疗用以降低心血管事件发病风险及血管闭塞风险。

（8）对于 IC 患者，不建议补充叶酸或维生素 B_{12} 作为治疗。

（9）对于不合并充血性心力衰竭的 IC 患者，建议试用 3 个月西洛他唑（100mg、2 次/d）以改善无痛行走距离。

（10）对于无法耐受西洛他唑或存在禁忌的 IC 患者，建议试用己酮可可碱（400mg、3 次/d）以改善无痛行走距离。

（11）对于无 ACEI 使用禁忌的 IC 患者，建议使用雷米普利（10mg/d）以提高无痛行走距离和最大步行时间。

4. 运动治疗

（1）对于适宜运动治疗的 IC 患者，推荐采用全程监督下运动治疗（30~60min/次，≥3 次/周，持续≥12 周）作为首选治疗。

（2）对于不适宜全程监督下运动治疗的 IC 患者或是全程监督运动治疗已完成的患者，推荐采用家庭运动治疗（行走训练，≥30min/次，3~5 次/周）。

（3）对于已行血管重建治疗的 IC 患者，推荐采用运动治疗（全程监督运动治疗或家庭运动治疗）以辅助改善运动功能。

（4）每年对 IC 患者进行随访，以评估患者对改善生活方式（戒烟、运动）和药物治疗的依从性,并检查是否存在 PAD 进展的症状和体征。每年进行 ABI 检查可提供疾病进展的客观证据。

5. 侵入性治疗

（1）对于存在严重肢体功能障碍甚至影响预后的 IC 患者,如药物及运动治疗无法缓解、有望通过治疗获得症状改善、治疗获益大于潜在风险,推荐采用腔内治疗或开放手术。

（2）推荐采用个体化治疗方案进行侵入性治疗。治疗方案应尽量延长症状改善的持续时间(术后 2 年临床通畅率大于 50%)。维持良好治疗效果的前提是血管重建后达到解剖学通畅(无明显血流动力学狭窄)。

（二）指南解读

2011 年版 ESC 指南和 2017 年版指南均强调了踝肱指数(ABI)的重要性,并作为 I 级推荐。当 ABI<0.9,诊断 LEAD 的敏感度为 75%,特异度为 86%。但由于糖尿病或终末期慢性肾脏疾病(CKD)患者动脉中层钙化严重,ABI 诊断的敏感性较差,当 ABI 处于临界值(0.9~1.0)时,需要进一步的辅助检查来明确 LEAD 的诊断。因此,临床上怀疑 LEAD 时,正常的 ABI(>0.9)并不表明完全排除 LEAD,需运动后 ABI 或 BUS 进一步明确诊断。当踝关节处动脉硬化或 ABI>1.4 时,应采用趾肱指数(TBI)、多普勒波形分析、脉搏容积测定进行诊断。此外,2017 年版指南还指出,ABI 可作为心血管事件风险分级的工具。2017 年版指南中,关于 ABI 检查的证据级别由 2011 年版的 B 级降为 C 级,可能与近期关于 ABI 的研究较少有关。2011 年版 ESC 指南和 2017 年版指南均指出,不再推荐平板运动试验作为诊断的常规手段。

对于有间歇性跛行史的患者,心血管事件的预防和肢体锻炼应作为基础治疗。如果患者的日常活动严重受限,则有手术指征,同时需配合运动治疗。即使进行血运重建,仍需要继续服用他汀类药物,并在医师监督下接受运动康复治疗。在此背景下,应用血管活性药物来改善步行距离的获益仍不确定。

2017 年版指南更新将他汀类药物以 A 级证据作为 I 级推荐用于跛行的改善。对于肢体运动治疗,其推荐强度和证据基本仍与 2011 年版指南推荐相同,有监管的运动训练以 A 级证据作为 I 级推荐,无监管的运动训练以 C 级证据作为 I 级推荐;但并无证据显示运动训练能降低心血管事件发生和改善预期寿命。对于跛行严重影响日常生活者,推荐血运重建并强调重视术后的运动治疗(B 级证据)。血运重建 2017 年版指南不再以 TASC II 分级作为治疗决策选择,依据解剖位置和病变长度决定血运重建选择。

主髂动脉病变 2017 年版指南更细化了不同长度病变的处理方案。其中长段病变的腔内治疗证据较 2011 年版有所提高,腔内治疗的循证价值提升。2017 年版指南将既往较复杂的 TASC II 分级简化为以长度 5cm 作为病变长短界限,指出髂动脉短段狭窄/闭塞时(<5cm),腔内治疗具有良好远期通产率且并发症低(I 级推荐);同时,该处支架植入的推荐级别也由既往的 IIb 升级为 IIa。对有严重合并症的长段或双侧病变,仍首选腔内治疗(IIa 级推荐);病变达到肾下腹主动脉时,可选择主髂分叉部的覆膜支架腔内治疗。因此,虽然不按照 TASC II 分级处理,但是只要有腔内治疗经验,主髂动脉疾病均可考虑采用腔内治疗作为首选。

另外,2017 年版指南对外科手术策略及方式进行了细化推荐。对可耐受外科手术主髂闭塞病变患者,可选择主动脉-双股动脉搭桥手术。来自 5 358 例主髂闭塞的荟萃分析结果显示,外科搭桥手术虽比腔内治疗的住院时间更长、并发症和死亡率更高,但是其在长期的通畅率方面仍有优势,其 1 年通畅率高达 94.8%,3 年和 5 年通畅率分别为 86% 和82.7%。对于髂股动脉病变患者,杂交方式(股动脉平面内膜剥脱或旁路移植术联合髂动脉腔内治疗)是有效的治疗方法。当血管闭塞达到肾动脉和髂动脉,主髂搭桥手术适合于严重间歇性跛行患者。即便出现广泛的病变,腔内治疗也可作为治疗选择,但是并不能避免围手术期和远期闭塞风险。当无法选择其他方式时,应尝试解剖外旁路移植术。与2011 年版指南不同,对于任何主髂动脉疾病而言,腔内治疗均可作为首选,但是外科手术对于复杂、广泛的主髂动脉疾病仍具有推荐选择价值,整体治疗方案还是应根据操作者经验和技术选择。

对于股腘病变,2017 年版指南不再按照 TASC Ⅱ 分级,简化为以 25cm 为界限的长段和短段病变,对腔内治疗予以更多的证据和推荐,但仍强调外科手术不可缺少。如果股深动脉循环良好,通过运动治疗跛行可获得改善而大多不需要积极手术干预。如果需要干预,腔内治疗为 <25cm 狭窄或闭塞病变的首选。而药物涂层球囊和药物涂层支架植入由于目前随访时间有限,结果有待进一步分析,其是否优于现有支架需要远期随访结果证实。

2017 年版指南更新指出,长段股浅动脉病变(>25cm)、无高危手术风险、自体大隐静脉良好和预期寿命 >2 年患者,可选择旁路移植术。由于仍强调股腘搭桥在长段病变中的优势,将大隐静脉作为股腘搭桥优选材料,因其 5 年通畅率超过 80%,远高于人工血管 67% 的通畅率。病变 >25cm 而外科手术存在相对禁忌时,腔内治疗也可选择。2017 年版指南推荐股腘动脉长、短病变均应尝试腔内治疗,推荐选择大隐静脉的外科手术搭桥治疗长段病变。腔内治疗在股腘区仍面临如远期通畅率和支架耐久性等挑战。动脉减容治疗、药物涂层球囊和新支架设计未来有望改善股腘区的远期通畅率。

对于慢性肢体重度缺血,治疗与 2011 年版指南相比,2017 年版指南新增危险因素控制并作为Ⅰ级推荐:必须接受最好的药物治疗以纠正危险因素。由于血糖过高影响治疗动脉一期通畅率和增加肢体缺血不良事件,因此合并糖尿病患者控制血糖极为重要。同时应及时护理伤口,包括控制感染和缓解疼痛。将强调血管外科专科诊治的重要性作为Ⅰ级推荐:在多学科模式下,为挽救肢体,必须早期识别组织坏死或感染,并请血管外科专科医师诊治。只要有可能都应该对肢体进行血运重建的手术。血运重建目前仅有一个关于腔内治疗和外科手术治疗 CLTI 患者的 RCT,结果显示,腔内治疗和外科手术的 2 年无截肢生存率相似。目前其他类似的临床研究仍在进行中。对于膝下动脉病变,药涂层球囊和普通球囊治疗 12个月结果显示,前者有增加大截肢率的趋势,但差异无统计学意义,因此目前尚无证据证明膝下动脉病变药物涂层球囊优于普通球囊扩张的疗效。总体而言,应根据解剖病变进行血运重建个体化选择。

CLTI 患者不仅是单纯的主髂或者股浅动脉病变,通常伴有股腘病变联合主髂病变或者膝下病变。对下肢动脉及其足底动脉弓的评估有利于选择治疗方案。一期杂交治疗方案(如主髂腔内联合足底旁路移植术)是有效的治疗方式。如果首选腔内治疗,尽量保护后期旁路移植的流入道血管;如果首选旁路移植术,则应尽可能选择大隐静脉作为搭桥优选材料。

出现 CLTI 的膝下病变患者大部分是糖尿病患者。与 2011 年相比,腔内治疗膝下动脉病变的证据等级由 C 级升高到 B 级并作为Ⅱa 级推荐。与 2011 年版膝下动脉支架植入Ⅱa推荐相比,本次并未推荐在球囊扩张失败后膝下动脉病变的支架植入方式。2011 年版指南并未提及外科治疗方案,而 2017 年版指南推荐采用旁路手术,尤其选择大隐静脉的治疗方案。对于狭窄和短段闭塞,首选腔内治疗;对于长段闭塞,大隐静脉的旁路移植有更好的远期通畅率和肢体存活率。血运重建方案可根据足底血管供血区概念决定,但并非绝对作为依据;血管供血区概念仍旧需要前瞻性试验进行验证。

对于 CLTI 患者,小截肢目的通常为去除坏死组织和降低患者死亡率。在截肢前,需进行血运重建以便改善创面愈合。足部经皮氧分压和足趾压力监测有助于确定截肢范围。对于大面积坏死或大面积感染性坏疽和严重合并症且长期卧床患者,应该直接选择大范围截肢。对于临终患者,需要足量镇痛和其他支持治疗。血运重建失败、无再手术可能或当肢体继续坏死时,需要考虑二期截肢,并尽量可能膝下平面截肢。对于长期卧床者,最好选择大腿平面截肢。

急性肢体缺血,一旦诊断明确,尽快给予肝素和适当止痛(Ⅰ级推荐)。是否急诊手术则需要根据临床表现,尤其神经损伤表现确定。

无神经表现损伤,可根据患者情况和影像学结果选择血运重建方式(Ⅰ级推荐)。神经损伤表现需要积极血运重建,而不需等待影像学结果,以免延误手术时间。治疗方式包括经皮导管置管溶栓、经皮机械吸栓或机械化学联合吸栓或外科取栓、旁路移植。治疗策略选择根据患者神经损伤、缺血时间、缺血部位、合并症、治疗相关风险和预后综合评估。为降低死亡率和并发症,对于严重合并症患者,通常选用腔内治疗。机械性吸栓或外科取栓适合有神经表现缺失的患者,置管溶栓适合尚无神经表现缺失的患者。当前观点是置管溶栓联合导管吸栓,其半年截肢率低于 10%。全身溶栓治疗对急性下肢缺血患者疗效不佳。目前尚无 RCT 证实局部溶栓和切开取栓的疗效差异。在血栓去除后,原发血管病变尽量采用腔内治疗和手术处理,同时根据患者情况考虑是否行骨筋膜切开减压。

【其他外周联疾病】

(一)椎动脉狭窄管理推荐
对于无症状椎动脉狭窄,无论狭窄的严重程度如何,不建议血运重建。

(二)CABG 患者同时筛查颈动脉狭窄
拟行 CABG 的患者,若近期(6 个月内)有卒中/TIA 病史,可行颈动脉超声检查;近期无卒中/TIA 发作者无需常规筛查。

(三)CABG 患者合并颈动脉狭窄时的管理
1. 颈动脉血运重建需由包括神经科医师在内的多学科团队商议后决定。
2. 拟行 CABG 的患者,若近期(6 个月内)有卒中/TIA 病史,但颈动脉狭窄程度<50%,不推荐颈动脉血运重建。
3. 拟行 CABG 的患者,若颈动脉狭窄程度达 70%~99%,但无神经系统症状体征,不推荐颈动脉血运重建。

(四)LEAD 合并 CAD 患者的筛查与管理
LEAD 患者行冠脉造影或冠脉介入时,推荐首选桡动脉入路。

(五)PADs 合并心脏疾病的管理
1. 患者拟行心脏移植或植入心脏辅助装置时,需进行全面的血管评估。
2. 患者拟行经导管主动脉瓣植入术(TAVI)或其他需经心房路径的结构干预时,需筛查 LEAD 和上肢动脉疾病(UEAD)。

指南要点小结 --------------------------------

1. 外周血管疾病的治疗需要多学科的共同管理,全面的临床病史和体格检查是外周动脉疾病管理的关键环节。

2. 外周血管疾病的最佳医学治疗应对 CV 危险因素进行管理,包括最佳药物治疗以及非药物干预,如戒烟、健康饮食、控制体重和定期体育锻炼。

3. 2017 年版指南更新之处较多,在抗栓药物治疗方面体现非常明显。新指南首次将抗栓药物以独立的章节呈现,并对每个部位 PAD 的抗血小板及抗凝治疗均进行了推荐。

4. 除下肢动脉疾病(LEAD)的诊断外,踝肱指数(ABI)也是心血管(CV)事件的强有力标志。

(陈明鲜)

参考文献

[1] CONTE M S,POMPOSELLI F B,CLAIR D G,et al. Society for Vascular Surgery practice guidelines for atherosclerotic occlusive disease of the lower extremities:management of asymptomatic disease and claudication [J]. J Vasc Surg,2015,61(3 Suppl):2S-41S.

[2] ABOYANS V,RICCO J B,BARTELINK M E L,et al. 2017 ESC Guidelines on the Diagnosis and Treatment of Peripheral Arterial Diseases,in collaboration with the European Society for Vascular Surgery(ESVS)[J]. Eur Heart J,2018,39(9):763-816.

[3] European Stroke Organisation,TENDERA M,ABOYANS V,et al. ESC Guidelines on the diagnosis and treatment of peripheral artery diseases:Document covering atherosclerotic disease of extracranial carotid and vertebral,mesenteric,renal,upper and lower extremity arteries:the Task Force on the Diagnosis and Treatment of Peripheral Artery Diseases of the European Society of Cardiology(ESC)[J]. Eur Heart J,2011,32(22): 2851-2906.

[4] CRIQUI M H,MCCLELLAND R L,MCDERMOTT M M,et al. The ankle-brachial index and incident cardiovascular events in the MESA(Multi-Ethnic Study of Atherosclerosis)[J]. J Am Coll Cardiol,2010,56(18): 1506-1512.

[5] MORRIS P B,FERENCE B A,JAHANGIR E,et al. Cardiovascular effects of exposure to cigarette smoke and electronic cigarettes:clinical perspectives from the Prevention of Cardiovascular Disease Section Leadership Council and Early Career Councils of the American College of Cardiology[J]. J Am Coll Cardiol,2015,66 (12):1378-1391.

第二十六章 急性肺栓塞

肺栓塞(pulmonary embolism,PE)是以各种栓子阻塞肺动脉或其分支为其发病原因的一组疾病或临床综合征的总称,包括肺血栓栓塞症(PTE)、脂肪栓塞综合征、羊水栓塞、空气栓塞、肿瘤栓塞等,其中PTE为肺栓塞的最常见类型,通常所指的肺栓塞即为PTE。PTE血栓主要来源于深静脉血栓形成(DVT),是深静脉血栓的并发症。PTE和DVT合称静脉血栓栓塞症(VTE),两者具有相同的易患因素,是VTE在不同部位、不同阶段的两种临床表现形式。PE可以没有症状,有时偶然发现才得以确诊,甚至某些PE患者的首发表现就是猝死。急性PTE是VTE最严重的临床表现,由于PTE的临床表现缺乏特异性,临床上容易被漏诊和误诊,甚至带来灾难性的后果。近年来有关PE的指南主要包括2014年发布的ESC指南、2015年发布的中国专家共识、2015年发布的美国内科医师学会(ACP)指南以及2018年4月中华医学会颁布的《肺血栓栓塞症诊治与预防指南》。指南的基本原则相同,但不同指南的推荐意见之间常存在不一致性,2019年9月ESC和ERS联合颁布了急性肺栓塞的诊断和管理指南,指南推荐的PTE临床评估、分层和治疗方案与我国的实际情况可能存在差异,如溶栓药物的方案、直接口服抗凝药物(DOACs)的剂量调节等。2018年我国颁布的指南亮点突出,诊断与处理主要基于疑诊、确诊、求因、危险分层的策略,更符合我国国情。

【危险因素】

任何可以导致静脉血流淤滞、血管内皮损伤和血液高凝状态的因素(Virchow三要素)均为VTE的危险因素,包括遗传性和获得性两类。

(一)遗传性危险因素

由遗传变异引起,常以反复发生的动、静脉血栓形成为主要临床表现。<50岁的患者如无明显诱因反复发生VTE或呈家族性发病倾向,需警惕易栓症的存在。

(二)获得性危险因素

获得性危险因素是指后天获得的易发生VTE的多种病理生理异常,多为暂时性或可逆性危险因素。例如手术,创伤,急性内科疾病(如心力衰竭、呼吸衰竭、感染等),某些慢性疾病(如抗磷脂综合征、肾病综合征、炎性肠病、骨髓增殖性疾病等);恶性肿瘤是VTE重要的风险因素,不同类型肿瘤的VTE风险不同,血液系统、肺、消化道、胰腺以及颅脑恶性肿瘤被认为具有最高的 VTE 风险,恶性肿瘤活动期 VTE 风险增加。

【临床表现】

PE 缺乏特异性的临床症状和体征,给诊断带来一定困难,易被漏诊。

(一)症状

PE 的症状缺乏特异性,症状表现取决于栓子的大小、数量、栓塞的部位及患者是否存在心、肺等器官的基础疾病。多数患者表现为呼吸困难、胸痛、先兆晕厥、晕厥和/或咯血。胸痛是 PE 常见症状,多因远端 PE 引起的胸膜刺激所致。中央型 PE 胸痛可表现为典型的心绞痛性质,多因右心室缺血所致,需与急性冠脉综合征或主动脉夹层相鉴别。呼吸困难在中央型 PE 急剧而严重,而在小的外周型 PE 通常轻微而短暂。既往存在心力衰竭或肺部疾病的患者,呼吸困难加重可能是 PE 的唯一症状。咯血,提示肺梗死,多在肺梗死后 24 小时内发生,呈鲜红色,或数日内发生可为暗红色。晕厥虽不常见,但无论是否存在血流动力学障碍均可发生,有时是急性 PE 的唯一或首发症状。呼吸困难、胸痛及咯血称为“肺梗死三联症”,但其发生率不足 30%。PE 也可以完全没有症状,只是在诊断其他疾病或者尸检时意外发现。

(二)体征

主要是呼吸系统和循环系统体征,特别是呼吸频率增加(超过 20 次/min)、心率加快(超过 90 次/min)、血压下降及发绀。低血压和休克罕见,但却非常重要,往往提示中央型 PE 和/或血流动力学储备严重降低。颈静脉充盈或异常搏动提示右心负荷增加;下肢静脉检查发现一侧大腿或小腿周径较对侧增加超过 1cm,或下肢静脉曲张,应高度怀疑 VTE。其他呼吸系统体征有肺部听诊湿啰音及哮鸣音、胸腔积液等。肺动脉瓣区可出现第二心音亢进或分裂,三尖瓣区可闻及收缩期杂音。急性 PE 致急性右心负荷加重,可出现肝大、肝颈静脉反流征和下肢水肿等右心衰竭的体征。

【诊断】

2018 年中华医学会颁布的《肺血栓栓塞症诊治与预防指南》中,急性 PTE 的诊断与处理主要基于疑诊、确诊、求因、危险分层的策略。

(一)疑诊

1. 推荐基于临床经验或应用临床可能性评分(简化的 Wells 评分、修订的 Geneva 评分量表,见表 26-1、表 26-2)对急性 PTE 进行疑诊的临床评估。

表 26-1　Wells 评分

Wells	简化版	Wells	简化版
既往 PE 或 DVT 病史	1	肿瘤活动期	1
心率≥100 次/min	1	DVT 临床表现	1
过去 4 周内有手术或制动史	1	其他鉴别诊断的可能性低于 PTE	1
咯血	1		

注:Wells 评分为 0~1 分,PE 低度可能;Wells 评分≥2 分,PE 高度可能。

表 26-2　Geneva 评分

Geneva	简化版	Geneva	简化版
既往 PE 或 DVT 病史	1	咯血	1
心率		肿瘤活动期	1
75~94 次/min	1	单侧下肢痛	1
≥95 次/min	2	下肢深静脉触痛和单侧肿胀	1
过去 1 个月内手术史或骨折史	1	年龄>65 岁	1

注:Geneva 评分为 0~2 分,PE 低度可能;Wells 评分≥3 分,PE 高度可能。

2. 推荐临床评估联合 D-二聚体检测进一步筛查急性 PTE。

3. 临床评估低度可能的患者,如 D-二聚体检测阴性,可基本除外急性 PTE;如 D-二聚体检测阳性,建议行确诊检查。

4. 临床评估高度可能的患者,建议直接行确诊检查。

评估 D-二聚体检测结果的诊断价值时,应该考虑年龄因素的影响,D-二聚体的正常阈值应该根据年龄进行修正。对临床评估高度可能的患者,D-二聚体检测阴性的可能性比较低,无论 D-二聚体检测结果如何,基于临床经验和临床研究结果,应进行确诊检查。

（二）确诊

疑诊 PTE 的患者,推荐根据是否合并血流动力学障碍采取不同的诊断策略。

1. **血流动力学不稳定的 PTE 疑诊患者**　如条件允许,建议完善 CTPA 检查以明确诊断或排除 PTE。如无条件或不适合行 CTPA 检查,建议行床旁超声心动图检查,如发现右心室负荷增加和/或发现肺动脉或右心腔内血栓证据,在排除其他疾病可能性后,建议按照 PTE 进行治疗;建议行肢体 CUS,如发现 DVT 的证据,则 VTE 诊断成立,并可启动治疗。在临床情况稳定后,行相关检查明确诊断。

2. **血流动力学稳定的 PTE 疑诊患者**　推荐将 CTPA 作为首选的确诊检查手段。如果存在 CTPA 检查相对禁忌(如造影剂过敏、肾功能不全、妊娠等),建议选择其他影像学确诊检查,包括 $\dot{V}/\dot{Q}$ 显像、MRPA。

对于疑诊 PTE 的患者,需要根据血流动力学情况,采取不同的诊断策略(图 26-1,图 26-2)。

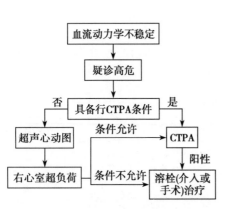

图 26-1　高危肺血栓栓塞症诊断流程
CTPA,CT 肺动脉造影。

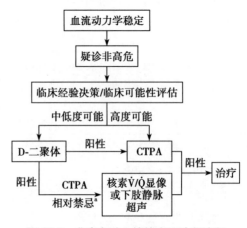

图 26-2　非高危肺血栓栓塞症诊断流程
CTPA,CT 肺动脉造影;$\dot{V}/\dot{Q}$,肺通气/灌注。
[a] 碘剂过敏、肾功能不全、妊娠妇女。

CTPA 能够清晰显示肺动脉内栓子的形态、范围,判断栓子新鲜程度,测量肺动脉及心腔径线,评估心功能状态;结合肺窗还可观察肺内病变,评价有无合并症及并发症。但受 CT 空间分辨率影响,CTPA 对于亚段以下肺动脉栓子的评估价值受到一定限制。MRPA 因空间分辨率较低、技术要求高及紧急情况下不适宜应用等缺点,在急性 PTE 诊断中不作为一线诊断方法。肺动脉造影长期以来一直作为诊断 PTE 的"金标准",由于其有创性,更多应用于指导经皮导管内介入治疗或经导管溶栓治疗。

(三) 病因诊断

1. 急性 PTE 患者,推荐积极寻找相关的危险因素,尤其是某些可逆的危险因素(如手术、创伤、骨折、急性内科疾病等)。

2. 不存在可逆诱发因素的患者,注意探寻潜在疾病,如恶性肿瘤、抗磷脂综合征、炎性肠病、肾病综合征等。

3. 年龄相对轻(如年龄<50 岁)且无可逆诱因的急性 PTE 患者,建议易栓症筛查。

4. 家族性 VTE,且没有确切可逆诱发因素的急性 PTE 患者,建议进行易栓症筛查。

明确病因对于确定 VTE 的治疗策略和疗程至关重要。在急性 PTE 的求因过程中,需要探寻任何可以导致静脉血流淤滞、血管内皮损伤和血液高凝状态的因素,包括遗传性和获得性两类(表 26-3)。即使充分评估,部分患者仍然找不到危险因素,通常称为特发性 VTE。对这部分患者,应该进行密切随访,需要注意潜在的恶性肿瘤、风湿免疫性疾病、骨髓增殖性疾病等。

表 26-3　静脉血栓栓塞症常见危险因素

遗传性危险因素	获得性危险因素		
	血液高凝状态	血管内皮损失	静脉血流瘀滞
抗凝血酶缺乏	高龄	手术(多见于全髋关节或膝关节置换)	瘫痪
蛋白 S 缺乏	恶性肿瘤	创伤/骨折(多见于髋部骨折和脊髓损伤)	长途航空或乘车旅行
蛋白 C 缺乏	抗磷脂抗体综合征	中心静脉置管或起搏器	急性内科疾病住院
V因子 Leiden 突变(活性蛋白 C 抵抗)	口服避孕药	吸烟	居家养老护理
凝血酶原 20210A 基因变异(罕见)	妊娠/产褥期	高同型半胱氨酸血症	
XII因子缺乏	静脉血栓个人史/家族史	肿瘤静脉内化疗	
纤溶酶原缺乏	肥胖		
纤溶酶原不良血症	炎症性肠病		
血栓调节蛋白异常	肝素诱导血小板减少症		
纤溶酶原激活物抑制因子过量	肾病综合征		
非"O"血型	真性红细胞增多症		
	巨球蛋白血症		
	植入人工假体		

对儿童和青少年患者,应该注意寻找潜在的抗磷脂综合征、炎性肠病、肾病综合征等;对于育龄期女性患者,注意长期口服避孕药和雌激素药物相关病史。

【危险分层】

建议对确诊的急性 PTE 患者进行危险分层以指导治疗。首先根据血流动力学状态区分其危险程度,血流动力学不稳定者定义为高危,高危患者考虑溶栓治疗。

血流动力学稳定的急性 PTE 定义为非高危,建议根据是否存在 RVD 和/或心脏生物学标志物升高将其区分为中危和低危,中低危患者应尽早抗凝治疗。

本指南推荐的危险分层方法见表 26-4。国际指南也有以 PESI 或 sPESI 评分作为评估病情严重程度的标准。sPESI 评分:由年龄>80 岁、恶性肿瘤、慢性心肺疾病、心率≥110次/min、收缩压<100mmHg,动脉血氧饱和度<90%等 6 项指构成。每项 1 分,sPESI≥1 分为中危。

表 26-4   肺血栓栓塞症危险分层

危险分层	休克或低血压	影像学(右心室功能不全)[a]	实验室指标(心脏生物学标志物升高)[b]
高危	+	+	+/-
中高危	-	+	+
中低危	-	+/-[c]	-/+[c]
低危	-	-	-

[a] 右心功能不全(RVD)的诊断标准,即影像学证据包括超声心动图或 CT 提示 RVD,超声检查符合下述表现:①右心室扩张(右心室舒张末期内径/左心室舒张末期内径>1.0 或 0.9);②右心室游离壁运动幅度减低;③三尖瓣反流速度增快;④三尖瓣环收缩期位移减低(<17mm)。CTPA 检查符合以下条件也可诊断 RVD:四腔心层面发现的右心室扩张(右心室舒张末期内径/左心室舒张末期内径>1.0 或 0.9)。[b] 心脏生物学标志物包括心肌损伤标志物(心脏肌钙蛋白 T 或 I)和心力衰竭标志物(BNP、NT-proBNP)。[c] 影像学和实验室指标两者之一阳性。

【治疗】

(一) 一般处理

1. **严密监护**   绝对卧床;保持大便通畅;避免用力。

2. **呼吸循环支持治疗**   低氧予以吸氧;合并呼吸衰竭予以机械通气。

(二) 急性 PE 的溶栓治疗

1. **适应证**   高危患者考虑溶栓治疗,部分低出血风险的中高危患者也可考虑溶栓治疗。

2. **禁忌证**

(1) 绝对禁忌证:①出血性卒中;②6 个月内缺血性卒中;③中枢神经系统损伤或肿瘤;④近 3 周内重大外伤、手术或者头部损伤;⑤近 1 个月内消化道出血;⑥已知的出血高风险患者。

(2) 相对禁忌证:①6 个月内短暂性脑缺血发作(transient ischemic attack,TIA);②口服抗凝药应用;③妊娠,或分娩后 1 周;④不能压迫止血部位的血管穿刺;⑤近期曾行心肺复苏;⑥难于控制的高血压(收缩压>180mmHg);⑦严重肝功能不全;⑧感染性心内膜炎;⑨活动性溃疡。

3. **溶栓药物**

(1) 尿激酶:

1）12 小时方案：负荷 4 400IU/kg,静脉注射 10 分钟,2 200IU/(kg·h)持续静脉滴注 12 小时。

2）2 小时方案：20 000IU/kg 持续静脉滴注 2 小时。

（2）rt-PA:50~100mg 持续静脉滴注 2 小时。

4. 注意事项

（1）溶栓时间窗 14 天。

（2）溶栓前宜留置外周静脉套管针。

（3）使用尿激酶、链激酶溶栓期间勿同用肝素。

（4）溶栓治疗结束后,应每 2~4 小时测定 1 次 PT 或 APTT,当低于正常值的 2 倍,即应重新开始肝素治疗。

5. 抗凝治疗

（1）禁忌证：活动性出血,凝血功能障碍,血小板减少,未予控制的严重高血压。

（2）肠外抗凝药物：肠外抗凝剂普通肝素、低分子量肝素或磺达肝癸钠均有即刻抗凝作用。初始抗凝治疗,低分子量肝素和磺达肝癸钠优于普通肝素,发生大出血和肝素诱导血小板减少症(heparin-induced thrombocytopenia,HIT)的风险也低。而普通肝素具有半衰期短、抗凝效应容易监测、可迅速被鱼精蛋白中和的优点,推荐用于拟直接再灌注的患者,以及严重肾功能不全(肌酐清除率<30ml/min),或重度肥胖者。

1）肝素：首先给予负荷剂量 2 000~5 000IU 或按 80IU/kg 静脉注射,继之以 18IU/(kg·h)持续静脉滴注。

最初 24 小时内每 4~6 小时测定 APTT,达稳定治疗水平后,每上午测定 APTT 1 次。使用肝素的第 3~5 天必须复查血小板计数。若较长时间使用肝素,尚应在第 7~10 天和 14 天复查。若血小板迅速或持续降低达 30% 以上,或血小板计数<100×10^9/L,应停肝素。

2）低分子量肝素：所有低分子量肝素均应按照体重给药。一般不需常规监测,但在妊娠期间需定期监测抗 Xa 因子活性。

（3）口服抗凝药：维生素 K 拮抗剂(vitamin K antagonist,VKA)或新型口服抗凝药(non-vitamin K-dependent new oral anticoagulants,NOACs)。

1）维生素 K 拮抗剂(vitamin K antagonist,VKA)：如华法林。

肝素/低分子量肝素开始应用后的第 1~3 天内加用口服抗凝剂华法林。初始剂量为 2.5~5.0mg/d。与肝素需至少重叠应用 4~5 天。

当连续 2 天测定的国际标准化比率(INR)达到 2.5(2.0~3.0)时,或 PT 延长至 1.5~2.5 倍时,即可停止使用肝素/低分子量肝素,单独口服华法林治疗。

应根据 INR 或 PT 调节华法林的剂量。在达到治疗水平前,应每日测定 INR,其后 2 周每周监测 2~3 次,以后根据 INR 的稳定情况每周监测 1 次或更少。若行长期治疗,约每 4 周测定 INR 并调整华法林剂量 1 次。

疗程至少为 3~6 个月。危险因素短期可以消除,疗程 3 个月即可;栓子来源不明的首发病例,需至少给予 6 个月抗凝;对复发性 VTE、合并肺心病或危险因素长期存在者,抗凝治疗时间应更为延长,达 12 个月或以上,甚至终生抗凝。

妊娠的前 3 个月和最后 6 周禁用华法林。产后和哺乳期妇女可以服用华法林。

华法林所致出血可用维生素 K 拮抗。抗血小板药物不能满足 PTE 或 DVT 抗凝要求。

2）非维生素 K 依赖的新型口服抗凝药(non-vitamin K-dependent new oral anticoagulants,NOACs):包括达比加群、利伐沙班、阿哌沙班和依度沙班。目前,NOACs 可以替代华法林用于初始抗凝治疗。利伐沙班和阿哌沙班可作为单药治疗(不需合用肠外抗凝剂),但急性期治疗的前 3 周(利伐沙班)或前 7 天(阿哌沙班)需增加口服剂量;达比加群和依度沙班必须联合肠外抗凝剂应用。以上 4 种新型口服抗凝药均不能用于严重肾功能损害患者。

6. 肺动脉血栓摘除术

7. 介入治疗　经静脉导管碎解和抽吸血栓或同时局部小剂量溶栓。静脉滤器植入适用于下列情况:下肢近端静脉血栓,而抗凝治疗禁忌或有出血并发症;经充分抗凝而仍反复发生肺栓塞;伴血流动力学变化的大面积肺栓塞;近端大块血栓溶栓治疗前。建议应用可回收滤器,通常在 2 周之后取出。一般不考虑永久应用下腔静脉滤器。

【预防和预后】

预防肺栓塞主要是预防下肢深静脉血栓的形成。血流的淤滞、静脉壁的异常、血液凝固性亢进是静脉血栓形成的三大诱因。为避免血液的淤滞,术后提倡尽早离床。脑血管疾病等长期卧床者,在他人的帮助下做下肢按摩活动。

总之,我国 2018 年指南在易患因素、危险分层、诊断治疗策略、新型口服抗凝剂等方面进行了更新,为 PE 的诊治提供依据和原则,帮助临床医师作出医疗决策,但在临床实践中面对每一个具体患者时,应该根据个体化原则制订诊疗措施。2019 年 ESC 指南推荐每家医院应基于资源和专长,为高危和某些中危肺栓塞患者的管理建立多学科肺栓塞团队。

-------- 指南要点小结 --------

1. 急性 PTE 的诊断与处理主要基于疑诊、确诊、求因、危险分层的策略。

2. 推荐临床评估联合 D-二聚体检测进一步筛查急性 PTE,临床评估高度可能的患者,建议直接行确诊检查。

3. 疑诊 PTE 的患者,推荐根据是否合并血流动力学障碍采取不同的诊断策略。

4. 明确病因对于确定 VTE 的治疗策略和疗程至关重要。

5. 建议对确诊的急性 PTE 患者进行危险分层以指导治疗。血流动力学不稳定者定义为高危,高危者考虑溶栓治疗,低中危患者抗凝治疗。

（李　江）

参考文献

[1] 中华医学会呼吸病学分会.肺血栓栓塞症诊治与预防指南[J].中华医学杂志,2018,98(14):1060-1087.

[2] KONSTANTINIDES S V,TORBICKI A,AGNELLI G,et al. 2014 ESC guidelines on the diagnosis and management of acute pulmonary embolism[J]. Eur Heart J,2014,35(43):3033-3069.

[3] KERON C,AKL E A,QRNELAS J,et al. Antithrombotic therapy for VTE disease:CHEST guideline and Expert Panel Report[J]. Chest,2016,149(2):315-352.

[4] KONSTANTINIDES S V,MEYER G,BECATTINI C,et al. 2019 ESC Guidelines for the diagnosis and management of acute pulmonary embolism developed in collaboration with the European Respiratory Society(ERS)[J]. Eur Heart J,2019,41(4):1-6.

第二十七章　肺高血压

概　述

　　2007年7月中华医学会心血管病学分会、中华心血管病杂志编辑委员会联合发布了我国"肺动脉高压(PAH)筛查诊断与治疗专家共识"。过去的11年间,国内外肺高血压领域研究进展迅速,新发现与PAH明确相关的基因,如*CAV-1*、*KCNK3*、*TBX4*、*EIF2AK4*、*BMP9*等,加深了对PAH这种复杂疾病发病机制的认识。2007年以后,吸入和口服曲前列尼尔,口服贝前列素钠、安立生坦、他达拉非、利奥西呱、马昔腾坦、司来帕格等药物陆续上市,PAH的治疗进入多元化阶段。特别令人关注的是利奥西呱,被批准为全球第一个治疗慢性血栓栓塞性肺高血压(CTEPH)的药物。越来越多的医学中心开展了经皮肺动脉球囊扩张治疗CTEPH的临床研究,改良的经皮肺动脉球囊成形术使CTEPH的治疗由肺动脉内膜剥脱术单一治疗发展为外科、介入和药物治疗全面并进的新阶段,越来越多CTEPH患者的预后得到彻底改善。为此,2018年12月由中华医学会心血管病分会发布《中国肺高血压诊断和治疗指南2018》对2007年的指南进行更新,2020年底中华医学会呼吸病学分会肺栓塞与肺血管病学组也发布了《中国肺动脉高压诊断与治疗指南(2021版)》,两个指南的主要内容变化不大,本章主要对此两个指南同时进行解读。

　　2018年与2021年指南在英文专用术语翻译有不同,本人认为2018年指南译称更为合适,即"pulmonary hypertension""pulmonary arterial hypertension"和"idiopathic pulmonary arterial hypertension"的中文译称分别为"肺高血压""肺动脉高压"和"特发性肺动脉高压"。

　　1. 肺高血压(pulmonary hypertension,PH)　是一类常见的肺血管疾病,其主要病理生理学特征是静息状态下肺动脉压力升高,同时合并不同程度右心功能衰竭。肺高血压指各种原因导致的肺动脉压力升高,包括毛细血管前性肺高血压、毛细血管后性肺高血压和混合性肺高血压(肺动脉和肺静脉压力均升高)。

　　肺高血压的血流动力学诊断标准为:海平面状态下,静息时,右心导管测量肺动脉平均压(mPAP)≥25mmHg。正常人mPAP为$(14±3)$mmHg,上限为20mmHg。

　　2. 肺动脉高压(pulmonary arterial hypertension,PAH)　指孤立性肺动脉压力升高,而左心房与肺静脉压力正常,主要由肺小动脉本身病变导致肺血管阻力增加,且不合并慢性呼吸系统疾病、慢性血栓栓塞性疾病及其他未知因素等导致的肺高血压。PAH的血流动力学诊断标准为右心导管测量mPAP≥25mmHg,同时肺毛细血管楔压(pulmonary capillary wedge pressure,PCWP)≤15mmHg及肺血管阻力>3Wood单位。

　　3. 特发性肺动脉高压(idiopathic pulmonary arterial hypertension,IPAH)　是一类无明确

原因、以肺血管阻力进行性升高为主要特征的恶性肺血管疾病。血流动力学符合 PAH 诊断标准。

肺高血压(PH)共分为 5 大类(表 27-1),主要参照 2018 年第 6 届世界肺高血压大会最新内容进行修订。

表 27-1　2018 年肺高血压的临床分型

1　肺动脉高压(PAH)	3.1　阻塞性肺疾病
1.1　特发性 PAH	3.2　限制性肺疾病
1.2　急性肺血管扩张试验阳性 PAH	3.3　其他混合性限制/阻塞性肺疾病
1.3　遗传性 PAH	3.4　非肺部疾病所致低氧
1.4　药物和毒物相关 PAH	3.5　肺发育异常性疾病
1.5　相关因素所致 PAH	4　肺动脉阻塞性疾病所致肺高血压
1.5.1　结缔组织病	4.1　慢性血栓栓塞性肺高血压(CTEPH)
1.5.2　人类免疫缺陷病毒(HIV)感染	4.2　其他肺动脉阻塞性病变所致肺高血压
1.5.3　门静脉高压	4.2.1　肺动脉肉瘤或血管肉瘤
1.5.4　先天性心脏病	4.2.2　其他恶性肿瘤
1.5.5　血吸虫病	4.2.3　非恶性肿瘤
1.6　肺静脉闭塞症(PVOD)/肺毛细血管瘤(PCH)	4.2.4　肺血管炎
1.7　新生儿持续性肺高压(PPHN)	4.2.5　先天性肺动脉狭窄
2　左心疾病所致肺高血压	4.2.6　寄生虫阻塞
2.1　射血分数保留的心力衰竭(HFpEF)	5　未知因素所致肺高血压
2.2　射血分数降低的心力衰竭(HFrEF)	5.1　血液系统疾病
2.3　心脏瓣膜病	5.2　系统性疾病
2.4　先天性毛细血管后阻塞性病变	5.3　其他:慢性肾衰竭、纤维纵隔炎、节段性肺高血压
3　呼吸系统疾病和/或缺氧所致肺高血压	5.4　复杂先天性心脏病

【临床表现】

(一)症状

最常见的首发症状是活动后气短、乏力、虚弱、腹胀、晕厥或眩晕、胸痛、咯血等。其中以气短最为常见,它标志右心功能不全的出现,而晕厥或眩晕的出现,标志患者心搏量已经明显下降。其他症状,如咳嗽、咳痰,尤其是症状已发生较长时间,往往提示患者的肺循环高压为相关疾病所致。

(二)体征

多与右心衰竭有关,常见有发绀;颈静脉充盈或怒张;P₂亢进;由于肺动脉瓣开放突然受阻出现的收缩早期喷射性杂音;血液反流通过三尖瓣引起的收缩期杂音;右心室肥厚导致胸骨左侧出现明显抬举性搏动;S₃出现代表右心室舒张充盈压增高及右心功能不全,38% 的患者可闻及右心室 S₄奔马律;右心室充盈压升高可出现颈部巨大"a"波等。如出现颈静脉怒张、肝大、下肢水肿、腹水和四肢发冷,提示患者情况危重。

【辅助检查】

(一)血液检查和免疫学检查

免疫风湿方面的检查不可缺少,抗着丝粒抗体和其他的抗核抗体如 dsDNA、抗 Ro、

U3-RNP、B23、Th/To 在限制性硬皮病患者中经常呈阳性。各种弥散性硬皮病患者中，U3-RNP 呈典型阳性。系统性红斑狼疮患者中，常发现抗心磷脂抗体阳性。慢性血栓栓塞性肺高血压患者需进行凝血功能检查，包括抗磷脂抗体，狼疮抗凝物，抗心磷脂抗体等。HIV检查是强制性的。超过 2% 的肝病患者会发生 PAH。

（二）心电图

肺高血压特征性的心电图改变有：①电轴右偏；② I 导联出现 s 波；③右心室肥厚高电压，右胸导联可出现 ST-T 波低平或倒置。SIQⅢTⅢ 是 PH 右心大以及缺血的表现。

（三）胸部 X 线片

主肺动脉及肺门动脉扩张，伴外周肺血管稀疏（"截断现象"）。

（四）超声心动图

超声心动图是临床上最常用的肺高血压筛查诊断及病情评价方法，主要从以下 3 个方面进行评估：①判断肺高血压：通过三尖瓣反流峰速估测右心室收缩压。其他支持征象包括右心室/左心室基部内径比值>1、室间隔变平或左移（左心室偏心指数>1.1）、肺动脉内径>25mm、下腔静脉内径>21mm 及吸气时塌陷率<50%、收缩末期右心房面积>18cm^2、右心室流出道多普勒加速时间 AT<105 毫秒等。②发现心内结构、功能异常或血管畸形等：如先天性房、室水平分流或动脉导管未闭提示先天性心脏病相关 PAH。左心瓣膜狭窄、左心室壁增厚、左心室收缩/舒张功能异常提示左心疾病所致肺高血压。短期内大量心包积液需考虑结缔组织病相关 PAH。肺动脉管腔内占位提示第四大类肺高血压可能。③右心功能评估：二维超声心动图无法直接评估右心功能，但可通过右心房大小、三尖瓣环收缩期位移（TAPSE）、Tei 指数以及有无心包积液等间接评价，三维、四维超声心动图可提供更可靠的右心室容量和收缩功能测定结果。

超声心动图检查提示三尖瓣峰反流速度≤2.8m/s，无其他肺高血压征象，则肺高血压可能性低。超声心动图检查提示三尖瓣峰反流速度 2.9~3.3m/s，有其他肺高血压征象，或三尖瓣峰反流速度≥3.4m/s，无论有无其他肺高血压征象，则肺高血压高度可能，建议进一步检查包括右心导管检查。

（五）右心导管检查

右心导管是确诊肺高血压的"金标准"。诊断肺高血压时，肺毛细血管楔压（pulmonary capillary wedge pressure，PCWP）必须≤15mmHg 且肺血管阻力（pulmonary vascular resistance，PVR）>3Wood。右心导管检查提供的血流动力学评估是 PH 患者诊断和随访预后重要的信息。混合静脉氧饱和度是 RV 功能和预后的最有力的指标，行急性血管扩张试验已明确有无 CCB 治疗的适应证。

（六）肺功能检查和动脉血气分析

呼吸功能检查有助于发现潜在的肺实质或气道疾病。PAH 患者通常有轻至中度外周小气道功能障碍，大部分患者弥散功能轻、中度下降。IPAH 患者如一氧化碳弥散量（DLCO）显著降低（<45%预测值）往往提示心排出量明显降低，预示预后不良。此外，合并肺间质疾病、PVOD/PCH 以及部分 IPAH 患者（尤其是老年且有大量吸烟史）DLCO 也会显著降低。肺容积减少往往提示存在胸廓畸形、胸膜增厚或肺间质纤维化等疾病。

（七）肺动脉造影指征

1. 临床怀疑有血栓栓塞性肺高血压，而无创性检查不能提供充分证据。

2. 临床考虑为中心型慢性血栓栓塞性肺高血压而有手术指征,术前需完成肺动脉造影以指导手术。

3. 临床诊断患者为肺血管炎,需要了解患者肺血管受累程度。

【诊断】

建议对疑诊肺高血压的患者首先考虑常见疾病如第二大类的左心疾病和第三大类的呼吸系统疾病,然后考虑 CTEPH,最后考虑 PAH 和未知因素所致。对疑诊 PAH 的患者应考虑相关疾病和/或危险因素导致的可能,仔细查找有无家族史、先天性心脏病、结缔组织病、HIV 感染、门静脉高压、与肺动脉高压有关的药物服用史和毒物接触史等。PH 的诊断流程图(图 27-1)。

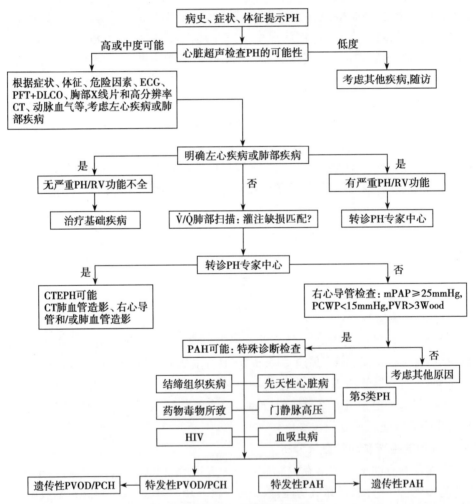

图 27-1　PH 诊断流程图

PH,肺高血压;RV,右心室;ECG,心电图;PFT,肺功能检查;DLCO,一氧化碳弥散量;CT,计算机断层扫描;V̇/Q̇,肺通气/灌注;CTEPH,慢性血栓栓塞性肺动脉高压;mPAP,肺动脉平均压;PCWP,肺毛细血管楔压;PVR,肺血管阻力;HIV,人类免疫缺陷病毒;PVOD,肺静脉闭塞症;PCH,肺毛细血管瘤;PAH,肺动脉高压。

【PAH 风险评估】

因目前尚无单独指标能准确判断患者病情和评估预后,故需综合多个临床指标进行评估。第 6 届世界肺高压大会推荐使用简化的危险分层量表(表 27-2),通过评估治疗前基础状态和短期治疗(3~6 个月)后的关键临床指标来预测患者长期预后。需强调,目前推荐的危险分层量表仅适用于成人 PAH 患者。其他类型肺高血压和儿童 PAH 尚缺乏统一的危险分层量表。

表 27-2　PAH 的危险评估

指标	低风险	中等风险	高风险
WHO 心功能分级	Ⅰ 级、Ⅱ 级	Ⅲ 级	Ⅳ 级
6 分钟步行距离/m	>440	165~440	<165
NT-proBNP/$(ng \cdot L^{-1})$	<300	300~1 400	>1 400
RAP/mmHg	<8	8~14	>14
CI/$(L \cdot min^{-1} \cdot m^{-2})$	≥2.5	2.1~2.4	≤2.0
SvO_2/%	>65	60~65	<60
危险分层标准	至少 3 种低风险指标且无高风险指标	介于低风险和高风险之间	至少 2 个高风险指标,其中必须包括 CI 和 SvO_2

注:WHO,世界卫生组织;NT-proBNP,N 末端 B 型利钠肽原;RAP,右心房压;CI,心脏指数;SvO_2,混合静脉血氧饱和度。1mmHg=0.133kPa。

【治疗】

尽管近年来 PAH 药物治疗取得巨大进展,但患者长期预后仍不理想。对于 PAH 这种明确有多个致病通路的疾病,理论上联合治疗较单药治疗效果更好。PAH 靶向药物联合应用有序贯联合治疗和起始联合治疗两种策略。近年发布的多项随机对照试验结果显示,序贯联合治疗和起始联合治疗均可显著减少 PAH 患者临床恶化事件发生。因此,除 PAH 危险分层为低危的患者、老年患者和疑诊 PVOD/PCH 患者,危险分层为中危或高危的患者均推荐联合治疗。联合靶向治疗无效的患者,可考虑行肺移植手术,具体参照指南推荐的治疗流程(图 27-2)。

肺高血压的治疗措施包括一般性治疗、支持性治疗、PAH 靶向药物治疗以及手术和介入治疗等。

(一)一般性治疗
包括避孕、康复和运动训练、择期手术避免全身麻醉、心理支持等。

(二)支持性治疗

1. **口服抗凝药**　CTEPH 患者需终生抗凝,IPAH、遗传性 PAH 和减肥药相关 PAH 如无抗凝禁忌证可考虑长期抗凝治疗,而其他类型肺高血压尚无证据支持抗凝治疗可使患者获益。但合并矛盾性栓塞的艾森曼格综合征以及合并肺动脉原位血栓形成的患者需酌情抗凝

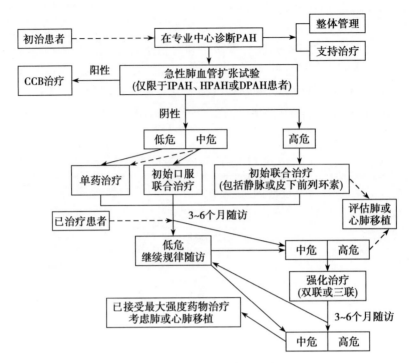

图 27-2　肺动脉高压患者治疗流程图

PAH,肺动脉高压;CCB,钙通道阻滞剂;IPAH,特发性肺动脉高压;HPAH,遗传性肺动脉高压;DPAH,药物相关肺动脉高压。实线为明确推荐,虚线为可选推荐。

治疗。

2. **利尿剂**　失代偿右心衰竭往往合并水钠潴留,表现为中心静脉压升高、肝淤血、腹水和外周水肿。利尿剂可有效改善上述症状。临床中对容量不足,尤其心导管测定右心房压力偏低,超声心动图提示左心室严重受压且血压偏低的患者,应谨慎使用利尿剂。常用利尿剂包括袢利尿剂和醛固酮受体拮抗剂。

3. **吸氧**　当外周血氧饱和度<91%或动脉血氧分压<60mmHg 时建议吸氧,使血氧饱和度>92%。

4. **地高辛和其他心血管药物**　地高辛可改善 PAH 患者心排出量,但长期疗效尚不清楚。对合并快速性房性心律失常患者,可考虑应用地高辛控制心室率。除左心疾病所致肺高血压外,不建议对其他类型肺高血压患者应用血管紧张素转换酶抑制剂(ACEI)/血管紧张素Ⅱ受体阻滞剂(ARB)、β 受体阻滞剂、硝酸酯类药物和伊伐布雷定等药物。特殊情况需应用时,应严密监测患者血压、心率和症状,避免 PAH 靶向药物和上述药物合用产生严重不良反应。

多巴胺是重度右心衰竭(心功能Ⅳ级)和急性右心衰竭患者首选的正性肌力药物,一般起始剂量为 3~5μg/(kg·min),可逐渐加量到 10~15μg/(kg·min)甚至更高。严重右心衰竭患者可考虑米力农、左西孟旦等。

5. **铁剂**　缺铁在 PAH 患者中较为普遍,其可使 PAH 患者运动耐量下降,病死率增加,并且这种铁缺乏与贫血无关。铁缺乏患者可考虑铁替代治疗,推荐静脉注射铁剂。

（三）肺动脉高压靶向药物治疗（表27-3）

表27-3 肺动脉高压靶向药物的类型、推荐用法和不良反应

药物	适应证	推荐用法	常见不良反应
内皮素受体拮抗剂			
波生坦	PAH	口服：成人62.5～125mg，2次/d；儿童2mg/(kg·d)，分2次口服	转氨酶增高
安立生坦	PAH	口服：成人5～10mg，1次/d；儿童1.25～2.5mg，1次/d	头痛、外周水肿
马昔腾坦	PAH	口服：成人10mg，1次/d；儿童暂无推荐	贫血、外周水肿
5型磷酸二酯酶抑制剂			
西地那非	暂无	口服：成人20～80mg，3次/d。儿童，年龄<1岁，0.5～1mg/kg，3次/d；体重<20kg，10mg，分3次口服；体重>20kg，20mg，3次/d	潮热、视觉障碍
他达拉非	暂无	口服：成人40mg，1次/d，推荐10～20mg、1次/d起始；儿童2.5～10mg，1次/d	潮热、肌痛
伐地那非	暂无	口服：成人5～10mg，2次/d；儿童1.25～2.5mg，2次/d	潮热、肌痛
鸟苷酸环化酶激动剂			
利奥西呱	PAH和CTEPH	口服：成人1mg、3次/d起始，逐渐加量至2.5mg，3次/d；儿童禁忌使用	消化道症状、咯血
人工合成前列环素类似物			
依前列醇	PAH	静脉泵入：2～4ng/(kg·min)起始，一般推荐剂量20～40ng/(kg·min)，最大可至100ng/(kg·min)以上	头痛、消化道症状、输注路径感染
伊洛前列素	PAH	雾化吸入：成人10～20μg，1次/6h；静脉泵入：0.5～4.0ng/(kg·min)。儿童暂无推荐	头痛、低血压、咳嗽
曲前列尼尔	PAH	皮下和静脉：1.25ng/(kg·min)起始，逐渐增加至推荐剂量20~40ng/(kg·min)	输注路径疼痛、头痛和消化道症状
贝前列素钠	暂无	口服：成人40~120μg，4次/d；儿童暂无推荐	头痛、消化道症状
前列环素IP受体激动剂			
司来帕格	PAH	口服：成人200μg，2次/d，每周上调200μg至耐受剂量，最大剂量1 600μg，2次/d；儿童暂无推荐	头痛、消化道症状

注：PAH，肺动脉高压；CTEPH，慢性血栓栓塞性肺高血压。

1. 钙通道阻滞剂　急性血管扩张药物试验结果阳性的患者才能应用钙通道阻滞剂治疗。仅有不到 10% 的肺动脉高压患者对钙通道阻滞剂敏感，对没有进行急性血管扩张药物试验的患者或者急性血管扩张药物试验结果阴性的患者禁忌应用钙通道阻滞剂。基础心率较慢的患者选择二氢吡啶类，但是不宜选用氨氯地平，推荐使用非洛地平。基础心率较快的患者则选择地尔硫䓬。这些药物用来治疗特发性肺动脉高压的日常用量相对高，硝苯地平 120~240mg，地尔硫䓬 240~720mg。

2. 前列环素类药物　依前列醇是第一个被用于肺动脉高压治疗的前列环素类药物。它的半衰期短于 5 分钟，需要低温保存和采用中心静脉置管，输液泵持续给药，但目前国内尚未引进依前列醇。伊洛前列素、曲前列环尔、贝前列素等药物也用于治疗肺动脉高压。吸入性伊洛前列素（万他维）是一种稳定的前列环素类似物，有静脉制剂、口服制剂和吸入制剂 3 种剂型。目前国内仅有吸入剂型，吸入伊洛前列素对肺循环的扩张作用持续 1~2 小时。选择性作用于肺血管。对于大部分肺动脉高压患者，该药可以较明显快速降低肺血管阻力，升高心排出量。该药半衰期为 20~25 分钟，起效迅速，但作用时间较短。每天吸入治疗次数为 6~9 次，每次吸入剂量至少在 5~20μg。曲前列素是一种稳定、长效的前列环素类似物，剂型有皮下制剂、静脉制剂、吸入制剂和口服制剂。皮下用曲前列素通过微量泵持续给药。贝前列素是第一个化学性质稳定，口服有效的前列环素类似物，最常见的不良反应为头痛、面部潮红、下巴疼痛和腹泻。前列环素的 IP 受体激动剂司来帕格（selexipag），司来帕格及其代谢产物的作用方式类似于内源性前列环素（IP 受体激动剂），目前国内尚未上市。

3. 内皮素受体拮抗剂（ETA）　双重内皮素受体拮抗剂波生坦和选择性内皮素 A 受体拮抗剂安立生坦。波生坦推荐用法是初始剂量 62.5mg，2 次/d，4 周复查肝功能如无异常，后续 125mg，2 次/d 维持治疗，波生坦的主要不良反应是肝功能受损，因此对于接受波生坦治疗的肺动脉高压患者需要监测肝功能。安立生坦（ambrisentan）是一种口服的选择性 ETA 受体拮抗剂，更容易耐受，发生肝功能损害的风险明显降低，5~10mg、1 次/d。马昔腾坦（macitentan）是一种新型、高效、组织靶向性并具有高度亲脂性的内皮素受体拮抗剂，是通过改变波生坦的结构增加疗效和安全性。SERAPHIN 研究显示，在马昔腾坦治疗期间，肺动脉高压患者出现并发症和死亡的风险显著降低，且 6MWD 和 NYHA 心功能分级得到显著改善，这种效应呈现剂量依赖性，而且该研究以初次恶化或死亡的时间作为主要终点。马昔腾坦国内已经上市，其用法是 10mg，1 片/d。

4. 一氧化氮（NO）途径　PDE5 抑制剂作用于 NO-cGMP 通路，抑制 cGMP 降解，同时促进 cGMP 的合成，导致血管平滑肌舒张。因 PDE5 组织分布差异，尤其有助于降低肺循环阻力。目前我国上市的 5 型磷酸二酯酶抑制剂有西地那非、伐地拉非和他达拉非，推荐初始剂量西地那非 20mg，3 次/d，伐地拉非 5mg，2 次/d 和他达拉非 40mg，1 次/d，口服。利奥西呱（riociguat）是一种可溶性鸟苷酸环化酶激动剂，可单独或者与 NO 协同作用，提高血浆中 cGMP 的水平，从而导致血管平滑肌舒张。

（四）手术及介入治疗

1. 球囊扩张房间隔造口术　球囊扩张房间隔造口术通过右向左分流降低右心房压力，增加左心室前负荷和心排出量。尽管球囊扩张房间隔造口术会因右向左分流增加导致动脉氧饱和度降低，但心排出量增加可改善体循环氧气运输，并降低交感神经过度兴奋。在有经验的中心，球囊扩张房间隔造口术可作为重症肺动脉高压姑息性治疗手段或肺移植前的过渡性治疗措施。该治疗有一定风险，需谨慎选择临床适应证。禁忌证：右心房压力

>20mmHg,静息状态动脉血氧饱和度<85%等。球囊扩张房间隔造口术多采用球囊逐级扩张法,但瘘口再闭塞率高,因而血流动力学改善难以长期维持。新的造口方法包括使用射频消融导管进行房间隔造口或植入带孔封堵器等,其疗效和安全性尚有待证实。

2. **肺或心肺联合移植**　经充分的内科药物治疗(至少使用过包括静脉或皮下前列环素类药物在内的联合治疗),仍合并严重血流动力学受损[心脏指数<2L/(min·m²)]、运动耐量显著降低(6分钟步行距离<350m)和明显右心衰竭征象的肺高血压患者可考虑行肺移植或心肺联合移植。对于终末期PAH和慢性呼吸系统疾病所致肺高血压患者,一般选择肺移植即可。对于复杂先天性心脏病和左心疾病所致肺高血压,则需考虑心肺联合移植或单纯心脏移植治疗。PVOD和PCH由于缺乏有效治疗药物,多数患者病情进展迅速,确诊后应及早进行肺移植评估。目前国内外针对肺高血压患者一般选择双肺移植治疗。我国终末期PAH接受肺移植治疗的数量较少,有研究显示,18例IPAH患者行双肺移植术后1年和3年生存率分别为77.8%和72.2%。

3. **肺动脉去神经术**　我国陈绍良教授团队开展了一系列经皮肺动脉去神经术治疗对药物治疗反应不佳的肺动脉高压患者的临床试验,发现部分患者心功能和血流动力学参数有所改善。不过该技术具体应用范围和疗效仍有待进一步证实。

【预后】

肺动脉高压患者的预后与原发病和右心室功能有关,如合并中度呼吸道梗阻的慢性阻塞性肺病引起的肺高血压,出现右心室衰竭后3年的死亡率为50%。特发性肺动脉高压确诊后如不进行靶向药物治疗,平均生存时间为2.8年,而坚持靶向药物治疗的PAH患者10年生存率可达到50%。因此,PAH的早期诊断、积极且规范的靶向治疗对患者的预后十分重要。

-------- 指南要点小结 --------

1. 肺高血压(PH)临床分型共分为5大类,肺动脉高压(PAH)为第一大类,血流动力学诊断标准为右心导管测量mPAP≥25mmHg,同时肺毛细血管楔压(pulmonary capillary wedge pressure, PCWP)≤15mmHg及肺血管阻力(pulmonary vascular resistance, PVR)>3Wood单位。同时,排除慢性呼吸系统疾病、慢性血栓栓塞性疾病及其他未知因素等导致的肺高血压。

2. 超声心动图是临床上最常用的肺高血压筛查诊断和病情评估的方法,右心导管是确诊肺高血压的"金标准"。

3. 建议对疑诊肺高血压的患者首先考虑常见疾病如第二大类的左心疾病和第三大类的呼吸系统疾病,然后考虑CTEPH,最后考虑PAH和未知因素所致。对疑诊PAH的患者应考虑相关疾病和/或危险因素导致的可能,仔细查找有无家族史、先天性心脏病、结缔组织病、HIV感染、门静脉高压、与肺动脉高压有关的药物服用史和毒物接触史等。

4. 肺动脉高压的治疗措施包括一般性治疗、支持性治疗、PAH靶向药物治疗(包括钙通道阻滞剂治疗)以及手术和介入治疗等。

(李　江)

参考文献

［1］ 中华医学会心血管病学分会肺血管病学组,中华心血管病杂志编辑委员会.中国肺高血压诊断和治疗指南2018[J].中华心血管病杂志,2018,46(12):933-964.

［2］ 中华医学会呼吸病学分会肺栓塞与肺血管病学组,中国医师协会呼吸医师分会肺栓塞肺血管病工作委员,全国肺栓塞与肺血管病防治协作全国肺动脉高压标准化体系建设项目专家组.中国肺动脉高压诊断与治疗指南(2021版)[J].中华医学杂志,2021,101(1):11-51.

第二十八章 非心脏手术围手术期心血管评估

概 述

　　围手术期是贯穿患者术前、术中及术后的重要概念,围手术期管理被认为是决定手术是否成功及患者康复预后的关键一环。在全球范围内,每年进行的手术次数超过3亿次,围手术期心血管并发症是巨大的医疗保健负担,此类患者的数量正在逐渐增加。与此同时,全球每年有超过1 000万名成年人在接受非心脏手术后的前30天出现心血管的并发症。在美国45岁以上接受非心脏手术的成年人中,45%的患者合并有高血压及高脂血症,近25%的患者同时合并有动脉粥样硬化性心血管疾病的病史。在一项针对全美超过1 000万名成人非心脏手术住院患者的回顾性研究中,围手术期死亡、心肌梗死和缺血性卒中的综合发生率为3.0%。随着我国卫生保健系统的升级和人口老龄化的进展,非心脏手术患者合并高血压、高血糖、高脂血症及围手术期心血管病风险日益显著。

　　尽管非心脏手术有可能改善患者的生活质量和延长生命周期,但手术也可能继发多种心脏并发症,如心肌梗死、心搏骤停及心力衰竭等。临床医师应该重视非心脏手术围手术期心血管风险评估,有助于做到早识别和早干预。2014年8月1日美国心脏病学会(ACC)/美国心脏协会(AHA)及欧洲心脏病学会(ESC)/欧洲麻醉学会(ESA)组成的实践指南工作组发布了最新的非心脏手术患者围手术期心血管评估与治疗指南。主要为接受非心脏手术成人患者的围手术期心血管评估和治疗提供指导,包括围手术期风险评估、心血管检测和围手术期药物治疗及监测等,具体包括:①围手术期风险评估,指导手术的选择或操作;②评估相关治疗是否有改变的必要,为治疗的更改作出决策;③明确需要长期治疗的心血管疾病或危险因素。欧洲指南依然根据危险分层模式,将手术风险分为低危、中危和高危;而美国最新的指南中,指南编写委员会将其简化归类为低风险(主要心脏不良事件风险<1%)和风险升高(主要心脏不良事件风险≥1%)。

【围手术期心血管风险评估】

　　非心脏手术后的心血管并发症的发生是由术前、术中和术后多种危险因素综合决定(图28-1),主要取决于患者相关的危险因素、手术类型和当时发生的各种情况。术前危险因素主要包括患者基本特征、常见的慢性和急性疾病状态,如冠状动脉疾病,是术后心脏并发症的基础。影响心血管风险的手术因素与手术的紧迫性、侵入性、类型和时间,以及体温、出血和体液转移的变化有关。手术引起的"组织损伤"作为一种应激反应,通过神经内分泌介导导致交感-迷走神经调节失衡。围手术期体液及凝血系统的变化,可能会打破心肌的供氧平

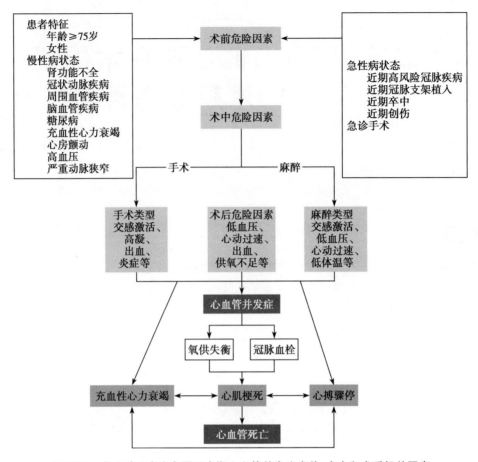

图 28-1　非心脏手术患者围手术期心血管并发症术前、术中和术后相关因素

衡,增加血栓形成的风险。这些变化的程度与干预的程度和持续时间成比例。这些因素,再加麻醉类型及术后患者状态,都可能导致血流动力学紊乱,导致心肌缺血和心力衰竭。虽然在预测非心脏外科手术的心血管风险方面,患者特异性因素比手术特异性因素更重要,但手术类型不可忽视。

　　术前心脏评估的必要性和价值取决于外科手术的紧急程度。例如腹主动脉瘤破裂、大的外伤、内脏穿孔这样需要紧急外科处理的情况,心脏评估与否不影响外科干预过程或结果,但是可能影响围手术期的即时处理。在一些不是特别紧急但是需要尽快处理的外科疾病,如急性肢体缺血、肠梗阻,未经处理的基础疾病的致残和致死风险可能超过外科干预带来的心血管风险。

（一）手术类型评估

　　一般而言,内镜和血管内技术可加快恢复速度,减少住院时间,并降低患病率并发症发生率。由于外科手术的种类繁多,每例手术所面临的具体情况不同,很难对每种手术的主要心脏不良事件的特定风险进行分配。当考虑传统开放手术的替代方法时,无论是通过血管内手术还是微创内镜手术,都需要考虑早期降低发病率和中长期疗效之间的潜在权衡。欧洲指南根据手术干预类型,进行危险分层。该危险分层可以帮助估计围手术期的风险。就心血管风险而言,各类手术干预可广泛分为低风险、中风险和高风险,估计 30 天心血管事件发生率(心脏死亡和心肌梗死)分别为<1%、1%~5%和>5%(表 28-1)。

表 28-1　根据手术或干预类型评估手术风险

低风险(<1%)	中风险(1%~5%)	高风险(>5%)
表浅手术	腹膜内手术:脾切除术、食管裂孔疝	主动脉及主要血管手术
乳腺	有症状颈动脉手术(CEA 或 CAS)	开放性下肢血运重建、截肢术或血栓栓塞清除术
牙科	外周动脉血管成形术	十二指肠胰腺手术
内分泌:甲状腺	介入血管瘤修复术	肝切除术、胆管手术
眼科	头颈部手术	食管切除术
置换型手术	神经或骨科:大型(髋部和脊柱手术)	肠穿孔修复术
无症状颈动脉手术(CEA 或 CAS)	泌尿科或妇科:大型	肾上腺切除术
妇科手术:小型	肾移植	全膀胱切除术
骨科手术:小型(半月板切除术)	胸腔内手术:非大型	肺部手术
泌尿外科:小型(经尿道前列腺切除术)		肺或肝脏移植

注:CAS,颈动脉支架植入术(carotid artery stenting);CEA,颈动脉内膜切除术(carotid endarterectomy)。

欧洲 ESC/ESA 指南推荐如下:

无论开放性还是腹腔镜外科手术患者均推荐接受手术前危险评估(Ⅰ类推荐,C 级证据)。

对于腹主动脉瘤直径≥55mm,解剖上适合做血管内修补的患者,如果外科手术风险可以接受,推荐开放性还是闭合性修补都可以(Ⅰ类推荐,A 级证据)。

对于无症状的腹主动脉瘤不适合做开放性修补的患者,血管内修补结合最好的药物治疗是可以考虑的(Ⅱb 类推荐,B 级证据)。

对于下肢动脉需要血管重建的患者,最好的处理策略应当由专家团队决定(Ⅱa 类推荐,B 级证据)。

(二) 危险因素的评估

1. 冠状动脉疾病　因冠状动脉疾病导致的围手术期的致残和死亡是非心脏手术不幸的并发症。心脏损伤的发生率依定义不同而异,可以是单纯的心肌生化标志物的升高,也可以是非常经典的心肌缺血。有一个 15 133 例大样本的临床观察性研究报道,所有患者>55岁,急诊入院接受非心脏手术,肌钙蛋白 T 升高(≥0.02ng/ml)的比例是 11.6%,30 天死亡率是 2.9%(95% CI 1.7%~2.1%)。

非心脏手术后的主要心脏不良事件(main adverse cardiac event,MACE)常与既往冠脉事件有关。冠脉病变的稳定性、手术距离心肌梗死的时间间隔与围手术期病残和死亡发生率有关。20 世纪 90 年代资料显示,不稳定型心绞痛患者围手术期病残和死亡发生率非常高。出院病历分析显示,心肌梗死与非心脏手术相距时间越长,术后再次心肌梗死的发生率就越低(0~30 天为 32.8%,31~60 天 18.7%,61~90 天为 8.4%,91~180 天 5.9%),死亡率也是如此规律。当然,冠脉血运重建可以降低非心脏术后心肌梗死的发生率。因此,研究者建议,最好在心肌梗死半年以后再接受非心脏手术。另有资料报道,心肌梗死半年以内也是非心脏手术围手术期卒中的独立危险因素,可增加围手术期死亡率 8 倍之多。

2. 心力衰竭　随着人口的老化和心力衰竭药物治疗新药的问世,心力衰竭的发病率稳步增长。在 20 世纪 70 年代的原来心脏危险指数中,术前有 9 个独立危险因素可威胁生命和致死性心脏并发症,其中第三心音和颈静脉充盈与心力衰竭相关,与围手术期 MACE 高度相关。后来 20 年的临床经验或研究显示,重点应当是心力衰竭的病史,定义心力衰竭应当是临床症状和体征相结合,同时重视胸部 X 线肺血管重新分布的征象。

美国医保公布的资料显示,心力衰竭患者非心脏手术 30 天调整死亡率和再入院率比对照组(无心力衰竭和冠心病病史者)高出 50%~100%。另有 4 个队列研究汇总分析 38 047 名患者非心脏手术情况,30 天术后死亡率分别是:非缺血性心力衰竭者为 9.3%,缺血性心力衰竭者为 9.2%,心房颤动者为 6.4%,冠心病者为 2.9%。但是,单中心回顾性资料报道,稳定的心力衰竭患者非心脏手术的风险与无心力衰竭者无明显差异,这提示依据指南的药物治疗心力衰竭可以改善围手术期预后。

左室射血分数(left ventricular ejection fractions,LVEF)下降的心力衰竭,文献报道特别是 LVEF<30% 是围手术期预后和死亡的长期危险因素。有数个研究报道了 LVEF 下降和 LVEF 保留的心力衰竭患者围手术期的混合结果。目前针对舒张功能不全的围手术期危险分层极其有限。

已明确症状性心力衰竭是围手术期心血管危险因素,但是关于无症状性心力衰竭对围手术期预后的影响尚不清楚。一项单中心前瞻性队列研究术前心脏超声测定的左心室功能与择期血管手术围手术期预后关系。结果显示,1 005 例连续病例中,LVEF<50% 的见于 50% 的患者,其中 80% 没有症状;术后 30 天心血管事件发生率分别是症状心力衰竭 49%、无症状收缩功能心力衰竭 23%、无症状舒张心力衰竭 18% 和正常心功能者 10%。

术前利钠肽水平是血管手术后前 30 天心血管事件的独立预测因素。测定利钠肽有助于评估心力衰竭患者和术后诊断有心力衰竭并发症的高危患者。欧洲指南认为:

若患者确诊或疑似心力衰竭,且近期接受中高危手术,推荐术前行食管超声评估左心室功能和/或检测利钠肽水平(Ⅰ类推荐,A 级证据)。

若患者确诊心力衰竭,且近期接受中高危手术,推荐遵照 ESC 指南,在使用 β 受体阻滞剂、血管紧张素转换酶抑制剂(angiotensin converting enzyme inhibitor,ACEI)或血管紧张素受体阻滞剂(angiotensin receptor blocker,ARB)、盐皮质激素拮抗剂及利尿药的基础上,优化治疗(Ⅰ类推荐,A 级证据)。

若患者最近确诊心力衰竭,推荐至少在心力衰竭治疗 3 个月后,行中高危手术。目的是稳定左心室功能(Ⅰ类推荐,C 级证据)。

推荐心力衰竭患者术前继续服用 β 受体阻滞剂;术前早晨应根据患者血压,决定是否停用 ACEI 或 ARB,若决定使用,应监测患者血流动力学情况并及时调整剂量(Ⅰ类推荐,C 级证据)。

除非有充足的剂量滴定时间,否则不推荐心力衰竭患者术前服用大剂量 β 受体阻滞剂(Ⅲ类推荐,B 级证据)。

3. 高血压　2014 年 ACC/AHA 围手术期心血管评估指南未提及高血压的问题。同期欧洲指南指出:

若患者最近确诊高血压,推荐术前监测患者终末器官损伤情况及心血管风险因素(Ⅰ类推荐,C 级证据)。

避免高血压患者术前血压过大波动(Ⅱa类推荐,B级证据)。

若患者收缩压<180mmHg,舒张压<110mmHg,临床医师可考虑不推迟该患者的非心脏手术时间(Ⅱb类推荐,B级证据)。

对于1~2级高血压,没有证据表明推迟非心脏手术能减少围手术期心血管风险。这类患者围手术期应该继续药物降压治疗。对于3级高血压,要权衡推迟手术获益是否优于药物治疗。一项随机对照研究报道,比较推迟手术与硝苯地平快速降低血压两者的围手术期并发症相似,但硝苯地平快速降低血压可以缩短住院时间。

4. 心肌病　限制型心肌病,如与心脏淀粉样变、血色病、结节病相关的情况,具有特殊血流动力学和处置方面的问题。这些疾病状态的心排出量依赖于前负荷和心率。患者对于血容量或充盈压力降低、心动过缓或心动过速、心律失常如房颤/房扑耐受力很差。这类患者需要多学科合作,优化病理、血容量状态和心力衰竭状态。

对于肥厚型梗阻性心肌病,如果降低系统血管阻力(动脉扩张)、血容量减少或前负荷减少将会增加左室流出道梗阻,进一步降低左心室充盈和心排出量导致不良后果。临床上要注意避免过度利尿,避免正性肌力类药物。目前仅有小样本单中心的临床研究资料。

致心律失常性右室心肌病或右室发育不良200例与致心律失常性右室心肌病或右室发育不良猝死者尸体解剖资料报道,9.5%的死亡病例发生在围手术期。这类患者的长远处置要考虑安装埋藏式心律转复除颤器(implantable cardioverter defibrillator,ICD)。法院长达17年尸体解剖资料回顾分析,在1700例意外围手术期死亡中,致心律失常性右室心肌病占18例。

围产期心肌病是扩张型心肌病的罕见原因,发生率约为1‰。预后取决于疾病状态后前6个月的心脏收缩功能情况和症状是否缓解或消失。围产期主要关注优化液体给予,避免手术期间的心肌抑制,并维持血流动力学的稳定。虽然大部分患者病情稳定并康复,但是紧急分娩可能有助于挽救母亲和胎儿的生命。病情凶险者需要主动脉内球囊反搏(intra-aortic balloon pump,IABP)、体外膜肺氧合(extracorporeal membrane oxygenation,ECMO)、连续性左室辅助装置的机械支持和/或心脏移植。

5. 瓣膜性心脏病　临床上怀疑中度或以上瓣膜狭窄或反流的患者在以下情况应进行超声心动图检查:①既往1年内无超声心动图检查;②较最近一次评估时体格检查或临床状态出现明显变化(Ⅰ类推荐,C级证据)。

在评估症状及瓣膜狭窄或反流程度的基础上,对于符合瓣膜介入治疗适应证的成人,择期非心脏手术前进行瓣膜介入治疗可有效降低围手术期风险(Ⅰ类推荐,C级证据)。

有意义的瓣膜性心脏病增加非心脏手术的心脏风险。凡是临床上怀疑瓣膜性心脏病的患者应当接受心脏超声检查,以此定量狭窄或反流的严重程度,计算收缩功能,估测右心压力。评估同时存在的冠心病亦是必要,可以采用超声心脏运动试验、负荷心脏超声检查或核素显像检查,或必要时可行冠脉造影。

尚未矫正的瓣膜性心脏病患者可能需要急诊非心脏手术。使非心脏手术的风险最小化的措施包括:①明确诊断瓣膜病的类型和严重程度;②选择适合于瓣膜性心脏病的麻醉方法;③考虑高水准的围手术期监测(如动脉压、肺动脉压、经食管心脏超声)和术后进入ICU处置。

对于风险升高的择期非心脏手术患者,以下患者进行术中和术后血流动力学监测是合理的:

（1）无症状的严重主动脉瓣狭窄（aortic stenosis，AS）（Ⅱa类推荐，B级证据）。

（2）无症状的严重二尖瓣反流（mitral regurgitation，MR）（Ⅱa类推荐，C级证据）。

（3）无症状的严重主动脉瓣反流（aortic regurgitation，AR），但左室射血分数正常（Ⅱa类推荐，C级证据）。

（4）无症状的严重二尖瓣狭窄（mitral stenosis，MS），但瓣膜形态不适合经皮二尖瓣球囊分离术（Ⅱb类推荐，C级证据）。

对待严重MS要像对待AS一样，MS同样增加非心脏手术的心血管风险。术中要密切监测血容量，避免心动过速和低血压。

左侧的反流性疾病，即AR和MR增加非心脏手术的心脏风险，但是比狭窄性疾病的耐受性要好一些，AR和MR两者均与左心室容量负荷过重有关。为了优化麻醉中和手术中的前向心排出量，要做到：①保证足够的前负荷，这样左心室尺寸和顺应性增加；②避免后负荷增加过多以增加心排出量和减少反流量。有文献报道，中-重度和严重AR的院内死亡率（9.0% *vs.* 1.8%）和致残率（16.2% *vs.* 5.4%）要明显高于对照组，后者包括术后心肌梗死、卒中、肺水肿、术后带气管插管大于24小时率和主要心律失常。由于缺乏临床研究资料，故对于即使无症状的中重度和严重主动脉反流患者，专家推荐非心脏手术中和术后的血流动力学监测。

6. 心律失常和传导系统异常　尽管有一篇研究报道，连续心电监测显示的无症状性室性心律失常包括二联律和非持续性室性心动过速不伴有非心脏手术围手术期的心脏风险，但是术前要根据心律失常的性质和患者的病史，弄清楚心律失常的潜在原因，诸如心肺疾病、已存在的心肌缺血或心肌梗死、心脏中毒或代谢异常。

房颤（atrial fibrillation，AF）是最常见的持续性快速性心律失常，尤其多见于那些可能接受外科手术的老年人。术前临床情况稳定有AF病史的患者除了华法林的调整外，围手术期一般不需要特别调整其他药物和特别评估。单个的室性期前收缩和非持续性室性心动过速通常不需要治疗，除非引起血压动力学障碍、有明显结构性心脏病或遗传性电生理疾病。多篇文献报道，频发的室性期前收缩和非持续性室性心动过速并不增加围手术期非致死性心肌梗死和心脏性死亡的风险。但是，这类患者需要心血管专科就诊进一步检查，包括评估左心室功能，筛查冠脉疾病。

欧洲关于室性心律失常的治疗与美国略有不同，ESC/ESA指南指出：①推荐心律失常患者术前继续服用抗心律失常药物（Ⅰ类推荐，C级证据）。②推荐根据患者特征推荐持续性室性心动过速患者围手术期服用抗心律失常药物（Ⅰ类推荐，C级证据）。③不推荐给予室性期前收缩患者抗心律失常药物治疗（Ⅲ类推荐，C级证据）。④对于室上性心律失常，推荐此类患者术前继续服用抗心律失常药物（Ⅰ类推荐，C级证据）。⑤若患者血流动力学不稳定，推荐电复律治疗（Ⅰ类推荐，C级证据）。若室上性心动过速患者血流动力学稳定，推荐迷走神经刺激法或抗心律失常治疗（Ⅰ类推荐，C级证据）。

对于缓慢性心律失常及起搏器患者的处理，建议：①术前临时起搏器适应证与永久起搏器相同（Ⅰ类推荐，C级证据）。②推荐医院委派专人负责围手术期起搏器事宜（Ⅰ类推荐，C级证据）。③若患者有植入型心脏除颤器，但已停用，则推荐术中监测患者心功能，并准备体外除颤装置（Ⅰ类推荐，C级证据）。④若双束支或三束支传导阻滞患者无症状，则不推荐将术前临时起搏作为常规治疗（Ⅲ类推荐，C级证据）。

房颤和房扑是术后最常见的持续性心律失常。然而临床医师要善于鉴别房扑和室上性心动过速,因为房扑多见于术后特别是原有结构性心脏病基础者,而室上性心动过速可能对迷走刺激性操作有反应。术后发生房扑的概率因不同手术而不同,文献报道为 0.37% ~ 30%,以胸腔食管和肺部手术为最高,以术后 1 ~ 3 天为高峰时期,与患者年龄、术前心率、男性呈正相关。

对于术后新发的复杂性室性心律失常,尤其是多形性室性心动过速,要注意评估心肌缺血、电解质紊乱或药物的影响。室性心律失常可能对静脉使用 β 受体阻滞剂、利多卡因和胺碘酮有效;对于有血流动力学障碍的室上性和室性心律失常,可以考虑电复律。术后出现心动过缓性心律失常如窦性心动过缓通常是继发于其他原因,比如药物、电解质或酸碱平衡失调、低氧或缺血。疼痛可以加剧迷走反射,导致窦性心动过缓甚至心脏停搏。急性心动过缓可能对阿托品和氨茶碱治疗有反应,而有症状的因窦房结功能失常或房室传导阻滞引起的持续性心动过缓需要临时起搏。

7. 心血管植入性电设备(cardiovascular implantable electronic device,CIED)   选择性手术之前,对于 CIED 患者,手术团队人员要与临床医师充分沟通以预先计划 CIED 围手术期的处理(Ⅰ类推荐,C 级证据)。

起搏器或 ICD 对于患者术前、手术中和术后的处理有重要意义。CIED 是一种统称,包括不同生产商制造的单腔、双腔和两心室硬件组态,它们的软件设计和程序特征各不相同。CIED 患者几无例外都有基础心脏疾病,涉及心律失常,例如窦房结功能异常、房室传导阻滞、心房颤动和室性心动过速;结构性心脏病如缺血性或非缺血性心肌病;还有临床情况如慢性心力衰竭或遗传心律失常综合征。

美国心律学会和麻醉医师学会专家共识指出,由于现代 CIED 的复杂性和差异性,对于CIED 患者的围手术期处理应该遵循个体化处理原则。因此选择性手术之前,对于 CIED 患者,手术团队人员要与临床医师包括随诊的门诊医师充分沟通,以预先计划 CIED 围手术期的处理。

8. 肺血管疾病   慢性肺血管靶向治疗药物(如 5 型磷酸二酯酶抑制剂、可溶性鸟苷酸环化酶抑制剂、内皮素受体拮抗剂和前列环素)在非心脏手术前继续使用,除非有禁忌证和不能耐受(Ⅰ类推荐,C 级证据)。

除非延迟风险超过潜在获益,非心脏手术前肺血管专家的术前评估对肺高压患者是有益的,尤其是对那些围手术期风险增高特征的患者(Ⅱa 类推荐,C 级证据)。

肺动脉高压对于非心脏手术围手术期致残率和死亡率的影响的证据来源于几个观察性研究,主要与Ⅰ型肺动脉高压有关,病死率为 4% ~ 26%,致残率及并发症发生率为 6% ~ 42%,后者主要是心源性和呼吸衰竭。除了非心脏手术的紧急程度和风险分类外,围手术期不良事件的风险与肺动脉高压症状的严重程度、右心室功能异常程度和无肺动脉高压专业中心的外科医师的手术操作均有关系。其他原因所致的肺高压患者,特别是围手术期风险增高的患者,应当在有肺高压药物治疗和麻醉专业中心接受全面的风险评估,包括功能容量(function capacity)、血流动力学、心脏超声检查,后者包括右心室功能。另外,也可做右心导管检查,以便术前明确肺动脉高压程度,鉴别原发和继发肺动脉高压(如左心衰竭所致的)。

欧洲指南推荐肺动脉高压(PAH)患者在专业机构择期手术(Ⅰ类推荐,C 级证据)。

高危 PAH 患者的介入治疗应征询多个学科专家意见(Ⅰ类推荐,C 级证据)。

术前尽可能优化 PAH 治疗方案(Ⅰ类推荐,C 级证据)。

保证 PAH 治疗在术前、术中及术后顺利实施(Ⅰ类推荐,C 级证据)。

PAH 患者术后检测时间不少于 24 小时(Ⅰ类推荐,C 级证据)。

若 PAH 患者术后出现右心衰竭,推荐使用利尿药,并在需要的情况下给予血管活性药物(Ⅰ类推荐,C 级证据)。

推荐 COPD 患者术前至少戒烟 2 个月(Ⅰ类推荐,C 级证据)。

若 PAH 患者术后右心衰竭严重,推荐给予短效肺动脉扩张药物治疗(Ⅰ类推荐,C 级证据)。

肥胖低通气综合征患者大型择期手术前,需进行全面身体状况评估(Ⅱa 类推荐,C 级证据)。

【围手术期心血管风险评估方法】

(一) 临床风险指标

临床实践中较为推荐的两个风险指标为改良心脏风险指数(revised cardiac risk index, RCRI)和美国外科质量提升计划-心肌梗死或心脏骤停评估模型(National Surgical Quality Improvement Program-the Myocardial Infarction or Cardiac Arrest Calculator, NSQIP-MICA)。最有效的风险预测模型是 RCRI,其涉及 6 项预测因素:①肌酐≥2mg/dl;②心力衰竭;③胰岛素依赖型糖尿病;④经胸、腹腔手术或腹股沟以上的大血管手术;⑤既往卒中或短暂性脑缺血发作;⑥缺血性心脏病。0~1 个预测因素为低危,≥2 个预测因素则危险性升高。其优点是简单、实用,不需要风险计算器。然而,并不能准确预估急诊手术的心血管风险,并且最初的风险估计比观察到的事件发生率低 50%。NSQIP-MICA 风险评估模型(http://www.surgicalriskcalculator.com/miorcardiacarrest)采用加权评分,相较于 RCRI 等传统模型可以提供一个更精准的风险评估。但实际运用中会低估实际临床风险的发生率,因为原始研究中心肌梗死的定义仅基于心电图的改变,ST 段抬高或新发的左束支传导阻滞,同时没有系统地监测心肌标志物的水平(表 28-2)。

表 28-2 RCRI 评分与心血管并发症发生率

级别	RCRI 评分	心脏并发症发生率	级别	RCRI 评分	心脏并发症发生率
Ⅰ级	0分	0.4%	Ⅲ级	2分	6.6%
Ⅱ级	1分	0.9%	Ⅳ级	3分或3分以上	11.0%

(二) 功能状态评估

功能状态的测定是术前心血管风险评估的关键步骤,并通过代谢当量(metabolic equivalents, METs)进行评估。代谢当量是以安静且坐位时的能量消耗为基础,表达各种活动时相对能量代谢水平的常用指标。可以用来评估心肺功能。1MET 也被定义为每千克体重每分钟消耗 3.5ml 氧气,大概相当于一个人在安静状态下坐着,没有任何活动时,每分钟氧气消耗量。如人在静坐时 MET 约为 1.0,速度为 9.6km/h 的跑步 MET 约为 10.0 等。

(1) 1~4METs:仅能自己穿衣吃饭如厕,平地慢走(3~4km/h)或稍活动,甚至休息时即发生心绞痛——属于高危患者。

(2) 4~7METs:能上三层楼,平地走 6km/h——可耐受中等手术。

(3) 7METs 以上:能游泳、短距离跑步,短时间玩网球或打篮球、踢足球——可胜任大手术。

（三）生物标志物评估

生物标志物是一种可以客观测量的指标,仍然是围手术期心血管风险评估的一个新兴研究领域。生物标志物可分为心肌缺血和损伤标志物、炎症标志物和左心室功能标志物。肌钙蛋白 T 和 I 是诊断心肌梗死的首选标志物。现有的证据表明,即使在围手术期间肌钙蛋白的小幅增加,也反映了临床相关的心肌损伤,与患者的不良预后相关。炎症标记物可能会在术前识别出那些冠状动脉斑块不稳定风险增加的患者。心肌细胞内产生 B 型利钠肽（BNP）和 N 末端前 BNP（NT-proBNP）是对心肌壁应激增加的反应。术前 BNP 和 NT-proBNP 水平对于长期死亡率和重大非心脏手术心血管事件具有良好的预后价值。欧洲指南推荐:

对于高危组患者,可考虑在术前及大手术后 48~72 小时内进行肌钙蛋白检测（Ⅱb 类推荐,B 级证据）。

对于高危组患者,可考虑检测 NT-proBNP 和 BNP 以获得有关患者围手术期及长期的独立预后信息（Ⅱb 类推荐,B 级证据）。

（四）非侵入性检测评估

术前非侵入性检测旨在提供 3 种心血管危险指标的信息,即左心室功能障碍、心肌缺血和心脏瓣膜异常,这些都是术后不良结果的主要决定因素。静息状态下评估左心室功能,有多种影像学方法可供选择。对于心肌缺血的检测,可以使用运动试验和无创成像技术。心脏瓣膜状态采用超声心动图进行评估。

1. 12 导联心电图　对有以下疾病之一:冠心病、明显心律失常、外周动脉疾病、脑血管疾病或其他明显的结构性心脏病的患者,除低危手术外,围手术期行静息 12 导联心电图（ECG）是合理的（Ⅱa 类推荐,B 级证据）。除低危手术外,怀疑冠心病的无症状患者可考虑行静息 12 导联心电图（Ⅱb 类推荐,B 级证据）。对接受低危手术的无症状患者,无须常规行静息 12 导联心电图（Ⅲ类推荐,B 级证据）。

2. 左心室功能评估　对于原因不明的呼吸困难患者,围手术期评估左心室功能是合理的（Ⅱa 类推荐,C 级证据）。对于出现严重呼吸困难或其他临床状态改变的心力衰竭患者,围手术期评估左心室功能是合理（Ⅱa 类推荐,C 级证据）。对既往有左心室功能障碍但临床稳定、1 年内未评估左心室功能的患者,可以考虑再次评估（Ⅱb,C 级证据）,不推荐常规评估围手术期左心室功能（Ⅲ类推荐,B 级证据）。

3. 运动试验　对于风险升高但心功能容量极好（>10METs）的患者,无须进一步的运动试验和心脏影像学检查,可进行手术（Ⅱa 类推荐,B 级证据）,对于风险升高但心功能容量未知的患者,在治疗可能改变的情况下,运动试验评估心功能容量是合理的（Ⅱb 类推荐,B 级证据）。对于风险升高但心功能容量未知的患者,可以考虑行心肺运动试验（Ⅱb 类推荐,B 级证据）。对于风险升高但心功能容量中-好（4≤METs<10）的患者,无须进一步的运动试验和心脏影像学检查并进行手术可能是合理的（Ⅱb 类推荐,B 级证据）,对于风险升高且心功能容量差（<4METs）或未知的患者,在治疗可能改变的情况下,可以进一步行运动试验和心脏影像学检查评估心肌缺血（Ⅱb 类推荐,C 级证据）。对非心脏手术的低危患者,常规使用无创负荷试验筛查无用（Ⅲ类推荐,B 级证据）。

4. 非心脏手术前的无创药物负荷试验　对于非心脏手术风险升高且心功能容量差的患者(<4METs),如果治疗有可能改变,多巴酚丁胺负荷超声心动图或药物负荷心肌灌注成像等无创药物负荷试验是合理的(Ⅱa 类推荐,B 级证据)。对于非心脏手术低危的患者,无创负荷试验的常规筛查无用(Ⅲ类推荐,B 级证据)。

(五) 侵入性冠状动脉造影

关于非心脏手术之前是否需要做冠状动脉造影术,欧洲指南指出:

非心脏术前冠脉造影和血管重建指征与非手术者相同(Ⅰ类推荐,C 级证据)。

对于 ST 段上抬急性心肌梗死非急症、非心脏手术患者推荐急症冠脉造影(Ⅰ类推荐,A 级证据)。

对于 NSTE-ACS 患者,根据危险评估需要非紧急、非心脏手术患者,推荐急诊或早期有创策略(Ⅰ类推荐,C 级证据)。

已经证实是急性心肌缺血或不稳定胸痛(加拿大心脏学会分级Ⅲ~Ⅳ级)、经充分药物治疗、需要不太紧急、非心脏手术患者,推荐术前冠状动脉造影(Ⅰ类推荐,C 级证据)。

冠状动脉造影是明确的、有创的诊断性操作,但是很少用于评估非心脏手术患者的风险。目前,缺乏随机临床研究证实冠状动脉造影的计划对非心脏手术患者的有用性,况且这样做引起不必要的耽搁,推迟原计划的手术。尽管冠心病可能见于不少接受非心脏手术患者,但是指南推荐冠脉造影和冠脉重建的指征与非手术者相同。

(六) 冠心病患者非心脏手术心血管风险评估流程(图 28-2)

第一步:对于有冠心病或冠心病危险因素并拟行手术的患者,首先评估手术的紧急性。如果情况紧急,明确有可能影响围手术期治疗和手术进行的临床危险因素,同时进行合理的监测和基于临床评估的治疗策略。

第二步,如果手术紧急或择期,明确患者是否有急性冠脉综合征,如果有,则根据不稳定型心绞痛/非 ST 段抬高心肌梗死和 ST 段抬高心肌梗死指南的"指南导向药物治疗(guideline-directed medical therapy,GDMT)"进行心脏病学评估和治疗。

第三步,如果患者有稳定型冠心病的危险因素,结合临床或外科风险估计围手术期 MACE 的风险。可使用美国外科医师协会的 NSQIP 风险计算器结合 RCRI 和估计的外科风险。比如对于极低手术风险的手术(眼科手术),即使合并多种危险因素,患者 MACE 的风险仍然较低;而对行大血管手术的患者,即使合并较少的危险因素,也可能使 MACE 的风险升高。

第四步,如果患者出现 MACE 的风险较低(≤1%),无须进一步检测,患者可以开始手术。

第五步,如果患者出现 MACE 的风险升高,评估患者功能状态,如果患者具有中度、较好的或优秀的功能状态(≥4METs),无须进一步评估,即可进行手术。

第六步,如果患者功能状态差(<4METs)或未知,临床医师应咨询患者和围手术期团队,以明确进一步的检测是否会影响围手术期治疗和患者的选择(如选择原来的手术或接受CAGB 或 PCI 的意愿均依据检测的结果)。如果会有影响,药物负荷试验是合适的。对于功能状态未知的患者,可进行运动负荷试验。如果负荷试验异常,可根据结果的异常程度,考虑冠状动脉造影和血运重建;然后患者可在 GDMT 下进行手术,也可考虑替代的治疗策略,如无创治疗(如癌症的射频治疗)或对症治疗。如果负荷试验正常,可根据 GDMT 进行

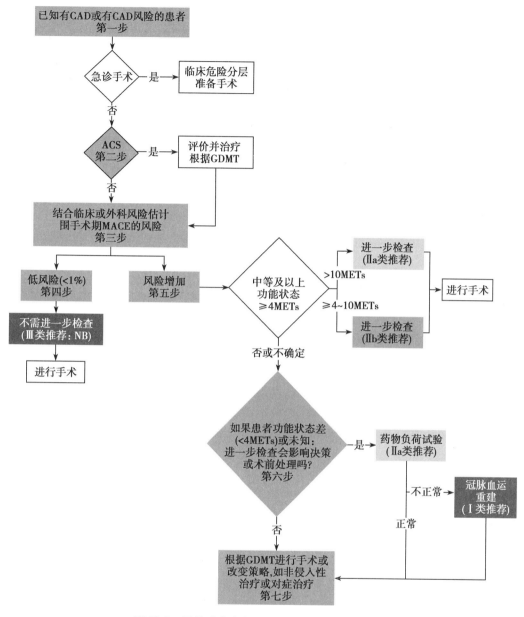

图 28-2 冠状动脉疾病围手术期心血管评估流程图
CAD,冠心病;ACS,急性冠脉综合征;GDMT,指南导向药物治疗;MACE,主要心血管不良事件。

手术。

第七步,如果检测不影响决策选择或治疗,可按 GDMT 进行手术或考虑替代的治疗策略,如无创治疗(如癌症的射频治疗)或对症治疗。

【围手术期心血管风险降低策略】

(一)药物治疗

1. 围手术期 β 受体阻滞剂使用 长期服用 β 受体阻滞剂的手术患者可继续服用(Ⅰ类推荐,B 级证据)。术后根据临床情况使用 β 受体阻滞剂是合理的,无关何时开始使用(Ⅱa

类推荐,B 级证据)。对于心肌缺血中高危的患者,围手术期开始服用 β 受体阻滞剂是合理的(Ⅱb 类推荐,C 级证据)。对于有 3 项或 3 项以上 RCRI 危险因素(糖尿病、心力衰竭、冠心病、肾功能不全及脑血管意外)的患者,术前开始使用 β 受体阻滞剂有可能是合理的(Ⅱb 类推荐,B 级证据)。对于有长期使用 β 受体阻滞剂适应证,但无其他 RCRI 危险因素的患者,围手术期开始使用 β 受体阻滞剂降低围手术期风险的获益尚不明确(Ⅱb 类推荐,B 级证据),对于开始使用 β 受体阻滞剂的患者,提前评估安全性和耐受性是合理的,最好是在 1 天之前(Ⅱb 类推荐,B 级证据)。不推荐手术当天开始使用 β 受体阻滞剂(Ⅲ 类推荐,B 级证据)。

2. 围手术期他汀使用   近期服用他汀的择期手术患者应继续服用(Ⅰ 类推荐,B 级证据)。血管手术患者围手术期开始服用他汀是合理的(Ⅱa 类推荐,B 级证据)。对于手术风险升高、根据 GDMT 有使用他汀的适应证的患者,可以考虑在围手术期开始使用他汀(Ⅱb 类推荐,C 级证据)。

3. α₂ 受体激动剂   不推荐非心脏手术患者使用 α_2 受体激动剂预防心脏事件。

4. 血管紧张素转换酶抑制剂   围手术期继续使用 ACEI 和 ARB 是合理的(Ⅱa 类推荐,B 级证据)。如果术前已停止使用 ACEI 和 ARB,临床条件允许的话,术后应尽快重现开始服用(Ⅱa 类推荐,C 级证据)。

5. 抗血小板药物   对于植入药物洗脱支架或裸金属支架后初始 4～6 周,但需要行紧急非心脏手术的患者,应继续双联抗血小板治疗,除非出血的相对风险超过预防支架内血栓形成的获益(Ⅰ 类推荐,C 级证据)。对于植入冠脉支架但必须停止 P2Y₁₂ 受体拮抗剂才可手术的患者,在可能的情况下推荐继续使用阿司匹林,术后应尽快开始 P2Y₁₂ 受体拮抗剂治疗(Ⅰ 类推荐,C 级证据)。在充分权衡出血和支架内血栓相对风险的基础上,围手术期抗血小板治疗应由外科医师、麻醉师、心脏病学家和患者共同决定(Ⅰ 类推荐,C 级证据)。对于未植入冠脉支架且非心脏手术不紧急的患者,当可能增加心脏事件的风险超过出血增加风险时,推荐继续服用阿司匹林(Ⅱb 类推荐,B 级证据)。对于未植入冠脉支架的患者,择期非心脏手术前开始或继续服用阿司匹林没有获益(Ⅲ 类推荐,B 级证据),除非缺血事件的风险超过外科出血的风险(Ⅲ 类推荐,C 级证据)。

(二) 植入心脏电子设备患者的管理

对于围手术期计划暂停心律治疗的 ICD 患者,暂停期间应持续心电监测,体外除颤仪随时可用,在停止心电监测和出院前,应保证 ICD 重新开始激活工作(Ⅰ 类推荐,C 级证据)。

(三) 冠状动脉血运重建

关于非心脏手术前冠脉血运重建,美国指南指出,如果根据现有的临床实践指南有血运重建的适应证,非心脏手术前可行血运重建(Ⅰ 类推荐,C 级证据)。如果仅为减少围手术期心脏事件,不推荐非心脏手术前常规冠脉血运重建(Ⅲ 类推荐,B 级证据)。

关于既往 PCI 患者择期非心脏手术的时机,美国指南指出:

对于球囊扩张及植入裸金属支架(BMS)的患者,择期非心脏手术应分别延迟 14 天和 30 天(Ⅰ 类推荐,B 级证据)。

对植入药物洗脱支架(DES)的患者,择期非心脏手术最好延迟 365 天(Ⅰ 类推荐,B 级证据)。对于需要行非心脏手术的患者,临床医师之间对停止或继续抗血小板以及手术相对风险的共同决定是有效的(Ⅱa 类推荐,C 级证据)。

如果药物洗脱支架植入后手术延迟的风险大于预期缺血或支架内血栓形成的风险,择期非心脏手术可考虑延迟 180 天(Ⅱb 类推荐,B 级证据)。

对于围手术期需要停止双联抗血小板治疗的患者,裸金属支架植入 30 天内、药物洗脱支架植入 12 个月之内不推荐择期非心脏手术(Ⅲ类推荐,B 级证据)。

对于围手术期需要停止阿司匹林的患者,不推荐球囊扩张后 14 天内择期非心脏手术(Ⅲ类推荐,C 级证据)。

【围手术期麻醉及术中管理】

1. **麻醉技术和麻醉药物的选择**　对于非心脏手术患者,使用吸入性麻醉药或静脉全麻药是合理的,该选择取决于多种因素,而不是预防心肌缺血或心肌梗死(Ⅱa 类推荐,A 级证据)。使用轴索麻醉可有效缓解腹主动脉手术患者的术后疼痛,减少围手术期心肌梗死的发生(Ⅱa 类推荐,B 级证据)。对于髋骨骨折的患者,围手术期硬膜外镇痛有可能降低围手术期心脏事件(Ⅱb 类推荐,B 级证据)。

麻醉分为 4 类,即局部麻醉、区域性麻醉(包括周围神经阻滞和神经轴索阻滞)、监测麻醉(典型的方式就是静脉镇静伴有或不伴有局部麻醉)和全身麻醉(包括吸入剂麻醉和静脉输注麻醉或两者联合麻醉)。

有数个研究试图研究吸入性麻醉是否比静脉全麻有心脏保护作用,但尚无证据证实非心脏手术患者两者心肌缺血/心肌梗死发生率的差异,尽管有研究证实接受心脏手术者吸入性麻醉心脏保护优于静脉全麻。大于 6 000 例非心脏手术患者的汇总分析也没有发现两种全麻方式对心肌缺血/心肌梗死的影响差异。

2. **术中管理**　对于行非心脏手术期间出现血流动力学不稳定的患者,如果专业知识可用,在尝试纠正治疗后仍未能改善的情况下,围手术期紧急使用经食管超声心动图是合理的(Ⅱa 类推荐,C 级证据),对于行非心脏手术的患者,正常体温的维持有助于减少围手术期心脏事件(Ⅱb 类推荐,B 级证据)。当需要在急性严重的心功能障碍期间行紧急非心脏手术时,可以考虑使用血流动力学辅助装置(Ⅱb 类推荐,C 级证据)。当基础疾病会显著影响血流动力学,但术前又难以纠正时,可以考虑使用肺动脉导管(Ⅱb 类推荐,C 级证据)。不推荐常规使用肺动脉导管,即使对风险升高的患者(Ⅲ类推荐,A 级证据)。对于非心脏手术患者,预防性静脉使用硝酸甘油并不能有效改善心肌缺血(Ⅲ类推荐,B 级证据)。对于无危险因素或无明显血流动力学、肺或神经危害风险的患者,不推荐术中常规使用经食管超声心动图筛查心脏异常或检测心肌缺血(Ⅲ类推荐,C 级证据)。

【围手术期心肌梗死的监测和治疗】

当提示心肌缺血或心肌梗死的症状和体征时,推荐检测肌钙蛋白的水平(Ⅰ类推荐,A 级证据)。

当提示心肌缺血、心肌梗死或心律失常的症状和体征时,推荐描记心电图(Ⅰ类推荐,B 级证据)。

对于未出现心肌缺血、心肌梗死或心律失常的症状和体征,但围手术期心肌梗死高危的患者,在未明确风险和获益的情况下,术后筛查肌钙蛋白水平或描记心电图的用处不确定(Ⅱb 类推荐,B 级证据)。

对于未出现心肌缺血或心肌梗死症状和体征的非选择性患者,常规术后筛查肌钙蛋白指导围手术期管理并无益处(Ⅲ类推荐,B 级证据)。

名为 VISION(Vascular Events in Noncardiac Surgery Patients Cohort Evaluation)的最大规模研究结果显示,肌钙蛋白升高预测血管性或非血管性死亡率有同等价值。

指南要点小结

    1. 非心脏手术围手术期心血管并发症取决于患者相关的危险因素、手术类型和发生环境。

    2. 非心脏手术围手术期心血管风险评估包括临床风险指标、功能能力评估、生物标志物评估及非侵入性检测评估等。

    3. 临床医师应该重视非心脏手术围手术期心血管风险评估,有助于做到早识别和早干预,这对改善患者预后具有重要价值。

(于碧莲 黄全跃)

参考文献

[1] WEISER T G,HAYNES A B,MOLINA G,et al. Estimate of the global volume of surgery in 2012:an assessment supporting improved health outcomes[J]. Lancet,2015,385 Suppl 2:S11.

[2] BOTTO F,ALONSO-COELLO P,CHAN M T,et al. Myocardial injury after noncardiac surgery:a large,international,prospective cohort study establishing diagnostic criteria,characteristics,predictors,and 30-day outcomes[J]. Anesthesiology,2014,120(3):564-578.

[3] SMILOWITZ N R,GUPTA N,GUO Y,et al. Trends in cardiovascular risk factor and disease prevalence in patients undergoing non-cardiac surgery[J]. Heart,2018,104(14):1180-1186.

[4] SMILOWITZ N R,GUPTA N,RAMAKRISHNA H,et al. Perioperative Major Adverse Cardiovascular and Cerebrovascular Events Associated With Noncardiac Surgery[J]. JAMA Cardiol,2017,2(2):181-187.

[5] FLEISHER L A,FLEISCHMANN K E,AUERBACH A D,et al. 2014 ACC/AHA guideline on perioperative cardiovascular evaluation and management of patients undergoing noncardiac surgery:a report of the American College of Cardiology/American Heart Association Task Force on practice guidelines[J]. J Am Coll Cardiol,2014,64(22):e77-e137.

[6] KRISTENSEN S D,KNUUTI J,SARASTE A,et al. 2014 ESC/ESA Guidelines on non-cardiac surgery:cardiovascular assessment and management:The Joint Task Force on non-cardiac surgery:cardiovascular assessment and management of the European Society of Cardiology(ESC) and the European Society of Anaesthesiology(ESA)[J]. Eur Heart J,2014,35(35):2383-2431.

[7] DEVEREAUX P J,CHAN M T,ALONSO-COELLO P,et al. Association between postoperative troponin levels and 30-day mortality among patients undergoing noncardiac surgery[J]. JAMA,2012,307:2295-2304.

[8] LIVHITS M,KO C Y,LEONARDI M J,et al. Risk of surgery following recent myocardial infarction[J]. Ann Surg,2011,253(5):857-864.

[9] MASHOUR G A,SHANKS A M,KHETERPAL S. Perioperative stroke and associated mortality after noncardiac,nonneurologic surgery[J]. Anesthesiology,2011,114(6):1289-1296.

[10] VAN DIEPEN S,BAKAL J A,MCALISTER F A,et al. Mortality and readmission of patients with heart failure,atrial fibrillation,or coronary artery disease undergoing noncardiac surgery:an analysis of 38 047 patients[J]. Circulation,2011,124(3):289-296.

[11] FLU W J,VAN KUIJK J P,HOEKS S E,et al. Prognostic implications of asymptomatic left ventricular dysfunction in patients undergoing vascular surgery[J]. Anesthesiology,2010,112(6):1316-1324.

[12] LAI H C,LAI H C,LEE W L,et al. Impact of chronic advanced aortic regurgitation on the perioperative outcome of noncardiac surgery[J]. Acta Anaesthesiol Scand,2010,54:580-588.

[13] GUPTA P K,GUPTA H,SUNDARAM A,et al. Development and validation of a risk calculator for prediction of cardiac risk after surgery[J]. Circulation,2011,124:381-387.

[14] DEVEREAUX P J,BICCARD B M,SIGAMANI A,et al. Association of Postoperative High-Sensitivity Troponin Levels With Myocardial Injury and 30-Day Mortality Among Patients Undergoing Noncardiac Surgery[J]. JAMA,2017,317(16):1642-1651.

第二十九章 预防心血管事件中阿司匹林的应用

目前已有超过 100 项随机对照临床试验汇总分析表明,在心脑血管高危患者中,抗血小板药物阿司匹林长期治疗,能够使严重血管事件联合终点发生率降低约 1/4,其中非致死性心肌梗死的危险减低 1/3,非致死性卒中的危险减低 1/4,心血管事件死亡率减低 1/6。尽管有学者认为,对于健康的、≥70 岁的老年人(无心血管疾病),每天服用低剂量阿司匹林并不会延长寿命及有效预防心血管病,且容易增加大出血的风险及死亡率,但阿司匹林在心血管疾病(CVD)防治中的基础地位仍无法动摇。

【一级预防】

(一) 临床分层推荐

各国指南一致推荐,阿司匹林的最佳剂量为 100mg/d(75~162mg/d)。至于适用人群,则各国指南有所不同。

1. **美国心脏协会(AHA)指南建议** 心血管风险增加[10 年动脉粥样硬化性心血管病(ASCVD)风险>10%,包括大多数年龄 ≥50 岁的男性或女性,且伴有至少一项主要危险因素:早发 ASCVD 家族史、高血压、吸烟、血脂异常或蛋白尿]且出血风险无增加的 40~70 岁患者,推荐小剂量(75~100mg/d)使用阿司匹林。

2. **欧洲心脏病协会(ESC)血栓工作组推荐** 心血管疾病风险率较高的患者使用低剂量阿司匹林进行一级预防,其中心血管疾病高风险率定义为包括死亡、心肌梗死及卒中在内的主要心血管事件数≥2/100 人年。

3. **美国预防服务工作组(USPTF)建议** 对于 50~59 岁、10 年 CVD 风险≥10%、出血风险无增加、预期寿命至少 10 年且愿意服用低剂量阿司匹林至少 10 年的人群,推荐低剂量(81mg/d)阿司匹林用于 CVD 及结直肠癌的一级预防,对于 60~69 岁、10 年 CVD 风险≥10%的人群,推荐应个体化。出血风险无增加、预期寿命至少 10 年且愿意服用低剂量阿司匹林至少 10 年的人群更有可能获益。与潜在风险相比,更看重治疗获益的人群可启用低剂量阿司匹林。

4. **中华医学会心血管病学分会(CSC)建议** 对于存在增强因素、无法调控其他因素的 ASCVD 高风险患者,预防性应用低剂量阿司匹林可作为治疗策略之一,建议剂量为 75~100mg/d,对于年龄<40 岁或>70 岁的患者进行个体化评估和讨论,以决定是否需要预防性使用小剂量阿司匹林。

（二）疾病种类推荐

1. **糖尿病**　2015 年 AHA 指南认为心血管风险增加［10 年动脉粥样硬化性心血管病（ASCVD）风险>10%,包括大多数年龄≥50 岁的男性或女性,且伴有至少一项主要危险因素:早发 ASCVD 家族史、高血压、吸烟、血脂异常或蛋白尿］且出血风险无增加的 1 型或 2 型糖尿病患者,应考虑阿司匹林（75~162mg/d）一级预防。2016 年 ADA 指南认为,ASCVD 低危的成年糖尿病患者不应给予阿司匹林一级预防。

2. **高血压**　血压控制良好（<150/90mmHg）,伴有以下 3 项危险因素中的至少 2 项:吸烟、低 HDL-C、男性≥45 岁或女性≥55 岁。

3. **慢性肾脏病**　估算的肾小球滤过率（eGFR）为 30~45ml/（min·1.73m^2）。

4. **房颤**　由于房颤的主要威胁是发生卒中和体循环栓塞,对心房颤动患者进行危险分层并给予恰当的卒中预防治疗是一级预防的重要任务。对所有房颤患者都应进行卒中风险和出血风险评估,瓣膜性心脏病心房颤动,具有危险因素的非瓣膜性房颤患者应该接受抗凝治疗。非瓣膜性房颤的患者应进行 CHA$_2$DS$_2$-VASc 评分、HAS-BLED 评分,根据评分结果进行抗凝治疗,阿司匹林与氯吡格雷联合治疗的疗效不如华法林,单用阿司匹林效果较差。只在不能应用任何抗凝药的患者中使用。2014 年 AHA 指南认为,对于非瓣膜性房颤患者,对评分为 0~1 分的患者可单药阿司匹林（75~150mg/d）或华法林联用阿司匹林治疗。

5. **颈动脉狭窄**　颈动脉狭窄者卒中发生风险明显增高。AHA 指南建议,无症状颈动脉狭窄患者推荐使用 ASA 预防首次卒中。2016 年 AHA 认为,对于外周动脉疾病患者,使用西洛他唑进行首次卒中预防可能是合理的。

6. **其他**　不符合以上条件者,同时具备以下 5 项危险因素中的至少 4 项:吸烟,男性≥45 岁或女性≥55 岁,早发心脑血管疾病家族史（男性<55 岁、女性<65 岁发病史）,肥胖（BMI≥28kg/m^2）,血脂异常（TC≥7.2mmol/L、LDL-C≥4.9mmol/L 或 HDL-C<1.04mmol/L）。

（三）临床注意事项

1. 用药前必须评估出血风险,并采取防范措施,出血危险因素包括既往有胃肠道出血或消化性溃疡疾病,既往有重要脏器出血史,低体重、年龄>70 岁、血小板减少、凝血功能障碍、CKD、同时使用增加出血风险的药物（如非甾体抗炎药、类固醇、非维生素 K 拮抗剂口服抗凝药和华法林等）。使用阿司匹林进行一级预防的患者,可使用质子泵抑制剂预防消化道出血。对出血风险大于血栓风险的患者,不推荐应用阿司匹林作为一级预防。

2. 年龄≥70 岁或<40 岁的人群和无症状的外周动脉粥样硬化（狭窄程度<50%）人群,目前证据尚不足以作出一级预防推荐,需个体化评估。

【二级预防】

1. **稳定性冠状动脉疾病（SCAD）**　所有无禁忌证者,均应口服阿司匹林 75~100mg/d 长期治疗,不能耐受者用氯吡格雷 75mg/d。建议在阿司匹林的基础上加用替卡格雷（180mg 负荷剂量,90mg、2 次/d）择期支架植入术前服用阿司匹林负荷量 100~300mg/d,其后 100mg/d 维持。

2. **非 ST 段抬高急性冠脉综合征（NSTE-ACS）**　所有无禁忌证者尽快给予非肠溶阿司匹林 100~300mg 嚼服,并以 75~100mg/d 无限期维持,不能耐受者可用氯吡格雷（300~600mg 负荷量,75mg/d 维持）替代。

3. **经皮冠脉介入术（PCI）**　术前已接受长期阿司匹林治疗者,应在术前口服阿司匹林

100~300mg;以往未服用阿司匹林者,应在术前至少 2 小时,最好 24 小时前给予阿司匹林 300mg 口服。AHA 推荐,术后以 81mg/d 无限期使用。

4. 拟行冠状动脉旁路移植术(CABG)　术前和术后 6 小时内应用阿司匹林 100~300mg/d,其后应无限期维持,正在服用的患者无须停药。术后单一抗血小板治疗,阿司匹林 300mg/d 优于 75mg/d。AHA 指南推荐,非体外循环 CABG 术后,应联用阿司匹林+氯吡格雷双联治疗 1 年。

5. ST 段抬高心肌梗死　立刻口服水溶性阿司匹林或嚼服肠溶性阿司匹林 300mg,继以 75~100mg/d 长期维持。

【阿司匹林需要与其他抗血小板药联合应用的情况】

1. 稳定性冠状动脉疾病拟行 PCI　长期服用阿司匹林的患者术前口服 100~300mg/d;未长期服用阿司匹林的患者至少 PCI 术前 2 小时,最好 24 小时前口服阿司匹林 300mg,在此基础上加用 1 种 $P2Y_{12}$ 受体拮抗剂,除非存在禁忌证,选择包括替格瑞洛(负荷量 180mg,维持量 90mg,2 次/d)、氯吡格雷(负荷量 300~600mg,维持量 75mg/d)。植入金属裸支架(BMS)者双联抗血小板治疗(DAPT)至少 4 周,植入药物洗脱支架(DES)者 DAPT 至少 6 个月;高出血风险者可考虑缩短(<6 个月);缺血高危、出血低危的患者,DAPT 可维持 12 个月以上。

2. 稳定性冠状动脉疾病拟行 CABG　非体外循环 CABG 术后,阿司匹林 75~150mg/d 联合氯吡格雷 75mg/d 治疗 1 年。存在氯吡格雷抵抗者,建议使用新型抗血小板药物。体外循环 CABG 术后,可以考虑阿司匹林联合氯吡格雷 DAPT 1 年。阿司匹林与普拉格雷或替格瑞洛合用,优于与氯吡格雷合用。

3. STEMI　接受溶栓治疗者应尽快口服氯吡格雷负荷量 300mg(年龄≤75 岁)或 75mg(年龄>75 岁),或替格瑞洛负荷量 180mg(适合缺血高危和氯吡格雷耐药倾向的患者),溶栓后继续坚持 DAPT,阿司匹林 75~100mg/d,长期维持,氯吡格雷 75mg/d 或替格瑞洛 90mg、2 次/d,维持 12 个月。接受直接 PCI 者(特别是植入 DES 者)应给予替格瑞洛负荷量 180mg,以后 90mg、2 次/d,至少 12 个月或氯吡格雷负荷量 600mg,以后 75mg/d 维持,至少 12 个月。未接受再灌注治疗的 STEMI 患者,可给予任何 1 种 $P2Y_{12}$ 受体拮抗剂:氯吡格雷负荷量 600mg,75mg/d 维持或替格瑞洛 90mg、2 次/d,至少 12 个月。

4. 急性冠脉综合征后　阿司匹林首剂 160~325mg,之后 75~162mg/d 长期服用;有阿司匹林致出血病史或有出血风险因素的患者,建议小剂量(≤100mg/d)阿司匹林;联合使用氯吡格雷(75mg/d)持续 12 个月。

5. 1 型、2 型糖尿病　合并有严重或进展性心血管疾病的患者可联合使用阿司匹林加其他抗血小板药如氯吡格雷。

【缺血性脑血管疾病二级预防】

(一) 非心源性缺血性卒中或一过性脑缺血发作(TIA)

1. 对于非心源性卒中和 TIA(即动脉粥样硬化血栓性、腔隙和隐匿性)的患者,建议使用抗血小板药物,阿司匹林 50~325mg/d 或氯吡格雷 75mg/d 单药治疗均可作为首选抗血小板药物,阿司匹林单药最佳剂量为 75~150mg/d。阿司匹林(25mg)+缓释型双嘧达莫(200mg)、2 次/d,或西洛他唑 100mg、2 次/d,均可作为阿司匹林和氯吡格雷的替代治疗。

2. 对于有中高度出血并发症危险的患者,建议使用低剂量阿司匹林,50~100mg/d。

3. 发病 30 天内伴有症状性颅内动脉严重狭窄(狭窄率为 70%~99%)者,应尽早给予阿司匹林联合氯吡格雷治疗 90 天,此后阿司匹林或氯吡格雷单用作为长期二级预防一线用药。

4. 不推荐常规长期应用阿司匹林联合氯吡格雷抗血小板治疗。

(二) 心源性缺血性卒中和 TIA 的二级预防

对于伴有房颤的心源性卒中或 TIA 患者建议长期口服抗凝剂治疗。伴有心房颤动的缺血性卒中或 TIA 患者,若不能接受口服抗凝药物治疗,可考虑单独应用阿司匹林治疗。谨慎选择阿司匹林联合氯吡格雷抗血小板治疗。已使用足量华法林抗凝治疗的风湿性二尖瓣疾病患者,治疗过程中仍出现缺血性卒中或 TIA 时,可加用阿司匹林抗血小板治疗。

(三) 缺血性卒中急性期的二级预防

不符合溶栓适应证且无禁忌证者,发病后尽早口服阿司匹林 150~300mg/d,急性期后 50~325mg/d。溶栓治疗者,阿司匹林等抗血小板药物应在溶栓后 24 小时开始使用。对不能耐受阿司匹林者,口服氯吡格雷等其他抗血小板药物。

【外周动脉疾病(PAD)二级预防】

慢性肢体缺血患者无论是否接受介入治疗,颈动脉狭窄患者无论是否接受介入治疗或颈动脉内膜切除术,建议长期服用阿司匹林 100mg/d(75~162mg/d)。对阿司匹林不能耐受或过敏者,可选用氯吡格雷 75mg/d 替代治疗。对阿司匹林的推荐先于氯吡格雷。双联抗血小板治疗的疗效尚不明确。ABI≤0.90 的无症状患者,可用抗血小板药物,已行下肢血运重建的有症状患者,可以考虑 DAPT。使用低剂量阿司匹林(100mg/d)和利伐沙班(2.5mg/d)可以降低有症状的患者发生心肌梗死、卒中、心血管死亡和肢体相关事件的风险。

【心房颤动】

2014 年 AHA 指南建议,对于所有房颤患者,一定要采用 CHA_2DS_2-VASc 评分进行卒中风险评估,以确定是否需要抗凝药物治疗,对于伴有阵发性或永久性非瓣膜性房颤的卒中患者,华法林、阿哌沙班与达比加群均可用于预防卒中复发,如使用华法林抗凝,应将其 INR 控制在 2~3。对于缺血性卒中或 TIA 患者,不推荐联合应用口服抗凝剂与抗血小板药物,但若患者合并临床冠状动脉疾病,可以考虑联合用药。如患者不能接受口服抗凝药物治疗,推荐使用阿司匹林(75~100mg/d)替代。多数伴有房颤的卒中或 TIA 患者,应在发病 14 天内启动口服抗凝药物治疗。合并急性冠脉综合征拟行 PCI 的患者,术前及术后均应接受小于 1 周的阿司匹林口服。

【卵圆孔未闭】

伴有卵圆孔未闭的缺血性卒中或 TIA 患者,如无法接受抗凝治疗,可行抗血小板治疗,伴有静脉源性栓塞的缺血性卒中或 TIA 患者,推荐抗凝治疗。

【心脏瓣膜病】

已使用足量华法林抗凝治疗的风湿性二尖瓣疾病患者,治疗过程中仍出现缺血性卒中或 TIA 时,可加用阿司匹林抗血小板治疗;不伴有心房颤动的非风湿性二尖瓣病变或其他瓣膜病变的缺血性卒中或 TIA 患者,可考虑抗血小板治疗。如人工瓣膜置换术后,应用抗凝药物仍发现缺血性卒中或 TIA 而无出血高风险者,在华法林基础上可加阿司匹林 100mg/d,维持 INR 2~3。

【冠心病合并糖尿病二级预防建议】

均常规使用阿司匹林(75~150mg/d),对阿司匹林禁忌或不耐受者建议使用氯吡格雷(75mg/d)替代治疗;在氯吡格雷基础上加用阿司匹林会增加出血风险,除非特殊情况(如缺血性卒中/TIA 发病初期、ACS 及经皮冠脉介入术患者),否则不推荐常规联合使用。在发生 ACS 后,双联抗血小板治疗 1 年是合理的。

【高龄 ACS 患者的二级预防】

高龄老年定义为≥75 岁的老年人,中国老年 ACS 患者的心血管危险因素谱、诱因、临床表现和预后都与中青年患者有很大的不同。老年患者中女性、合并糖尿病和高血压的比例较高,但合并超重/肥胖、吸烟、血脂异常、早发冠心病家族史的比例较低。我国<75 岁 STEMI 患者住院病死率为 4.8%,而≥75 岁高龄老年患者病死率为 11.9%。

高龄老年 ACS 和所有 ACS 患者一样,在急诊 PCI 作为首选的时代,只要无禁忌证,阿司匹林联合 P2Y$_{12}$ 受体拮抗剂的双联抗血小板治疗(DAPT)已成为临床标准常规治疗。对于急诊 PCI 成功者,术后需要 DAPT 1 年;为预防支架内血栓,对已植入药物洗脱支架(DES)者,需继续 DAPT 至少(但不限于)1 年,对已植入裸金属支架(BMS)者,需继续 DAPT 至少 4~5 周。

【治疗建议】

(一) 心血管疾病患者治疗建议

1. **非 ST 段抬高急性冠脉综合征** 无明确阿司匹林过敏的所有患者立即口服阿司匹林 75~325mg,之后 75~162mg/d 服用。

2. **ST 段抬高 AMI** 不论是否接受 PCI 治疗,均建议联合使用阿司匹林加氯吡格雷。阿司匹林初始剂量 150~300mg/d,1~7 天后 100mg/d(75~162mg/d)长期应用。氯吡格雷 300mg 负荷量,然后 75mg/d。对非介入治疗的患者氯吡格雷至少服用 1 个月,对阿司匹林不能耐受或过敏者,可用氯吡格雷作为替代治疗。对行介入治疗患者,建议氯吡格雷 75mg/d 继续应用 9~12 个月。围手术期必要时加用血小板糖蛋白 Ⅱb/Ⅲa 受体拮抗剂静脉滴注。

3. **非 ST 段抬高 AMI** 不论是否行介入治疗,均应联合使用阿司匹林加氯吡格雷。阿司匹林初始剂量为 162~300mg/d,1~7 天后 100mg/d(75~162mg/d)长期应用。氯吡格雷 300mg/d 负荷量,继之 75mg/d,至少服用 1 个月;对行介入治疗的患者,建议服用 9~12 个月;围手术期必要时应用血小板糖蛋白 Ⅱb/Ⅲa 受体拮抗剂静脉滴注。

(二) 急性缺血性卒中治疗建议

1. 大多数患者在突发缺血性卒中 24~48 小时内应给予阿司匹林。

2. 对于不进行溶栓治疗的急性缺血性卒中患者,应该使用阿司匹林,剂量为 100~300mg/d,应用 2~4 周后调整为二级预防长期用药剂量 75~150mg/d。

3. 溶栓治疗的急性缺血性卒中患者,溶栓治疗 24 小时内不推荐使用阿司匹林;应该在溶栓治疗 24 小时后使用阿司匹林,剂量为 100~300mg/d。

4. 除非有阿司匹林使用禁忌证,否则不能用其他抗血小板药物代替阿司匹林。不建议替格瑞洛(代替阿司匹林)用于轻型卒中的急性期治疗。在不具备阿司匹林或氯吡格雷治疗条件时,西洛他唑可作为阿司匹林的替代药物。

5. 阿司匹林不能替代急性缺血性卒中的其他急性干预,特别是 rt-PA。

6. 不推荐三联抗血小板(阿司匹林、氯吡格雷和双嘧达莫)用于急性非心源性卒中、TIA 的治疗。

(三) 阿司匹林抵抗

通常认为临床阿司匹林抵抗是指长期口服阿司匹林治疗,但仍然发生血栓栓塞事件;生化阿司匹林抵抗是指应用阿司匹林后,实验室指标不能达到预期的抑制血小板聚集效果。

处理策略包括:

1. 重新对患者进行评估,控制其他相关危险因素,如戒烟、降脂、降压、降糖等。

2. 确保患者的依从性,坚持长期、规范服药。

3. 避免同时服用其他 NSAIDs。

4. 增加阿司匹林的剂量。

5. 换用或加用其他抗血小板药物。

【重要研究结果要点及点评】

关于阿司匹林的一级预防,迄今共有 11 项随机临床对照研究,涉及 118 545 例患者,2009 年 ATTC 荟萃分析显示阿司匹林一级预防显著降低非致死性心肌梗死 23%。2015 年 AHA 指南表示,阿司匹林治疗的获益越大,出血风险也越大,只有在预防心血管病事件的获益明显超过出血风险时,使用阿司匹林进行一级预防才有意义。阿司匹林的另一优势体现在经济效益上。Marshall 研究显示,避免 1 例心脑血管事件,使用阿司匹林的费用为 3 500 英镑,而使用降压药、氯吡格雷或辛伐他汀的花费分别为阿司匹林的 5.28 倍、17.14 倍和 17.54 倍。阿司匹林是人人都能负担得起的药物,作为一个发展中国家,如何指导患者合理使用这一价廉物美的药物,"防病于未然"是我们每位医师肩负的责任。

1. **抗血栓治疗试验协作组(Antithrombotic Trialists′Collaboration)**　有关阿司匹林一级预防至今最大的汇总分析是抗血栓治疗试验协作组所作的总计大约 56 000 例心血管高危患者的前瞻性随机多中心临床研究资料评价,包括 5 个近期持续 1 年以上的临床试验(BMD、HOT、PPP、PHS 及 TPT 研究)。结果表明,在无动脉硬化性心脏病史的患者中,阿司匹林治疗能使血管事件的总发生率下降 15%;心肌梗死和冠心病死亡的危险性总体降低 23%,其中有血管病史的患者降低 31%,有糖尿病史的患者降低 27%,有高血压病史的患者降低 24%,而总胆固醇水平<5.0mmol/L 的患者降低 45%(表 29-1)。

表 29-1　阿司匹林与安慰剂对照 CVD 一级预防资料

临床试验	观察对象	例数	阿司匹林用量	随访时间	避免 CVD 事件/(1 000 人年$^{-1}$)
PHS	健康男医师	22 071	325mg/2d	5.0	1.9
PPP	高危男女	4 495	100mg/d	3.6	1.0
HOT	高血压	18 790	75mg/d	3.8	1.3
BMD	健康男医师	5 139	500mg/d	5.8	0.4
TPT	高危男性	5 085	75mg/d	6.3	2.7

注:PHS,美国男性医师健康研究;PPP,一级预防方案;HOT,高血压最佳治疗国际研究;BMD,英国男性医师试验;TPT,血栓预防试验。

在权衡受益和风险(阿司匹林引起的出血)以后,美国心脏协会(AHA)对于阿司匹林用于一级预防作出了具体的指导建议:阿司匹林应考虑用于 10 年心血管事件危险≥10% 的健康男性和女性。

2. **妇女健康研究(Women' Health Study,WHS)** 2005 年 Ridker 等在新英格兰医学杂志发表了阿司匹林在一级预防中具有里程碑意义的妇女健康研究(WHS)。39 876 例健康女性(45 岁或以上)接受阿司匹林 100mg 隔天 1 次口服或安慰剂治疗,观察 10 年,结果显示:阿司匹林显著降低女性首次卒中发生率 17%,其中缺血性卒中下降 24%,短暂性脑缺血(TIA)下降 22%,而出血性卒中的风险未增加。65 岁以上女性亚组分析结果显示,阿司匹林显著减少首次心血管事件 26%,其中,首次心肌梗死和脑梗死发生率分别降低 34% 和 30%。WHS 进一步强化了阿司匹林在女性一级预防中的地位,同时证实健康女性(10 年冠心病风险仅为 2.5%)也能从长期服用小剂量阿司匹林中获益。

3. **国际卒中试验(International Stroke Trail,IST)** 国际卒中试验是一项大规模、随机、开放研究,涉及 36 个国家的 467 家国家的 467 家医院。共入选 19 435 例急性卒中患者,在 48 小时内开始接受阿司匹林或皮下肝素治疗,至少持续 14 天。研究目的是评价阿司匹林和肝素对急性卒中的疗效和安全性。主要终点是 14 天的死亡率以及 6 个月的死亡率和致残率,结果显示,14 天时,与对照组相比,阿司匹林显著降低死亡危险(9.0% *vs.* 9.4%),卒中的发生率明显减少(2.8% *vs.* 3.8%),出血性卒中则与对照组差异无统计学意义(0.9% *vs.* 0.8%);随访 6 个月时,阿司匹林使死亡或非致死性卒中复发率明显下降(11.3% *vs.* 12.4%),患者死亡和致残率显著降低(61.2% *vs.* 63.5%),阿司匹林每治疗 1 000 例患者,可使死亡和致残率减少 14 例[(14±6)‰]。

4. **中国急性卒中试验(Chinese Acute Stroke Trial,CAST)** 中国急性卒中试验(CAST)研究可以看作是中国的国际卒中试验(IST)研究,是由中国 413 家医院 21 106 例患者参加的随机、安慰剂对照临床研究。急性卒中患者在发病后 48 小时内开始服用阿司匹林(160mg/d),并维持至少 4 周,主要终点为 4 周治疗过程中全因死亡和出院时的死亡或致残,结果显示,阿司匹林可以显著降低卒中早期死亡率,治疗 4 周时,阿司匹林组的卒中死亡率较对照组降低 14%(3.3% *vs.* 3.9%),阿司匹林显著降低卒中早期复发率(1.6% *vs.* 2.1%),且不增加出血性卒中,住院期间死亡和 4 周时非致死性卒中的相对危险性降低 12%(5.3% *vs.* 5.9%),在 CAST 和 IST 研究的 40 000 例患者中,有 800 例最初诊断错误的颅内出血患者,但两个研究均没有显示出阿司匹林对这些患者有危害,足以证明阿司匹林的安全性,CAST 研究为我国卒中急性期患者提供了早期应用阿司匹林的直接循证医学证据。

5. **氯吡格雷用于急性非致残性脑血管事件高危人群的疗效研究(CHANCE)** CHANCE 是首个关注 TIA 和小卒中急性期治疗的研究,入选了中国 5 170 例伴有高复发风险轻型小卒中/TIA 发作后 24 小时内的患者,分为氯吡格雷+阿司匹林联用组(氯吡格雷起始剂量 300mg,随后 75mg/d,服用 90 天,前 21 天联用阿司匹林,剂量 75mg/d)和安慰剂+阿司匹林对照组(阿司匹林 75mg/d,90 天),结果提示,发病 24 小时内双联抗血小板治疗比单用阿司匹林更能降低最初 90 天的卒中复发风险,且不增加大出血风险。

6. **ASCEND 试验** ASCEND 试验是随机对照安慰剂的临床试验,共纳入 15 480 例糖尿病但没有心血管疾病史的患者,随机分配到阿司匹林组(100mg/d)和安慰剂组。研究提示,阿司匹林显著降低糖尿病患者严重心血管事件风险 12%,重申了既往荟萃分析的结果,是阿司匹林在糖尿病一级预防证据的新补充和证实。ASCEND 作为迄今为止评价小剂量阿司匹林对糖尿病患者(1 型和 2 型)心血管事件一级预防影响的最大研究,大大肯定了阿司匹林在糖尿病患者中的获益。

7. GLOBAL LEADERS　GLOBAL LEADERS 是一项多中心(全球 18 个国家、130 个中心)、随机、开放、有效设计研究,共纳入 15 968 例行 PCI 的患者,其中约 47% 为 ACS 患者,约 53% 为 SCAD 患者。研究虽然提出了心血管病二级预防的抗栓新措施,即单药替格瑞洛,但结果显示,长期替格瑞洛单药治疗并无额外获益,反而增加呼吸困难和停药风险,因此不能改变目前临床抗栓治疗策略,并且进一步证实了阿司匹林二级预防基石地位不可动摇。

8. ASPREE 试验　ASPREE 是一项主要由美国国立卫生研究院资助的随机双盲安慰剂对照试验,自 2010—2014 年,在澳大利亚和美国招募了 19 114 名社区居民,年龄 ≥70 岁(美国黑种人或西班牙裔年龄 ≥65 岁),中位年龄为 74 岁,女性占 56.4%,基线时无心血管疾病、痴呆或身体残疾。随访期内共 1 052 例参与者死亡。阿司匹林组和安慰剂组主要终点发生率分别为 21.5% 和 21.2%,主要终点的各组成部分无显著差异。然而,大出血发生率显著增加,阿司匹林组为 8.6 次事件/1 000 人年,安慰剂组为 6.2 次事件/1 000 人年($HR=1.38$,$95\% CI\ 1.18\sim1.62,P<0.001$)。结果说明,与安慰剂相比,使用小剂量阿司匹林作为老年人的一级预防策略导致大出血风险显著增加,而心血管疾病风险并未显著降低。

9. ARRIVE 试验　ARRIVE 试验是一项多中心的随机、双盲、安慰剂对照临床试验,入组男性为年龄不低于 55 岁,且具有 2~4 种危险因素的人群;入组女性为年龄不低于 60 岁,且具有 3 种或 3 种以上危险因素的人群。从意向性(ITT)分析来看,阿司匹林组与安慰剂组受试者主要终点事件发生率分别为 4.29% 与 4.48%($P=0.6$)。胃肠道出血事件(大多数为轻微出血)发生率分别为 0.97% 与 0.46%($HR=2.11,P=0.000\ 7$)。研究表明,对于心血管风险较低的人群,阿司匹林一级预防无获益。在获取更多研究证据前,应继续遵循我国指南文件的建议,在心血管危险水平增高(10 年 ASCVD 风险 ≥10%)的患者推荐阿司匹林一级预防。

10. CHADS$_2$ 评分　房颤最大的危险性在于可导致卒中及肢体栓塞。房颤发生卒中的危险性与患者是否合并 5 项临床危险因素(心力衰竭、高血压、高龄、糖尿病、既往卒中史)密切相关,以 CHADS$_2$ 评分表示。以上 5 项危险因素中,既往卒中史计 2 分,其余每项危险因素各计 1 分,CHADS$_2$ 评分介于 0~6 分。其中,CHADS$_2$ 评分 ≥2 分属于卒中高危人群,需采用华法林治疗;CHADS$_2$ 评分为 1 分者,选用华法林或阿司匹林;CHADS$_2$ 评分为 0 分者,可仅使用阿司匹林抗凝。应用华法林期间需要检测 INR(国际标准化比值),并维持其在 2~3 的范围内。阿司匹林的剂量为 75~325mg/d。

11. JPAD(Japanese Primary Prevention of Atherosclerosis with Aspirin for Diabetes)试验　日本一项前瞻性、随机研究表明,对于那些没有合并心血管疾病的糖尿病患者,每天小剂量服用阿司匹林,连续服用 4 年以上,对于预防多重复合心血管疾病终点,并没有显示出显著的预防效应。

目前全世界仍有大量的阿司匹林预防心脑血管事件的随机临床对照研究正在进行,相信随着这些试验结果的揭晓,许多目前尚未解决的问题可能得到解答;同时期待更多针对各种人群的大型设计严密的随机临床对照试验启动,为全世界的临床医师在使用阿司匹林时存在的诸多实际问题提供解释,进一步指导阿司匹林的临床应用。

指南要点小结

1. 根据 10 年 ASCVD 风险程度,决定是否启动阿司匹林一级预防。推荐阿司匹林的最佳剂量为 100mg/d(75~162mg/d)。

2. ASCVD 患者(包括有症状的外周血管疾病患者)可直接列为极高危人群,符合如下条件之一者直接列为高危人群:①糖尿病患者(年龄≥40 岁);②LDL-C≥4.9mmol/L(190mg/dl)或 TC≥7.2mmol/L(280mg/dl);③3 级高血压;④重度吸烟(吸烟≥30 支/d)。

3. 对出血风险大于血栓风险的患者不推荐应用阿司匹林做一级预防。

4. 针对无阿司匹林过敏的冠心病、缺血性卒中、外周血管疾病等患者,推荐应用长期小剂量阿司匹林维持治疗。在发生 ACS 后,双联抗血小板治疗 1 年是合理的。

5. ACS 患者建议联用 P2Y$_{12}$ 受体拮抗剂或新型口服抗凝药物。如出现阿司匹林抵抗,可考虑换用或加用其他抗血小板药物。

(段　书)

参考文献

[1] MCNEIL J J,WOODS R L,NELSON M R,et al. Effect of Aspirin on Disability-free Survival in the Healthy Elderly[J]. N Engl J Med,2018,379(16):1499-1508.

[2] ARNETT D K,BLUMENTHAL R S,ALBERT M A,et al. 2019 ACC/AHA Guideline on the Primary Prevention of Cardiovascular Disease:A Report of the American College of Cardiology/American Heart Association Task Force on Clinical Practice Guidelines[J]. Circulation,2019,140(11):e596-e646.

[3] FOX C S,GOLDEN S H,ANDERSON C,et al. Update on Prevention of Cardiovascular Disease in Adults With Type 2 Diabetes Mellitus in Light of Recent Evidence:A Scientific Statement From the American Heart Association and the American Diabetes Association[J]. Diabetes Care,2015,38(9):1777-1803.

[4] HALVORSEN S,ANDREOTTI F,TEN BERG J M,et al. Aspirin therapy in primary cardiovascular disease prevention:a position paper of the European Society of Cardiology working group on thrombosis[J]. J Am Coll Cardiol,2014,64(3):319-327.

[5] BIBBINS-DOMINGO K. Aspirin use for the primary prevention of cardiovascular disease and colorectal cancer:U. S. Preventive Services Task Force Recommendation Statement[J]. Ann Intern Med,2016,164(12):836-845.

[6] 中华医学会内分泌学分会. 中国成人 2 型糖尿病患者动脉粥样硬化性脑心血管疾病分级预防指南[J].中华内分泌代谢杂志,2016,32(7):540-545.

[7] 抗栓治疗消化道损伤防治专家组. 抗栓治疗消化道损伤防治中国专家建议(2016·北京)[J].中华内科杂志,2016,55(7):564-567.

[8] MESCHIA J F,BUSHNELL C,BODENALBALA B,et al. Guidelines for the Primary Prevention of Stroke:A Statement for Healthcare Professionals From the American Heart Association/American Stroke Association[J]. Stroke,2014,45(12):3754-3832.

[9] BIBBINS-DOMINGO K,U. S. Preventive Services Task Force. Aspirin use for the primary prevention of cardiovascular disease and colorectal cancer:U. S. Preventive Services Task Force Recommendation Statement[J]. Ann Intern Med,2016,164(12):836-845.

[10] 中华医学会心血管病学分会,中国康复医学会心脏预防与康复专业委员会,中国老年学和老年医学会心脏专业委员会,等. 中国心血管病一级预防指南[J].中华心血管病杂志,2020,48(12):

1000-1038.

［11］中华医学会心血管病学分会. 阿司匹林在动脉硬化性心血管疾病中的临床应用：中国专家共识（2005）［J］. 中华内科杂志，2017，56（1）：36-39.

［12］VALGIMIGLI M，BUENO H，BYRNE R A，et al. 2017 ESC focused update on dual antiplatelet therapy in coronary artery disease developed in collaboration with EACTS［J］. Kardiol Pol，2017，75（12）：1217-1299.

［13］ROFFI M，PATRONO C，COLLET J P，et al. 2015 ESC Guidelines for the management of acute coronary syndromes in patients presenting without persistent ST-segment elevation：Task Force for the Management of Acute Coronary Syndromes in Patients Presenting without Persistent ST-Segment Elevation of the European Society of Cardiology（ESC）［J］. Eur Heart J，2016，37：267-315.

［14］AMSTERDAM E A，WENGER N K，BRINDIS R G，et al. 2014 AHA/ACC Guideline for the Management of Patients With Non-ST-Elevation Acute Coronary Syndromes：Executive Summary：A Report of the American College of Cardiology/American Heart Association Task Force on Practice Guidelines［J］. J Am Coll Cardiol，2014，64（24）：e139-e228.

［15］WINDECKER S，KOLH P，ALFONSO F，et al. 2014 ESC/EACTS guidelines on myocardial revascularization：the Task Force on Myocardial Revascularization of the European Society of Cardiology（ESC）and the European Association for Cardio-Thoracic Surgery（EACTS）developed with the special contribution of the European Association of Percutaneous Cardiovascular Interventions（EAPCI）［J］. Eur Heart J，2014，35（37）：2541-2619.

［16］LEVINE G N，BATES E R，BLANKENSHIP J C，et al. 2015 ACC/AHA/SCAI focused update on primary percutaneous coronary intervention for patients with ST-elevation myocardial infarction：an update of the 2011 ACCF/AHA/SCAI guideline for percutaneous coronary intervention and the 2013 ACCF/AHA guideline for the management of ST-elevation myocardial infarction［J］. J Am Coll Cardiol，2016，67（10）：1235-1250.

［17］KULIK A，RUEL M，JNEID H，et al. Secondary prevention after coronary artery bypass graft surgery：a scientific statement from the American Heart Association［J］. Circulation，2015，131（10）：927-964.

［18］KERNAN W N，OVBIAGELE B，BLACK H R，et al. Guidelines for the prevention of stroke in patients with stroke and transient ischemic attack：a guideline for healthcare professionals from the American Heart Association/American Stroke Association［J］. Stroke，2014，45（7）：2160-2236.

［19］JAUCH E C，SAVER J L，ADAMS H P，et al. Guidelines for the early management of patients with acute ischemic stroke：a guideline for healthcare professionals from the American Heart Association/American Stroke Association［J］. Stroke，2013，44（3）：870-947.

［20］刘丽萍，陈玮琪，段婉莹，等. 中国脑血管病临床管理指南（节选版）——缺血性脑血管病临床管理［J］. 中国卒中杂志，2019，14（7）：709-725.

［21］ARMSTRONG E J，GORNIK H L，HAMBURG N M，et al. The 2016 AHA/ACC Guideline on the Management of Patients with Lower Extremity Peripheral Artery Disease：An interview with SVM members of the writing committee［J］. Vascular Medicine，2017，22（2）：170-173.

［22］WANG Y，WANG Y，ZHAO X，et al. Clopidogrel with aspirin in acute minor stroke or transient ischemic attack［J］. N Engl J Med，2013，369（1）：11-19.

［23］HINDRICKS G，POTPARA T，DAGRES N，et al. 2020 ESC Guidelines for the diagnosis and management of atrial fibrillation developed in collaboration with the European Association for Cardio-Thoracic Surgery（EACTS）［J］. Eur Heart J，2021，42（5）：373-498.

［24］ABOLA M T B，GOLLEDGE J，MIYATA T，et al. Asia-Pacific Consensus Statement on the Management of Peripheral Artery Disease［J］. J Atheroscler Thromb，2020，27（12）：1374.

［25］BOWMAN L，MAFHAM M，STEVENS W，et al. ASCEND：A Study of Cardiovascular Events iN Diabetes：Characteristics of a randomized trial of aspirin and of omega-3 fatty acid supplementation in 15,480 people with diabetes[J]. Am Heart J,2018,198:135.

[26] NEUMANN F J,SOUSA-UVA M,AHLSSON A,et al. 2018 ESC/EACTS Guidelines on myocardial revascu-larization[J]. Eur Heart J,2019,40(2):87-165.

[27] 中国老年医学学会心血管病分会.高龄老年(≥75 岁)急性冠状动脉综合征患者规范化诊疗中国专家共识[J].中国循环杂志,2018,33(8):732-750.

[28] MCNEIL J J,RORY W,WOODS R L,et al. Effect of Aspirin on Cardiovascular Events and Bleeding in the Healthy Elderly[J]. N Engl J Med,2018,379(16):1509-1518.

[29] GAZIANO J M,BROTONS C,COPPOLECCHIA R,et al. Use of aspirin to reduce risk of initial vascular events in patients at moderate risk of cardiovascular disease (ARRIVE):a randomised,double-blind,place-bo-controlled trial[J]. Lancet,2018,392(10152):1036-1046.

[30] ARAKI E,TANAKA A,INAGAKI N,et al. Diagnosis,prevention,and treatment of cardiovascular diseases in people with type 2 diabetes and prediabetes:a consensus statement jointly from the Japanese Circulation Soci-ety and the Japan Diabetes Society[J]. Diabetol Int,2020,12(1):1-51.

第三十章 冠心病心脏康复

循证药物时代的到来和冠心病介入治疗技术的发展,使冠心病的治疗结局得到了极大改善,心肌梗死患者的病死率已呈现下降趋势。临床心血管医师重点关注发病后的抢救与治疗,而往往忽视发病前的预防以及发病后的康复,导致"堰塞湖"情况出现,心脏康复与二级预防在中国势在必行,2013 年由中华医学会心血管病学分会牵头发布《冠心病心脏康复/二级预防中国专家共识》,首先规范了冠心病患者的心脏康复程序及方案。2015 年颁布了《中国心血管疾病康复/二级预防指南(2015 版)》。在此基础上,参考 2017 年和 2018 年新近发表的国际相关指南,择其更新的重要学术内容,编写出《中国心脏康复与二级预防指南 2018 精要》。

目前经皮冠脉介入术(percutaneous coronary intervention,PCI)已成为冠心病患者最重要的血运重建手段。但是,PCI 术后患者仍面临运动功能减退、情绪焦虑、生活质量下降等多方面问题。为了规范和指导 PCI 术后的运动康复,中国医师协会心血管内科医师分会预防与康复专业委员会 2016 年编写了《经皮冠状动脉介入治疗术后运动康复专家共识》。

随着我国人口老龄化的到来,以冠心病为主的心血管病发病率和病死率仍呈逐年上升趋势,老年冠心病患者群的生活质量和二级预防日益引起整个社会的关注。为推动我国高龄稳定性冠心病患者运动康复的进一步开展,保证运动康复的安全性和有效性,2017 年中华医学会老年医学分会撰写《75 岁及以上稳定性冠心病患者运动康复中国专家共识》,旨在为高龄稳定性冠心病患者的运动康复工作提供科学、实用的指导与帮助。本文围绕这几部专家共识的重点及特点作出解读。

心脏康复/二级预防是一门融合生物医学、运动医学、营养医学、心身医学和行为医学的专业防治体系,是指以医学整体评估为基础,将心血管病预防管理措施系统化、结构化、数字化和个体化,通过五大核心处方[药物处方、运动处方、营养处方、心理处方(含睡眠管理)和戒烟限酒处方]的综合模型干预危险因素,为心血管疾病患者在急性期、恢复期、维持期以及整个生命过程提供支持。

心脏康复具体内容包括生活方式改变(戒烟/饮食/运动)、双心健康(包括睡眠管理)、循证用药、生活质量评估与改善、职业康复 5 个方面的内容。与欧美国家心脏康复/二级预防指南相比,共识在循证用药、双心健康、职业康复、生活质量评估与改善方面,使用大量篇幅进行了详细阐述,使得共识的康复内容更加细化,更加体现预防理念和人文关怀。心脏康复/二级预防的具体内容包括:①系统评估:初始评估、阶段评估和结局评估是实施心脏康复的前提和基础;②循证用药:控制心血管危险因素;③改变不健康生活方式:主要包括戒烟、合理饮食和科学运动;④情绪和睡眠管理:关注精神心理状态和睡眠质量对生活质量和心血管预后的不良影响;⑤健康教育行为改变:指导患者学会自我管理是心脏康复的终极目标;⑥提高生活质量、回归社会、职业回归。所以,现代心脏康复既包含康复(恢复和提高患者的功能能力),也包含预防(预防疾病再发和死亡)的双重含义。

【运动康复的获益机制】

发达国家冠心病病死率的大幅度下降得益于冠心病康复/二级预防。以运动为基础的心脏康复可使冠心病患者全因病死率下降 $15\% \sim 28\%$,心源性病死率下降 $26\% \sim 31\%$,猝死降低 37%。同时,通过改善生活方式,控制心血管疾病的各种危险因素,延缓动脉粥样硬化进程,降低急性缺血性冠状动脉事件的发生率和住院率。欧洲心脏病学会、美国心脏协会和美国心脏病学会均将心脏康复列为心血管疾病防治的 I A 类推荐。日本、美国、欧洲、部分亚洲国家认识到心脏康复对冠心病患者治疗的重要价值,均将心脏康复纳入医疗保险。运动康复的循证医学证据及相关机制如表 30-1。

表 30-1 运动康复的循证医学证据及相关机制

项目	内容	证据水平
运动耐量	增加峰值摄氧量	A
	提高 AT 值	A
症状	提高缺血阈值,减少心绞痛发作	A
	减轻心力衰竭症状	A
呼吸	同一运动强度下,换气量减少	A
心脏	同一运动强度下,心率降低	A
	同一运动强度下,心脏做功(两项乘积)减少	A
	抑制左心室重构	A
	改善左心室收缩功能	A
	改善左心室扩张功能	B
	改善心肌代谢	B
冠状动脉	抑制冠状动脉狭窄病变进展	A
	改善心肌灌注	B
	改善冠状动脉血管内皮依赖和非依赖性舒张功能	B
外周氧利用	增加最大动静脉氧浓度差	B
外周循环	降低安静和运动时外周血管阻力	B
	改善外周血管内皮功能	B
炎性反应	减少 CRP 和炎性细胞因子	B
骨骼肌	增加线粒体	B
	增加骨骼肌氧化酶活性	B
	增加骨骼肌毛细血管密度	B
	II 型肌纤维向 I 型肌纤维类型转变	B
冠状动脉危险因素	降低收缩压	A
	增加 HDL-C,减少甘油三酯	A
	降低吸烟率	A

续表

项目	内容	证据水平
自主神经系统	降低交感神经张力	A
	增加副交感神经活性	B
	改善压力感受器敏感性	B
血液	抗血小板凝集水平	B
	抗血液凝固	B
预后	降低冠状动脉事件发生率	A
	降低心力衰竭恶化住院治疗率	A（CAD）
	预后改善（降低全因死亡率及心血管疾病相关死亡率）	A（CAD）

注：A 指证据充分；B 指研究的质量较高，但报道的数量不够多。AT，无氧阈值（anaerobic threshold）；CRP，C 反应蛋白（C-reactive protein）；HDL-C，高密度脂蛋白胆固醇（high density lipoprotein cholesterol）；CAD，冠心病（coronary artery disease）。

总结起来，运动康复的有益机制主要包括以下 3 点：

（1）中心作用，指运动训练对心血管系统的直接作用，主要为：①心肌内在收缩性相应提高；②心脏侧支循环形成；③冠状动脉血流储备提高；④延缓动脉粥样硬化进展和抑制 PCI 术后冠状动脉再狭窄等。

（2）外周作用，指心脏之外的组织和器官，尤其是肺、骨骼肌、自主神经发生的适应性改变，且这种改变在中低运动强度刺激下即可取得，是公认的心脏康复治疗的重要机制。

（3）危险因素控制，指有规律地长期坚持运动康复有助于改善高血脂、高血压、糖代谢异常、血液高凝状态，并能控制体重、帮助戒烟以及改善情绪睡眠等。

【冠心病心脏康复3个阶段】

冠心病康复包括 3 个阶段，分别是 I 期康复（院内康复期）、II 期康复（院外康复早期）和III期康复（家庭康复）。各个康复分期的内容和目标各有侧重，又相互交叉。心脏康复开始的时间越早，获益越大。

（一）I 期康复

I 期康复为所有住院期的冠心病患者提供康复和预防服务。主要内容包括病情评估、患者教育、早期活动和日常生活指导。本期康复目标是缩短住院时间，促进日常生活能力及运动能力的恢复，减少心理痛苦，减少再住院；避免卧床带来的不利影响（如运动耐量减退、低血容量、血栓栓塞性并发症），并为II期康复作准备。

1. 早期病情评估　包括了解患者症状、体征及用药治疗情况，评估患者存在哪些冠心病危险因素以及是否存在影响患者早期活动的因素，这也是每位患者入院后医师必须要做的（表 30-2）。

2. 患者教育　包括戒烟、自救措施、生存教育和循证用药的重要性。指导患者学会自我管理：所有心脏康复专业人员应接受医患沟通技巧培训，包括动机访谈技术和戒烟后复吸干预技术。

3. 运动康复开始的时间　患者一旦脱离急性危险期，病情处于稳定状态，运动康复即可开始。参考标准：①过去 8 小时内无新发或再发胸痛；②心肌损伤标志物水平［肌酸激酶（CK-MB）和肌钙蛋白］没有进一步升高；③无明显心力衰竭失代偿征兆（静息时呼吸困难伴湿性啰音）；④过去 8 小时内无新发严重心律失常或心电图改变。

表 30-2 目前诊断、症状及治疗情况调查表

诊断、症状、治疗情况	内容	诊断、症状、治疗情况	内容
目前疾病	AMI 后 CABG 后 PCI 后 心力衰竭急性期 不稳定型心绞痛 起搏器/ICD 植入后 其他	既往史	高血压 糖尿病 卒中 COPD 其他:骨关节活动受限
目前症状	典型或不典型心绞痛 呼吸困难/气短 眩晕 血压是否达标 血糖是否达标 血脂是否达标 其他	目前用药情况	抗血小板 ACEI/ARB β 受体阻滞剂 他汀类 硝酸酯类 其他
		治疗效果	有效 无效

注:CABG,冠状动脉旁路移植术;ICD,植入型心脏复律除颤器;COPD,慢性阻塞性肺疾病。

4. 运动康复强调循序渐进 能动就要动,并非有氧器械运动才算运动康复,从被动运动开始,逐步过渡到坐起、"伸伸腿、跺跺脚"、双脚悬挂在床边、床旁站立、床旁行走,病室内步行以及上 1 层楼梯或固定踏车训练,这些均属于运动康复的范畴(表 30-3)。

表 30-3 住院期 4 步早期运动及日常生活指导计划

步骤	代谢当量/METs	活动类型	心率反应适合水平(与静息心率比较)
第 1 步	1~2	被动运动 缓慢翻身、坐起 床边椅子坐立 床边坐便	增加 5~15 次/min
第 2 步	2~3	床边坐位热身 床旁行走	增加 10~15 次/min
第 3 步	2~3	床旁站立热身 大厅走动 5~10 分钟,2~3 次/d	增加 10~20 次/min
第 4 步	3~4	站立热身 大厅走动 5~10 分钟,3~4 次/d 上 1 层楼梯或固定踏车训练 坐位淋浴	增加 15~25 次/min

5. 出院计划 给予出院后的日常生活及运动康复的指导,告诉患者出院后应该和不应该做什么;建议出院前行运动负荷试验或 6 分钟步行试验,客观评估患者运动能力,重点推荐患者参加院外早期心脏康复计划(Ⅱ期康复)。

(二) Ⅱ期康复

Ⅱ期康复一般在出院后 1~6 个月进行,经 PCI 和 CABG 患者则于术后常规 2~5 周

进行。

启动Ⅱ期心脏康复的冠心病患者包括急性冠脉综合征恢复期、稳定型心绞痛、行 PCI 治疗和行 CABG 6 个月内的患者。以下人群应延缓启动:不稳定型心绞痛发作期、心功能Ⅳ级、未控制的严重心律失常以及未控制的高血压(静息收缩压>160mmHg 或静息舒张压>100mmHg)患者。

Ⅱ期心脏康复主要内容:患者危险评估和常规运动康复程序;纠正不良生活方式;日常生活指导以及工作指导。监护下的运动康复、生活方式干预和工作指导。

1. **危险评估**　Ⅱ期康复首先强调危险评估的重要性。每位患者在进行运动康复前必须进行危险评估。内容包括患者既往史,本次发病情况,冠心病的危险因素,平常的生活方式和运动习惯,心肌损伤标志物检测和超声心动图,运动负荷试验以及心理评估。运动负荷试验是危险评估的重要内容。常用的运动负荷试验有心电图运动负荷试验和心肺运动负荷试验,虽然后者更精确,但其价格昂贵、技术设备要求高,而平板运动负荷试验或踏车运动负荷试验是一种实用、有效的评估工具。临床工作须谨记运动负荷试验禁忌证及运动负荷试验终止的指征(表 30-4)。

表 30-4　运动负荷试验终止的指征

- 达到目标心率
- 出现典型心绞痛
- 出现明显症状和体征:呼吸困难、面色苍白、发绀、头晕、眼花、步态不稳、运动失调、缺血性跛行
- 随运动而增加的下肢不适感或疼痛
- 出现 ST 段水平型或下斜型下降≥0.15mV 或损伤型 ST 段抬高≥2.0mV
- 出现恶性或严重心律失常,如室性心动过速、心室颤动、Ron T 室性期前收缩、室上性心动过速、频发多源室性期前收缩、心房颤动等
- 运动中收缩压不升或降低>10mmHg
- 血压过高,收缩压>220mmHg
- 运动引起室内传导阻滞
- 患者要求结束运动

2. **冠心病患者具体危险分层**(表 30-5)

表 30-5　冠心病患者的危险分层

危险分层	运动或恢复期症状及心电图改变	心律失常	在血管化后并发症	心理障碍	左室射血分数	功能储备	血肌钙蛋白浓度
低危	运动或恢复期无心绞痛症状或心电图缺血改变	无休息或运动引起的复杂心律失常	AMI 溶栓血管再通 PCI 或 CABG 后血管再通且无合并症	无心理障碍(抑郁、焦虑等)	LVEF>50%	≥7METs	正常
中危	中度运动(5~6.9METs)或恢复期出现心绞痛症状或心电图缺血改变				LVEF 40%~49%	5~7METs	正常

续表

危险分层	运动或恢复期症状及心电图改变	心律失常	在血管化后并发症	心理障碍	左室射血分数	功能储备	血肌钙蛋白浓度
高危	低水平运动(<5METs)或恢复期出现心绞痛症状或心电图缺血改变	有休息或运动时出现的复杂室性心律失常	AMI、PCI或CABG后合并心源性休克或心力衰竭	心理障碍严重	LVEF<40%	≤5METs	升高

注:低危组中每一项都存在时为低危;高危组中存在任何一项为高危;中危组为介于低危和高危之间。

3. **针对 PCI 术后分析**　依据单多支血管病变及 PCI 手术实施方式所划分危险分层的标准(表 30-6)。

表 30-6　PCI 术后运动康复危险分层

项目	低危	中危	高危
运动或恢复期症状及心电图改变	运动或恢复期无心绞痛症状或心电图缺血改变	中度运动(5.0~6.9METs)或恢复期出现心绞痛症状或心肌缺血改变	低水平运动(<5.0METs)或恢复期出现心绞痛症状或心肌缺血改变
心律失常	无休息或运动引起的复杂心律失常	休息或运动时未出现复杂室性心律失常	休息或运动时出现复杂室性心律失常
再血管化后并发症	AMI 溶栓血管再通或 CABG 后血管再通且无合并症	AMI、PCI 或 CABG 后无合并心源性休克或心力衰竭	AMI、PCI 或 CABG 后无合并心源性休克或心力衰竭
心理障碍	无心理障碍(抑郁、焦虑等)	无严重心理障碍(抑郁、焦虑等)	有严重心理障碍
LVEF 分数	>50%	40%~49%	<40%
$PVO_2/(ml \cdot min^{-1} \cdot kg^{-1})$	≥20	15~19	<15
PVO_2 百分预计值/%pred	≥80	65~79	<65
$AT/(ml \cdot min^{-1} \cdot kg^{-1})$	≥15	12~14	<12
心肌钙蛋白浓度	正常	正常	升高
PCI	择期 PCI、单支病变	急诊 PCI、部分重建 PCI、多支病变	急诊 PCI、部分重建 PCI、多支病变

注:AMI,急性心肌梗死(acute myocardial infarction);CABG,冠状动脉旁路移植术(coronary artery bypass grafting);METs,代谢当量(metabolic equivalents);LVEF,左室射血分数(left ventricular ejection fraction);PVO_2,峰值摄氧量(peak VO_2)。

4. **高龄稳定性患者作出危险分层**　针对高龄人群,根据一般状态评估、功能障碍评估和日常活动功能评估,改良综合评估,易于掌握,并容易判断(表 30-7)。

表 30-7　高龄稳定性冠心病患者综合评估简表

组别	A. 一般状态评估				
	营养(MAN-SF)	衰弱(FRAIL)	跌倒风险（评估表）	焦虑状况(SAS)	抑郁状态（GDS 评分）
低危	正常营养状况	强壮(0分)	风险低(1~2分)	无焦虑	无抑郁(0~5分)
中危	有营养不良风险	衰弱前期（1~2分）	风险中等（3~9分）	轻度焦虑	轻度抑郁
高危	营养不良	衰弱(3~5分)	风险高(10分及以上)	中度焦虑	中度抑郁

组别	B. 功能障碍评估			
	心功能评估（NYHA 分级）	心绞痛状态（CCS 分级）	呼吸功能（MRC 分级）	认知功能（MMSE）
低危	Ⅰ级	Ⅰ级(一般日常活动不引起心绞痛)	无呼吸功能障碍	正常:27~30分
中危	Ⅱ级	Ⅱ级(日常活动轻度受限)	轻度呼吸功能障碍(0~1级)	认知功能障碍:<27分
高危	Ⅲ级	Ⅲ级(日常活动明显受限)	中度呼吸功能障碍(2~3级)	痴呆:≤22分

组别	C. 日常活动功能评估	
	日常生活能力评估(ADL)	工具性日常活动功能评估(IADL)
低危	日常生活活动能力良好:100分	基本正常:≤20分
中危	轻度功能障碍:>60分	轻度障碍:21~59分
高危	中度功能障碍:60~41分	重度障碍:60~79分

注:①低危:所有专项危险因素均为低危,即为低危运动风险;②中危:有任何一项专项危险因素为中危,即为中危运动风险;③高危:≥3 个专项危险因素为中危,或有任何一项为高危因素,即为高危运动风险。

5. **运动康复基本原则**　总原则:根据临床情况及运动负荷试验对冠心病患者的危险分层,在临床工作中尽量选择低危、低到中危的患者进行有氧康复运动,只要病情、身体条件允许,就应尽量鼓励以参与主动运动康复为主;中高危患者,应强调被动康复的应用,但仍应尽可能地安排主动运动康复,传统康复具有广泛的适用性,无论低中高危患者,均可以选择合适的方法辅助康复。所有患者必须在医师/康复治疗师监护下进行锻炼。

制订高龄稳定性冠心病患者运动康复计划时的基本原则,包括安全性、科学性、有效性(终身性、趣味性、多样性)、个体化。其中,安全性是基石,科学性及有效性是核心,个体化是康复的关键。

（1）运动形式:包括有氧运动、阻抗运动、柔韧性运动。

有氧耐力训练和力量性训练是心血管病患者运动方式的良好选择,最佳运动方案为以有氧耐力训练为主,抗阻训练为辅。对于高龄冠心病患者来讲,有氧运动以大肌群节律性运动为首选,避免需迅速变换体位的项目,尤其是卧位-直立位转换。

　　阻抗训练与有氧运动不同,可通过增加心内膜血供,增强骨骼肌的力量和耐力,改善运动耐力,帮助患者重返日常生活和回归工作。阻抗运动的时期选择:PCI 治疗后至少 3 周,且应在连续 2 周有监护的有氧训练之后进行;心肌梗死或 CABG 后至少 5 周,且应在连续 4 周有监护的有氧训练之后进行,每次 1~8 个肌群,每周 2 次。方法为哑铃或杠铃、运动器械以及弹力带。需要注意的是,要求患者学会用力时呼气,放松时吸气。

　　(2) 运动强度的选择主要采用 4 种方法,包括:①无氧域法:无氧域水平相当于最大摄氧量的 60% 左右,是冠心病患者最佳运动强度,此参数需通过心肺运动试验获得,需要心肺运动仪和熟练的技术人员;②心率储备法:该方法需要掌握心率计算公式,即(运动最大心率-静息心率)×(0.3~0.6)+静息心率;③靶心率法:在静息心率的基础上增加 20~30 次/min 即可认为是患者合适运动强度;④自我感知劳累程度分级法:采用 Borg 评分表(6~20 分)(表 30-8),通常建议患者在 12~16 分范围内运动(即轻松-稍有疲劳感)。后两种方法简单方便、实用可行,不要求仪器设备,但欠精确,不推荐常规作为首选方法。

表 30-8　对自我理解的用力程度进行计分的 Borg 评分表

Borg 计分	自我理解的用力程度	Borg 计分	自我理解的用力程度
6、7、8	非常非常轻	15、16	用力
9、10	很轻	17、18	很用力
11、12	轻	19、20	非常非常用力
13、14	有点用力		

　　(3) 运动步骤、时间及频率:①第一步为准备活动,即热身运动,多采用低水平的有氧运动,持续 5~10 分钟;②第二步为训练阶段,包含有氧训练、阻抗训练、柔韧性训练等;③第三步为放松运动,时间 5~10 分钟。有氧训练的时间可持续 20~60 分钟,频度为每周 3~5 次,强度为中等强度。

　　运动时间:包括热身 5~10 分钟和放松时间 5 分钟。低风险患者 5~10min/次起始,视情况延长至 30~60min/次;中/高风险患者 15~30min/次起始,视情况延长至 30~60min/次。抗阻训练为 10~15 个/组,1~3 组/(肌群·次)

　　运动频率:有氧训练至少 3 次/周,抗阻训练 1 次/周起始,视情况调整推荐运动康复次数为 36 次,不低于 25 次。

　　(4) 其他训练:

　　1) 柔韧性训练,每一个部位拉伸时间 6~15 秒,有牵拉感觉同时不感觉疼痛,总时间在 10 分钟左右,每周 2~3 次。

　　2) 平衡训练,避免因跌倒而发生器官损伤。共识强调肌力训练及平衡协调训练的重要性对于高龄患者相对年轻患者要更高。

　　(5) PCI 患者 1 周康复程序的精细化指导:对中、高危患者(急诊 PCI,多支病变或未完全血运重建)后的 1 周康复程序(表 30-9),择期 PCI 后(1~3 天)康复程序(表 30-10)给予每天的精细化指导。着重强调了康复教育和冠心病重症监护室(cardiac care unit,CCU)阶段早期康复的重要性和必要性。

表 30-9 中、高危患者(急诊 PCI,多支病变或未完全血运重建)后的 1 周康复程序

项目	第一阶段	第二阶段	第三阶段	第四阶段	第五阶段	第六阶段
时间	第1天	第2天	第3天	第4天	第5天	第6~7天
能量消耗	1~2METs	1~2METs	2~3METs	3~4METs	3~4METs	4~5METs
日常生活	绝对卧床,在护理人员帮助下进食	卧床,床上自己进食,在护理人员协助下洗脸、擦浴、穿脱衣物	大部分生活自理,可坐椅子、坐轮椅至病房和治疗室	生活全部自理,在监护下,允许自行下床,步行至浴室、病房和治疗室	生活全部自理,步行至接待室/电话间,随时在病房走廊散步	继续前述活动,可稍强于原来强度的活动
康复运动	穿刺部位加压包扎12小时,被动在床上进行关节运动,醒时踝背屈、趾屈1次/h	坐床边坐位,用床边便桶、坐椅子,主动/被动在床上进行所有关节活动	可下床站立,热身运动,病房内慢速走动15~25m,2次/d	在病房内活动和做体操,中速步行25~50m,2次/d	中速步行100~150m或踏车20~40W,可上、下1层楼,2次/d	中速步行200~400m,2次/d,可上、下2层楼
宣传教育	介绍 CCU,解除顾虑	介绍康复小组、康复程序,戒烟,给宣教材料	介绍心脏解剖及冠心病发病机制	冠心病危险因素及其控制的宣教	讲解药物、饮食、运动与心率监测及性生活	讲解随访事项、心理咨询及注意事项
注意事项	紧急情况时的处置	每次活动后休息1~30分钟	每次活动后休息1~30分钟	各种活动都要在可耐受的情况下进行	各种活动都要在可耐受的情况下进行	准备安排出院

注:PCI,经皮冠脉介入术;CCU,冠心病重症监护室。

表 30-10 择期 PCI 后(1~3 天)康复程序

项目	第1天	第2天	第3天
能量消耗	2~3METs	3~5METs	6~7METs
日常生活	经桡动脉穿刺患者可下床上厕所、擦脸、进食等简单生活活动(应避免使用穿刺侧上肢),经股动脉穿刺患者需卧床约12小时	生活可完全自理,自己进食及进行洗漱和擦身等活动	可生活完全自理,可从事病房中的各种活动
康复运动	穿刺部位加压包扎12小时,经桡动脉穿刺患者术后即可床边坐位及床旁轻微活动	经股动脉穿刺患者下床站立及慢步行走,经桡动脉穿刺患者可床旁站立,走动5~10分钟,2~3次/d	床旁站立,大厅走动5~10分钟,3~4次/d,上1~2层楼梯或固定踏车训练,坐位淋浴

续表

项目	第1天	第2天	第3天
宣传教育	介绍CCU,解除顾虑	介绍冠心病易患因素(高血压病、吸烟等)及不良生活方式的矫正	出院前教育,包括随访事项、脉率等简易运动指标的自测,用药注意事项等
其他注意事项	紧急情况的处置	运动时间以10~30分钟为宜。运动强度在RPE 11(稍轻)~13(稍累)级,靶心率以休息心率增加20~30次为宜	准备出院

注:PCI,经皮冠脉介入术;METs,代谢当量;CCU,冠心病重症监护室;RPE,自觉疲劳程度等级,即由于穿刺伤口尚未痊愈,1周内应避免穿刺部位关节的大幅度运动,故本程序第2~3天的步行距离仅适用于经桡动脉入路患者,对于经股动脉入路患者1周内不宜进行下肢运动,代之以上肢运动。

本程序适用于PCI术后危险分层属于中、高危的患者:①本程序应进行个体化实施,根据患者每一阶段的实施情况决定下一步的康复程序,每一阶段均可以缩短或延长。②康复须在心电监护下进行,应密切观察各项心血管指标的变化。③本程序第3天起的步行距离适用于经桡动脉入路患者,而对于经股动脉入路患者要代之以上肢运动,因1周内应避免下肢的大幅度运动。④暂停活动指标,活动中遇有下列情况应立即停止,然后视情况延长康复程序:心率110次/min;出现心绞痛、胸闷、气短、心悸、眩晕、晕厥、面色苍白、大汗等表现;活动时ST段下移>0.1mV,或上移>0.2mV;收缩压上升20mmHg或以上,或收缩压不升高反而降低;出现严重心律失常;运动试验可早在PCI术后1~2周进行,但要根据每个患者的具体情况由临床医师决定。

(6)高龄稳定性冠心病患者运动注意事项:以改善和提高心血管有氧运动能力为主,以改善神经、肌肉、关节运动功能为辅。

对患者各项训练的其他要求、动作标准、器械使用、自我防护、安全监护等的特别说明,尤其应当重视预防心血管事件、跌倒、过度疲劳、运动损伤以及骨关节劳损加重等各种意外的发生。

(7)被动运动康复:当患者受限于危险分层较高、极高龄(80岁以上)、基础病、长期卧床、失能虚弱、无主观运动意愿等各种因素而进行主动运动康复受限时,被动康复显得尤为重要。

共识提出:①被动运动康复与助力运动;②物理因子治疗;③治疗师手法康复;④传统中医康复等措施,强调康复治疗师的各种手法治疗技术对中高危及极高龄患者更为重要。如呼吸康复技术,适用范围广,具有良好作用,包括辅助排痰、呼吸模式重塑等多个方面,其中尤其以呼吸肌训练为重要。

(8)对冠心病患者日常生活的指导:指导冠心病患者尽快恢复日常生活是Ⅱ期心脏康复的重要内容。

主要包括:①病情稳定1周后可以开始尝试驾驶活动;②心脏事件2周后无并发症可乘坐飞机;③通常建议患者出院2~4周后,PCI治疗患者出院后1周,CABG后6~8周可重新开始性生活。

评估方法建议如下:患者在10~15秒之内爬完20级楼梯没有出现呼吸急促、胸痛等其他症状,与安静时相比,每分钟心搏增加不到20~30次,心脏负荷试验最大心脏负荷大于5

个代谢当量,备硝酸甘油。

（9）对冠心病患者工作的指导:工作指导也是Ⅱ期心脏康复的重要内容,目的是促进患者早日回归社会,内容包括根据运动负荷试验所测得的实际运动能力,结合各种活动的能量消耗水平,指导患者回归工作(表30-11)。

表30-11 各种活动的能量消耗水平(用METs衡量)

低于3METs	3~5METs	5~7METs	7~9METs	大于9METs
		日常生活活动		
洗漱	擦窗	花园中简单地挖土	锯木	搬运大于15kg
剃须	耙地	手工修剪草坪	较重的挖掘工作	重物爬楼梯
穿衣	使用自动除草机	慢速爬楼梯	中速爬楼梯	快速爬楼梯
案头工作	铺床/脱衣服	搬运13.5~22.5kg	搬运22.5~40kg	大量铲雪工作
洗盘子	搬运6.5~13.5kg重物	重物	重物	
开车				
轻家务				
		职业相关活动		
端坐(办公室)	摆货架(轻物)	户外木工	用铲挖沟	伐木
打字	修车	铲土	林业工作	重劳动者
案头工作	轻电焊/木工	锯木	干农活	重挖掘工作
站立(店员)		操作气动工具		
		休闲活动		
高尔夫(乘车)	交际舞	羽毛球(竞技)	独木舟	手球
编织	高尔夫(步行)	网球(单人)	登山	足球(竞技)
手工缝纫	帆船	滑雪(下坡)	乒乓球	壁球
	双人网球	低负荷远足	步行(速度8km/h)	越野滑雪
	6人排球	篮球	跑步(12分钟跑完1 600m)	激烈篮球比赛
	乒乓球	橄榄球	攀岩	
	夫妻性生活	河中捕鱼	足球	
		体育锻炼活动		
	步行(速度4.8~6.4km/h)	步行(速度7.2~8km/h)	慢跑(速度8km/h)	跑步(速度>10km/h)
固定自行车	骑行(速度10~13km/h)	骑行(速度14.5~16km/h)	游泳(自由泳)	骑行(速度>21km/h)
很轻松的健美操	较轻松的健美操	游泳,蛙泳	划船机	跳绳
			高强度健美操	步行上坡(速度8km/h)
			骑行(速度19km/h)	

（三）Ⅲ期康复

Ⅲ期康复为发生主要心血管事件 1 年后的院外患者提供预防和康复服务,内容包括维持已形成的健康生活方式和运动习惯,继续运动康复和纠正危险因素,以及社会心理状态的恢复。Ⅲ期主要强调维持健康的生活习惯和坚持循证药物治疗的重要性,同时强调关注患者的社会心理状态。

（四）PCI 术后患者运动康复分期

PCI 术后患者运动康复分期（表 30-12）大致与常规冠心病康复分期相似,主要区别在于住院期康复的具体内容不同,推荐择期 PCI 的患者在术前即开始进行一定的运动康复以提高手术耐受力,利于预后和为术后康复打下基础。

表 30-12　PCI 术后运动康复分期

分期	时间	目标	内容	注意事项
住院期康复(急性期,Ⅰ期)	病情稳定:择期 PCI 术前,术后 24 小时内开始 病情不稳定:术后 3~7 天后,酌情	提高机体心肺等功能储备,增强手术耐受能力,缩短住院时间,促进日常生活能力恢复与运动能力恢复,预防并发症,为Ⅱ期康复作准备	1. 评估,包括一般临床评价、危险因素 2. 教育,包括生存教育、戒烟 3. 运动康复及日常生活指导,即四步计划 4. 出院计划,包括出院运动及日常生活指导、运动功能状态评估、复诊计划	必须在心电和血压监护下进行,运动量宜控制在较静息心率增加 20 次/min 左右,同时患者感觉不大费力(Brog 评分<12 分)
出院早期门诊康复(稳定期,Ⅱ期)	出院后 1~6 个月、术后 2~5 周开始	最大限度恢复或提高患者日常生活及运动功能,采取综合措施控制危险因素,促进患者回归社会	1. 一般临床评估 2. CPET 及危险分层 3. 纠正不良生活方式 4. 用药管理 5. 常规运动康复,如有氧训练、抗阻训练、柔韧性训练、协调训练、平衡训练等 6. 日常生活指导 7. 恢复工作等能力指导 8. 其他康复方法	根据危险分层进行选择性心电、血压监护下的中等强度运动,推荐运动康复次数为 36 次,不低于 25 次,3 个月后需调整运动处方,复查心肺运动储备功能,判断患者预后,并在此基础上调整运动强度
院外长期康复(维持期,Ⅲ期)	门诊康复后或心血管事件 1 年后	预防心血管事件再发,形成健康生活和运动习惯,促进社会心理状态恢复	1. 运动康复 2. 危险因素控制 3. 循证用药 4. 定期复诊	可在家中进行,视危险程度,一般无须医学监护

（五）对慢性冠脉综合征患者的运动推荐

《2020 年 ESC 运动心脏病学和心血管疾病患者体育锻炼指南》对慢性冠心病患者提出如下运动推荐：

慢性冠脉综合征（CCS）患者进行运动前，要先接受运动负荷试验评估，进行危险分层（Ⅰ类推荐，C 级证据）。

推荐对 CCS 患者规律随访和危险分层（Ⅰ类推荐，B 级证据）。

推荐对 CAD 不良事件的高风险个体，根据当前 CCS 指南进行管理（Ⅰ类推荐，C 级证据）。

低风险个体可考虑竞技性或休闲运动（老年运动员和极度 CV 损害除外）（Ⅱa 类推荐，C 级证据）。

运动负荷试验提示为高风险的心肌缺血患者，可进行低于心绞痛或缺血阈值的休闲运动（Ⅱb 类推荐，C 级证据）。

运动负荷试验提示为高风险的心肌缺血患者，不推荐竞技性运动（Ⅲ类推荐，C 级证据）。

综上所述，先评估，再分层；低风险，可运动；高风险，不比赛。

【强调冠心病患者的循证规范用药和治疗依从性】

改善冠心病患者预后的重要措施是充分使用有循证证据的二级预防药物。目前，我国冠心病患者二级预防用药状况非常不理想，所以共识提出，坚持二级预防用药，则医师需要做更多的工作，不仅需要处方药物，同时要个体化调整药物剂量，包括注意药物不良反应，教育、监督、鼓励患者坚持用药，及时发现患者的心理、生理和经济问题，适当调整方案，从而提高用药的依从性。

此外，该共识还强调了药物治疗的必要性并简单论述了部分对运动有影响的药物（表30-13）。

表 30-13　不同药物对运动耐量的影响

药物	对运动耐量的影响	注意事项
β 受体阻滞药	早期显著降低患者的运动耐量，长期使用对改善运动耐量仍存在争议	可能影响运动康复的不良反应，包括乏力、运动不耐受、精力不济等
钙通道阻滞剂	二氢吡啶类与非二氢吡啶类都有抗心绞痛作用 长期使用对提高运动耐量不明确	在运动康复时需注意低血压和体位性低血压的发生
硝酸酯	1. 短期可以发挥抗心绞痛作用，提高运动耐量 2. 在心力衰竭患者中硝酸酯的使用与患者活动减少相关，同时并不改善患者运动能力	在运动康复时需注意低血压和体位性低血压的发生
他汀	因肌肉不良反应，可能导致运动耐量的下降	在长期使用时也应该关注肝毒性、乏力、骨骼肌不良反应等
曲美他嗪	1. 同时优化心肌和骨骼肌的代谢 2. 与其他抗心绞痛药物联合，可进一步增强患者的运动耐量 3. 与运动康复联合使用具有协同作用，进一步改善运动耐量	无

【综合控制多种危险因素】

共识提出的冠心病二级预防内容包括:合理膳食,戒烟限酒,控制体重,控制血压,调节血脂,控制血糖,情绪管理和睡眠管理,建立随访系统。其中,情绪管理、睡眠管理以及随访系统建立有别于欧美国家心脏康复/二级预防指南。

（一）情绪管理

情绪管理的目标是识别患者的精神心理问题,并给予对症处理。

推荐措施:心血管医师应有意识评估患者的精神心理状态;了解患者对疾病的担忧、患者的生活环境、经济状况和社会支持对患者病情的影响;通过一对一的方式或小组干预对患者进行健康教育和咨询;促进患者伴侣和家庭成员、朋友等参与对其干预;轻度焦虑、抑郁治疗以运动康复为主;对焦虑和抑郁症状明显者给予对症药物治疗,或转诊至精神科专科治疗。

（二）睡眠管理

心血管疾病患者的失眠患病率显著高于普通人群,这对心血管疾病患者的预后和生活质量造成非常恶劣的影响。而心血管疾病患者发生失眠与心血管疾病本身密切相关,包括心血管疾病各种症状导致失眠、冠状动脉缺血导致心脑综合征、心血管药物致失眠、心血管手术后不适症状致失眠、因疾病发生焦虑/抑郁导致失眠、睡眠呼吸暂停。因此,对心血管疾病患者失眠的处理不同于原发性失眠。

共识推荐治疗措施如下:患者在发生失眠的急性期要尽早使用镇静安眠药物,要短程、足量、足疗程,包括苯二氮䓬类药物(BZ)、非苯二氮䓬类药物(NBZ)或 5-羟色胺再摄取抑制剂(SSRI)。苯二氮䓬类药物(BZ)连续使用不超过 4 周。应注意苯二氮䓬类药物半衰期较短者比半衰期较长者撤药反应更快、更重,停服半衰期短的药物,需逐步减药直至停药,如劳拉西泮。一种抗催眠镇静药疗效不佳时可并用另两种镇静安眠药物。每种药物都尽量用最低有效剂量。鼓励采用新型抗抑郁药,如 5-羟色胺再摄取抑制剂,因不良反应相对少且成瘾性很低。

（三）对高龄患者常见合并症提出特殊的要求

1. **合并糖尿病** 高龄冠心病患者参与心脏康复时应重视对糖尿病或糖耐量减退的筛查。一般病情控制稳定,无严重其他脏器并发症的糖耐量减退和糖尿病患者都适宜参与心脏运动康复。禁忌证包括:糖尿病酮症酸中毒、空腹血糖>16.7mmol/L、增殖性视网膜病、肾病(血肌酐>1.768mmol/L)、急性感染。训练时间的安排上忌空腹训练,餐后 2 小时内开始为宜,90 分钟时降糖作用最强,避免在降糖药/胰岛素作用高峰期训练。监测患者血糖水平(>16.7mmol/L 或<3.9mmol/L 时禁忌运动训练),定期检查血乳酸、血肌酐水平、糖化血红蛋白(控制在 7.5%~8.0%)为宜。

运动中低血糖处理:进行相关教育,运动前告知低血糖的紧急处理方式。运动中需注意补充糖分。胰岛素注射部位原则上以腹壁脐周为佳,尽量避开运动肌群。长时间运动者,可以在运动过程中进食缓慢吸收的糖类。低血糖的发生与运动前的血糖有关,若运动前血糖<5.6mmol/L,应进食糖类后再运动。运动中低血糖和迟发性低血糖,均应立即进食含 10~15g 糖类的食物,15 分钟后血糖如果仍<3.9mmol/L,再给予同等量食物。进食后未能纠正的严重低血糖应送医疗中心抢救。

2. **合并心力衰竭** 慢性心力衰竭患者(包括接受过埋藏式除颤仪、心脏起搏器以及心脏再同步化治疗者)原则上均应参与心脏康复,训练需在医疗监护下进行。评估时多采用低水平运动或症状限制性运动负荷试验(运动方案推荐 5~10W/min 递增功率的踏车方案或改良 Bruce 方案)、6 分钟步行试验、代谢当量活动调查表等。有氧训练时延长训练时间(如果能耐受)是首要目标,增加训练强度是次要目标。对植入型心律转复除颤器(ICD)患者,最大靶心率可定为 ICD 探测频率减去 20~30 次/min。

3. **合并卒中**　卒中后遗症严重限制了患者参与心脏康复。应在参与前对患者进行主要包括意识、认知、心理、语言、吞咽、运动、感觉、平衡等各方面功能,以及 ADL 和社会参与能力的评定。参与过程中除了心血管相关问题外,还需要注意对卒中后遗症及并发症的干预,以及卒中复发的预防。

卒中影响较轻,则可适当地进行心脏主动康复,训练的设计需要根据患者的功能障碍情况进行变动,遵循个体化的治疗方案。训练时,如果患者功能条件允许,应建议参与常规运动康复,运动处方的制订在依据患者基线状态下的运动能力时也需考虑到患者功能缺陷导致的训练受限。强调被动康复以及康复工程技术的应用。肌张力障碍的患者,在进行运动训练时应避免诱发或加重痉挛、疼痛、下肢静脉血栓、体位性低血压的患者,应密切注意症状变化。

4. **合并其他运动障碍性疾病**　高龄患者由于与年龄相关的功能退化或并发症的影响(常见如肌肉减少症、骨性关节炎、腰椎间盘突出、颈椎病、帕金森病等),可能引起各种运动功能障碍,强调在监护措施下进行训练。

在运动形式的选择和运动设计上,应尽量利用患者残存功能开展训练。选择患者能耐受的运动强度。在运动时间的选择上,应选择起始阶段患者能耐受的时间,逐步延长,可采用间歇性训练的方法延长患者运动时间。在运动频率选择上,一般不低于 3 次/周。

5. **合并外周动脉疾病**　间歇性跛行患者在制订训练计划时,应根据患者的症状表现及缺血程度来确定。康复计划的实施推荐在监护下进行,并最好持续 3 个月以上。有氧运动形式选择上以步行运动更为有效,推荐采取训练-休息-训练循环模式安排训练。目标训练时间为 60 分钟/次,3 次/周。运动形式以步行运动更有效,强度以可在 3~5 分钟内引起跛行强度的 80% 为标准,嘱患者运动至适宜的可耐受量,然后简短休息以使症状缓解或消除后再次运动。

【建立随访系统】

建立随访系统的目标是提高治疗依从性,推荐以科室为单位建立随访系统;随访系统具体内容包括对患者进行评估、制订方案、确定随访时间、随访内容、目标和干预策略,建立数据库,评估康复效果。通过对患者生活方式的调整、危险因素控制及心脏康复/二级预防措施的落实情况进行评估、随访和监督,心血管医师动态观察在康复治疗中存在的医疗问题,确保心脏康复二级预防的安全性、有效性和依从性。

【开展心脏康复应具备的基本条件】

共识规范了开展心脏康复应具备的人员编制、场地和设施条件。人员基本要求:配备心脏康复医师和心脏康复治疗师。场地因地制宜。必备设备包括 4 个部分,即评估设备、监护设备、运动训练设备和常规急救设备。评估设备为运动负荷心电图或运动心肺仪;监护设备为遥测运动心电监护系统,要求有一定的抗运动干扰能力;运动训练设备包括固定踏车、跑步机等有氧训练设备和上肢力量训练器、下肢力量训练器、核心肌群力量训练器等阻抗训练设备,如果场地有限,可以用弹力带或弹力管代替阻抗训练设备;常规抢救设备包括除颤仪、配备常规急救药物的抢救车及输液设施等。

指南要点小结

1. 心脏康复/二级预防

（1）系统评估:初始评估、阶段评估和结局评估是实施心脏康复的前提和基础。

（2）循证用药:控制心血管危险因素。

（3）改变不健康生活方式:主要包括戒烟、合理饮食和科学运动。

（4）情绪和睡眠管理:关注精神心理状态和睡眠质量对生活质量和心血管预后的不良影响。

（5）健康教育行为改变:指导患者学会自我管理是心脏康复的终极目标。

（6）提高生活质量、回归社会、职业回归。其中生活方式管理主要包括运动处方、营养处方和戒烟处方,此三项内容的管理是心脏康复的重要内容。

2. 指南推荐临床实践中使用 3 期心脏康复模式,心脏康复开始的时间越早,获益越大。

3. 指南为 PCI 术后的患者每天如何运动提供精细化指导。

4. 高龄稳定性冠心病患者运动康复要兼顾安全性、科学性、有效性、个体化。其中,安全性是基石,科学性及有效性是核心,个体化是康复的关键。

（许丹焰）

参考文献

[1] 中华医学会心血管病学分会,中国康复医学会心血管病专业委员会,中国老年学学会心脑血管病专业委员会. 冠心病康复与二级预防中国专家共识[J]. 中华心血管病杂志,2013,41(4):267-275.

[2] 胡大一. 中国心血管疾病康复/二级预防指南(2015 版)[M]. 北京:北京科学技术出版社,2015.

[3] SQUIRES R W,KAMINSKY L A,PORCARI J P,et al. Progression of exercise training in early outpatient cardiac rehabilitation:an official statement from the American Association of Cardiovascular and Pulmonary Rehabilitation[J]. J Cardiopulm Rehabil Prev,2018,38(3):139-146.

[4] THOMAS R J,BALADY G,BANKA G,et al. 2018 ACC/AHA clinical performance and quality measures for cardiac rehabilitation:a report of the American College of Cardiology/American Heart Association Task Force on Performance Measures[J]. J Am Coll Cardiol,2018,71(16):1814-1837.

[5] BUCKLEY J,DOHERTY P,FURZE G,et al. The BACPR Standards and Core Components for Cardiovascular Disease Prevention and Rehabilitation 2017[M]. 3rd ed. London:British Association for Cardiovascular Prevention and Rehabilitation,2017.

[6] 中国康复医学会心血管病专业委员会. 中国心脏康复与二级预防指南 2018 精要[J]. 中华内科杂志,2018,57(11):802-810.

[7] 中国医师协会心血管内科医师分会预防与康复专业委员会. 经皮冠状动脉介入治疗术后运动康复专家共识[J]. 中国介入心脏病学杂志,2016,24(7):361-369.

[8] 中华医学会老年医学分会. 75 岁及以上稳定性冠心病患者运动康复中国专家共识写作组. 75 岁及以上稳定性冠心病患者运动康复中国家共识[J]. 中华老年医学杂志,2017,36(6):599-607.

［9］ HAYKOWSKY M,SCOTT J,ESCH B,et al. A meta-analysis of the effects of exercise training on left ventricular remodeling following myocardial infarction:start early and go longer for greatest exercise benefits on remodeling［J］. Trials,2011,12:92.

［10］ American Association of Cardiovascular and Pulmonary Rehabilitaion. Guidelines for cardiac rehabilitation and secondary prevention programs［M］. 5th ed. Nabucco:Human Kinetics Publishers,2013.

［11］ 中华医学会老年医学分会,解放军总医院老年医学教研室.老年患者术前评估中国专家建议(2015)［J］.中华老年医学杂志,2015,34(11):1273-1280.

［12］ PELLICCIA A,SHARMA S,GATI S,et al. 2020 ESC Guidelines on sports cardiology and exercise in patients with cardiovascular disease［J］. Eur Heart J,2021,42(1):17-96.

［13］ 中国康复学会心血管病专业委员会,中国老年学学会心脑血管病专业委员会.在心血管科就诊患者的心理处方中国专家共识［J］.中华心血管病杂志,2014,42(1):6-13.

［14］ 中华医学会糖尿病学分会.中国糖尿病运动指南［M］.北京:中华医学电子音像出版社,2013.

［15］ PIEPOLI M F,CORRD U,BENZER W,et al. Cardiac Rehabilitation Section of the European Association of Cardiovascular Prevention and Rehabilitation. Secondary prevention through cardiac rehabilitation:from knowledge to implementation. A position paper from the Cardiac Rehabilitation Section of the European Association of Cardiovascular Prevention and Rehabilitation［J］. Eur J Cardiovasc Prev Rehabil,2010,17(1):1-17.

［16］ 中国康复医学会心血管病专业委员会,中国老年学学会心脑血管病专业委员会.慢性稳定性心力衰竭运动康复中国专家共识［J］.中华心血管病杂志,2014,42(9):714-720.

第三十一章　心脏疾病生化标志物检测

生化标志物(biochemical marker)又称生物标志物(biomarker),是指客观上具有可供测量和评估的特征,且能揭示生理、病理状态或治疗效应的指标。根据临床作用的不同,生化标志物(简称"标志物")分为3大类:①筛查性标志物(screening biomarker),用于筛查症状不明显患者;②诊断性标志物(diagnostic biomarker),用于确诊可疑患者;③预后性标志物(prognostic biomarker),用于确诊患者的预后评判。

临床上评判生物标志物的价值需满足3个标准:①必须拥有精确的、合理成本和较短测试时间的重复测量方法;②必须能提供无法从临床检查中获取的有效信息;③其血浆浓度值应有助于临床决策。

1999年7月,美国临床生化学会(NACB)首次发布了第一个心脏疾病标志物指南,即《心脏标志物在冠心病中应用的实验医学实践指南》。2007年NACB相继公布了两个心脏疾病标志物指南,即《急性冠脉综合征(ACS)标志物的临床特征和应用》和《心血管生物指标检查在心力衰竭中的临床应用》。近年来,欧洲心脏病学会(ESC)和美国心脏协会/美国心脏病学院(ACC/AHA)等国际学术机构陆续更新了ACS和心力衰竭相关指南,针对两类疾病的心脏标志物进行了系统阐述和相关更新,相关介绍和解读详见下文。

【急性冠脉综合征】

(一) 急性冠脉综合征(ACS)概念

急性心肌梗死是指由于急性心肌缺血所导致的一组临床综合征,病因包括5种:①斑块破裂继发急性血栓形成(最常见病因);②进行性机械性血管阻塞;③炎症;④继发性缺血;⑤动力性阻塞(如冠脉痉挛)。不同ACS再缺血风险和死亡风险不同,早期干预显著减少心肌损伤,故对ACS进行快速诊断、危险分层和早期治疗是此病成功救治关键。

评估急性胸痛时须做到:①明确临床表现是否与ACS有关;②估计再发心血管事件风险。为此,临床医师在询问病史、体格检查和分析心电图(ECG)时,还需检测心脏标志物。

(二) ACS诊断

1. Ⅰ类推荐

(1) 所有ACS患者应检查心肌坏死标志物(C级证据)。

(2) 凡怀疑AMI患者,应综合临床表现(病史和查体)、ECG和标志物进行诊断(C级证据)。

（3）肌钙蛋白（cTn）是诊断 AMI 首选标志物,当不能进行 cTn 检测时,肌酸激酶同工酶（CK-MB）定量检测可作为备选（A 级证据）。

（4）患者入院后,应根据临床情况确定检测时间点,推荐在不同时间点动态监测。对大多数患者而言,应在入院时及入院后 6~9 小时采血检查（C 级证据）。

（5）若病史提示 ACS,且合并下列提示心肌坏死情况时,可考虑 AMI:①发病后入院 24 小时内,所测 cTn 最大浓度值,至少 1 次大于参考范围上限,若能同时观察到 cTn 浓度值动态变化（升高和/或降低）更有助于确诊 AMI;②CK-MB 最大浓度值连续 2 次以上大于参考范围上限,且能观察到 CK-MB 浓度值动态变化（C 级证据）。

2. Ⅱb 类推荐

（1）发病 6 小时内,除常规检测 cTn 外,应同时检测其他早期坏死标志物,首选肌红蛋白（B 级证据）。

（2）只要不违背治疗原则,推荐早期重复检测心肌坏死标志物,以便快速诊断 AMI（C 级证据）。

3. Ⅲ类推荐

（1）不推荐将肌酸激酶（CK）和 CK-MB 活性、天冬氨酸转氨酶、β-羟基丁酸脱氢酶和/或乳酸脱氢酶作为诊断 AMI 标志物（C 级证据）。

（2）对待 ECG 异常（如新发 ST 段抬高）患者,不能因等待标志物结果而延误诊断和治疗（C 级证据）。

（三）生化标志物与急性心肌梗死

1. **心肌坏死标志物** 心肌坏死导致心肌细胞膜完整性破坏,导致结构蛋白和其他大分子释放至心脏间隙。这些与心肌坏死相关的标志物包括肌钙蛋白 I 和 T（cTnI 和 cTnT）、CK、肌红蛋白、乳酸脱氢酶等（表 31-1）。其中,由于组织特异性高以及检测性能提高,cTn 被认为是检测心肌损伤的首选标志物。相比其他坏死标志物,cTn 诊断 AMI 优势在于其循证医学证据更充分。当合并骨骼肌损伤（如外伤或手术后）时,通过检测 cTn 能减少假阳性结果;尤其是当 CK-MB 正常或轻度升高时,通过检查 cTn 还易识别有无心脏损伤。cTn 传统检测法诊断 AMI 特异性高,但敏感性低,尤其是 AMI 早期敏感性更低,常需发病后 6~12 小时多次检测才能确诊,不利于早期诊断,但高敏肌钙蛋白（hs-cTn）显著提高了 AMI 早期诊断敏感性。AMI 发病 1~3 小时即可在外周血中检测到 hs-cTn。相比传统方法,hs-cTn 敏感性提升了 10~100 倍,单次检测确诊 AMI 敏感性高达 95%,发病后 3 小时内连续 2 次检测,确诊敏感性将提升至 100%。故临床上诊断 AMI,推荐动态监测坏死标志物,若发现特征性浓度值变化（升高和/或降低）,更支持 AMI 诊断。

当不能检测 cTn 时,可选择检测 CK-MB。尽管 CK 是心肌损伤的敏感指标,但因其在骨骼肌大量存在,故特异性差,而 CK-MB 在心肌含量高于骨骼肌,故 CK-MB 敏感性和特异性均优于 CK。然而,骨骼肌、小肠、膈肌、子宫和前列腺还存在少量 CK-MB,故当上述器官（尤其是骨骼肌）严重损伤时,CK-MB 特异性将降低。不同时间点多次重复检测,可发现 CK-MB 特征性浓度变化（升高和/或降低）,可提高 AMI 诊断特异性。相比检测 CK-MB 定性法,定量法更精确,故更推荐定量法。

表 31-1　心肌坏死生化指标比较

生化指标	分子量/ (g·mol⁻¹)	心脏特 异性	优点	缺点	持续升高时间
肌红蛋白	18 000	无	敏感性和阴性预测值高;早期识别 MI 和再灌注	合并骨骼肌损伤和肾功能不全时特异性降低;梗死后清除快	12~24 小时
h-FABP	15 000	+	早期识别 MI	合并骨骼肌损伤和肾功能不全时特异性降低	18~30 小时
CK-MB 定量检测	85 000	+++	识别再发心肌梗死;有大量临床应用经验;既往心肌坏死诊断"金标准"	合并骨骼肌损伤和肾功能不全时特异性降低	24~36 小时
CK-MB 亚型	85 000	++++	早期识别 MI	可用性/经验不足	8~30 小时
cTnT	37 000	++++	可用于危险分层;可检测发病达 2 周的 MI;高度心脏组织特异性	非心肌坏死的早期指标;需要连续检测以排除早期再梗	10~14 天
cTnI	23 500	++++	可用于危险分层;可检测发病达 7 天的 MI;高度心脏组织特异性	非心肌坏死的早期指标;需要连续检测以排除早期再梗;没有分析性参考标准	4~7 天

注:关于开始升高的时间,肌红蛋白为 1~3 小时,CK-MB 为 3~4 小时,cTnT 为 3~4 小时,cTnI 为 4~6 小时。h-FABP,心脏脂肪酸结合蛋白。

由于 CK、乳酸脱氢酶和天冬氨酸转移酶等特异性差,已有特异性标志物可替代,故上述标志物不再推荐用于 AMI 诊断。肌红蛋白同样存在特异性差的缺点,但因分子量小,心肌坏死后可迅速升高,故仍是诊断极早期 AMI 有效标志物。

2. **血样采集的最佳时机**　AMI 标志物检测的最佳血样采集时机,取决于标志物性质和患者临床情况。CK-MB 在心肌损伤后 3~4 小时内开始升高,持续 48~72 小时后降至正常。cTn 开始升高时间与 CK-MB 相同,但持续时间更长,cTnI 和 cTnT 分别是 4~7 天和 10~14 天。其原因在于心肌细胞损伤后释放的 cTn 经心脏肌丝缓慢扩散,以致 cTn 代谢动力学持续时间较长。相比之下,肌红蛋白在肌细胞损伤后 1 小时开始升高,12~24 小时内可降至正常。

由于上述动力学原因,极早期(1~3 小时)心肌坏死不能依靠 CK-MB 和 cTn,因为两者最大检测灵敏度是在心肌梗死 6 小时后。因此,大多数 AMI 患者需在入院时及发病后 6~9 小时抽血检测。然而,对于早期结果阴性,但临床提示 AMI 的患者,或可疑心肌缺血致再发心血管事件的患者,应在发病后 12~24 小时后复查。对于不伴 ST 段抬高的患者,在发病 8 小时后多次复查能提高心肌损伤检测率(从 49% 提高至 68%),并能提高危险评估的准确率。早期反复检测 cTn 和/或 CK-MB,且同时检测肌红蛋白,能提高 AMI 早期检测率。

3. **AMI 诊断标准**　cTn 诊断值是指,cTn 浓度值超过参考值第 99 个百分位数(参考范围上限)。在出现相关临床事件期间,cTn 最大浓度值需≥1 次超过诊断值,才提示 AMI。同样,CK-MB 诊断值是指,CK-MB 浓度值超过参考值第 99 个百分位数(参考范围上限)。因为 CK-MB 相比 cTn 组织特异性更低,故指南推荐在多数情况下 CK-MB 需连续≥2 次大于诊断值,才能诊断 AMI。指南不推荐以 CK 作为 AMI 诊断依据。然而,当无法检测 cTn 或 CK-MB,而只能检测 CK 时,推荐 CK 诊断值为大于 2 倍诊断值。如果 CK-MB 或 CK 浓度值出现动态变化(升高和/或降低),则更支持 AMI 诊断。

4. 应用标志物诊断 AMI 注意事项

(1) AMI 诊断明确后,连续测量 CK-MB 能为 AMI 治疗提供指导信息。在某些情况下,可联合运用早期坏死标志物与 cTn。

(2) 尽管坏死标志物对于诊断 AMI 具有关键作用,但其他诊断手段仍然具有重要意义。若 ECG 提示急性 ST 段抬高且同时存在相关临床表现,对于急性 STEMI 诊断具有很高阳性诊断价值,是尽早实施冠脉再灌注治疗的重要依据。

(3) AMI 患者在发病 6 小时内往往还不曾出现坏死标志物浓度值变化,鉴于 STEMI 患者尽早治疗(尤其冠脉再灌注治疗)与预后密切相关,故不应因为等待标志物结果而延误治疗。

【ACS 早期危险分层】

心脏生化标志物同样可用于 ACS 早期危险分层,以针对不同危险层次患者,进行早期个体化治疗,相关推荐如下:

(一) 推荐级别

1. Ⅰ 类推荐

(1) 所有怀疑 ACS 患者均应根据症状、体征、ECG 和标志物等临床资料进行早期危险分层(C 级证据)。

(2) cTn 是 ACS 危险分层首选标志物。条件允许时,所有怀疑 ACS 患者均应检测 cTn。对于临床表现提示 ACS 的患者,当其 cTn 最大浓度超过参考值第 99 百分位数时,高度提示存在死亡和再发心肌缺血的风险(A 级证据)。

(3) 患者入院后应及时并动态检测标志物,具体时间点视临床情况而定。对绝大多数患者而言,推荐在入院时及入院后 6~9 小时进行抽血检测(B 级证据)。

2. Ⅱa 类推荐

(1) 对临床表现为 ACS 的患者,除检测 cTn 外,同时检测高敏 C 反应蛋白(hs-CRP),有助于风险评估,但以此指导治疗是否有益目前尚缺乏相关证据(A 级证据)。

(2) 对临床表现为 ACS 症状的患者,除检测 cTn 外,同时检测 B 型利钠肽(BNP)或 N 端 B 型利钠肽前体(NT-proBNP),有助于风险评估,但以此指导治疗是否有益目前尚缺乏相关证据(A 级证据)。

3. Ⅱb 类推荐

(1) 对于临床表现不典型,但有证据提示心肌缺血的患者而言,除进行 cTn 和 ECG 检查外,同时检测其他心肌缺血性标志物,可帮助排除 ACS(C 级证据)。

(2) 对于临床表现为 ACS 的患者,应用"多标志物策略",即同时检测≥2 个不同标志物,有助于提高危险分层准确性,帮助对此类患者进行风险评估,但以此指导治疗是否有益目前尚缺乏相关证据(C 级证据)。

(3) 只要不违背治疗策略,推荐早期(入院后 2~4 小时)重复检测 cTn(C 级证据)。

4. Ⅲ类推荐　若临床表现不支持 ACS,不推荐常规检测坏死标志物(C 级证据)。

(二) 不同心脏生化标志物在 ACS 早期危险分层中的意义

1. 心肌坏死指标　NSTE-ACS 患者 cTn 升高提示心肌损伤,且预示:①冠脉病变复杂严重;②再发血栓风险高;③罪犯血管血流受损严重;④心脏微血管灌注受损;⑤PCI 术中/后无复流风险高。坏死标志物升高是 ACS 患者死亡和再发缺血事件的独立危险因子。相比 cTn 正常的 NSTE-ACS 患者,cTn 升高者的死亡和再发 AMI 风险升高 4 倍。同样,入院时 cTn 升高的 STEMI 患者,短期死亡风险显著升高。cTn 提高了心肌损伤检出率和风险评估力,具有独立预测价值,cTn 越高,风险越高,即使 CK-MB 正常者同样如此,故 cTn 是 ACS 危险评估首选标志物,且 cTnI 和 cTnT 评估价值相当。相比传统检测法(cTn),hs-cTn 对 ACS 危险分层和预后评估价值更显著,但 hs-cTn 并非 ACS 临床决策唯一凭据,应结合整体临床情况综合判断。

2. 利钠肽　利钠肽同样可指导 ACS 危险分层。透壁 MI 或既往缺血诱发左心室重构,导致左心室直径和压力增加,增加室壁张力,导致利钠肽(BNP 和 NT-proBNP)升高。心室舒张功能受损是心肌缺血最早表现之一,在心绞痛和 ST 段改变前即已发生,故即使没有心肌坏死,心肌缺血也将导致心室舒张功能受损,刺激利钠肽释放。此外,心肌缺血还是 BNP 合成和释放的直接刺激因素。MI 模型实验显示,梗死组织及周边缺血组织中 BNP 表达上调,且缺氧也可刺激 BNP 释放。冠心病早期 BNP 可升高,其升高幅度与缺血范围成正比,与冠心病死亡风险相关。

大量证据表明,利钠肽与 ACS 预后密切相关。一旦出现透壁 MI,BNP 将迅速升高,24 小时后达到峰值,其峰值水平与 MI 面积成正比。部分 MI 患者,尤其是最终发展为严重心力衰竭者,5 天后将出现第二次峰值,预示不良心室重构。ACS 患者利钠肽升高,提示死亡或心力衰竭风险高,具有独立预测价值,且能与 cTn 互补用于 ACS 危险分层评估。关于利钠肽最佳检测时间尚无定论。无论是在入院时、发病 24 小时内或发病 2~5 天后,测量利钠肽均有预测价值,但动态检测更有助于动态监测和风险评估。

3. 炎症指标　不稳定粥样斑块破裂是 ACS 发病基础,而炎症是前者主要诱因,故炎症因子可作为 ACS 预测指标,尤以 C 反应蛋白(CRP)最受关注。ACS 时炎症因子升高,是局部炎症增强的表现,可导致斑块破裂,但炎症标志物与 ACS 病理关系尚无定论。可以肯定的是,CRP 升高是心肌坏死后继发炎症反应的结果。然而,在无心肌坏死的 ACS 患者中同样发现 CRP 等炎症因子升高,提示炎症因子升高不仅继发于心肌坏死。有证据显示,CRP 可能直接参与动脉粥样硬化血栓形成,CRP 可促进单核细胞摄取 LDL-C、诱导组织因子产生、激活粥样斑块内的补体、刺激黏附分子表达以及通过单核细胞-CRP 受体招募单核细胞,但 CRP 是否直接参与 ACS 炎症反应尚待明确。检测 ACS 时炎症指标的临床意义,不在于定位罪犯病变血管,而在于确定是否广泛存在不稳定斑块以及特异性炎症反应。

CRP 升高的 ACS 患者更易出现 AMI 并发症,是临床预后的独立危险因子。对于 cTn 阴性的 ACS 患者,hs-CRP 具有独立预测价值。hs-CRP 预测 ACS 死亡率的价值,优于其预测再发 MI 的价值。进行 ACS 危险分层时,hs-CRP 最佳检测时间尚无定论。与 ACS 急性期后检测相比,ACS 发病早期检测 CRP 预测价值更优,但晚期(发病 1 个月后)检测同样有意义。

尽管炎症标志物对 ACS 具有预测价值,但目前尚无针对 ACS 的有效抗感染措施。有研究显示,他汀能降低 ACS 患者 CRP 水平,但 ACS 应用他汀目的不在于抗感染,而在于降低胆固醇。阿司匹林对炎症标志物的作用不明,指南推荐 ACS 应用阿司匹林,不在于其解热镇痛作用(大剂量时),而在于发挥其抗血小板聚集(小剂量时)进而防治 ACS 血栓。总之,尽管明确炎症与 ACS 发病密切相关,但 ACS 急性期是否主张积极抗感染治疗,尚待明确。

证据显示,不管 cTn 是否升高,入院时 CRP 和利钠肽升高的 ACS 患者,死亡风险显著升高,故联合应用上述 3 类标志物可提高 ACS 危险评估效力,对 ACS 进行更全面的危险分层。随着对 ACS 发病机制的认识加深以及新标志物的发现,在坏死标志物基础上联合其他多标志物检测,可反映 ACS 不同病理生理过程,更有效进行 ACS 危险评估。故多标志物联合检测或为未来趋势,以满足 ACS 精确化、个体化治疗。需注意的是:①不同标志物对某临床终点(如死亡)的预测价值不能类推到另一临床终点(如再发 MI);②若无充分证据证实某"新"标志物能够指导某种治疗,则需采用多标志物联合以制订治疗策略。

【标志物在 ACS 治疗中的应用】

(一) 不同指南对于 cTn 在 ACS 治疗中的应用推荐

cTn 升高的 ACS 患者更易合并复杂冠脉病变,可从积极抗栓和介入治疗中更多获益,故 cTn 升高的 ACS 患者,应遵指南积极抗栓和介入治疗。指南不推荐对非 ACS(如心肌炎或脓毒血症)所致 cTn 升高的患者进行抗栓和介入治疗。指南推荐如下:

对于临床病史符合 ACS 的患者,一旦发现 cTn 升高,应立即根据 ACS 治疗指南对该患者进行治疗(Ⅰ类推荐,B 级证据)。

cTn 升高的 ACS 患者,推荐更积极抗栓治疗。有证据显示,此类患者 PCI 术前应用 GPⅡb/Ⅲa 受体拮抗剂阿昔单抗,降低 MI 或死亡风险 70%,但 cTn 正常者未因此更多获益。故《2014 年 ACC/AHA 关于非 ST 抬高急性冠脉综合征(NSTE-ACS)管理指南》建议,此类患者早期 PCI 初始抗血小板治疗可考虑 GPⅡb/Ⅲa 受体拮抗剂(Ⅰ类推荐,A 级证据)。

TACTICS-TIMI 18 研究评估了 cTn 对 ACS 患者早期介入治疗临床获益的评估价值,结果显示,对于 cTn 升高的 ACS 患者,早期介入治疗可使死亡或 MI 风险降低 55%,但 cTn 正常者获益不显著。因此,指南推荐对 cTn 升高的 ACS 患者早期介入治疗。《2014 年 ACC/AHA 关于 NSTE-ACS 管理指南》相关推荐如下:①对所有疑似 ACS 患者,就诊时和发病 3~6 小时应检测 cTn(Ⅰ类推荐);②当 ECG 和/或临床表现疑似 ACS,但 cTn 正常,发病≥6 小时的 ACS 患者,应复查 cTn(Ⅰ类推荐);③若发病时间不明确,可将就诊时间认定为发病时间,以动态监测 cTn 变化(Ⅰ类推荐);④若能进行 hs-cTn 检测,不推荐测定 CK-MB 和肌红蛋白。

此外,《2020 年 ESC 关于 NSTE-ACS 管理指南》推荐,NSTE-ACS 患者需在 60 分钟内完成 hs-cTn 检测,若能及时获得 hs-cTn 结果,建议遵照以下流程(图 31-1)检测 hs-cTn,对 NSTE-ACS 患者进行 0 小时/3 小时诊断和排除(Ⅰ类推荐)。

鉴于 ACS 早期血运重建的重要性,《2020 年 ESC 关于 NSTE-ACS 管理指南》推荐,若能及时获得 hs-cTn 结果,且确认可应用"0 小时/1 小时诊断和排除方案"(图 31-2),建议启动该方案,快速诊断和排除 NSTE-ACS,以便早期干预、降低风险和死亡。注意,该方案中,若连续 2 次 cTn 检测正常但临床表现仍提示 ACS,建议 3~6 小时后复查(Ⅰ类推荐)。

(二) 其他生化标志物在 ACS 治疗中的意义

目前,其他指标(如 BNP 和 hs-CRP)与 ACS 治疗之间的关系缺乏可靠证据,故指南认为:①ACS 治疗指南的应用不应仅凭利钠肽检测结果;②ACS 治疗指南的应用不应仅凭 CRP 检测结果。

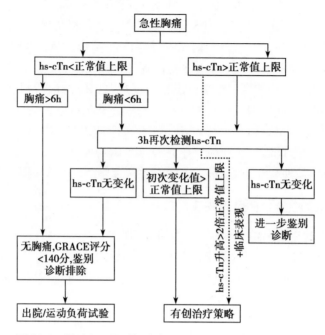

图 31-1　通过 hs-cTn 检测对 NSTE-ACS 患者进行 0 小时/
3 小时诊断和排除方案

hs-cTn,高敏肌钙蛋白。

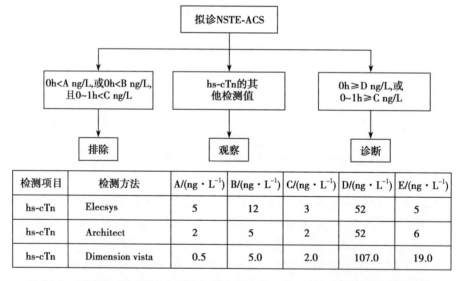

检测项目	检测方法	A/(ng·L⁻¹)	B/(ng·L⁻¹)	C/(ng·L⁻¹)	D/(ng·L⁻¹)	E/(ng·L⁻¹)
hs-cTn	Elecsys	5	12	3	52	5
hs-cTn	Architect	2	5	2	52	6
hs-cTn	Dimension vista	0.5	5.0	2.0	107.0	19.0

图 31-2　通过 hs-cTn 检测对 NSTE-ACS 患者进行 0 小时/1 小时诊断和排除方案

0 小时/1 小时指距首次检测的时间间隔。hs-cTn 界值范围与检测方法相关,图中 A、B、D 分别
代表不同检测方法的 hs-cTn 界值,C 和 E 代表 0~1 小时所测 hs-cTn 变化值。hs-cTn 浓度极低
(数值 A),或 hs-cTn 浓度基线水平偏低(数值 B)且 1 小时内检测值变化很小(数值 C),可排
除 NSTE-ACS;如就诊时 hs-cTn 中等程度升高(数值 D)或在最初 1 小时内 hs-cTn 值明显变化
(数值 E),则诊断 NSTE-ACS 可能性大;如 hs-cTn 检测值不在上述数值范围内,需监测病情变
化并复查 hs-cTn。hs-cTn,高敏肌钙蛋白;NSTE-ACS,非 ST 段抬高急性冠脉综合征。

【AMI确诊后标志物的检测】

AMI治疗期间动态检测心肌坏死标志物,可发现其特征性升高和/或降低,有助于评估治疗和判断预后(估计梗死面积和发现有无再梗)。指南推荐如下:

1. **Ⅰ类推荐**　确诊AMI后,推荐以低频率(如每6~10小时内检测3次)检测坏死标志物,定量估计梗死面积,帮助发现再梗等临床并发症(C级证据)。

2. **Ⅱa类推荐**　当早期出现指标事件后cTn仍持续升高时,CK-MB是判断有无再梗的首选指标(C级证据)。

3. **Ⅱb类推荐**　当早期出现指标事件后,cTn是判断有无再梗的、仅次于CK-MB的次选指标(C级证据)。

《2014年ACC/AHA关于NSTE-ACS管理指南》推荐,可通过测定cTn是否升高以及升高程度,评估NSTE-ACS预后(Ⅰ类推荐,B级证据)。若坏死标志物持续升高,则重复检测无助于判断有无"极早期(<18小时)再梗"。极早期再梗的诊断主要依靠临床资料(症状和ECG改变)。因此,当坏死标志物恢复正常后,不推荐连续监测。

【心力衰竭与生化标志物的检测】

(一)心力衰竭定义

心力衰竭是由于心脏的结构或功能异常导致心室的充盈和射血功能受损后,出现的一组临床综合征。《2016年ESC关于急、慢性心力衰竭的诊断和治疗指南》根据左室射血分数(LVEF)测值中将心力衰竭分为3类:①LVEF≥50%,射血分数保留的心力衰竭(HFpEF);②LVEF<40%,射血分数降低的心力衰竭(HFrEF);③LVEF 40%~49%,射血分数中间范围降低的心力衰竭(HFmrEF)(表31-2)。

表31-2　根据LVEF测值的心力衰竭分类

心力衰竭类型	HFrEF	HFmrEF	HFpEF
1	症状±体征[a]	症状±体征[a]	症状±体征[a]
2	LVEF<40%	LVEF为40%~49%	LVEF>50%
3		1. 利钠肽水平升高[b]	1. 利钠肽水平升高[b]
		2. 至少符合以下一条附加标准:	2. 至少符合以下一条附加标准:
		(1)相关的结构性心脏病(LVH和/或LAE)	(1)相关的结构性心脏病(LVH和/或LAE)
		(2)舒张功能不全	(2)舒张功能不全

注:LVEF,左室射血分数;LAE,左心房扩大;LVH,左心室肥厚。[a]心力衰竭早期(尤其是HFpEF)和利尿剂治疗的患者可能没有体征;[b]BNP>35pg/ml和/或NT-proBNP>125pg/ml。

(二)心力衰竭诊断指南推荐

1. Ⅰ类推荐

(1)BNP或NT-proBNP检测有助于排除症状和体征不典型的可疑急性心力衰竭患者(A级证据)。

(2)慢性心力衰竭患者常规检测BNP或NT-proBNP以评估预后或判断病情(A级证

据）。

2. **Ⅱa 类推荐**　BNP 和 NT-proBNP 检测有助于排除症状和体征不典型的可疑非急性心力衰竭患者（C 级证据）。

3. **Ⅲ 类推荐**　BNP 或 NT-proBNP 检测不能代替传统的左心室结构或功能异常的临床评估手段（如超声心动图、侵入性血流动力学评估）（C 级证据）。

事实上，心力衰竭标志物远不止利钠肽（BNP 或 NT-proBNP），《2017 年 AHA 生物标志物在心力衰竭预防、评估和管理中的作用》将心力衰竭标志物分为 5 大类：①神经内分泌激素：肾素-血管紧张素-醛固酮系统、交感神经系统相关激素等；②细胞外基质：胶原代谢产物、促进纤维化的细胞因子和基质重构酶等；③炎症因子：肿瘤坏死因子、白介素 1、白介素 6、生长分化因子 15、C 反应蛋白等；④细胞损伤分子和应力分子：cTn、利钠肽；⑤其他生物标志物。显然，上述 5 类心力衰竭标志物不可能全部应用于临床，目前临床常用的是第 4 类心力衰竭标志物。

利钠肽分为心房利钠肽（ANP）和心室利钠肽（BNP 及其前体 NT-proBNP），因为 BNP 是心室肌细胞在压力负荷增加时快速合成，故 BNP 和 NT-proBNP 心力衰竭预测价值优于 ANP。《2016 年 ESC 关于急、慢性心力衰竭的诊断和治疗指南》推荐应用利钠肽排除心力衰竭（Ⅰ 类推荐），排除标准如下：①非急性心力衰竭排除：BNP<35pg/ml，NT-proBNP<125pg/ml；②急性心力衰竭排除：BNP<100pg/ml，NT-proBNP<300pg/ml。上述标准用于 HFrEF 和 HFpEF 的诊断参考值是一致的。

《2017 年 AHA/ACC/HFSA 心力衰竭管理指南》及《2017 年 AHA 生物标志物在心力衰竭预防、评估和管理中的作用》相关推荐如下：①对于所有呼吸困难患者，推荐测定利钠肽，以诊断或排除心力衰竭；②对呼吸急促的急诊患者，BNP 可准确诊断心力衰竭，其敏感性为 90%，特异性为 76%；③根据不同年龄划分的急性心力衰竭 NT-proBNP 诊断标准如下：<50 岁应>450pg/ml，50～75 岁应>900pg/ml，>75 岁应>1 800pg/ml；④HFpEF 诊断标准：BNP≥100pg/ml，NT-proBNP≥800pg/ml。

值得注意的是，两部指南均指出：①HFpEF 患者的 BNP 和 NT-proBNP 水平普遍低于 HFrEF；②年龄、肥胖、心脏（心力衰竭以外其他心脏疾病）、肺及肾脏疾病等均可能影响利钠肽测值，故解读结果时需考虑上述因素干扰。

从心力衰竭诊断角度而言，BNP 或 NT-proBNP 检测对心力衰竭急性发作（包括急性心力衰竭或慢性心力衰竭急性发作）诊断价值最大，能够帮助临床医师辨别急性呼吸困难患者是否因心力衰竭所致。研究显示，若采用 BNP>100pg/ml 作为诊断急性心力衰竭标准，其敏感性和特异性分别达 90% 和 76%。同样，NT-proBNP 有助于提高急性心力衰竭诊断率，且与 BNP 诊断急性心力衰竭的价值相当，但 NT-proBNP 急性心力衰竭诊断值与年龄有关，即需根据年龄划分不同诊断标准：<50 岁应>450pg/ml，50～75 岁应>900pg/ml，>75 岁应>1 800pg/ml。NT-proBNP<300pg/ml 有助于排除急性心力衰竭。

既往不推荐慢性心力衰竭常规检测利钠肽，但《2017 AHA/ACC/HFSA 心力衰竭管理指南》基于最新证据进行了更新：①慢性心力衰竭常规检测利钠肽以评估预后（Ⅰ 类推荐，A 级证据）；②急性心力衰竭入院时，需检测利钠肽和/或 cTn 评估预后（Ⅰ 类推荐，A 级证据）；③心力衰竭患者住院期间及出院时需检测利钠肽，以评估出院后预后（Ⅱa 推荐，B 级证据）。

研究显示，利尿肽可评估慢性心力衰竭远期预后：BNP 每升高 100pg/ml，其死亡风险升高 35%。此外,急性心力衰竭患者住院期间,所测 BNP 或 NT-proBNP 水平可随病情改善显著降低,出院时检测两者可评估预后。尽管如此,利钠肽对慢性心力衰竭的预后评估价值,目前还缺乏证据等级更高的证据(如随机对照前瞻性试验)。需注意,慢性心力衰竭的利钠肽诊断值范围与急性心力衰竭不同。病情稳定,但症状明显的慢性心力衰竭患者,其利钠肽低于 90% 以上急性心力衰竭患者,故急性心力衰竭的利钠肽诊断值不能用于病情稳定的慢性心力衰竭。

心力衰竭标志物只是心力衰竭临床评估的补充,临床中不能孤立看待标志物检测结果,应结合其他临床资料。因为心力衰竭诊断是一种基于症状和体征的临床诊断,而不是单凭某项孤立的检查结果。故临床上检测心力衰竭标志物,主要目标如下:①识别心力衰竭潜在、可逆性病因;②确诊是否存在心力衰竭;③评价心力衰竭病情和风险。

(三) 生化标志物与心力衰竭危险分层

1. Ⅱa 类推荐

(1) 当心力衰竭患者需进行危险分层时,动态监测 BNP 或 NT-proBNP 能为此类患者临床评估提供有益补充(A 级证据)。

(2) 当心力衰竭患者需进行危险分层时,动态监测 BNP 或 NT-proBNP 能够动态监测此类患者危险程度和临床病情变化(B 级证据)。

2. Ⅱb 类推荐　除 ACS 外,cTn 检测还能帮助识别高风险的心力衰竭患者(B 级证据)。

3. Ⅲ 类推荐　常规血生化检查不能对心力衰竭患者进行危险分层(B 级证据)。

尽管去甲肾上腺素等交感神经激素分泌增加和肾素-血管紧张素-醛固酮系统激活都可引发心力衰竭,但利钠肽与心力衰竭发病率和死亡率关系更密切,证据更充分,故推荐利钠肽(而不是常规血生化检查指标)用于心力衰竭危险分层。可应用利钠肽进行心力衰竭危险分层的原发疾病很多,包括 ACS、稳定性冠心病、失代偿性心力衰竭、稳定性慢性心力衰竭乃至非心源性疾病(如肺栓塞、既往无心力衰竭病史的总人群或心力衰竭危险人群)。利钠肽还可用于筛查拟行心脏移植、ICD 或 CRT 等治疗的心力衰竭患者。利钠肽水平是心力衰竭猝死的独立危险因子,且与长期临床预后相关,其危险分层意义上与心力衰竭存活评分价值相当。既往心力衰竭治疗依靠主观临床症状和非特异性标志物,不能准确指导治疗和评判预后,现推荐动态监测利钠肽以指导心力衰竭治疗和评估预后。

cTn 反映心肌坏死,主要用于 ACS 诊断,但检测 cTn 也可紧急排除心肌缺血所致急性心力衰竭。在心力衰竭晚期或失代偿时,可能出现 cTn 一过性或持续升高,尽管此时不存在明显心肌缺血。cTn 持续升高是心力衰竭预后不良的强预测因子,提示存在心肌损伤。然而,对于急性或慢性心力衰竭是否应常规检测 cTn,以及对 cTn 升高的非 ACS 患者的诊疗评判价值,尚待进一步研究。其原因部分在于,目前尚不明确作为心肌坏死标志的 cTn,究竟应算作心力衰竭的危险标志(risk marker)还是危险因素(risk factor)。但证据显示,cTn 可独立预测急性心力衰竭的死亡和其他心血管事件风险。cTn 升高的心力衰竭患者,死亡率更高。

(四) 生化标志物与心功能不全的筛查

随着利钠肽在急性心力衰竭诊断上的应用,研究者们也尝试将利钠肽用于筛检“非症状性左心室功能不全”患者,相关推荐如下:

1. Ⅱb 类推荐　利钠肽(BNP 或 NT-proBNP)检测有助于识别 MI 合并左心室收缩功能不全的患者,或能帮助识别可能发展为心力衰竭的高危患者,但两者在不同人群中的诊断值范围和成本-效益比仍存争议(B 级证据)。

2. Ⅲ类推荐　不推荐常规应用利钠肽,大规模筛检非症状性左心室功能不全患者(B级证据)。

大部分已存在心脏结构异常的心力衰竭(B级心力衰竭)患者,在疾病进展前可通过利钠肽(BNP和NT-proBNP)检测识别。研究显示,利钠肽越高,越易合并心脏结构异常(包括非症状性左心室功能不全、舒张功能不全、瓣膜异常、左心室肥大和节段性室壁运动异常);稳定性冠心病患者的NT-proBNP越高,心力衰竭风险越高。然而,能否应用利钠肽检测对非症状性左心室功能不全进行筛检,目前还缺乏有力证据,因为利钠肽水平与非症状性左心室功能不全之间缺乏特异性关联,其诊断非症状性左心室功能不全准确性较低,故指南不作常规推荐。

(五) 生化标志物与心力衰竭治疗

相比心力衰竭诊断的优势,利钠肽指导心力衰竭治疗的价值证据不足,故指南不推荐,具体见下:

Ⅲ类推荐　常规利钠肽检测不能为急/慢性心力衰竭提供特异性治疗建议,因为现有证据不足,且不同个体或同一个体不同时期的利钠肽水平存在差异(B级证据)。

利钠肽指导心力衰竭治疗尚存在以下问题:①慢性心力衰竭治疗后的利钠肽水平,无论是不同患者之间,还是同一患者不同时间点,其测值存在很大差异,难以设定固定目标值;②利钠肽的检测频度及其指导心力衰竭治疗有效性,均不明确,故指南暂不作此类推荐。

指南要点小结

1. 所有ACS患者均应检测心肌坏死标志物,首选cTn,次选CK-MB。

2. hs-cTn是ACS诊断和鉴别关键标志物,敏感性和特异性俱佳,推荐对ACS患者行快速排查和确诊方案。

3. 若两次cTn检测结果阴性,但临床表现仍提示ACS,建议3~6小时后复查。

4. BNP或NT-proBNP检测对于急性心力衰竭诊断价值很大,有助于心力衰竭危险分层,动态监测能为心力衰竭临床评估提供有益补充。

5. 不宜将心脏标志物单独作为ACS或心力衰竭的临床诊断或评估指标,应当结合病史、临床表现、ECG及其他影像学检查等,综合考虑和评估。

(黄贤圣)

参考文献

[1] THYGESEN K, ALPERT J S, JAFFE A S, et al. Fourth Universal Definition of Myocardial Infarction(2018)[J]. Circulation, 2018, 138(20):e618-e651.

[2] AMSTERDAM E A, WENGER N K, BRINDIS R G, et al. 2014 AHA/ACC guideline for the management of patients with non-ST-elevation acute coronary syndromes: a report of the American College of Cardiology/American Heart Association Task Force on Practice Guidelines[J]. Circulation, 2014, 130(25):e344-e426.

[3] COLLET J P, THIELE H, BARBATO E, et al. 2020 ESC Guidelines for the management of acute coronary syndromes in patients presenting without persistent ST-segment elevation [J]. Eur Heart J, 2021, 42(14):1289-1367.

[4] PONIKOWSKI P, VOORS A A, ANKER S D, et al. 2016 ESC Guidelines for the diagnosis and treatment of acute and chronic heart failure:The Task Force for the diagnosis and treatment of acute and chronic heart fail-

ure of the European Society of Cardiology(ESC)Developed with the special contribution of the Heart Failure Association(HFA)of the ESC［J］. Eur Heart J,2016,37(27):2129-2200.

［5］ CHOW S L,MAISEL A S,ANAND I,et al. Role of biomarkers for the prevention,assessment,and management of heart failure:a scientific statement from the American heart association［J］. Circulation, 2017, 135: e1054-e1091.

［6］ YANCY C W,JESSUP M,BOZKURT B,et al. 2017 ACC/AHA/HFSA focused update of the 2013 ACCF/ AHA guideline for the management of heart failure:a report of the American College of Cardiology/American Heart Association Task Force on clinical practice guidelines and the Heart Failure Society of America［J］. Circulation,2017,136:e137-e161.

第三十二章　心血管疾病膳食

　　众所周知,高血压、高血脂、肥胖或超重、糖尿病等均为冠心病的主要危险因素,而这些因素的存在又与患者的生活方式特别是饮食营养密切相关。不合理的膳食是中国人疾病发生和死亡的最主要因素,2017年中国居民310万人的死亡可以归因于膳食不合理。所以,科学、合理的膳食对心血管疾病的预防及治疗具有非常重要的意义。

　　改革开放以来,随着社会经济的快速发展和生活水平的显著提高,我国居民的膳食结构也发生了明显改变,集中表现在动物性食物摄入量增加,优质蛋白摄入量增加,碳水化合物的供能比下降而脂肪的供能比上升。同时近30年来我国居民的生活方式也发生了较大变化,居民总体身体活动量逐年下降。以上因素直接导致我国居民超重肥胖及膳食相关慢性病问题日趋严重。根据《中国居民营养与慢性病状况报告(2020年)》显示,体重指数(BMI)在$24.0\sim27.9kg/m^2$为超重,超过$28kg/m^2$则为肥胖,我国6岁以下和$6\sim17$岁儿童青少年超重肥胖率分别达到10.4%和19.0%,18岁以上成年居民超重率和肥胖率分别为34.3%和16.4%;报道还显示我国18岁及以上成人高血压患病率为27.5%,糖尿病患病率为11.9%,高胆固醇血症患病率为8.2%。《中国心血管健康与疾病报告2019》显示我国15岁及以上人群冠心病患病率为10.2%,60岁及以上人群冠心病患病率为27.8%。目前慢性非传染性疾病已成为我国城乡居民最主要的死亡原因(占86.6%),其中心脑血管疾病为全国居民死因的第一位(占49%)。这些慢性病与长期膳食不平衡和油盐摄入过多密切相关,由此可见,通过包括合理膳食在内的综合措施对心血管疾病的防治已刻不容缓。因此,我国与许多国家的专业学会或协会一样,都将膳食干预和/或治疗性生活方式改变纳入心血管一级、二级预防内容。我们将重点解读由中国康复医学会心血管病专业委员会、中华预防医学会慢性病预防与控制分会、中国老年学学会心脑血管病专业委员会和中国营养学会临床营养分会相关专家共同起草的《心血管疾病营养处方专家共识》,结合国家卫健委公布的《中国居民膳食指南(2016)》,以及2016年欧洲心血管疾病预防临床实践指南中与膳食营养相关的内容,同时参考中国营养学会最新的《中国居民膳食指南科学研究报告(2021)》以便更好地指导心血管病膳食营养治疗的临床实践。

【膳食、营养因素与心血管疾病】

　　流行病学研究、实验研究和临床研究表明,心血管疾病与许多膳食因素和生活方式密切相关。循证医学证据显示,从膳食中摄入的能量、饱和脂肪过多以及蔬菜水果摄入不足等增加心血管病发生的风险,而合理、科学的膳食可降低心血管疾病风险。

（一）膳食脂肪酸和胆固醇

1. 饱和脂肪酸　大量关于膳食脂肪与心血管疾病尤其是与冠心病之间的动物实验、人群观察研究、临床试验和代谢研究均证明,饱和脂肪酸与心血管疾病强相关。脂肪摄入量过高,尤其是饱和脂肪酸摄入增多可升高血甘油三酯(TG)、总胆固醇(TC)和低密度脂蛋白-胆固醇(LDL-C)水平。这些饱和脂肪酸主要是存在于畜肉(特别是肥肉)、禽肉、棕榈油和奶制品中的豆蔻酸(C14∶0)、棕榈酸(C16∶0)和月桂酸(C12∶0)。硬脂酸(C18∶0)对血 TC 没有显著影响,既不升高也不降低血 TC 水平,且在机体内很快转变成油酸。为预防心血管疾病,脂肪摄入的理想分配比脂肪的总摄入量更为重要。高强度证据一致显示,用不饱和脂肪酸,特别是多不饱和脂肪酸代替饱和脂肪酸,可降低血 TC 和 LDL-C 水平,并降低心血管事件和心血管疾病相关死亡风险。因此,饱和脂肪酸摄入量应限制在每日摄入总能量的10%以内,余量代之以不饱和脂肪酸。

2. 反式脂肪酸　常用植物油的脂肪酸均属于顺式脂肪酸。植物油部分氢化过程中产生大量反式脂肪酸。代谢研究和人群研究证明,反式脂肪酸摄入过多不仅升高血 LDL-C,而且还降低 HDL-C,易诱发动脉粥样硬化,增加冠心病风险。反式脂肪酸的摄入每增加能量摄入的2%,心血管的风险就增加23%。反式脂肪酸主要存在于氢化植物油(如起酥油、人造奶油)及其制品(如酥皮糕点、人造奶油蛋糕、植脂末)、各类油炸油煎食品、高温精炼的植物油和反复煎炸的植物油。个体应该通过限制含有人造反式脂肪酸的食物,尽可能少吃反式脂肪酸。推荐反式脂肪酸的摄入量应限制在每日能量的1%以内,越低越好。

3. 不饱和脂肪酸　代谢研究证明,用单不饱和脂肪酸和 n-6 多不饱和脂肪酸代替饱和脂肪酸可以降低血 TC 和 LDL-C 水平,其中多不饱和脂肪酸比单不饱和脂肪酸降脂效果更好。油酸是唯一的单不饱和脂肪酸,主要存在于茶油、橄榄油、菜子油和坚果。多不饱和脂肪酸包括 n-6 和 n-3 多不饱和脂肪酸。n-6 多不饱和脂肪酸主要是在亚油酸,葵花子油、玉米油和豆油中含量丰富。n-3 多不饱和脂肪酸来自植物油的 α-亚麻酸和鱼及鱼油中的 EPA 和 DHA。EPA 和 DHA 有较强的降血 TG、升高 HDL-C 效果,对预防冠心病有一定的作用。

4. 胆固醇　血 TC 主要来自膳食胆固醇和内源性合成的胆固醇。动物食品如肉、内脏、皮、脑、奶油和蛋黄是胆固醇主要的膳食来源。由于胆固醇摄入量与心血管疾病关系的研究证据尚不完全一致,且膳食胆固醇对血浆胆固醇的水平影响较弱,2015 年版美国膳食指南没有录入 2010 年版中重点推荐的膳食胆固醇每日摄入量不超过 300mg,但是这种变化并不意味着在建立健康饮食模式时,膳食胆固醇的摄入不重要。蛋黄富含胆固醇,但蛋黄不含饱和脂肪酸。如果能很好控制肉类食物的摄入量,就不需要非常严格地限制蛋黄的摄入。研究显示,每天不超过 1 个蛋黄,对健康有益,但冠心病患者仍应适当减少膳食胆固醇摄入量。

（二）钠和钾

钠摄入量与血压直接相关。对 32 项试验进行系统分析显示,每天减少 1g 钠摄入量,高血压患者收缩压降低 3.1mmHg,正常人收缩压降低 1.6mmHg。临床试验还证明从小限制钠的摄入,可使血压持续保持低水平到成年。因此推荐成人和年龄 14 岁及以上孩子每天限制钠盐摄入为低于 5g,理想的摄入量建议低至 3g/d,而 2015 年调查显示,我国家庭烹调用盐摄入量平均每人每天为 9.3g,明显高于推荐摄入量。尽管钠盐摄入量与血压的关系仍存在争议,但总体的证据表明,降低钠盐的摄入仍是预防心血管疾病和卒中的重要手段。钠的摄入总量中,约 80%来自加工食品,只有少部分来自食物本身,或家庭烹饪食物添加的盐及餐桌用盐。钾盐对血压产生有利影响。RCT 的荟萃分析证明,提高钾摄入量可使正常人收缩压/舒张压分别下降 1.8/1.0mmHg,使高血压患者血压下降 4.4/2.5mmHg。大样本人群研究发现,钾摄入量与卒中呈负相关。建议多摄入蔬菜和水果,保障足够钾的摄入。

(三) 维生素和类黄酮

荟萃分析病例对照研究和前瞻性观察研究结果显示,膳食维生素 A 和维生素 E 与心血管病风险呈负相关。然而,干预性的研究未能进一步支持上述结果。在许多用膳食维生素 C 降低冠心病的研究中,增加维生素 C 摄入似乎有一定作用,但目前尚无确切的临床试验证据。叶酸与心血管疾病的关系多数是通过其对同型半胱氨酸的影响得出的结论。同型半胱氨酸很可能是一个独立的冠心病危险因素和卒中危险因素。血浆叶酸的下降与血浆同型半胱氨酸水平的升高有很大关系,补充叶酸可以降低血浆同型半胱氨酸水平。护士健康调查显示,通过膳食和补充剂补充叶酸和维生素 B_6 可以预防冠心病。

研究显示,与血清维生素 D 水平较高的人群相比,维生素 D 水平较低人群的心血管死亡率和全因死亡率增加 35%。然而,随机对照研究表明,补充维生素 D_3 仅使全因死亡率降低 11%,而补充维生素 D_2 并未获益。因此,目前关于应用维生素 D 预防心血管疾病尚未得出一致结论。

类黄酮是多酚类化合物,广泛存在于各种新鲜蔬菜和水果、茶叶等食物中。前瞻性研究显示,膳食类黄酮与冠心病呈负相关。

(四) 膳食纤维

高膳食纤维以及富含全谷粒的食物、豆类、蔬菜、水果的膳食可降低冠心病风险。前瞻性队列研究的荟萃分析证明,每日增加 7g 膳食纤维的摄入,可降低冠心病风险 9%;每日增加 10g 膳食纤维的摄入,可降低卒中风险达 16%,2 型糖尿病风险 6%。尽管相关的机制并未完全阐明,但绝大多数膳食纤维可降低血 TC 和 LDL-C 水平,降低高碳水化合物饮食后的血糖反应。

(五) 植物甾醇

植物甾醇广泛存在于植物油脂和植物性食物中,例如米糠油、玉米油、芝麻油、蔬菜、水果、豆类、坚果及谷物。临床试验和荟萃分析证实,植物甾醇通过抑制胆固醇的吸收可降低血清 TC,每日摄入 1.5~2.4g 植物甾醇可减少膳食中胆固醇吸收 30%~60%,平均降低血液 LDL-C 水平 10%~11%。2009 年美国食品药品监督管理局(FDA)批准了健康声称(Health Claims)"每日最少摄入量为 1.3g 的植物甾醇酯(或 0.8g 游离甾醇)作为低饱和脂肪和胆固醇膳食的一部分,可以降低心脏病发生危险"。我国已经批准植物甾醇为新资源食品,包括植物甾烷醇酯,摄入量<5g/d(妊娠妇女和<5 岁儿童不适宜食用);植物甾醇,摄入量为≤2.4g/d(不包括婴幼儿食品);植物甾醇酯,摄入量≤3.9g/d(不包括婴幼儿食品)。现有的证据支持推荐成人摄入植物甾醇降低 LDL-C。

(六) 食物与饮料

1. 蔬菜水果　前瞻性研究显示,冠心病和卒中与蔬菜、水果摄入呈负相关。荟萃分析结果显示,每天多食用 1 份蔬菜或水果(约 100g)可减少 4% 冠心病的风险和 5%的卒中风险。在控制高血压的膳食法(dietary approaches to stop hypertension,DASH)研究证明混合膳食有益于降压,但与对照组相比,蔬菜和水果膳食也能降压,收缩压/舒张压降低了 2.8/1.1mmHg。《中国居民膳食指南(2016)》推荐每天应摄入 300~500g 蔬菜,深色蔬菜应占一半;保证每天摄入 200~350g 新鲜水果。

2. **鱼**　绝大多数人群研究证明,吃鱼可降低冠心病风险。每周至少吃鱼1次,可减少冠心病风险16%。与每周吃鱼少于1次的人群相比,每周吃鱼2~4次人群的卒中风险降低6%。吃鱼对心血管疾病的保护作用归因于其富含n-3多不饱和脂肪酸。

3. **坚果**　大型流行病学研究证明,经常吃富含不饱和脂肪酸的坚果与冠心病低风险相关。荟萃分析显示,坚果每天摄入量增加30g,心血管疾病风险可降低30%。平均每天食用67g坚果,可降低血清 TC 0.28mmol/L(约降低5.1%)和 LDL-C 0.27mmol/L(约降低7.4%);在高 TG 血症的人群中,坚果更可以降低血清 TG 0.54mmol/L(约10.2%)。但坚果的能量密度较高,需要注意膳食能量的平衡,以防摄入能量过高。

4. **大豆**　大豆含有丰富的优质蛋白、不饱和脂肪酸、钙、B 族维生素以及异黄酮、植物甾醇及大豆低聚糖等,是我国居民膳食中优质蛋白质的重要来源。38个临床研究结果显示,在未患冠心病的人群中,每天摄入47g大豆蛋白可以使血 TC 下降9%,LDL-C 下降13%。动物实验结果显示,摄入大豆异黄酮可以预防冠心病。

5. **饮酒**　最近一项纳入了59个流行病学研究的数据分析显示,适度饮酒并未降低心血管疾病风险,反而增加血压与体重指数。膳食指南不推荐不饮酒的个人以任何理由开始饮酒。如饮酒,应适度——女性每日不超过1杯,男性每日不超过2杯。为了评估可能消耗的酒精量,膳食指南里提出饮料等价物。一个酒精饮料等价物被定义为含有14g的纯酒精。

6. **咖啡**　证据显示,在健康成年人中,饮用适量的咖啡与主要慢性病(如癌症)或过早死亡,尤其是因心血管疾病的死亡风险增加无关联。含咖啡因的饮料,如一些汽水或者能量饮料因添加糖而含有能量,尽管咖啡本身含有最少的能量,咖啡饮料通常从奶油、全脂或2%脱脂牛奶、奶精和添加的糖中获得额外的能量,而这些添加物应当被限制。

7. **添加糖**　添加糖,包括糖浆和其他能量甜味剂。当食品和饮料使用这些糖来增加它们的甜味时,只是增加了能量,却没有提供必需的营养素。在能量限制的情况下,使用添加糖会导致个人的营养需要难以满足。来自前瞻性队列研究和随机对照试验的高强度证据表明,含有较低添加糖的膳食模式与成人心血管疾病的低风险相关,另有研究表明,这些膳食模式可降低成人发生肥胖、2 型糖尿病和某些类型的癌症风险。健康饮食模式要求添加糖所提供的能量应低于每日总能量的10%,每日应不超过50g,最好限制在25g 以内。

8. **茶**　流行病学调查研究和动物实验研究表明,茶中的茶多酚及其茶色素类物质可调节血脂、血压并预防动脉粥样硬化和保护心肌,从而降低心血管疾病发生的危险。荷兰一项人群调查发现,每天喝1~2杯红茶可使患动脉粥样硬化的危险性降低46%,饮用4杯以上红茶则危险性可降低69%。在日本、挪威等国家进行的人群干预试验也显示,茶及其有效成分对心血管疾病具有预防作用。

总而言之,《中国居民膳食指南科学研究报告(2021)》指出能够降低主要健康结局风险的膳食因素包括全谷物、蔬菜、水果、大豆及其制品、奶类及其制品、鱼肉、坚果、饮水(饮茶)等。过多摄入可增加不良健康结局风险的膳食因素有畜肉、烟熏肉、食盐、饮酒、含糖饮料、油脂等。

【理想膳食模式】

不同民族、不同地区居民有着不同的饮食生活习惯及食物构成,这种食物构成特点即膳食模式。传统的中国居民膳食模式的特点是谷类食物为主体,粗杂粮搭配较为合理,蔬菜摄入较多,辅以豆类食品,动物类食物偏少,食用油脂消耗较少,奶类食品几乎为零。这种膳食模式虽然存在某些不足,但因以植物性食物为主却也有利于某些慢性病如肥胖症、心血管病、糖尿病、肿瘤等的预防。

随着我国经济的不断发展,人民生活水平的逐步提高,居民的食物结构也在慢慢地发生变化,通过对 1982 年、1992 年、2002 年及 2012 年的四次全国性营养调查结果比较发现,今天的中国居民食物消费变化趋势是:谷类主食越来越少,且粗杂粮的比例显著减少,薯类显著减少,蔬菜消耗减少;相反,油脂、动物性食物的摄入不断增加,部分人群特别是一些大、中城市居民及富裕地区农村居民这两类食物的摄入大大超过了营养需要;精制食物及纯热能性食物如各种快餐、方便食品、精糖、酒类饮料等的消耗也在不断增加,另外,现代化的生活方式大大减少了人们的体力消耗,常在外就餐导致营养摄入的进一步不合理。这些变化带来的直接结果是能量相对过剩,脂肪、胆固醇摄入偏多;膳食纤维、某些维生素如 B 族维生素等摄入减少,最终导致一些营养相关性慢性病患病率的急剧升高。不同人群的研究显示,遵循平衡膳食原则,即维持以植物性食物为主,多吃蔬菜水果、水产品和奶类,适量的肉禽蛋类,清淡少油膳食模式的人群,例如江南沿海一带地区,显示出获得了更好的健康收益,这种平衡膳食模式可以降低肥胖、高血压、糖尿病、冠心病和非酒精性脂肪肝的发病风险,进而降低人群的全因死亡风险。

(一) 总体原则

2016 年 5 月 13 日,国家公布了《中国居民膳食指南(2016)》,居民膳食指南可视为典型的理想膳食模式,它对本国居民合理营养,促进健康发挥着重要指导作用。结合心血管疾病人群研究结果,提出膳食营养干预的总原则。

1. **食物多样化**　谷类为主,粗细搭配,平衡膳食:每天的膳食应包括谷薯类、蔬菜水果类、畜禽鱼蛋奶类、大豆坚果类等食物。每天摄入 12 种以上食物,每周 25 种以上。

2. **吃动平衡**　保持健康体重,BMI 在 18.5~23.0kg/m^2。

3. **低脂肪、低饱和脂肪膳食**　膳食中脂肪提供的能量不超过总能量的 30%,其中饱和脂肪酸不超过总能量的 10%,尽量减少摄入肥肉、肉类食品和奶油,尽量不用椰子油和棕榈油。每日烹调油用量控制在 20~30g。

4. **减少反式脂肪酸的摄入**　控制其不超过总能量的 1%:少吃含有人造黄油的糕点、含有起酥油的饼干和油炸油煎食品。

5. **摄入充足的多不饱和脂肪酸(总能量的 6%~10%)**　n-6/n-3 多不饱和脂肪酸比例适宜(5%~8%)/(1%~2%),即 n-6/n-3 比例达到(4~5):1。适量使用植物油,每人每天 25g,每周食用鱼类≥2 次,每次 150~200g,相当于 200~500mg EPA 和 DHA。素食者可以通过摄入亚麻籽油和坚果获取 α-亚麻酸。提倡从自然食物中摄取 n-3 脂肪酸,不主张盲目补充鱼油制剂。

6. **适量的单不饱和脂肪酸**　占总能量的 10% 左右。适量选择富含油酸的茶油、玉米油、橄榄油、米糠油等烹调用油。

7. **低胆固醇**　适当限制富含胆固醇的动物性食物,如肥肉、动物内脏、鱼子、鱿鱼、墨鱼、蛋黄等。富含胆固醇的食物同时也多富含饱和脂肪,选择食物时应一并加以考虑。

8. **限盐**　每天食盐不超过 5g,包括味精、防腐剂、酱菜、调味品中的食盐,提倡食用高钾低钠盐(肾功能不全者慎用)。

9. **适当增加钾**　使钾/钠=1,即每天钾摄入量为 70~80mmol/L。每天摄入大量蔬菜水果获得钾盐。

10. **足量摄入膳食纤维**　每天摄入 25~30g,从蔬菜水果和全谷类食物中获取。

11. **足量摄入新鲜蔬菜(300~500g/d)和水果(200~350g/d)**　包括绿叶菜、十字花科蔬菜、豆类、水果,可以减少患冠心病、卒中和高血压的风险。

12. **增加身体活动**　身体活动每天 30 分钟中等强度,每周 5~7 天。

（二）心血管疾病营养治疗

医学营养治疗(medical nutrition therapy,MNT)是心血管疾病综合防治的重要措施之一。营养治疗的目标是控制血脂、血压、血糖和体重,降低心血管疾病危险因素的同时,增加保护因素。鼓励内科医师自己开营养处方,或推荐患者去咨询临床营养师。对于心力衰竭患者,营养师作为多学科小组(包括医师、心理医师、护士和药剂师)的成员,通过提供医学营养治疗对患者的预后有着积极的影响,对减少再入院和住院天数、提高对限制钠及液体摄入的依从性、提高生活质量等心力衰竭患者的治疗目标具有重要作用。

营养治疗和咨询包括客观的营养评估、准确的营养诊断、科学的营养干预(包括营养教育)、全面的营养监测。推荐首次门诊的时间为 45~90 分钟,第 2~6 次的随访时间为 30~60 分钟,建议每次都有临床营养师参与。从药物治疗开始前,就应进行饮食营养干预措施,并在整个药物治疗期间均持续进行膳食营养干预,以便提高疗效。

医学营养治疗计划需要 3~6 个月的时间。首先是行为干预,主要是降低饱和脂肪酸和反式脂肪酸的摄入量,即减少肉类食品、油炸油煎食品和糕点摄入;减少膳食钠的摄入量,清淡饮食,增加蔬菜和水果摄入量。其次是给予个体化的营养治疗膳食 6 周。在第 2 次随访时,需要对血脂、血压和血糖的变化进行评估,如有必要,可加强治疗。

第 2 次随访时可指导患者学习有关辅助降脂膳食成分(如植物甾醇和膳食纤维)知识,增加膳食中的钾、镁、钙的摄入量,此阶段需对患者的饮食依从性进行监控。在第 3 次随访时,如果血脂或血压没有达到目标水平,则开始代谢综合征的治疗。当血脂已经大幅度下降时,应对代谢综合征或多种心血管病危险因素进行干预和管理。

校正多种危险因素的关键是增加运动、减少能量摄入和减轻体重。通过健康教育和营养咨询,帮助患者学会按膳食营养处方计划合理饮食、阅读食品营养标签、修改食谱、准备或采购健康的食物,以及外出就餐时合理饮食。

1. **高血压**

（1）限制能量的平衡膳食,维持健康体重:适当地降低能量摄入,有利于收缩压、舒张压及 LDL-C 的降低。体重超重和肥胖者,根据健康体重,按 20~25kcal/kg(1kcal=4.184kJ)计算每天总能量,或通过膳食调查评估,在目前摄入量的基础上减少 500~1 000kcal/d。三大营养素供能比例为蛋白质 10%~15%,脂肪 20%~30%,碳水化合物 55%~60%。

（2）增加身体活动:每天≥30 分钟中等强度有氧运动,每周 5 天。

（3）严格控制钠盐:推荐每日食盐用量控制<5g/d,提倡低盐膳食,限制或不食用腌制品。

（4）适当增加钾摄入量:3.5~4.7g/d,从自然食物中摄取。

（5）足量的钙和镁:推荐饮用牛奶、食用蔬菜和水果。

（6）限制饮酒:尽量少喝或不喝。

2. **高血脂、动脉粥样硬化和冠心病**

（1）针对目前主要的膳食问题进行干预:降低 LDL-C,降低饱和脂肪和反式脂肪酸,降低总能量。鼓励 n-3 脂肪酸以鱼类或鱼油胶囊的形式摄入,适当选择植物甾醇补充剂。

（2）严格控制饱和脂肪和肉类食品,适量控制精制碳水化合物食物(精白米面、糕点、糖果、含糖果汁等),保证蔬菜水果摄入。

（3）中度限制钠盐:盐摄入不超过 5g/d。

（4）适量饮酒应因人而异,并取得医师的同意。不饮酒者,不建议适量饮酒。如有饮酒习惯,建议男性每天的饮酒量(酒精)不超过 25g,相当于 50 度白酒 50ml、38 度白酒 75ml、葡萄酒 250ml 或啤酒 750ml。女性减半。

（5）少量多餐,避免过饱,忌烟和浓茶。

（6）适量身体活动。

3. **急性心肌梗死**　急性心肌梗死为心脏疾病严重类型,及时进行抢救是治疗成功的主要关键。合理饮食措施对于患者康复及预防并发症发生有重要作用。急性心肌梗死的营养治疗应随病情轻重及病期早晚而改变。

（1）制订营养治疗方案前:应了解患者用药情况,包括利尿药、降压药;血钠、血钾水平、肾功能、补液量及电解质种类、数量;了解患者饮食习惯等。根据病情和患者接受情况,征求主管医师意见,处方营养治疗方案,并通过随访适时修订。

（2）急性期 1~3 天时:一般每天低脂流质饮食。根据病情,控制液体量。可进食浓米汤、厚藕粉、枣泥汤、去油肉茸、鸡茸汤、薄面糊等食品,经口摄入能量以 500~800kcal 为宜。病情好转,可渐改为低脂半流质饮食,全日能量 1 000~1 500kcal,可食用鱼类、鸡蛋清、瘦肉末、切碎的嫩蔬菜及水果、面条、面片、馄饨、面包、米粉、粥等。

禁止可能导致患者肠胀气和浓烈刺激性的食物(如辣椒、豆浆、牛奶、浓茶、咖啡等)。避免过冷过热食物;少食多餐,5~6 餐/d,以减轻心脏负担。病情稳定后,可进食清淡和易消化的食品,营养素组成比例可参考冠心病饮食原则。

（3）限制脂类:低脂肪、低胆固醇、高多不饱和脂肪酸饮食原则。病情稳定逐渐恢复活动后,饮食可逐渐增加或进软食。脂肪限制在 40g/d 以内,伴有肥胖者应控制能量和碳水化合物。

（4）注意维持血液钾、钠平衡:对合并有高血压或心力衰竭者,仍应注意限钠摄入。应用利尿剂有大量电解质自尿中丢失时,则不宜限制过严。镁对缺血性心肌有良好的保护作用,膳食中应有一定的镁,建议成人镁的适宜摄入量为 300~450mg/d,主要从富含镁的食物如有色蔬菜、小米、面粉、肉、水产品、豆制品等中获取。

（5）对于治疗后需要服用华法林等抗凝药物的患者,应注意维生素 K 与抗凝药的拮抗作用,保持每天维生素 K 摄入量稳定。维生素 K 含量丰富的食物有绿色蔬菜、动物肝脏、鱼类、肉类、乳和乳制品、豆类、麦麸等。

4. **慢性心力衰竭**

（1）适当的能量:既要控制体重增长,又要防止心脏疾病相关营养不良发生。心力衰竭患者的能量需求取决于目前的干重(无水肿情况下的体重)、活动受限程度以及心力衰竭的程度,一般给予 25~30kcal/kg 理想体重。活动受限的超重和肥胖患者,必须减重以达到一个适当体重,以免增加心肌负荷,因此,对于肥胖患者,低能量平衡饮食(1 000~1 200kcal/d)可以减少心脏负荷,有利于体重减轻,并确保患者没有营养不良。严重的心力衰竭患者,应按照临床实际情况需要进行相应的营养治疗。

（2）防止心脏疾病恶病质发生:由于心力衰竭患者增加能量消耗 10%~20%,且面临疾病原因导致进食受限,约 40% 的患者面临营养不良的风险。根据营养风险评估评分,确定进行积极的肠内、肠外营养支持。

（3）注意水、电解质平衡：根据水钠潴留和血钠水平，适当限钠，给予不超过3g盐的限钠膳食。若使用利尿剂者，则适当放宽。由于摄入不足、丢失增加或利尿剂治疗等可出现低钾血症，应摄入含钾高的食物。同时应监测使用利尿剂者镁的缺乏问题，并给予治疗。如因肾功能减退，出现高钾、高镁血症，则应选择含钾、镁低的食物。另外，给予适量的钙补充在心力衰竭的治疗中有积极的意义。

心力衰竭时水潴留继发于钠潴留，在限钠的同时多数无须严格限制液体量。但考虑过多液体量可加重循环负担，故主张成人液体量为1 000~1 500ml/d，包括饮食摄入量和输液量。产能营养物质的体积越小越好，肠内营养管饲的液体配方应达到1.5~2.0kcal/ml的高能量密度。

（4）低脂膳食，给予 n-3 多不饱和脂肪酸：食用富含 n-3 脂肪酸的鱼类和鱼油可以降低高TG水平，预防房颤，甚至有可能降低心力衰竭病死率。建议每天从海鱼或者鱼油补充剂中摄入1g n-3脂肪酸。

（5）充足的优质蛋白质，应占总蛋白的2/3以上。

（6）适当补充B族维生素：由于饮食摄入受限、使用强效利尿剂以及年龄增长，心力衰竭患者存在维生素B缺乏的风险。摄入较多的膳食叶酸和维生素 B_6 与心力衰竭及卒中死亡风险降低有关，同时有可能降低高同型半胱氨酸血症。

（7）少食多餐，食物应以软、烂、细为主，易于消化。

（8）戒烟、戒酒。

【膳食营养处方】

（一）原则

改变膳食习惯和生活方式4A原则：①评价(assessment)：对患者日常膳食方式和食物摄入情况进行评价；②询问(ask)：通过询问进一步了解患者的想法和理念，了解改变不良生活方式的障碍；③劝告(advice)：对患者进行指导，鼓励从现在做起，循序渐进，逐渐改变不良生活方式；④随访(arrangement)：为了加强依从性，要定期随访，巩固已获得的成果，并设定下一目标。

（二）处方制订步骤

1. **评估**　包括营养问题和诊断，即通过膳食回顾法或食物频率问卷，了解、评估每日摄入的总能量、总脂肪、饱和脂肪、钠盐和其他营养素摄入水平；饮食习惯和行为方式；身体活动水平和运动功能状态；以及体格测量和适当的生化指标。

2. **制订个体化膳食营养处方**　根据评估结果，针对膳食和行为习惯存在的问题，制订个体化膳食营养处方。

3. **膳食指导**　根据营养处方和个人饮食习惯，制订食谱；健康膳食选择；指导行为改变，纠正不良饮食行为。

4. **营养教育**　对患者及其家庭成员，使其关注自己的膳食目标，并知道如何完成；了解常见食物中盐、脂肪、胆固醇和能量含量，各类食物营养价值及其特点，《中国居民膳食指南科学研究报告(2021)》，食品营养标签应用，科学运动等。

需要特别提醒的是，应将行为改变模式与贯彻既定膳食方案结合起来。膳食指导和生活方式调整应根据个体的实际情况考虑可行性，针对不同危险因素进行排序，循序渐进，逐步改善。

指南要点小结

1. 膳食营养是影响心血管病的主要环境因素之一。每种食物的选择都很重要。在适当的能量水平下选择一个健康的饮食模式,吃动平衡,有助于维持健康的体重,保证营养素的充足,降低心血管疾病的发生风险。

2. 医学营养治疗是心血管疾病综合防治的重要措施之一,可提高患者的生活质量,并对患者的预后有着积极的影响。

3. 为预防心血管疾病,脂肪摄入的理想分配比脂肪的总摄入量更为重要,应减少饱和脂肪酸的摄入,代之以不饱和脂肪酸。

（吴智鸿　郑小燕）

参考文献

[1] 中国康复医学会心血管病专业委员会,中国营养学会临床营养分会,中华预防医学会慢性病预防与控制分会,等.心血管疾病营养处方专家共识[J].中华内科杂志,2014,53(2):151-158.

[2] 中国营养学会.中国居民膳食指南(2016)[M].北京:人民卫生出版社,2016.

[3] PIEPOLI M F,HOES A W,AGEWALL S,et al. 2016 European Guidelines on cardiovascular disease prevention in clinical practice[J]. Eur Heart J,2016,37:2315-2381.

[4] 中国营养学会.中国居民膳食指南科学研究报告(2021)[EB/OL].(2021-02-24)[2021-03-17]. https://www.cnsoc.org/learnnews/422120203.html.

第三十三章 血脂异常防治

概 述

美国于 1988 年组建了国家胆固醇教育计划(NCEP)委员会,成人治疗组(ATP)即属其委员会中的一个工作小组,首次制定了有关成人血胆固醇检测、评估与治疗的指南(简称 ATP Ⅰ)。ATP Ⅰ 的制定对推动人类血脂异常防治的发展起到了极大的作用。

5 年后,美国对 ATP Ⅰ 进行了部分修改,并于 1993 年公布了第二次报告(简称 ATP Ⅱ)。2001 年 5 月正式发表了 NCEP 成人治疗组第三次报告(简称 ATP Ⅲ),这是全球当时最有影响力的一部有关血脂异常防治指南。

自从 ATP Ⅲ 发表后 3 年内,相继有 5 项应用他汀类药物治疗和观察临床终点的大型临床试验结果发表。针对这些临床试验结果的发表,ATP Ⅲ 专家委员会发表了补充报告。

2013 年美国心脏学会和协会共同发表了《美国治疗成人血胆固醇降低动脉粥样硬化性心血管疾病风险指南》。

2014 年国际动脉粥样硬化协会(IAS)在其官访网站(www.athero.org)上发布了一项全球性的血脂异常管理的指南。

美国国家脂质协会(NLA)以患者为中心的血脂异常管理建议于 2015 年正式发表。

欧洲心脏协会(ESC)和欧洲动脉粥样硬化学会(EAS)于 2011 年首次制定了血脂管理指南,并于 2016 年进行了修订。

中国于 1997 年发表了《血脂异常防治建议》。由卫健委协同中华医学会的 4 个分会联合制定了《中国成人血脂异常防治指南》,并于 2007 年正式发表。2016 年 10 月中华心血管病杂志发表了新版中国成人血脂异常防治指南。此外,还有许多其他国家和学术团体也制定和发表血脂异常防治相关指南。本章以 2016 年版中国成人血脂异常防治指南为基础,对血脂指南进行解读,并补充最新血脂指南的要点。

近 30 年来中国人群的血脂水平逐步升高,血脂异常患病率明显增加。2012 年全国调查结果显示,成人血清总胆固醇平均为 4.50mmol/L,高胆固醇血症的患病率为 4.9%;甘油三酯平均为 1.38mmol/L,高甘油三酯血症的患病率为 13.1%;高密度脂蛋白胆固醇(HDL-C)平均为 1.19mmol/L,低 HDL-C 血症的患病率为 33.9%。当前中国成人血脂异常总体患病率高达 40.4%,与 2002 年相比呈大幅度上升。人群血清胆固醇水平的升高将导致 2010—2030 年期间我国心血管病事件约增加 920 万例。我国儿童青少年高胆固醇血症患病率也有明显升高,预示未来中国成人血脂异常患病及相关疾病负担将继续加重。

【血脂与脂蛋白】

血脂主要是胆固醇和甘油三酯(TG)。两者都不溶于水,必须与特殊的蛋白质即载脂蛋白(Apo)结合形成复合颗粒,即以脂蛋白形式存在于血液。虽然所有脂蛋白颗粒中都含胆固醇和TG(表33-1),但TG主要存在于乳糜微粒(CM)、极低密度脂蛋白(VLDL)中;而胆固醇主要存在于低密度脂蛋白(LDL)颗粒(胆固醇含量约占50%)中。

表 33-1　脂蛋白的特性和功能

分类	水合密度/(g·ml^{-1})	颗粒直径/nm	主要脂质	主要载脂蛋白	来源	功能
乳糜微粒(CM)	<0.950	80~500	甘油三酯	B$_{48}$、A1、A2	小肠合成	将食物中的甘油三酯和胆固醇从小肠转运至其他组织
极低密度脂蛋白(VLDL)	0.950~1.006	30~80	甘油三酯	B$_{100}$、E、Cs	肝脏合成	转运内源性甘油三酯至外周组织,经脂酶水解后释放游离脂肪酸
中间密度脂蛋白(IDL)	1.006~1.019	25~30	甘油三酯,胆固醇	B$_{100}$、E	VLDL中甘油三酯经脂酶水解后形成	属LDL前体,部分经肝脏代谢
低密度脂蛋白(LDL)	1.019~1.063	20~25	胆固醇	B$_{100}$	VLDL和IDL中甘油三酯经脂酶水解后形成	胆固醇的主要载体,经LDL受体介导而被外周组织摄取和利用,与AS-CVD直接相关
高密度脂蛋白(HDL)	1.063~1.210	8~13	磷脂,胆固醇	A1、A2、Cs	主要是肝脏和小肠合成	促进胆固醇从外周组织移去,转运胆固醇至肝脏或其他组织再分布,HDL-C与ASCVD负相关
脂蛋白(a)[Lp(a)]	1.055~1.085	30.0	胆固醇	B$_{100}$、(a)	在肝脏载脂蛋白(a)通过二硫键与LDL形成的复合物	可能与ASCVD相关

注:ASCVD,动脉粥样硬化性心血管疾病;HDL-C,高密度脂蛋白胆固醇。

【血脂检测项目】

临床上是通过检测LDL颗粒中胆固醇(LDL-C)和HDL颗粒中胆固醇(HDL-C)量来反映这些脂蛋白的浓度,所以存在总胆固醇(TC)的提法,即血液中各类脂蛋白所含胆固醇的总和。虽然 TG 也是指血液中各种脂蛋白中含量的总和,但因临床上不检测各脂蛋白中的 TG 量,故不需要单独提及总 TG。

检测血脂的目的是评估个体患动脉粥样硬化性心血管疾病(ASCVD)风险和治疗效果,从临床实用角度出发,检测 TC、LDL-C、HDL-C 和 TG 即能满足需求。

美国脂质协会推荐,临床上至少需检测 TC 和 HDL-C,这样可以计算出非 HDL-C(TC-HDL-C)。

【血脂合适水平和异常标准】

我国人群血脂成分合适水平及异常切点见表 33-2,TC>6.2mmol/L(240mg/dl)为高胆固醇血症;TG > 2.3mmol/L(200mg/dl)为高甘油三酯血症。健康人群 LDL-C 理想水平 <2.6mmol/L(100mg/dl),非 HDL-C 理想水平<3.4mmol/L(130mg/dl)。对于无其他心血管危险因素者,若能保持 LDL-C<2.6mmol/L(100mg/dl),发生 ASCVD 的风险应极低;而对已发生 ASCVD 患者,将 LDL-C 降低能达到此要求,临床上则能获得绝大部分益处。

表 33-2　中国 ASCVD 一级预防人群血脂合适水平和异常分层标准

单位:mmol/L(mg/dl)

分层	检测水平				
	TC	LDL-C	HDL-C	非 HDL-C	TG
理想水平		<2.6(100)		<3.4(130)	
合适水平	<5.2(200)	<3.4(130)		<4.1(160)	<1.7(150)
边缘升高	≥5.2(200)且<6.2(240)	≥3.4(130)且<4.1(160)		≥4.1(160)且<4.9(190)	≥1.7(150)且<2.3(200)
升高	≥6.2(240)	≥4.1(160)		≥4.9(190)	≥2.3(200)
降低			<1.0(40)		

美国脂质协会制定出胆固醇和甘油三酯的分层标准(表 33-3)。

表 33-3　胆固醇及甘油三酯水平分层

单位:mmol/L(mg/dl)

分层	评价	分层	评价
非 HDL-C		4.1~4.9(160~189)	升高
<3.4(130)	理想	≥4.9(190)	重度升高
3.4~4.1(130~159)	基本理想	HDL-C	
4.1~4.9(160~189)	临界高值	<1.0(40)(男性)	低
4.9~5.7(190~219)	升高	<1.3(50)(女性)	低
≥5.7(220)	重度升高	TG	
LDL-C		<1.7(150)	正常
<2.6(100)	理想	1.7~2.3(150~199)	临界高值
2.6~3.4(100~129)	基本理想	2.3~5.7(200~499)	升高
3.4~4.1(130~159)	临界高值	≥5.7(500)	重度升高

注:HDL-C,高密度脂蛋白-胆固醇;LDL-C,低密度脂蛋白-胆固醇;非 HDL-C,非高密度脂蛋白-胆固醇,即总胆固醇HDL-C。

【血脂异常分类】

从临床实用角度出发,医师只需知晓血清胆固醇升高就是高胆固醇血症,TG 升高即高甘油三酯血症,胆固醇和 TG 均有升高则称为混合性高脂血症。血脂异常主要由遗传基因异常,或与环境因素相互作用所致,均称为原发性高脂血症;凡由已知疾病所引起的血脂异常,则为继发性高脂血症。

引起家族性高胆固醇血症(FH)的基因突变类型,除 LDL 受体突变或载脂蛋白 B(Apo)基因突变外,分解 LDL 受体的前蛋白转化酶枯草溶菌素 9(PCSK9)基因的功能获得型突变,或调整 LDL 受体到细胞膜血浆表面的 LDL 受体调整蛋白基因突变也可引起 FH。

【血脂异常筛查】

建议 20~40 岁成年人至少每 5 年测量 1 次血脂(包括 TC、LDL-C、HDL-C 和 TG);建议 40 岁以上男性和绝经期后女性每年检测血脂;ASCVD 患者及其高危人群,应每 3~6 个月测定 1 次血脂。因 ASCVD 住院患者,应在入院时或入院 24 小时内检测血脂。

血脂检查的重点对象为:①有 ASCVD 病史者;②存在多项 ASCVD 危险因素(如高血压、糖尿病、肥胖、吸烟)的人群;③直系亲属中有早发冠心病或其他动脉粥样硬化性心血管疾病(指男性一级直系亲属在 55 岁前或女性一级直系亲属在 65 岁前患缺血性心血管病者),或有家族性高脂血症患者;④皮肤或肌腱黄色瘤及跟腱增厚者。

非 HDL-C 可能比 LDL-C 在冠心病风险预测方面更具优越性,但考虑到现阶段许多人并不熟悉非 HDL-C 的概念,故不宜推广将其作干预的首要靶标,而推荐其为次要靶标或第二靶标。对于合并有高甘油三酯血症个体,以非 HDL-C 作为首要目标可能更为适合。此外,非 HDL-C 检测可用非空腹血样本,不仅在临床上应用方便,且有利于流行病学研究。

美国指南建议,如果致动脉粥样硬化胆固醇(非 HDL-C 和 LDL-C)水平在合理范围,脂质测量和 ASCVD 风险评估每隔 5 年必须重复 1 次,或者根据临床需要间隔更短的时间复测 1 次。某些危险因素的变化也可以缩短间隔时间对血脂进行复测,这些变化包括 ASCVD 危险因素(包括体重的增加)、一级亲属早发 ASCVD、ASCVD 发病的证据或者新出现的潜在引起血脂紊乱的原因。

欧洲指南推荐,40 岁以上男性、50 岁以上女性以及绝经期妇女中,筛查血脂谱,特别是已有危险因素者。检查出任何血管病变或合并 2 型糖尿病患者,不论年龄,均属高危人群,必须进行血脂检测。有早发冠心病家族史者,同样应早期筛查。应仔细判定高血压患者是否合并代谢综合征和高脂血症。

通常是在空腹状态下采血进行血脂分析。但空腹与非空腹样本的 TC、LDL-C 和 HDL-C 检测结果相似。TG 会受到食物的影响,一般会高约 0.3mmol/L(27mg/dl),取决于最后一顿食物的组成和空腹的时间范围。对于风险评估,非空腹的预测效度与空腹相似。但在糖尿病患者中,非空腹时检测可能会低估风险,因为糖尿病患者中非空腹 LDL-C 水平降低达 0.6mmol/L。

【总体心血管危险评估】

临床应根据个体 ASCVD 危险程度,决定是否启动药物调脂治疗(Ⅰ类推荐,A 级证据)。LDL-C 或 TC 水平对个体或群体 ASCVD 发病风险具有独立的预测作用,但个体发生 ASCVD

危险的高低不仅取决于胆固醇水平高低,还取决于同时存在的 ASCVD 其他危险因素的数目和水平。相同 LDL-C 水平个体,其他危险因素数目和水平不同,ASCVD 总体发病风险可存在明显差异。

已诊断 ASCVD 者直接列为极高危人群;符合如下条件之一者直接列为高危人群:①LDL-C≥4.9mmol/L(190mg/dl);②1.8mmol/L(70mg/dl)≤LDL-C<4.9mmol/L(190mg/dl)且年龄在 40 岁以上的糖尿病患者。对于 10 年 ASCVD 发病风险为中危且年龄<55 岁的人群,应进行 ASCVD 余生危险评估,以利于早期识别 ASCVD 余生危险为高危的个体,并进行积极干预。

欧洲指南推荐使用系统性心血管病风险评估法(SCORE),因其基于大量具有代表性的欧洲群组数据库资料而产生。SCORE 评估 10 年内发生致死性动脉粥样硬化事件风险,是指心脏病发作、卒中或其他闭塞性动脉疾病,也包括心脏性猝死。

（一）极高危组

符合下列任何一种情况者:

1. 临床证实或影像学检查明确有 ASCVD,包括既往心肌梗死(MI)、急性冠脉综合征(ACS)、冠状动脉血运重建术[经皮冠脉介入术(PCI)、冠状动脉旁路移植术(CABG)和其他动脉血运重建术、卒中和短暂性脑缺血发作(TIA)和外周动脉疾病(PAD)等]。冠状动脉造影或颈动脉超声证实有明显粥样斑块。

2. 糖尿病(DM)伴靶器官损伤(如蛋白尿)或伴主要危险因素(如吸烟、高血压、血脂异常)。

3. 重度慢性肾脏病(CKD)即肾小球滤过率(GFR)<30ml/(min·1.73m^2)。

4. 10 年致死性 CVD 风险(SCORE 评分)≥10%。

（二）高危组

具备以下任一情况者:

1. 危险因素显著升高,尤其是胆固醇>8mmol/L(>310mg/dl),如家族性高胆固醇血症或血压≥180/110mmHg。

2. 大多数其他 DM 患者(部分有 1 型糖尿病的年轻患者可能为低危或中危)。

3. 中度 CKD[GFR 30~59ml/(min·1.73m^2)]。

4. 10 年致死性心血管疾病风险(SCORE 评分)≥5%和<10%。

血浆 TG 水平升高作为 ASCVD 预测因素一直有争论。其他因素危险因素如高敏 C 反应蛋白(hs-CRP)和同型半胱氨酸等,对个体 ASCVD 绝对风险评估(除外传统的危险因素)无多大作用。

【血脂异常治疗原则】

推荐以 LDL-C 为首要干预靶点(Ⅰ类推荐,A 级证据)。而非 HDL-C 可作为次要干预靶点(Ⅱa 类推荐,B 级证据)。将非 HDL-C 作为次要干预靶点,是考虑到高 TG 血症患者体内有残粒脂蛋白升高,后者很可能具有致动脉粥样硬化作用。

调脂治疗需要设定目标值(Ⅰ类推荐,C 级证据)。极高危者 LDL-C<1.8mmol/L;高危者 LDL-C<2.6mmol/L;中低危者 LDL-C<3.4mmol/L。对于调脂治疗时的具体达标值,尚存在较大分歧,但这不应该影响临床医师在实际工作坚持调脂治疗达标的原则。不同危险人群需要达到的 LDL-C/非 HDL-C 目标值有很大不同(表 33-4,Ⅰ类推荐,B 级证据)。

表 33-4　不同 ASCVD 危险人群降 LDL-C/非 HDL-C 治疗达标值

单位：mmol/L(mg/dl)

危险等级	LDL-C	非 HDL-C
极高危	<1.8(70)	<2.6(100)
高危	<2.6(100)	<3.4(130)
低/中危	<3.4(130)	<4.1(160)

如果 LDL-C 基线值较高,现有调脂药物难以使 LDL-C 降至基本目标值,则应将 LDL-C 至少降低 50%(Ⅱa 类推荐,B 级证据)。临床上也有部分极高危患者 LDL-C 基线值已在基本目标值以内,这时可考虑将其 LDL-C 从基线值降低 30% 左右(Ⅰ类推荐,A 级证据)。

非 HDL-C 目标值比 LDL-C 目标值约高 0.8mmol/L(30mg/dl)。不同危险人群非 HDL-C 治疗目标值见表 33-4(Ⅰ类推荐,B 级证据)。

为了调脂达标,临床首选他汀类调脂药物。宜起始应用低、中强度他汀,根据患者调脂疗效和耐受情况,适当调整剂量,或与其他调脂药物联用。所有强化他汀治疗的临床研究结果显示,数倍增量他汀确实可使 ASCVD 事件发生危险有所降低,但获益的绝对值小,且全因死亡并未下降。

除了对 LDL-C 进行积极干预外,当血 TG≥1.7mmol/L(150mg/dl)时,首先是应用非药物干预措施。若 TG 水平仅轻、中度升高[2.3~5.6mmol/L(200~500mg/dl)],可考虑他汀联用贝特类、高纯度鱼油制剂。对于严重高 TG 血症患者,即空腹 TG≥5.7mmol/L(500mg/dl),首先使用贝特类、高纯度鱼油制剂、烟酸或联合用药。

2013 年美国指南则认为,没有证据支持滴定药物剂量以达到特定降脂目标值,故对于 ASCVD 一级或二级预防中是否采纳或反对 LDL-C 或非 HDL-C 目标值这一问题,不作任何推荐。

欧洲指南认为,血脂目标值也有助于患者与医师间的沟通,有利于坚持治疗,所以推荐保留采用目标值方法进行脂质管理。LDL-C 降低超过以前指南设定的目标值,可伴有心血管疾病事件减少。因此,LDL-C 尽可能降低一些似乎是恰当的,至少对于心血管风险极高的患者。对于心血管总风险极高的患者,LDL-C 目标值应<1.8mmol/L(70mg/dl)。同时至少应达到自基线(如果>1.8mmol/L)降低 50%。对于心血管总风险高的患者,LDL-C 目标值应<2.6mmol/L(100mg/dl)。同时至少应达到自基线[如果>2.6mmol/L(100mg/dl)]降低 50%。对于心血管总风险为中度的患者,LDL-C 目标值为<3mmol/L(115mg/dl)。

如采用次要目标,总心血管风险极高和高危者中,非 HDL-C 应分别<2.6mmol/L(100mg/dl)和<3.4mmol/L(130mg/dl)。在总心血管风险极高和高危者中,Apo B 应分别<80mg/dl 和<100mg/dl。非 HDL-C 和 Apo B 可为次要目标。对于总心血管风险高和极高危者,临床医师在实践中可采用的 Apo B 目标值分别为<100mg/dl 和<80mg/dl。非 HDL-C 的特定目标值应比相应 LDL-C 目标值 0.8mmol/L(30mg/dl)。

目前临床试验中并未确定 HDL-C 和 TG 水平的具体目标值,虽然对于冠心病患者,HDL-C 增加可使动脉粥样硬化改善,而低 HDL-C 可能伴有过多不良事件,即使患者 LDL-C<1.8mmol/L(70mg/dl)。但是,目前缺乏足够的临床试验证据,可表明对这些指标进行干预能进一步降低 ASCVD 风险。

美国脂质协会则认为,非 HDL-C 是一项比 LDL-C 更好的目标(表 33-5)。非 HDL-C 所含的胆固醇包括了所有潜在致动脉粥样硬化的脂蛋白颗粒所含胆固醇,这些颗粒包括 LDL、IDL、VLDL 及其残粒、乳糜微粒和脂蛋白(a)。流行病学研究结果显示,与 LDL-C 相比,非 HDL-C 对 ASCVD 的致残率和死亡率有更好的预测性。在干预性研究中,有少量分析数据显示,与 LDL-C 相比,治疗后非 HDL-C 改变量及水平,与冠心病(CHD)风险更为相关。除此以外,当治疗后这两者浓度变化不一致(如两者中只有一个是升高的),CHD 的风险变化与非 HDL-C 的变化更为一致。

表 33-5 非 HDL-C、LDL-C 和 Apo B 治疗目标值

单位:mmol/L(mg/dl)

危险分层	治疗目标值		
	非 HDL-C	LDL-C	Apo B[*]
低危	<3.4(130)	<2.6(100)	<90
中危	<3.4(130)	<2.6(100)	<90
高危	<3.4(130)	<2.6(100)	<90
极高危	<2.6(100)	<1.8(70)	<80

注:[*] Apo B 是次要的、可选择性的治疗目标。

非 HDL-C 较 LDL-C 能更好地预测 ASCVD 风险的可能原因是:①和 LDL 一样,一些富含 TG 的脂蛋白残粒也进入动脉血管壁,促进动脉粥样硬化的发生、发展;②非 HDL-C 较 LDL-C 与 Apo B 关系更为密切,所以与致动脉粥样硬化的所有脂蛋白残粒也更为密切相关;③TG 和 VLDL-C 的升高,反映肝内生成了更强的致动脉粥样硬化脂蛋白颗粒,肝受体对这些颗粒的作用较弱,导致其在血液循环中存在时间延长。

【治疗性生活方式改变】

血脂异常明显受饮食及生活方式的影响,饮食治疗和生活方式改善是治疗血脂异常的基础措施。无论是否进行药物调脂治疗,都必须坚持控制饮食和改善生活方式(I类推荐,A 级证据)。全球所有指南推荐都是完全相同的(表 33-6)。建议每日摄入胆固醇小于 300mg,尤其是 ASCVD 等高危患者,摄入脂肪不应超过总能量的 20%~30%。一般人群摄入饱和脂肪酸应小于总能量的 10%;而高胆固醇血症者饱和脂肪酸摄入量应低于总能量的 7%,反式脂肪酸摄入量应小于总能量的 1%。高 TG 血症者更应尽可能减少每日摄入脂肪总量,每日烹调油应少于 30g。脂肪摄入应优先选择富含 n-3 多不饱和脂肪酸的食物(如深海鱼、鱼油、植物油)。

表 33-6 他汀类药物降胆固醇强度

高强度(每日剂量可降低 LDL-C≥50%)	中等强度(每日剂量可降低 LDL-C 25%~50%)
阿托伐他汀 40~80mg[*] 瑞舒伐他汀 20mg	阿托伐他汀 10~20mg 瑞舒伐他汀 5~10mg 氟伐他汀 80mg 洛伐他汀 40mg 匹伐他汀 2~4mg 普伐他汀 40mg 辛伐他汀 20~40mg 血脂康 1.2g

注:[*] 阿托伐他汀 80mg 国人经验不足,请谨慎使用。

建议每日摄入碳水化合物占总能量的 50%~65%。选择使用富含膳食纤维和碳水化合物替代饱和脂肪酸,每日饮食应包含 25~40g 膳食纤维(其中 7~13g 为水溶性膳食纤维)。碳水化合物摄入以谷类、薯类和全谷物为主,其中添加糖摄入不应超过总能量的 10%(对于肥胖和高 TG 血症者要求比例更低)。食物添加剂如植物固醇/烷醇(2~3g/d),水溶性/黏性膳食纤维(10~25g/d)有利于血脂控制,但应长期监测其安全性。

【调脂药物治疗】

可供选用的调脂药物有许多种类,大体上可分为两大类:①主要降低胆固醇的药物;②主要降低 TG 的药物。其中部分调脂药既能降低胆固醇,又能降低 TG。对于严重的高脂血症,常需多种调脂药联合应用,才能获得良好疗效。降低胆固醇药物有他汀类、依折麦布、普罗布考、胆酸螯合剂、脂必泰、多甘烷醇等。为了调脂达标,临床上应首选他汀类调脂药物(Ⅰ类推荐,A 级证据)。

1. **他汀类药物**　适用于高胆固醇血症、混合性高脂血症和 ASCVD 患者。目前国内临床上有洛伐他汀、辛伐他汀、普伐他汀、氟伐他汀、阿托伐他汀、瑞舒伐他汀和匹伐他汀,各种他汀在不剂量范围内具有不同的降低胆固醇的强度(表 33-6)。不同种类与剂量的他汀降胆固醇幅度有较大差别,但任何一种他汀倍增剂量时,LDL-C 进一步降低幅度仅约 6%,即所谓"他汀降脂 6% 效应"。他汀类可使 TG 水平降低 7%~30%,HDL-C 水平升高 5%~15%。

他汀可在任何时间段每天服用 1 次,但在晚上服用时 LDL-C 降低幅度可稍有增多。他汀应用取得预期疗效后应继续长期应用,如能耐受,应避免停用。有研究提示,停用他汀有可能增加心血管事件的发生。如果应用他汀类后发生不良反应,可采用换用另一种他汀、减少剂量、隔日服用或换用非他汀类调脂药物等方法处理。

胆固醇治疗研究者协作组(CTT)分析结果表明,在心血管危险不同的人群中,他汀治疗后,LDL-C 每降低 1mmol/L,主要心血管事件相对危险减少 20%,全因死亡率降低 10%,非心血管原因引起的死亡未见增加。现有研究反复证明,他汀降低 ASCVD 事件的临床获益大小与其降低 LDL-C 幅度呈线性正相关,他汀治疗产生的临床获益来自 LDL-C 降低效应。

血脂康胶囊虽被归入调脂中药,但其调脂机制与他汀类似,系通过现代标准工艺,由特制红曲加入稻米生物发酵精制而成,主要成分为 13 种天然复合他汀,系无晶型结构的洛伐他汀及其同类物。常用剂量为 0.6g,2 次/d。中国冠心病二级预防研究(CCSPS)及其他临床研究证实,血脂康胶囊能够降低胆固醇,并显著降低冠心病患者总死亡率、冠心病死亡率以及心血管事件发生率,不良反应少。

关于他汀强度的描述,中国指南与美国指南(表 33-7)有所不同。

他汀降低 ASCVD 事件的临床获益大小与其降低 LDL-C 幅度呈线性正相关,即他汀产生临床益处是一种类效应。绝大多数人对他汀的耐受性良好,其不良反应多见于接受大剂量他汀者。中国的临床研究证据不支持 ACS 患者或 PCI 术前短期他汀强化治疗,最新国外指南也不推荐对 PCI 围手术期者短期他汀强化干预策略。

所以,即使是极高危者,也不推荐起始就服用高强度大剂量他汀。虽然不同种类他汀降胆固醇强弱有差别,但任何一种他汀所推荐的起始用量,都能发挥良好的降低胆固醇效应(自身对照而言),即所谓他汀"小剂量大作用,加倍增量疗效增加小"。

表 33-7 高、中、低强度他汀治疗

高强度他汀治疗	中等强度他汀治疗	低强度他汀治疗
日用他汀剂量平均降低 LDL-C 达 ≥50%	日用他汀剂量平均降低 LDL-C 达 30%~50%	日用他汀剂量平均降低 LDL-C 达 <30%
阿托伐他汀(40)80mg	阿托伐他汀 10(20)mg	辛伐他汀 10mg
瑞舒伐他汀 20(40)mg*	瑞舒伐他汀(5)10mg	普伐他汀 10~20mg
	辛伐他汀 20~40mg	洛伐他汀 20mg
	普伐他汀 40(80)mg	氟伐他汀 20~40mg
	洛伐他汀 40mg	匹伐他汀 1mg
	氟伐他汀缓释片 80mg	
	氟伐他汀 40mg、2 次/d	
	匹伐他汀 2~4mg	

注：* 瑞舒伐他汀在中国未注册临床。

2. **胆固醇吸收抑制剂** 目前临床上仅有的胆固醇吸收抑制剂为依折麦布,能有效抑制肠道内胆固醇的吸收,推荐剂量为 10mg/d,其安全性和耐受性良好,不良反应轻微且多为一过性,主要表现为头疼和消化道症状,与他汀联用也可发生转氨酶增高和肌痛等不良反应,禁用于妊娠期和哺乳期。

3. **普罗布考** 普罗布考通过掺入 LDL 颗粒核心中,影响脂蛋白代谢,使 LDL 易通过非受体途径被清除。普罗布考常用剂量为每次 0.5g,2 次/d。主要适用于高胆固醇血症,尤其是纯合子型家族性高胆固醇血症(HoFH)及黄色瘤患者,有减轻皮肤黄色瘤的作用。

4. **胆酸螯合剂** 胆酸螯合剂为碱性阴离子交换树脂,可阻断肠道内胆汁酸中胆固醇的重吸收。临床用法:考来烯胺每次 5g,3 次/d;考来替泊每次 5g,3 次/d;考来维仑每次 1.875g,2 次/d。与他汀类联用,可明显提高调脂疗效。

5. **脂必泰** 是一种红曲与中药(山楂、泽泻、白术)的复合制剂。常用剂量为每次 0.24~0.48g,2 次/d,具有轻中度降低胆固醇作用。

6. **多廿烷醇** 是从甘蔗蜡中提纯的一种含有 8 种高级脂肪伯醇的混合物,常用剂量为 10~20mg/d,调脂作用起效慢。

7. **贝特类** 通过激活过氧化物酶体增殖物激活受体 α 和激活脂蛋白脂酶,降低血清 TG 水平,升高 HDL-C 水平。常用的贝特类药物有:非诺贝特片每次 0.1g,3 次/d;微粒化非诺贝特每次 0.2g,1 次/d;吉非贝齐每次 0.6g,2 次/d;苯扎贝特每次 0.2g,3 次/d。临床试验结果荟萃分析提示,贝特类药物能使高 TG 伴低 HDL-C 人群心血管事件危险降低 10% 左右,以降低非致死性心肌梗死和冠状动脉血运重建术为主,对心血管死亡、致死性心肌梗死或卒中无明显影响。

8. **烟酸类** 也称维生素 B_3,属人体必需维生素。大剂量时,具有降低 TC、LDL-C 和 TG 以及升高 HDL-C 的作用。调脂作用与抑制脂肪组织中激素敏感脂酶活性、减少游离脂肪酸进入肝脏和降低 VLDL 分泌有关。烟酸有普通和缓释 2 种剂型,以缓释剂型更为常用。缓释片常用量为每次 1~2g,1 次/d。建议从小剂量(0.375~0.5g/d)开始,睡前服用;4 周后逐渐加量至最大常用剂量。欧美多国已将烟酸类药物淡出调脂药物市场。

9. **高纯度鱼油制剂** 鱼油主要成分为 n-3 脂肪酸即 ω-3 脂肪酸。常用剂量为每次 0.5~1.0g,3 次/d,主要用于治疗高 TG 血症。

10. **微粒体甘油三酯转移蛋白抑制剂**   洛美他派(lomitapide,商品名为 Juxtapid)于 2012 年由美国食品药品监督管理局批准上市,主要用于治疗 HoFH。可使 LDL-C 降低约 40%。该药不良反应发生率较高,主要表现为转氨酶升高或脂肪肝。

11. **载脂蛋白 B$_{100}$ 合成抑制剂**   米泊美生(mipomersen)是第 2 代反义寡核苷酸,2013 年 FDA 批准可单独或与其他调脂药联合用于治疗 HoFH。作用机制是针对 Apo B 信使核糖核酸转录的反义寡核苷酸,减少 VLDL 的生成和分泌,降低 LDL-C 水平,可使 LDL-C 降低 25%。该药最常见的不良反应为注射部位反应,包括局部红疹、肿胀、瘙痒、疼痛,绝大多数不良反应属于轻中度。

12. **前蛋白转化酶枯草溶菌素 K9 型(PCSK9)抑制剂**   PCSK9 是肝脏合成的分泌型丝氨酸蛋白酶,可与 LDL 受体结合并使其降解,从而减少 LDL 受体对血清 LDL-C 的清除。研究结果显示,PCSK9 抑制剂无论单独应用或与他汀类药物联合应用均明显降低血清 LDL-C 水平,同时可改善其他血脂指标,包括 HDL-C、Lp(a)等。依洛尤单抗(evolocumab)与阿利西尤单抗(alirocumab)两种注射型 PCSK9 抑制剂上市。初步临床研究结果表明,PCSK9 抑制剂可使 LDL-C 降低 40%~70%。

13. **他汀与依折麦布联用**   两种药物分别影响胆固醇的合成和吸收,可产生良好协同作用。联合治疗可使血清 LDL-C 在他汀治疗的基础上再下降 18%左右,且不增加他汀类的不良反应。多项临床试验观察到依折麦布与不同种类他汀联用有良好的调脂效果。

14. **他汀与贝特联用**   两者联用能更有效降低 LDL-C 和 TG 水平、升高 HDL-C 水平,降低 sLDL-C。贝特类药物包括非诺贝特、吉非贝齐、苯扎贝特等,以非诺贝特研究最多,证据最充分。非诺贝特适用于严重高 TG 血症伴或不伴低 HDL-C 水平的混合型高脂血症患者,尤其是糖尿病和代谢综合征时伴有的血脂异常,高危心血管疾病患者他汀类治疗后仍存在 TG 或 HDL-C 水平控制不佳者。由于他汀类和贝特类药物代谢途径相似,均有潜在损伤肝功能的可能,并有发生肌炎和肌病的危险,合用时发生不良反应的机会可能增多,因此,他汀类和贝特类药物联合用药的安全性应高度重视。吉非贝齐与他汀类药物合用发生肌病的危险性相对多,开始合用时宜用小剂量,采取晨服贝特类药物、晚服他汀类药物的方式,避免血药浓度的显著升高,并密切监测肌酶和肝酶,如无不良反应,可逐步增加他汀剂量。

15. **他汀与 PCSK9 抑制剂联用**   尽管 PCSK9 抑制剂刚在中国上市,他汀与 PCSK9 抑制剂联合应用已成为欧美国家治疗严重血脂异常尤其是 FH 患者的联合方式,可较任何单一的药物治疗带来更大程度的 LDL-C 水平下降,提高达标率。FH 尤其是 HoFH 患者,经生活方式加最大剂量调脂药物(如他汀+依折麦布)治疗,LDL-C 水平仍>2.6mmol/L 的 ASCVD 患者,加用 PCSK9 抑制剂,组成不同作用机制调脂药物的三联合用。与他汀类药物联合应用,可显著降低心血管事件。

16. **他汀与 n-3 脂肪酸联用**   他汀与鱼油制剂 n-3 脂肪酸联合应用可用于治疗混合型高脂血症,且不增加各自的不良反应。由于服用较大剂量 n-3 多不饱和脂肪酸有增加出血的危险,并增加糖尿病和肥胖患者热卡摄入,不宜长期应用。有一项大规模的临床试验证实,联合他汀类治疗能够进一步减少心血管事件。

17. **血脂异常治疗的其他措施**   脂蛋白血浆置换、肝移植、部分回肠旁路手术和门腔静脉分流术,作为辅助治疗措施,用于 FH 患者。脂蛋白血浆置换虽能有效降低胆固醇,但需要反复不断地进行。

【降脂药物治疗中的血脂和酶监测】

对正在进行降脂治疗的患者应如何监测血脂缺乏证据。检测肝酶和肌酶对药物不良反应监测的证据也相应缺乏。

启动或加大他汀剂量后 6~8 周可评估药物反应性,但是对贝特类药物和生活方式干预的反应性检测需要更长时间。随后的随访监测标准程序是在 6~12 个月,但这似乎有些武断。应至少检测总胆固醇水平,但是为了给治疗决策提供更好建议,应对包括 HDL-C、TG 和 LDL-C 在内的整个血脂谱进行检测。

在他汀的使用过程中,监察机构建议进行安全性测试,包括进行基线肝酶和肌酶检测,以识别个别对他汀使用存在禁忌的患者。CK 检测至少应在肌病高危患者中进行,包括老年患者且有合并症、有既往肌病症状患者或正在服用相互作用药物。建议每 6~12 个月进行 1 次随访以监测可能的不良反应,但其科学根据有限。一项系统综述发现降脂药物所介导的肝毒性发生率尚未知,在一些大规模的临床试验中仅发现有少数病例发生。

【特殊人群血脂管理】

(一) 家族性高胆固醇血症(FH)

FH 是一种常见的单基因血脂异常疾病,可因长期 LDL-C 升高导致早期的 ASCVD。如果不予治疗,患有杂合子型 FH(HeFH)的男性和女性患者通常会分别在 55 岁和 60 岁之前出现 ASCVD。然而,如果能够及时进行适当的处理,可极大降低 ASCVD 风险,一些研究甚至表明可恢复患者正常的寿命。

应给予高强度他汀类药物进行治疗,多数情况下联合依折麦布进行治疗。治疗后的 LDL-C<2.6mmol/L(100mg/dl),患者并发冠心病时,该值应<1.8mmol/L(70mg/dl)。

LDL-C 水平未达到目标值的患者,无法耐受他汀类药物的 HeFH 患者和患有高 Lp(a)水平的 FH 患者,均应该考虑使用 PCSK9 抑制剂。

纯合子型 FH(HoFH)是一种罕见的威胁人类生命的疾病。临床症状表现为蔓延性黄色瘤,显著的过早和进行性 ASCVD,总胆固醇含量>13mmol/L(500mg/dl)。大多数患者 20 岁之前患 ASCVD 和主动脉狭窄,多数在 30 岁前死亡。该类患者应该采用已有的降胆固醇药物,可以联合脂蛋白置换进行治疗。

可根据表型标准对儿童 FH 患者进行诊断,包括 LDL-C 水平升高伴随 LDL-C 升高家族病史、早发 ASCVD 和/或基因检测结果呈阳性。对于具有高胆固醇家族病史或早发 CHD 的儿童,FH 诊断临界点可能为 LDL-C 不小于 4.0mmol/L(160mg/dl)。儿童的治疗方式包括健康的生活方式和他汀类治疗。应该采取健康的饮食,8~10 岁应该考虑接受他汀类药物治疗。首次给予他汀类药物应该遵守小剂量原则,随后逐渐增加剂量以达到治疗目标。10 岁以上儿童患者治疗后 LDL-C 水平应<3.5mmol/L,10 岁以下儿童 LDL-C 水平至少减少 50%。

(二) 家族性异常 β-脂蛋白血症

家族性异常 β-脂蛋白血症(即Ⅲ型高脂蛋白血症,残粒移去障碍)是一种罕见疾病,通常为多种表型的常染色体隐性遗传病。女性停经前很少患有该疾病。大多数病例为 Apo E2 型纯合子。相比于 E3 或 E4,Apo E2 与肝脏受体的结合相对弱。然而,如果没有促发血脂异常的合并原因,纯合子 Apo E2 一般不会引起家族性异常 β-脂蛋白血症。该症状的发生、发展一般伴随血脂异常,并发高甘油三酯血症(HTG)、糖尿病、肥胖或甲状腺功能减退。

家族性异常 β-脂蛋白血症的临床症状特点包括治疗前 TC 和 TG 均升高,两者通常在 7~10mmol/L。病情严重时,患者通常会出现肌腱黄色瘤,肘部和膝盖处最为常见,双手和手腕的皮肤褶皱处常见掌黄色瘤。ASCVD 风险极高,患者通常也会出现加速发展的股动脉和胫动脉粥样硬化。Apo E2 检测有助于确诊血脂异常患者。

有与家族性异常 β-脂蛋白血症相似的黄色瘤的较年长患者,若确定其 Apo E2 为非纯合性,应该确定病变蛋白。治疗手段包括他汀类药物治疗,如果症状以高 TG 水平为主,则使用贝特类药物治疗;必要时联用他汀类和贝特类药物,大多数患者对以上药物反应良好。

(三) 高甘油三酯血症(HTG)的遗传性病因

HTG 的遗传性病因看似非常复杂,常见和罕见的基因变异均可导致该疾病的发生。多种基因的效应可造成 TG 水平适度升高,影响 VLDL 的生成和清除。单基因性重度 HTG 会诱导胰腺炎和脂质沉积。已确认 6 种基因突变联合单基因效应因干扰乳糜微粒清除,从而导致血 TG 水平的重度升高。乳糜微粒和 VLDL 代谢发生严重缺陷时会导致乳糜微粒血症,TG 水平>12mmol/L(1 000mg/dl),血清混浊呈乳白色。重度 HTG 常见于脂蛋白脂酶(LPL)基因突变和其他富含 TG 的脂蛋白代谢相关基因突变纯合或复合性杂合。Apo C3 很可能成为一个新的脂质药物干预靶点。

如果患者 TG 超过 10mmol/L(880mg/dl),则其胰腺炎风险具有临床意义,有必要采取措施预防急性胰腺炎。值得注意的是,HTG 在所有胰腺炎诱因中所占百分比不超过 10%,即使患者的 TG 水平在 5~10mmol/L(440~880mg/dl),患者仍有可能出现胰腺炎。急性胰腺炎风险随着血 TG 水平增加而显著性加大,任何可增加 VLDL 合成的因素均可加大胰腺炎风险,其中,酗酒为最普遍且作用最大的风险因素。

必须限制饮食的热量(推荐 10%~15%)和脂肪摄入,节制饮酒。最初应该使用贝特类药物(菲诺贝特)治疗,并以 n-3 脂肪酸(2~4g/d)作为辅助治疗,或联用烟酸类药物。病情严重时,也可以考虑使用洛美他派。

糖尿病患者最初应该使用胰岛素疗法以较好地控制血糖。总体而言,使用药物治疗 2~5 天内即可看到 TG 水平急剧下降。病情较急时,可以采取血浆置换法快速降低 TG 水平。

(四) 儿童血脂异常管理

饮食治疗是儿童脂质代谢异常的重要治疗方式。药物降脂治疗只用于 FH。其他病因导致的儿童脂质代谢异常则强调饮食治疗和潜在的代谢性疾病治疗。

HeFH 患儿 10~18 岁之前暂不进行他汀降脂治疗,开始他汀治疗的确切年龄仍需临床判断。由于一级亲属 18 周岁即可出现症状性 CVD,故一般有明确不良事件家族史的男性患儿 18 岁之前需开始治疗。

没有明确证据表明他汀治疗对胎儿有危害,但女性进行该项治疗时应避免妊娠。若计划妊娠,应于妊娠前停用他汀药物 3 个月,直至哺乳期结束再恢复他汀治疗。

(五) 女性血脂异常管理

荟萃分析表明,降脂治疗在男性和女性群体中所带来的整体益处相近。

1. **一级预防** 女性心血管病高危者也应当考虑在一级预防中选用他汀类药物,其用药指征与男性一致。

2. **二级预防** 女性患者二级预防应常规包括以他汀为基础的降脂治疗,且指征与治疗目标值与男性患者相当。

3. **非他汀类降脂药物** 根据患者血脂异常的类型及药物不良反应情况可选用烟酸、依折麦布及贝特类单用或与他汀联合调脂治疗,但目前尚无确切的证据支持此类治疗方案能给患者带来心血管保护作用。

4. **激素治疗**　目前采用的第三代含低剂量雌-孕激素的口服避孕药似乎并不会增加负性心血管事件。评估血脂基线水平后,血浆 TC 在可接受范围内的女性可以使用此类避孕药。相比之下,患有高胆固醇血症(LDL-C>4mmol/L,>160mg/dl)、具有多项心血管疾病(CVD)危险因素或有高血栓栓塞风险的女性则应选择其他的避孕方法。尽管雌激素替代治疗有益于改善血脂谱,但并未证实能降低患者 CVD 风险,不推荐用于女性 CVD 的预防。

妊娠妇女或哺乳期妇女禁用所用的降脂药物,因为有关不良反应的研究证据还很缺乏。

(六) 老年人血脂异常管理

65 岁以上的老年人接受治疗以降低 CV 风险是非常必要的,因其 2/3~3/4 已经患有冠心病或处于动脉粥样硬化性疾病的亚临床状态。大于 65 岁的老年人中,几乎 25% 的男性和42% 的女性血浆 TC 水平>6mmol/L(>240mg/dl)。现有证据显示,老年人是 CVD 高危人群,降脂治疗能降低 CVD 的发病率及死亡率,从而使其大大获益。有关 80~85 岁老年人降脂治疗情况的资料非常有限。

1. **一级预防**　最佳的方法是终身预防以减少人群 CVD 的总负担。终身预防措施包括戒烟、健康的饮食习惯、规律的运动以及控制体重。老年人 CVD 一级预防的措施和年轻人所采用的方法一致。事实上,尽管没有证据表明降脂治疗能延长无 CVD 老年人的寿命,但却能降低 CVD 的发病率(卒中、MI)。

2. **二级预防**　尽管入选的老年病例不多,多项前瞻性临床研究仍显示降脂治疗能使老年 CAD 患者获益。

3. **药物不良反应及相互作用**　老年患者应尤为关注他汀治疗的安全性及不良反应,因为老年患者往往患有多种疾病,服用多种药物且药代动力学及药效学都有所改变。用药时需注意他汀和其他药物之间可能出现的相互作用,这主要是由于药物间的作用有可能增加他汀相关性不良反应,如不伴有 CK 水平升高的肌痛、伴随 CK 水平升高的肌病以及发生率低,但有 CK 显著升高且病情严重的横纹肌溶解症。因此,为避免不良事件的发生药物治疗需以小剂量开始,继而逐步增加到适合的剂量,以使 LDL-C 达标。

4. **依从性**　老年患者很少愿意接受降脂治疗或能坚持服用他汀类药物。提高患者对 CVD 风险的认识,使其了解药物治疗的方法以及坚持长期服用他汀治疗的益处,都可能有益于提高老年患者降脂治疗的依从性。

(七) 代谢综合征和糖尿病患者

所有 2 型糖尿病和代谢综合征患者都应接受生活方式治疗,以改善致动脉粥样硬化性血脂异常。应该根据个体需要,制订不同的饮食建议。

40 岁以下的 2 型糖尿病患者短期治疗后,若无其他危险因素,无并发症且 LDL-C 水平<2.6mmol/L(100mg/dl),需要长期降脂治疗。

所有存在微量蛋白尿或合并肾病的 1 型糖尿病患者,无论其基础 LDL-C 水平如何,均应首选他汀治疗(后期常需要药物联合治疗)以降低 LDL-C(至少 30%)。

(八) 急性冠脉综合征降脂治疗

近期表现为 ACS 的患者其 CVD 事件进一步发展的风险很高。已知其基础 LDL-C 水平,则应选用合适的剂量他汀以使 LDL-C<1.8mmol/L(<70mg/dl)。对于大剂量他汀治疗可导致不良反应风险增加的患者(如老年人、肝功能不全者、肾功能不全者或他汀可能与正在

服用的药物互相作用的患者），可考虑适当降低他汀治疗的强度。

（九）PCI 围手术期

《中国经皮冠状动脉介入治疗指南（2016）》指出，目前尚缺少硬终点高质量随机对照临床试验证据来支持在 PCI 术前早期使用负荷大剂量他汀治疗，亚洲与我国的研究结果显示，PCI 术前使用负荷大剂量他汀不优于常规剂量，不建议对 ACS 患者 PCI 术前使用负荷剂量他汀。2018 年发表大样本临床试验结果再一次证明，PCI 术前使用大剂量阿托伐他汀无益。许多中国专家一致认为，冠心病患者 PCI 术前大剂量他汀治疗无益于改善临床转归。

应该理性对待人类发明的良药他汀，它仅仅是一类降胆固醇药，不是"神药"。许多研究结果反复打破了"负荷大剂量他汀的神话"，否定了 PCI 围手术期大剂量他汀"序贯疗法"治疗 ACS 患者的临床价值。鉴于他汀的心血管获益直接来源于 LDL-C 的持续降低，合理、安全地应用好他汀，是临床医师都应遵循的基本原则。宜优先考虑他汀类药物降低 LDL-C 的效能，并兼顾长期应用的安全性。采取常规剂量（中等强度）他汀联合其他降胆固醇药物治疗，以获得强效降脂并且维持长期的 LDL-C 达标管理。

（十）肾病患者降脂治疗

降低血浆 LDL-C 水平也是 CKD 患者主要的治疗目标。在混合型血脂异常治疗中，非 HDL-C 应被视为次级治疗靶点。CKD 患者的调脂治疗方案需根据其 GFR 水平的不同来制订。应当首先选用经由肝脏清除的药物（氟伐他汀、阿托伐他汀、匹伐他汀和依折麦布）。经由 CYP3A4 代谢的他汀药物间可能发生相互作用而产生不良反应，应当尤为注意。肾衰竭患者的他汀治疗剂量须小，用 n-3 脂酸来降低 TG 是可选的方案。

（十一）器官移植患者

他汀是移植患者降脂治疗的一线推荐药物。鉴于可能出现药物间的相互作用，他汀治疗应从小剂量开始，谨慎地逐步增加剂量。接受环孢素治疗的患者推荐予以小剂量的普伐他汀或者氟伐他汀开始降脂治疗。

对于不能服用他汀的血脂异常患者，依折麦布可作为降低 LDL-C 治疗的替代药物之一，烟酸则可用来降低 TG 及升高 HDL-C 水平。目前，尚缺乏对于这些二线药物治疗效果的研究。应用贝特类时需谨慎，因为贝特类可能降低血浆环孢素水平，并可能诱发肌病。若计划以贝特类联合他汀共同降脂治疗，则尤其应格外当心。

（十二）外周动脉疾病（PAD）

PAD 是动脉粥样硬化的常见表现，可累及多部位血管，包括颈动脉、主动脉、下肢动脉，肾动脉和肠系膜动脉较少见。肾动脉粥样硬化改变与总胆固醇、LDL-C、甘油三酯和载脂蛋白 B 水平以及冠心病相关。但是，目前尚没有研究评估降脂治疗对肾动脉粥样硬化的治疗益处。尽管缺少临床试验支持，在主动脉粥样硬化患者中应考虑应用他汀治疗。

（十三）卒中

对于非心源性缺血性卒中或短暂性脑缺血发作（TIA）患者，无论是否伴有其他动脉粥样硬化证据，均推荐给予他汀类药物长期治疗，以减少卒中和心血管事件危险（Ⅰ类推荐，A 级证据）。若患者基线 LDL-C ≥ 2.6mmol/L（100mg/dl），他汀类药物治疗效果证据明确；而基线 LDL-C < 2.6mmol/L（100mg/dl）时，目前尚缺乏临床证据。颅内大动脉粥样硬化性狭窄（狭窄率为 70%～99%）导致的缺血性卒中或 TIA 患者，推荐目标值为 LDL-C < 1.8mmol/L（70mg/dl）（Ⅰ类推荐，B 级证据）。长期使用他汀类药物治疗总体上是安全的。有脑出血病史的非心源性缺血性卒中或 TIA 患者应权衡风险和获益合理使用他汀类药物。

（十四）高血压

2018 年中国高血压指南延续了之前 140/90mmHg 的诊断标准,一般高血压患者的目标值控制在 140/90mmHg,能耐受和部分高危及以上的患者可进一步降低至<130/80mmHg。因此,针对高血压患者降胆固醇治疗应参考危险分层并制订相应目标值,便于临床实施并为提高高血压患者心血管病一级预防提供参考。《中国成人血脂异常防治指南(2016 年修订版)》推荐,采用更加定量的 ASCVD 发病风险分层来制订相应的血脂目标值。

1. 高血压患者符合下列任意条件者,可直接列为高危或极高危人群。其中,极高危为 ASCVD 患者。高危:①LDL-C≥4.9mmol/L 或 TC≥7.2mmol/L;②糖尿病患者 1.8mmol/L≤LDL-C<4.9mmol/L 或 3.1mmol/L≤TC<7.2mmol/L。

2. 高血压患者不符合上述情况者,可根据血清胆固醇水平和危险因素进行分层(表33-8)。

表 33-8　根据胆固醇水平划分的高血压患者危险分层

高血压合并危险因素*/个	血清胆固醇水平分层/(mmol·L⁻¹)		
	3.1≤TC<4.1 或 1.8≤LDL-C<2.6	4.1≤TC<5.2 或 2.6≤LDL-C<3.4	5.2≤TC<7.2 或 3.4≤LDL-C<4.9
0	低危(<5%)	低危(<5%)	低危(<5%)
1	低危(<5%)	中危(5%~9%)	中危(5%~9%)
2	中危(5%~9%)	高危(≥10%)	高危(≥10%)
3	高危(≥10%)	高危(≥10%)	高危(≥10%)

注:*包括吸烟、低 HDL-C 及男性≥45 岁。

3. 如果 ASCVD 10 年发病风险为中危且年龄小于 55 岁者,具有以下任意 2 项者定义为高危:①收缩压≥160mmHg 或舒张压≥100mmHg;②BMI≥28kg/m²;③非 HDL-C≥5.2mmol/L(200mg/dl);④吸烟;⑤HDL-C<1.0mmol/L(40mg/dl)。

中等危险的高血压患者均应启动他汀治疗。新近公布的 HOPE3 研究结果提示,对于中等危险者,他汀类治疗显著降低总体人群的心血管事件;对于收缩压>143.5mmHg 的亚组人群,他汀与降压药联合应用,使心血管危险下降更为显著。

【新近指南要点】

（一）美国降胆固醇治疗新版指南(2018 年 11 月)

1. 更加强调健康生活方式是降低动脉粥样硬化性心血管疾病(ASCVD)风险的基石。

2. ASCVD 患者,建议应用高强度或最大耐受剂量他汀降低 LDL-C 50%以上。

3. 极高危的 ASCVD 患者(多次发生严重 ASCVD 事件史者或发生过一次严重心血管事件且并存多种高危因素者),可在他汀类药物基础上加用非他汀类药物将 LDL-C 降低至 1.8mmol/L(70mg/dl)以下。经过最大耐受剂量他汀治疗后 LDL-C 仍不能降至 1.8mmol/L(70mg/dl)以下,加用依折麦布是合理的。极高危患者经过最大耐受量他汀与依折麦布联合治疗后 LDL-C 仍>1.8mmol/L(70mg/dl)者,加用 PCSK9 抑制剂是合理的。

4. 严重原发性高胆固醇血症患者无须计算 10 年心血管风险,即可予以高强度他汀治疗。若 LDL-C 仍≥2.6mmol/L(100mg/dl),联合应用依折麦布是合理的。若经两种药物联合治疗后 LDL-C 仍≥2.6mmol/L(100g/dl),且患者存在多种危险因素时,可考虑加用 PC-SK9 抑制剂。

5. 年龄为 40~75 岁的糖尿病患者,若 LDL-C≥1.8mmol/L(70mg/dl),无须计算 10 年心血管病风险,即可启动中等强度他汀治疗。

6. 年龄为 40~75 岁的非糖尿病患者,若 LDL-C≥1.8mmol/L(100mg/dl)且 10 年 AS-CVD 风险≥7.5%,可予以中等强度他汀治疗;此类患者应将 LDL-C 降低 30% 以上;若其 10 年心血管风险≥20%,应将 LDL-C 降低 50% 以上。

7. ASCVD 患者,若经最大他汀剂量治疗后 LDL-C 仍>1.8mmol/L(70mg/dl),则可以启用非他汀类药物治疗。

8. 在初次启用他汀治疗或调整剂量 4~12 周后应测量血脂,并评估患者治疗依从性以及接受药物治疗和生活方式干预后的 LDL-C 降幅,并可在其后每隔 3~12 个月重复评估。

(二) 欧洲血脂最新指南(2019 年 8 月)

1. 对于极高危患者,推荐低密度脂蛋白胆固醇(LDL-C)水平较基线降低≥50%,且 LDL-C 水平<1.4mmol/L(<55mg/dl)。

2. 接受最大耐受剂量他汀治疗的 ASCVD 患者,若 2 年内再发血管事件(可与第一次事件不同),可考虑 LDL-C 水平<1.0mmol/L(40mg/dl)。

3. 对于高危患者,推荐 LDL-C 水平较基线降低≥50%,且 LDL-C 水平<1.8mmol/L(70mg/dl)。

4. 对于中危患者,推荐 LDL-C 水平<2.6mmol/L(100mg/dl);对于低危患者,推荐 LDL-C 水平<3.0mmol/L(116mg/dl)。

5. 对于极高危的 2 型糖尿病(T₂DM)患者,推荐 LDL-C 水平较基线降低≥50%,且 LDL-C 水平<1.4mmol/L(<55mg/dl)。

6. 对于高危的 2 型 DM 患者,推荐 LDL-C 水平较基线降低≥50%,且 LDL-C 水平<1.8mmol/L(<70mg/dl)。

(三) 中国胆固醇教育计划委员会专家共识(2020 年 1 月)

1. ASCVD 患者并存以下情况之一者列为超高危人群

(1) 复发的 ASCVD 事件(下列事件 2 次或以上:ACS、缺血性卒中/TIA、急性肢端缺血)。

(2) 心、脑或外周动脉多血管床动脉粥样硬化性血管疾病。

(3) 糖尿病。

(4) 近期 ACS(1 年内)。

(5) LDL-C≥4.9mmol/L(190mg/dl)。

(6) 冠状动脉多支血管病变(2 支或以上主要冠状动脉狭窄超过 50%)。

2. 超高危组患者,LDL-C 较基线水平降低≥50%且<1.4mmol/L(55mg/dl),可在生活方式改变的基础上启动他汀药物治疗,如果应用他汀药物治疗 LDL-C 仍不达标,建议联用依折麦布;如果使用他汀药物联合依折麦布治疗 LDL-C 仍≥1.4mmol/L(55mg/dl),建议加用 PCSK9 抑制剂。如果预估他汀药物加用依折麦布不能使患者 LDL-C 达标,可以直接启动他汀药物与 PCSK9 抑制剂联合治疗。

3. LDL-C 水平≥4.9mmol/L(190mg/dl)未确诊 ASCVD 的严重高胆固醇血症,可以直接启动他汀药物治疗,如果 LDL-C 仍≥2.6mmol/L(≥100mg/dl),可联合依折麦布或 PCSK9

抑制剂。

4. 血清 TG≥1.7mmol/L(150mg/dl)时,应积极改善生活方式并评估患者心血管病风险等级,首选他汀药物等使患者 LDL-C 达标。如果 LDL-C 已经达标,TG 水平仍轻、中度升高[2.3~5.6mmol/L(200~500mg/dl)],可在他汀药物基础上加用高纯度鱼油或贝特类药物等,使患者非 HDL-C 达标。

5. TG 水平严重升高的患者,即空腹 TG≥5.6mmol/L(500mg/dl),为降低急性胰腺炎风险,应把 TG 作为主要干预目标,可首选贝特类等药物。当 TG 降低至<5.6mmol/L 以后,如患者心血管病危险分层为中危以上,可考虑加用他汀药物,此时他汀药物的初始剂量应减半,1~3 个月后复查血脂水平、肝酶和肌酶,并根据治疗反应调整治疗方案。

(四) 中华心血管病学会专家共识(2020 年 4 月)

1. **超高危 ASCVD 患者的定义**　发生过≥2 次严重的 ASCVD 事件或发生过 1 次严重的 ASCVD 事件合并≥2 个高风险因素的患者为超高危 ASCVD 患者。

(1) 严重 ASCVD 事件:①近期发生过 ACS(在既往 12 个月内);②心肌梗死史(12 个月以上);③缺血性卒中史;④有症状的周围血管病变,既往接受过血运重建或截肢。

(2) 高风险因素:①多血管床病变(冠状动脉、脑动脉和外周动脉同时存在 2~3 处有缺血症状的动脉病变);②早发冠心病(男性<55 岁、女性<65 岁发病史);③家族性高胆固醇血症或基线 LDL-C>4.9mmol/L;④既往有冠状动脉旁路移植术或经皮冠脉介入术史;⑤糖尿病;⑥高血压;⑦慢性肾脏病(3/4 期);⑧吸烟;⑨最大耐受剂量他汀类药物治疗后,LDL-C 仍≥2.6mmol/L。

2. **超高危 ASCVD 患者的治疗**　LDL-C 水平的干预靶标为降低至 1.4mmol/L 以下且较基线降幅超过 50%(基线是指未接受降脂药物治疗时的 LDL-C 水平,而正在接受降脂治疗的患者中,则外推计算基线的 LDL-C 水平)。

对于 2 年内发生≥2 次 MACE 的患者,可考虑 LDL-C 降至 1.0mmol/L 以下且较基线降幅超过 50%。

---------- **指南要点小结** ----------

1. 无心血管危险因素者,理想 LDL-C<2.6mmol/L(100mg/dl)。

2. 根据个体 ASCVD 危险程度,决定是否启动药物调脂治疗(Ⅰ类推荐,A 级证据)。

3. ASCVD 者直接列为极高危人群。符合如下条件之一者直接列为高危人群:①LDL-C≥4.9mmol/L (190mg/dl);② 1.8mmol/L (70mg/dl) ≤ LDL-C < 4.9mmol/L (190mg/dl)且年龄在 40 岁以上的糖尿病患者。

4. ASCVD 患者并存以下情况之一者列为超高危人群

(1) 复发的 ASCVD 事件(下列事件 2 次或以上:ACS、缺血性卒中/TIA、急性肢端缺血)。

(2) 心、脑或外周动脉多血管床动脉粥样硬化性血管疾病。

(3) 糖尿病。

(4) 近期 ACS(1 年内)。

(5) LDL-C≥4.9mmol/L(190mg/dl)。

(6) 冠状动脉多支血管病变(2 支或以上主要冠状动脉狭窄超过 50%)。

5. LDL-C 为首要干预靶点(Ⅰ类推荐,A 级证据);而非 HDL-C 可作为次要干预靶点(Ⅱa 类推荐,B 级证据)。

6. 调脂治疗需要设定目标值(Ⅰ类推荐,C 级证据)。超高危者 LDL-C<1.4mmol/L(55mg/dl);极高危者 LDL-C<1.8mmol/L(70mg/dl);高危者 LDL-C<2.6mmol/L(100mg/dl);中、低危者 LDL-C<3.4mmol/L(130mg/dl)。

7. 首选他汀类调脂药物(Ⅰ类推荐,A 级证据)。

中国指南也不推荐起始服用高强度大剂量他汀。降脂不达标者,可考虑降脂药物联合应用。

(赵水平)

参考文献

[1] STONE N J,ROBINSON J G,LICHTENSTEIN A H,et al. 2013 ACC/AHA guideline on the treatment of blood cholesterol to reduce atherosclerotic cardiovascular risk in adults:a report of the American College of Cardiology/American Heart Association Task Force on Practice Guidelines[J]. J Am Coll Cardiol,2014,63:2889-2934.

[2] GRUNDY S M,ARAI H,BARTER P,et al. An International Atherosclerosis Society Position Paper:Global recommendations for the management of dyslipidemia - Full report[J]. J Clin Lipidol,2014,8:29-60.

[3] JACOBSON T A,ITO M K,MAKI K C,et al. National lipid association recommendations for patient-centered management of dyslipidemia:part 1--full report[J]. J Clin Lipidol,2015,9:129-169.

[4] REINER Z,CATAPANO A L,DE BACKER G,et al. ESC/EAS Guidelines for the management of dyslipidaemias[J]. Eur Heart J,2011,32:1769-1818.

[5] CATAPANO A L,GRAHAM I,DE BACKER G. et al. 2016 ESC/EAS Guidelines for the Management of Dyslipidaemias[J]. Eur Heart J,2016,37(39):2999-3058.

[6] 中国成人血脂异常防治指南制定联合委员会. 中国成人血脂异常防治指南 2016 版[J]. 中华心血管病杂志,2016,44(10):833-853.

[7] 中华医学会心血管病学分会介入心脏病学组,中国医师协会心血管内科医师分会血栓防治专业委员会,中华心血管病杂志编辑委员会. 中国经皮冠状动脉介入治疗指南(2016)[J]. 中华心血管病杂志,2016,44(5):382-400.

[8] 李勇,赵水平,李毅,等. 冠心病患者 PCI 术前大剂量他汀治疗无益于改善临床转归[J]. 中华心血管病杂志,2018,46(5):338-340.

[9] YUSUF S,BOSCH J,DAGENAIS G,et al. Cholesterol Lowering in Intermediate-Risk Persons without Cardiovascular Disease[J]. N Engl J Med,2016,374(21):2021-2031.

[10] GRUNDY S M,STONE N J,BAILEY A L,et al. 2018 AHA/ACC Guideline on the Management of Blood Cholesterol:Executive Summary:A Report of the American College of Cardiology/American Heart Association Task Force on Clinical Practice Guidelines[J]. J Am Coll Cardiol,2019,73(24):3168-3209.

[11] MACH F,BAIGENT C,CATAPANO A L,et al. 2019 ESC/EAS Guidelines for the management of dyslipidaemias:lipid modification to reduce cardiovascular risk[J]. Eur Heart J,2020,41(1):111-188.

[12] 中国胆固醇教育计划(CCEP)工作委员会. 中国胆固醇教育计划调脂治疗降低心血管事件专家建议(2019)[J]. 中华内科杂志,2020,59(1):18-22.

[13] 中华医学会心血管病学分会. 超高危动脉粥样硬化性心血管疾病患者血脂管理中国专家共识[J]. 中华心血管病杂志,2020,48(4):280-286.

第三十四章　心血管病一级预防

概　述

心血管疾病（CVD）一级预防的定义是：在人群层面或针对个体采取预防措施，在疾病尚未发生或疾病处于亚临床阶段时，控制或减少心血管疾病危险因素，预防心血管事件，减少群体发病率。

CVD 是严重危害人民健康和生命的疾病，具有高死亡率和高致残率。近年来，我国心血管病患病率及死亡率仍处于持续上升阶段，且发病年龄提前，心血管病已成为我国最重要的公共卫生问题。根据《中国心血管病报告 2017》，目前我国心血管病现患人数 2.9 亿人，其中卒中 1 300 万人，冠心病 1 100 万人，高血压 2.7 亿人。2015 年心血管病死亡率仍居首位，高于肿瘤及其他疾病，大约每 5 例死亡中就有 2 例死于心血管病。从 2009 年起，农村心血管病死亡率超过并持续高于城市水平。心血管病高发的严峻形势给社会带来了巨大的经济负担。

冠心病、卒中等心血管疾病有共同的病理基础和危险因素，目前已明确的主要可改变的危险因素包括：高血压、血脂异常（主要是胆固醇增高）、糖尿病、吸烟、肥胖、缺乏体力活动和不健康的饮食习惯。据 WHO 估计，75% 以上早发心血管病是可以预防的。国内外众多研究已证实，无论是通过生活方式改变，还是使用药物，干预控制心血管病的主要危险因素，能降低社区人群心血管病发病率，同时具有良好的成本-效益。自 20 世纪 90 年代以来，心血管病一级预防策略的实施，给发达国家带来了心血管病死亡率的拐点，多数发达国家心血管病死亡率下降了 50%~80%。数据显示，死亡率下降 40%~75% 归因于危险因素改变，25%~55% 归因于治疗的作用。

但近 30 年来我国人群心血管病的危险因素普遍存在上升趋势，预示着人群心血管病发病、死亡风险将进一步增高。鉴于欧美发达国家在心血管疾病防治取得的成效，我国必须借鉴经验，结合自身人群 CVD 危险因素及发病特点，进一步强化心血管疾病的一级预防，尤其是在农村地区，以遏制我国心血管病流行上升趋势，提高人民健康水平，改善人民生活质量。

【心血管病风险评估】

哪些人需要通过干预进行 CVD 预防？该决策是基于成本-效益，后者取决于基线心血管风险、药物或其他干预成本、报销程序和预防策略的执行。群体层面应当首先考虑健康生活方式来预防心血管病。对于个体而言，其发生心血管病的风险取决于危险因素的数目及其相互作用。所有心血管病防治指南均推荐进行心血管病总体风险的评估，有助于临床医师根据风险评估及后续的危险分层制订个体化的治疗策略。

目前国际上应用的心血管病风险评估方案多基于美国 Framingham 心脏研究或欧洲 SCORE 研究建立的预测模型。然而我国是少数拥有 ASCVD 长期队列研究的国家,根据研究所获得的基线和随访数据,已建立了适用于国人的 ASCVD 发病风险预测模型。2011 年《中国心血管病预防指南》首次提出了适合我国人群的缺血性心血管病 10 年发病风险评估方案及评估工具。而 2016 年《中国成人血脂异常防治指南》推出了新的 10 年 ASCVD 风险评估流程表,不仅优化了评估方案、简化了评估指标,也新增了中危人群余生 ASCVD 风险评估方法;因此,2017 年《中国心血管病预防指南》沿用了此风险评估方法。其中建议的危险分层方案重点在于促进多重危险因素的综合评估,积极采取防治措施,特别是生活方式干预,但对高胆固醇血症和高血压等单个危险因素的控制应以相应指南为准。

在对个体进行风险评估时,已被确诊为 ASCVD 者(包括有症状的周围动脉疾病)直接列为极高危人群。符合如下条件之一者直接列为高危人群:①糖尿病(年龄≥40 岁);②LDL-C ≥4.9mmol/L(190mg/dl)或 TC≥7.2mmol/L(280mg/dl);③CKD 3/4 期。符合上述条件的极高危和高危人群不需再按危险因素个数进行 ASCVD 风险分层。

其他个体则建议按照下述细化的流程图(图 34-1)进行 10 年 ASCVD 和心血管病发病风

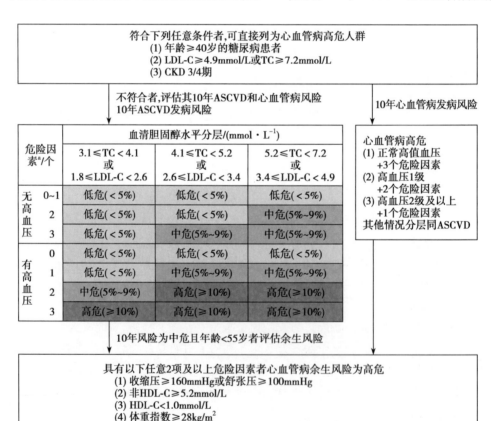

图 34-1　中国成人心血管病一级预防风险评估流程图

[a]危险因素包括吸烟、低 HDL-C 及年龄≥45/55 岁(男性/女性);危险因素的水平均为干预前水平。LDL-C,低密度脂蛋白胆固醇;TC,总胆固醇;CKD,慢性肾脏病;ASCVD,动脉粥样硬化性心血管疾病;HDL-C,高密度脂蛋白胆固醇。1mmHg=0.133kPa。

险的评估,将 LDL-C/TC 水平、高血压作为危险分层的重要参数,并结合其他危险因素的个数,构成 21 种不同组合,根据 ASCVD 10 年发病平均危险分为:低危(<5%)、中危(5%~10%)、高危(>10%)。中危且年龄<55 岁的人群需要进一步行余生风险的评估,具有≥2 个危险因素者心血管病余生风险为高危。

对于 10 年风险为中危的个体,预防干预的利弊不明确,是否需启动药物治疗有时难以决断。参考《2019 年 ACC/AHA 心血管疾病一级预防指南》,建议结合"心血管病风险增强因素"(如靶器官损害的指标、血清生物标志物、早发心血管病家族史,表 34-1)确定是否启动干预措施,风险增强因素越多,越倾向于高危和干预治疗。

表 34-1　心血管病风险增强因素

项目	内容
靶器官损害	冠状动脉钙化积分≥100AU
	超声示颈动脉内膜厚度≥0.9mm 或存在颈动脉粥样斑块
	踝/臂血压指数 ABI<0.9
	左心室肥厚:心电图 Sokolow-Lyon 电压>3.8mV 或 Cornell 乘积>244mV·ms 或超声心动图示左心室质量指数≥115/95g/m^2(男性/女性);或室间隔厚度≥11mm
血清生物标志物	非 HDL-C≥4.9mmol/L(190mg/dl)
	载脂蛋白 B≥130mg/dl
	脂蛋白(a)≥125nmol/L 或 50mg/dl
	甘油三酯≥2.3mmol/L(200mg/dl)
	高敏 C 反应蛋白≥2.0mg/L
其他因素	早发心血管病家族史(发病年龄男性<55 岁,女性<65 岁)等

【心血管病一级预防的具体措施】

(一) 生活方式预防

心血管病的一级预防针对尚未发生心脑血管疾病的人群采取的干预措施。其具体措施主要包括生活方式改善(例如戒烟、低盐饮食、限酒、控制体重、适当运动及合理膳食等)以及合理药物控制代谢性危险因素(高血压、高脂血症、血糖异常)。

"生活方式"通常是基于社会环境维持的长期的行为模式,个体和环境因素可能会阻碍个体采取健康的生活方式。因此欧洲指南推荐多学科医疗保健专业人士(如护士、营养师、心理专家)参与认知-行为策略(如动机性访谈)以促进生活方式改善,特别对于 CVD 高风险的个体,进行多模式的干预。指南推荐对健康专业人士进行培训,下列"10 个策略步骤"有助于增强行为改变的效果。促进行为改变有效沟通的 10 个步骤包括:①建立一种治疗配合关系;②对所有 CVD 风险的个体给予意见;③帮助个体理解其行为间关系;④帮助个体评估行为改变的障碍;⑤获得个体改变行为的承诺;⑥个体参与识别和选择危险因素的改变;⑦使用一种包括强化个体改变能力在内的综合策略;⑧设计一种生活方式改变计划;⑨尽可能涉及其他医疗保健人员;⑩通过随访监测进展。

1. **戒烟**　吸烟是一种致命性的成瘾行为。终身吸烟者有 50% 死于吸烟(由于心血管病占一半),平均将损失10年寿命,50岁吸烟者的相对风险比非吸烟者高出5倍。吸烟(包括被动吸烟)是明确导致心血管病、肿瘤或慢性呼吸道疾病等多种疾病的原因,且吸烟量与发病率、死亡率存在显著剂量-效应关系,但没有危害下限。吸烟通过影响内皮功能、脂质氧化、血小板功能、炎症等增加动脉粥样硬化和血栓风险。既往吸烟者的心血管病风险仍然高于从未吸烟者,因此,预防青少年吸烟也极为重要。不论性别、年龄、时间长短、地域,戒烟的获益是一致的,戒烟者心血管病发病和死亡风险显著低于持续吸烟者。戒烟后即使体重平均会增加5kg,但是戒烟的健康获益远远高于体重增加带来的风险。因此,对于所有人群推荐停止所有类型烟草和被动吸烟,并且戒烟越早,获益越多。

由于我国是世界上吸烟人口最多的国家,由于吸烟导致的健康损失和经济损失也最大的,且戒烟是成本-效益最高的措施,故我国心血管病防治指南将戒烟放在改善生活方式的首位。医护人员应帮助患者了解吸烟的危害,反复提供戒烟建议,并通过随访及家庭朋友支持,必要时提供戒烟药物治疗(如尼古丁替代治疗、瓦伦尼克林、安非他酮)。医学专业机构除帮助患者戒烟外,更应督促并支持各级政府制定有效的控烟法规为公众创造无烟环境,宣传吸烟的危害,防止青少年吸烟。

2. **减少钠盐摄入**　观察性研究发现,膳食钠盐摄入量和高血压、心血管病死亡相关。早期的DASH研究以及我国人群的随机对照研究已观察到减少钠盐摄入可以降低血压,荟萃分析估计适当减少钠摄入1g/d,可以分别降低高血压、正常血压者SBP 3.1mmHg、1.6mmHg。虽然盐摄入量与血压之间的关系仍有争论,但是可明确的是减少盐摄入可以预防冠心病和卒中。中国人群钠盐摄入量普遍较高(平均10.5g/d),特别是北方人群,远高于WHO(5g钠盐/d)或我国营养学会(6g钠盐/d)的推荐量。平均80%盐摄入量来自加工食品,只有20%为添加盐。应鼓励人群减少烹调用盐,选购含盐量低的食物(少选择加工食品)。

除了钠盐摄入量和心血管病有关外,钾摄入量及钠/钾比例和卒中事件存在显著负相关,增加钾摄入也有利于降压。我国成人钾摄入量普遍低于WHO和中国营养学会推荐的水平,因此在推荐患者减少钠盐摄入量的同时,鼓励增加钾摄入,如富含钾的水果蔬菜。

3. **限酒**　长期大量饮酒增加心血管病风险。既往流行病学研究表示长期少量饮酒者比不饮酒者CVD风险更低,但最近的一项大型孟德尔随机研究(纳入59项流行病学研究)则质疑了长期少量饮酒的获益之说:任何饮酒量都和血压、BMI升高相关,心血管预后最好的是戒酒。

我国建议每日摄入酒精量男性<25g,女性<15g。实际摄入酒精量的计算方法为:酒瓶标示的酒精含量(%v/v)×饮用的毫升数/100×0.8。如饮用1个易拉罐啤酒(330ml),酒精含量标示为3.5%v/v,实际摄入酒精量为3.5×330/100×0.8=9.24g酒精。特殊人群(如高血压患者、肝肾功能不良、心房颤动、妊娠或青少年)不得饮酒。

4. **增加身体活动**　久坐不动的生活方式是心血管病的主要危险因素之一。适宜、规律的活动以剂量依赖性降低健康人群、冠心病患者或高危者的全因死亡率和心血管病死亡率达20%~30%。医疗健康工作者应当针对不同个体评估体力活动水平,告知他们不活动的危害,帮助其增加日常体力活动,以循序渐进的方式达到预期的活动目标。有氧运动是目前研究最多和推荐的运动方式。每周至少做3~5次,每日30分钟的中等强度运动(或15分钟高强度运动)可以有效改善心血管健康,重在长期坚持。

5. **控制体重**　超重和肥胖与心血管病死亡和全因死亡率增高相关,BMI在20~25kg/m^2

的人群(年龄<60 岁)全因死亡率最低,进一步降低体重(<20kg/m²)不但不能增加获益,反而全因死亡率有所增高。目前大多采用体重指数(BMI)、腰围、腰臀比来预测心血管病风险,此外脂肪分布也十分重要,内脏脂肪比皮下脂肪危害更多。达到并保持健康体重有助于降低血压、血脂异常和发生 2 型糖尿病的风险,从而改善心血管风险。而老年人的最佳体重高于中青年人。目前减轻体重的主要方法包括饮食、运动、行为改变和药物/减肥手术。

6. **合理膳食**　除了控制膳食摄入总热量和减盐限酒外,人群还应增加膳食中非精制米面(谷粒表皮富含纤维素、维生素和矿物质)的比例,减少膳食中总脂肪含量(多不饱和脂肪酸为主,饱和脂肪酸<10%总能量,避免反式脂肪酸),增加蔬菜和水果摄入量。我国指南建议每人每日摄入奶类 300g,蔬菜 300~500g,水果 200~350g,禽蛋类 120~200g,谷薯类 250~400g。此外,还可以增加纤维素、维生素、钾等摄入量。地中海饮食是目前研究证实的降低CVD 风险的饮食模式(表 34-2)。虽然目前多数指南因证据不足,取消胆固醇摄入量的界限,但过多胆固醇摄入仍被视为升高血胆固醇水平的潜在风险。2019 年美国 AHA 给出如下建议:在遵循当前健康膳食模式的基础上,普通人每日食用 1 个鸡蛋(585mg 胆固醇/100g 鸡蛋)或等量胆固醇。

表 34-2　2016 年 ESC 推荐的健康饮食模式

- 通过由不饱和脂肪酸替代,饱和脂肪酸占总能量摄入<10%
- 反式不饱和脂肪酸尽可能少从加工食品摄入,最好不摄入,而从天然来源摄入占总能量的<1%
- 每天盐摄入量<5g
- 每天最好从全谷物产品摄入纤维 30~45g
- 每天吃水果≥200g(2~3 份)
- 每天吃蔬菜≥200g(2~3 份)
- 每周吃鱼 1~2 次,其中一次为多油的鱼
- 每天吃 30g 未加盐的坚果
- 饮酒应限于男性每天 2 杯(酒精 20g/d)和女性每天 1 杯(酒精 10g/d)
- 必须劝阻含糖软饮料和酒精饮料消费

7. **其他**　其他良好生活方式还包括心理健康(乐观的生活态度)、良好的睡眠。

(二)　血压监测和控制

高血压是全球疾病负担的首要危险因素,也是心血管病独立的、最重要的危险因素。流行病学研究显示,收缩压从 115mmHg 或舒张压从 75mmHg 开始,血压升高与冠心病或卒中的死亡率呈正相关。2012 年中国≥18 岁居民高血压患病率为 25.2%,中国高血压患病人数为 2.7 亿人。但是,中国高血压患者的知晓率、治疗率和控制率水平低。中国每年由于血压升高导致的过早死亡人数高达 200 万人,每年直接医疗费用达 366 亿元。因此,中国人群需要更积极的血压管理。

1. **高血压的定义**　中国 2018 年高血压防治指南沿用以往定义:在未用抗高血压药的情况下,非同日 3 次测量,收缩压≥140mmHg 和/或舒张压≥90mmHg,可诊断为高血压。诊室血压是我国目前临床诊断高血压、进行血压水平分级以及观察降压疗效的常用方法(详见第一章,表 1-4)。有条件者应进行诊室外血压测量(如动态血压和家庭自测血压)。根据诊室血压水平,高血压分为正常血压、正常高值、1 级高血压、2 级高血压、3 级高血压和单纯收缩期高血压(详见第一章,表 1-1)。中国高血压的诊断标准(≥140/90mmHg)和危险分层与欧洲指南基本一致,不同于美国指南。

2. 血压测量　18 岁以上健康成人至少每 2 年监测 1 次血压,35 岁以上成人至少每 1 年监测 1 次血压;高血压易患人群(正常高值人群、超重或肥胖、高血压家族史、年龄 ≥55 岁、高盐饮食或过量饮酒)应每半年测量 1 次血压,心血管门诊患者应常规接受血压测量,以提高高血压的知晓率。高血压患者调整治疗期间每日至少测量 2 次血压,血压平稳后每周监测血压 2 次。鼓励患者进行家庭自测血压。应按照 2018 年版《中国高血压防治指南》的要求规范地测定血压。

3. 高血压的危险分层　2018 年中国高血压防治指南已将正常高值血压者列入危险分层表(详见第一章,表 1-7)。启动降压治疗的决策取决于血压水平和总体心血管病风险。

4. 高血压的治疗　对于所有高血压患者和正常高值血压个体,推荐改善生活方式。除高血压急症和亚急症外,对大多数高血压患者,应根据病情,在 4~12 周内将血压逐渐降至目标水平。心血管病高危和很高危的患者,应及时启动降压药物治疗,并对并存的危险因素和合并的临床疾病进行综合治疗。中/低危患者,可观察数周/1~3 个月,尽可能进行诊室外血压监测,评估靶器官损害,改善生活方式,如血压仍不达标,则应开始药物治疗。65~79 岁的普通老年人,血压 ≥150/90mmHg 时推荐开始药物治疗。

主要降压药物类别(钙通道阻滞剂、ACEI、ARB、利尿剂、β 受体阻滞剂)其降压效果没有明显差异,初始和维持用药的选择。应根据患者的危险因素、亚临床靶器官损害以及合并临床疾病情况,合理选择药物。对血压 <160/100mmHg 且心血管病低中危患者,可以选择初始采用单药治疗或小剂量联合治疗(目的增强降压、减少不良反应)。对血压 ≥160/100mmHg、高于目标血压 20/10mmHg 的高危患者或单药治疗未达标的高血压患者,应进行联合降压治疗。联合治疗应首选单片复方制剂以提高依从性和疗效。对一般高血压患者初始用常规剂量降压药,降压目标 <140/90mmHg,若能耐受,部分可降至 130/80mmHg 左右。目前强化降压尚存争论,其研究证据来自 SPRINT、ACCORD、EUROPA、HOPE、CHIEF 等多个研究。最新的 SPRINT 研究由美国国立卫生研究院(NIH)组织,共纳入 9 361 例高血压患者,年龄 ≥50 岁,收缩压(SBP)介于 130~180mmHg,至少包括一项其他危险因素:临床型或亚临床型心血管疾病(CVD,不含卒中)、慢性肾脏病[CKD,估计肾小球滤过率(eGFR)20~59ml/(min·1.73m^2)]、10 年心血管风险 ≥15%、年龄 >75 岁。随机分为两组,其结果显示强化降压(收缩压降至 120mmHg)与传统降压目标(140mmHg)相比,可使患者的死亡及心血管事件风险分别降低 27% 与 25%。该研究存在许多争议,其血压测量方法并非常规诊室血压,而且终点获益中一半来自心力衰竭亚组。ACCORD 研究则发现糖尿病患者强化降压并不能进一步获益。HOPE-3 研究也发现强化降压只有益于血压水平较高的高血压患者。以上研究的对象及方法的不一致,将限制其推广于临床实践,结合目前我国高血压治疗现况,我国高血压指南仍保持大部分人群的降压目标 <140/90mmHg,但随着未来循证证据累及,其趋势可能会进一步下降。此外,由于中国人群调查发现高血压合并高同型半胱氨酸血症(H 型高血压,Hcy ≥15μmol/L)卒中风险显著增加,补充叶酸可降低首发卒中事件的风险,建议高血压伴高同型半胱氨酸的患者适当补充新鲜蔬菜水果,必要时补充叶酸。

(三) 血脂监测和控制

1. 血脂异常　血脂是血浆中脂类物质[主要包括总胆固醇(TC)、甘油三酯(TG)和类脂等]的总称。目前最实用的是临床分类:①高胆固醇血症(TC 或 LDL-C 增高);②高 TG 血症(仅 TG 增高);③混合型高脂血症(TC 或 LDL-C 增高合并 TG 增高);④低 HDL-C 血症(HDL-C 降低)。血脂异常是增加 ASCVD 发病风险的首要危险因素,其中血浆 LDL-C 水平升高可引起动脉粥样硬化，而降低 LDL-C 可减少心血管事件是明确的。各种血脂成分合适水平的建议应参照《中国成人脂异常防治指南（2016 年修订版）》提出的中国人群血脂水平分层标准。

2. 血脂的监测　早期检出存在血脂异常的患者并监测这些患者血脂水平的变化是有效实施 ASCVD 防治措施的重要基础。建议 20 岁以上的成年人至少每 5 年测量 1 次空腹血脂（包括 TC、LDL-C、HDL-C 和 TG）；建议 40 岁以上男性和绝经期后女性每年进行血脂检测；对于 ASCVD 高危人群，应每 3~6 个月测定 1 次血脂。

3. 血脂异常的治疗　临床上应根据个体 ASCVD 总体风险的分层来决定治疗措施及血脂的目标水平。初始风险水平越高，绝对获益越大。无论是否进行药物调脂治疗，都必须坚持治疗性生活方式改变。

目前 LDL-C 仍是调脂治疗的首要干预靶点，非 HDL-C 可作为次要干预靶点。根据我国多项对不同血脂水平人群 ASCVD 发病风险长期观察性研究及国际多个荟萃分析研究，《2019 年中国心血管病一级预防指南》中推荐了调脂药物治疗起始值及目标值（表 34-3）。他汀类药物是目前调脂治疗的首选药物，建议临床上起始宜应用中等强度他汀，根据患者降胆固醇疗效和耐受情况，适当调整剂量或者联合使用其他调脂药物。ASCVD 高危人群接受中等强度他汀药物治疗后如 TG>2.3mmol/L，推荐联合应用大剂量二十碳五烯酸乙酯（IPE）或非诺贝特进一步降低 ASCVD 风险。目前仍缺乏对 TG、HDL-C 异常进行药物干预的临床试验证据，因此尚无治疗目标。

表 34-3　根据 ASCVD 危险分层确定的 LDL-C 和非 HDL-C 的达标值

单位：mmol/L（mg/dl）

危险等级	LDL-C	非 HDL-C
低危	<3.4（130）	<4.1（160）
中危、非糖尿病高危	<2.6（100）	<3.4（130）
极高危、糖尿病高危	<1.8（70）	<2.6（100）

（四）血糖监测和控制

2013 年对中国 31 个省 170 287 名城乡居民流行病学调查显示，中国成人糖尿病标化患病率为 10.9%，较前显著升高。糖尿病较非糖尿病者发生心脑血管病的风险增加 2~4 倍。我国流行病学资料仅查空腹血糖，导致糖尿病漏诊率较高。

1. 糖尿病的筛查　对于高危人群的糖尿病筛查，成年人中糖尿病高危人群的定义是指，在成年人（>18 岁）中，具有下列任何 1 个及以上的糖尿病危险因素者：①年龄≥40 岁；②有糖调节受损史；③超重（BMI≥24kg/m²）或肥胖（BMI≥28kg/m²）和/或中心性肥胖（男性腰围≥90cm，女性腰围≥85cm）；④静坐生活方式；⑤一级亲属中有 2 型糖尿病家族史；⑥有巨大儿（出生体重≥4kg）生产史或妊娠糖尿病史的妇女；⑦高血压（收缩压≥140mmHg和/或舒张压≥90mmHg），或正在接受降压治疗；⑧血脂异常（HDL-C≤0.91mmol/L、TG≥2.22mmol/L），或正在接受调脂治疗；⑨ASCVD 患者；⑩有一过性类固醇糖尿病病史者；⑪多囊卵巢综合征患者；⑫长期接受抗精神病药物和/或抗抑郁药物治疗的患者。

2. 糖尿病的诊断　《中国 2 型糖尿病防治指南（2020 版）》已更新糖尿病的诊断标准，将"糖化血红蛋白"纳入糖尿病诊断标准（表 34-4）。

表 34-4　糖尿病的诊断标准

诊断标准	静脉血浆葡萄糖或 HbA1c 水平
典型糖尿病症状	
+随机血糖检测	≥11.1mmol/L
或+空腹血糖检测	≥7.0mmol/L
或+OGTT 试验 2 小时血糖检测	≥11.1mmol/L
或+糖化血红蛋白(HbA1c)	≥6.5%
无糖尿病症状者,需改日复查确认	

注:符合上述之一者可诊断糖尿病。

3. 糖尿病的预防和治疗

(1) 糖尿病前期的预防:多项随机对照研究显示,糖耐量减低人群接受适当的生活方式干预可延迟或预防 2 型糖尿病的发生。既往中国大庆研究显示,生活方式干预均可降低 20 年后糖尿病发病率。芬兰糖尿病预防研究(DPS)、美国预防糖尿病计划(DPP)等多国研究均证实,生活方式干预可以预防 2 型糖尿病发生。建议糖尿病前期患者达到具体目标:①使超重或肥胖者 BMI 达到或接近 24kg/m²,或体重至少减少 5%~10%;②每日饮食总热量至少减少 400~500kcal(1kcal=4.184kJ);③饱和脂肪酸摄入占总脂肪酸摄入的 30% 以下;④中等强度体力活动,至少保持在 150min/周。由于目前尚无充分的证据表明药物干预具有长期疗效和卫生经济学效益,我国目前暂不推荐使用药物干预的手段预防糖尿病。

(2) 2 型糖尿病的治疗:针对 2 型糖尿病患者应根据患者的年龄、病程、预期寿命、并发症或合并症病情严重程度等进行综合考虑,制订个体化方案。首先,生活方式干预是所有治疗方案的基础措施,其中持续的饮食改变和增加体力活动帮助控制体重是管理的核心。如果单纯生活方式不能使血糖控制达标,应开始药物治疗。对于合并心血管病危险因素的 2 型糖尿病患者,在生活方式干预和二甲双胍治疗的基础上,无论血糖是否控制,均建议启用有心血管获益证据的 SGLT-2 抑制剂或 GLP-1 受体激动剂。其他二线药物包括 α-糖苷酶抑制剂、胰岛素促泌剂、二肽基肽酶Ⅳ抑制剂、胰岛素增敏剂。2 种口服药联合治疗而血糖仍不达标者,可加用胰岛素治疗。对大多数非妊娠成年糖尿病患者而言,目标 HbA1c 为<7%。

(五) 低剂量阿司匹林治疗

低剂量阿司匹林(75~100mg/d)用于 ASCVD 一级预防的适应人群仍有争议。我国目前缺少前瞻性大规模临床研究评估阿司匹林一级预防的疗效和安全性。以往多个随机临床试验(TPT、HOT、PPP 研究等)均证实,阿司匹林在 ASCVD 高危人群中有获益。回顾 2008 年 POPADAD 研究、日本 JPAD 研究、2010 年 AAA 研究已有提示,阿司匹林不能降低无症状者心血管事件风险。此外,2014 年公布的亚洲人群规模最大的日本 JPPP 研究,纳入了 14 464 例年龄 60~85 岁伴有高血压、血脂异常或糖尿病但未诊断 ASCVD 的患者,随机分组观察阿司匹林 100mg/d 较对照组虽然降低非致死性心肌梗死、TIA 发作风险达 47%、43%,但显著增加颅外出血风险,主要终点事件(心血管死亡、非致死性卒中、非致死性心肌梗死)并无差异。但以上研究的阴性结果并不能完全否认阿司匹林的预防效应,其结论受入选人种、基础 CVD 风险水平、研究设计、阿司匹林剂量等因素影响。而 JPPP 研究因伦理限制并未采用双盲、安慰剂对照设计,而且入选人群心血管风险低危。2018 年相继公布出阴性结果的 AR-RIVE(ASCVD 中危者)、ASCEND(糖尿病患者)和 ASPREE 研究(健康高龄老年人)同样对阿司匹林一级预防提出异议。3 项随机对照研究分别证实,阿司匹林(100mg/d)对于 CVD 中危者、健康高龄老年人无心血管获益,对于无 CVD 糖尿病患者其心血管获益与出血风险相抵消,并且阿司匹林治疗组癌症相关死亡率更高。2019 年 *JAMA* 发表了一项新的荟萃分析,共纳入了 13 项一级预防试验的 164 225 名参与者(包括上述 3 项最新试验),结果提示,阿司匹林能够显著减少复合心血管终点事件(*HR* = 0.89,绝对风险降低 0.38%),但增加大出血事件(*HR* = 1.43,绝对风险增加 0.47%)。同时,阿司匹林并未降低全因死亡率或心血管死亡率,癌症发病率和死亡率也没有显著差异。总而言之,心血管事件风险越大,阿司匹林获益越大,出血风险也越大。与此同时,ASCVD 风险并不是固定不变的。通过戒烟、控制血脂和血压或坚持健康的生活方式,心血管病的风险会下降,需要个体化权衡阿司匹林一级预防的风险获益比。在精确预测 ASCVD 风险的基础上,只有当阿司匹林预防心血管病的获益超过出血风险,一级预防才有意义。

2019 年最新的美国《ACC/AHA 心血管疾病一级预防指南》降低了阿司匹林一级预防的推荐级别,而且推荐人群是 40~70 岁、ASCVD 风险更高(删除了具体阈值)且出血风险较低者。指南不推荐中低危患者、大于 70 岁或者出血风险高人群使用阿司匹林进行一级预防。与美国指南不同的是,基于 ATTC、JPPP 研究,2016 年欧洲 ESC 心血管病防治指南更早指出:没有 CVD 的个体,由于增加出血风险,不推荐抗血小板治疗。

结合最新循证医学证据,《2019 阿司匹林在心血管疾病一级预防中的应用中国专家共识》针对性提出了阿司匹林的应用推荐:①ASCVD 风险较高,但出血风险不增高的 40~70 岁成人,可考虑服用小剂量阿司匹林(75~100mg/d)进行一级预防;②不推荐 70 岁以上成人常规服用小剂量阿司匹林进行一级预防;③不推荐出血风险增高的任何年龄成人服用小剂量阿司匹林进行一级预防(图 34-2)。

(六) 心房颤动患者卒中的一级预防

心房颤动已被列为心血管病的危险因素之一。心房颤动的主要危害是卒中和体循环栓塞,严重影响患者预后,因此对心房颤动患者进行危险分层并进行一级预防十分重要。

对所有心房颤动患者都应进行卒中风险和出血风险评估。瓣膜性心脏病心房颤动(风湿性中-重度二尖瓣狭窄和机械瓣置换术后)患者应该接受抗凝治疗。对非瓣膜病心房颤动的患者应进行 CHA_2DS_2-VASc 评分,男性评分超过 1 分(女性超过 2 分)的患者,都应在患者同意并配合的情况下进行抗凝治疗。同时应进行 HAS-BLED 出血风险评分,≥3 分者为出血高危患者,需要调整抗凝治疗的策略(如使用低剂量的新型抗凝药),并纠正可逆因素(如高血压、肝肾功能不全、酗酒、合并药物,国际标准化比值调整)。

目前临床上可以使用的口服抗凝药包括传统维生素 K 拮抗剂(华法林)以及新型口服抗凝药如达比加群酯、利伐沙班、阿派沙班等。华法林需要在医师指导下定时监测并调整剂量,并且注意相互影响的食物和药物因,以保证其安全、有效。而新型口服抗凝药已取得了明确的临床证据,其疗效不劣于或优于华法林,出血不多于华法林,明确可减少颅内出血,因此临床应用越来越多。但新型口服抗凝药不能用于瓣膜病心房颤动患者。不推荐抗血小板药物替代抗凝药物。

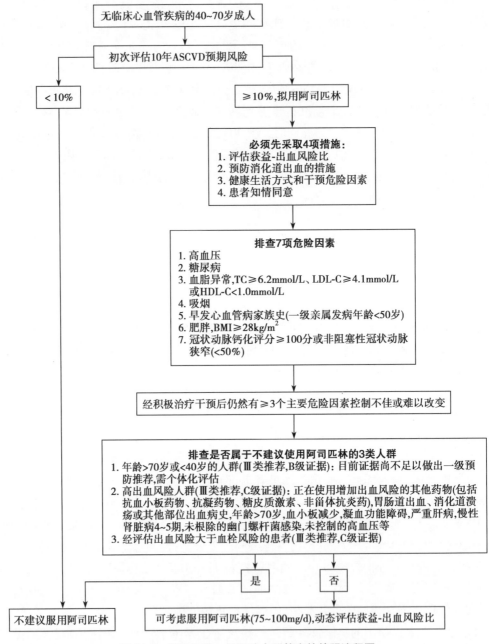

图 34-2　阿司匹林一级预防人群筛查的简明流程图

ASCVD,动脉粥样硬化性心血管疾病;TC,总胆固醇;LDL-C,低密度脂蛋白胆固醇;HDL-C,高密度脂蛋白胆固醇;BMI,体重指数。1mmHg=0.133kPa。

-------- 指南要点小结 --------

1. 强调识别和控制多个可逆性 CVD 危险因素。
2. 应用优化的 CVD 心血管风险评估工具,增加余生风险评估。
3. CVD 一级预防的六大干预措施,即生活方式、血压、血脂、血糖、低剂量阿司匹林、房颤卒中的一级预防。

(伍 莎 彭道泉)

参考文献

[1] CHEN Z,PETO R,ZHOU M,et al. Contrasting male and female trends in tobacco-attributed mortality in China:evidence from successive nationwide prospective cohort studies[J]. Lancet,2015,386(10002):1447-1456.

[2] HOLMES M V,DALE C E,ZUCCOLO L,et al. Association between alcohol and cardiovascular disease:Mendelian randomisation analysis based on individual participant data[J]. BMJ,2014,349:g4164.

[3] 中国营养学会. 中国居民膳食指南(2016 版)[M]. 北京:人民卫生出版社,2016.

[4] 中国高血压防治指南修订委员会,高血压联盟(中国),中华医学会心血管病学分会中国医师协会高血压专业委员会,等. 中国高血压防治指南(2018 年修订版)[J]. 中国心血管杂志,2019,24(1):24-56.

[5] ZHANG Y,ZHANG X,LIU L,et al. Is a systolic blood pressure target<140mmHg indicated in all hypertensives? Subgroup analysis of findings from the randomized FEVER trial[J]. Eur Heart J,2011,32(12):1500-1508.

[6] SPRINT Research Group. A randomized trial of intensive versus standard blood-pressure control[J]. N Engl J Med,2015,373:2103-2116.

[7] HUO Y,LI J,QIN X,et al. Efficacy of folic acid therapy in primary prevention of stroke among adults with hypertension in China:the CSPPT randomized clinical trial[J]. JAMA,2015,313(13):1325-1335.

[8] 中国成人血脂异常防治指南制订联合委员会. 中国成人血脂异常防治指南(2016 年修订版). 中国循环杂志,2016,31(10):937-953.

[9] Cholesterol Treatment Tria lists' Collaboration,MIHAYLOVA B,EMBERSON J, et al. The effects of lowering LDL cholesterol with statin therapy in people at low risk of vascular disease:meta-analysis of individual data from 27 randomised trials[J]. Lancet,2012,380:581-590.

[10] IKEDA Y,SHIMADA K,TERAMOTO T,et al. Low-dose aspirin for primary prevention of cardiovascular events in Japanese patients 60 years or older with atherosclerotic risk factors:a randomized clinical trial[J]. JAMA,2014,312:2510-2520.

[11] ZHENG S L,RODDICK A J. Association of aspirin use for primary prevention with cardiovascular events and bleeding events:a systematic review and meta-analysis[J]. JAMA,2019,321(3):277-287.

第三十五章　心肌梗死全球统一定义

概　述

20世纪50—70年代,为了能明确诊断心肌梗死(myocardial infarction,MI),世界卫生组织(WHO)制定了多个MI定义。但是,多年来关于MI的标准一直没有统一。甚至在同一家医院中,医师们也运用不同的标准来诊断MI,导致相似MI症状的患者接受了不同治疗手段,疗效和预后也不同。同时,临床研究统计也因不同的MI定义而复杂化。于是,2000年欧洲心脏病学会(ESC)和美国心脏病学会(ACC)对MI进行了全球统一定义。随着医学技术不断发展,临床上在诊断MI上取得了很多新成果和新概念。无创影像学技术的广泛应用和发展,使我们能精确检测到MI病灶。同时,人们对敏感性和特异性更高的心肌损伤生化标志物如肌钙蛋白(cTn)的研究和认识也更加深入。因此,我们需要制定一个更为准确并符合医学发展的MI新定义,来指导流行病学调查、临床研究、公共卫生政策制订以及临床诊断和治疗实践等一系列医学活动。基于上述现状,ESC、ACC、美国心脏学会(AHA)和世界心脏联盟(WHF)分别于2007年和2012年陆续发布了MI全球统一定义第2版和第3版。这些定义明确了诊断MI的先决条件是表现为cTn升高的心肌损伤,但cTn本身也是体内的一种蛋白,而且除MI外其他心脏疾病(如心肌炎)或非心脏疾病(如肾衰竭)也会发生非缺血性心肌损伤。因此,面对cTn值升高的患者,临床医师必须鉴别诊断是心肌损伤还是MI。

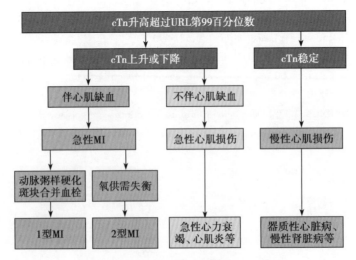

图35-1　心肌损伤和心肌梗死的鉴别流程
cTn,肌钙蛋白;MI,心肌梗死。

如果没有临床证据支持心肌缺血,则判断为心肌损伤。但如果进一步评估发现心肌缺血临床证据,则应改变诊断为MI(图35-1)。为了强调通过临床证据诊断MI,2018年8月25日ESC、ACC、AHA和WHF共同起草并发布了第4版MI全球统一定义。本章将对这版定义的主要内容进行解读。

【心肌损伤和心肌梗死】

根据cTn值的不同情况,可以区分无心肌损伤、心肌损伤和MI(图35-2)。当cTn值升高小于正常值上限(URL)第99百分位数或未测出时,可诊断无心肌损伤。当cTn值至少有一次升高超过URL第99百分位数时,可诊断心肌损伤。cTn值的动态上升或下降意味着心肌损伤处于急性期。当存在急性心肌损伤(cTn值超过URL第99百分位数且动态上升或下降)合并心肌缺血临床证据时,可诊断MI。

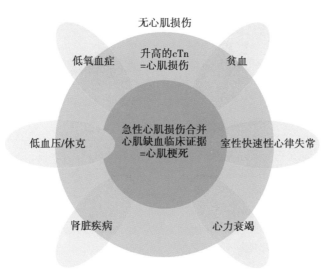

图35-2　无心肌损伤、心肌损伤和心肌梗死
cTn,肌钙蛋白。

心肌缺血临床证据包括:①心肌缺血症状;②新发心电图(ECG)缺血性变化;③新发ECG病理性Q波;④影像学证据显示与缺血性病因一致的新发存活心肌丢失或局部室壁运动异常;⑤血管造影、冠状动脉内成像或尸检发现冠状动脉血栓。

导致cTn升高的心肌损伤病因分为:

(1)与急性心肌缺血相关的心肌损伤:动脉粥样硬化斑块破裂形成血栓。

(2)由于氧供需失衡导致心肌缺血的心肌损伤:①心肌灌注减少:冠状动脉痉挛,微血管功能障碍;冠状动脉栓塞;冠状动脉夹层;持续心动过缓;低血压或休克;呼吸衰竭;严重贫血。②心肌氧需求增加:持续快速性心律失常;严重的高血压伴或不伴左心室肥大。

(3)其他原因导致的心肌损伤:①心脏状况:心力衰竭;心肌炎;任何类型心肌病;Takotsubo综合征;冠状动脉血管重建术;冠状动脉血管重建术以外的其他心脏手术;导管消融术;除颤器冲击;心脏挫伤;②系统状况:败血症,传染性疾病;慢性肾脏疾病;卒中,蛛网膜下腔出血;肺栓塞,肺动脉高压;渗透性疾病,如淀粉样变性、结节病;化疗药物;危重患者;剧烈运动。

【心肌梗死类型】

（一）1型心肌梗死

由冠状动脉粥样硬化性心脏病（CHD）导致的 MI，通常是由冠状动脉粥样硬化斑块破损（破裂或侵蚀）形成血栓引发。本版定义强调了斑块破损与冠状动脉粥样硬化血栓形成的因果关系（图 35-3）。

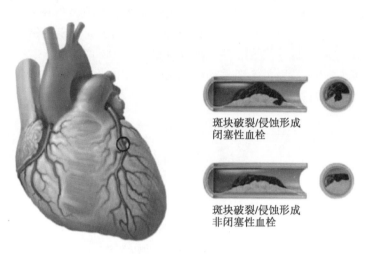

斑块破裂/侵蚀形成
闭塞性血栓

斑块破裂/侵蚀形成
非闭塞性血栓

图 35-3　1 型心肌梗死

1 型 MI 诊断标准为，cTn 值动态升高和/或降低并至少有一次升高超过 URL 第 99 百分位数，且合并下列任意一项：①心肌缺血症状；②新发 ECG 缺血性变化；③新发 ECG 病理性 Q 波；④影像学证据显示与缺血性病因一致的新发存活心肌丢失或局部室壁运动异常；⑤血管造影、冠脉内成像或尸检发现冠状动脉血栓。

（二）2型心肌梗死

由于氧供需失衡导致缺血性心肌损伤而导致的 MI。本版定义强调了该型 MI 与冠状动脉粥样硬化斑块破损形成血栓无关（图 35-4）。许多因素都可诱发 2 型 MI，比如动脉粥样硬

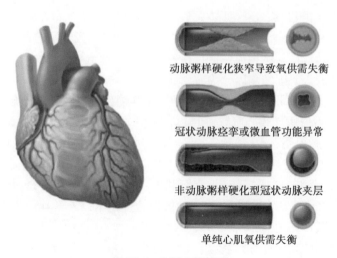

动脉粥样硬化狭窄导致氧供需失衡

冠状动脉痉挛或微血管功能异常

非动脉粥样硬化型冠状动脉夹层

单纯心肌氧供需失衡

图 35-4　2 型心肌梗死

化性狭窄导致的心肌氧供需失衡,冠状动脉痉挛或微血管功能异常(包括内皮功能异常、血管平滑肌细胞功能异常和自主神经调节异常),非动脉粥样硬化型冠状动脉夹层(伴或不伴壁内血肿),单纯心肌氧供需失衡等。2 型 MI 患者的短期和长期死亡率通常高于 1 型 MI 患者。

2 型 MI 诊断标准为,检测到 cTn 值动态升高和/或降低并至少有一次升高超过 URL 第 99 百分位数,以及与冠状动脉粥样硬化血栓形成无关的心肌氧供需失衡证据,且合并下列任意一条:①急性心肌缺血症状;②新发 ECG 缺血性变化;③新发 ECG 病理性 Q 波;④影像学证据显示与缺血性病因一致的新发存活心肌丢失或局部室壁运动异常。

在 2 型 MI 急性期,治疗解决氧供需失衡是可行的,具体包括调整血量、控制血压、使用血液制品、控制心率和呼吸支持等。可行冠状动脉造影来明确患者是否存在 CHD。如果存在 CHD,可根据 ECG 来判断 ST 段抬高心肌梗死(STEMI)或非 ST 段抬高心肌梗死(NSTE-MI),并进行相应的处理。但如果没有 CHD,那么减少心血管风险策略和措施的获益仍不明确。

(三)3 型心肌梗死

当出现心肌缺血症状并伴有新发 ECG 缺血性变化或心室颤动的心脏性猝死患者,患者在获得心肌生化标志物样本或心肌生化标志物达到升高的时间窗之前死亡,或尸检发现 MI,即可诊断为 3 型 MI。如果确诊了 3 型 MI,但随后的尸检发现梗死相关冠状动脉内有新发或近期血栓等证据,应重新归类为 1 型 MI。

(四)冠状动脉手术相关心肌损伤

冠状动脉手术相关心肌损伤是由冠状动脉血运重建手术,比如经皮冠脉介入术(PCI)或冠状动脉旁路移植术(CABG)导致的,可能是手术本身所致,也可能是手术术后并发症所致(比如 PCI 早期或晚期支架内血栓或支架内再狭窄,CABG 移植血管闭塞或狭窄)。通过钆延迟增强(LGE)-心脏磁共振(CMR)检查发现,32%PCI 或 CABG 手术患者有冠状动脉手术相关心肌损伤。

冠状动脉手术相关心肌损伤诊断标准为:术前 cTn 基线值正常(≤URL 第 99 百分位数),cTn 术后值升高>URL 第 99 百分位数;或者术前 cTn 基线值升高但处于稳定(变化≤20%)或下降趋势,cTn 术后值较基线值升高>20%。

(五)4 型心肌梗死

4 型 MI 即 PCI 相关 MI,分为:①4a 型 MI,PCI 手术过程相关 MI;②4b 型 MI,PCI 支架内血栓相关 MI;③4c 型 MI,PCI 支架内再狭窄相关 MI。

1. **4a 型 MI 诊断标准** 术前 cTn 基线值正常患者,手术后 48 小时内 cTn 术后值升高>5 倍 URL 第 99 百分位数;或者术前 cTn 基线值升高但处于稳定(变化≤20%)或下降趋势患者,cTn 术后值升高>5 倍 URL 第 99 百分位数并且 cTn 术后值较基线值升高>20%。此外,至少出现下列任意一项症状:①新发 ECG 缺血性变化;②新发 ECG 病理性 Q 波;③影像学证据显示与缺血性病因一致的新发存活心肌丢失;④血管造影结果与手术限流并发症一致,如冠状动脉夹层、心外膜动脉闭塞、侧支血管闭塞、侧支血流损坏或远端栓塞。

2. **4b 型 MI 诊断标准** 符合 1 型 MI 诊断标准,但血管造影或尸检发现支架内血栓形成的 MI。

3. **4c 型 MI 诊断标准** 符合 1 型 MI 诊断标准,但血管造影在 MI 部位只发现支架内再狭窄或球囊成形术后再狭窄,未发现其他任何罪犯病变或血栓的 MI。

（六）5 型心肌梗死

5 型 MI 即 CABG 相关 MI。通过 LGE-CMR 检查发现，32%～44%CABG 患者发生心肌损伤。由于外科手术无法避免的心肌损伤要多于 PCI，故 5 型 MI 判断 MI 的 cTn 界定值(>10 倍)高于 4 型 MI(>5 倍)。

5 型 MI 诊断标准为，术前 cTn 基线值正常患者，手术后 48 小时内 cTn 术后值升高>10 倍 URL 第 99 百分位数。或者术前 cTn 基线值升高但处于稳定(变化≤20%)或下降趋势患者，cTn 术后值升高>10 倍 URL 第 99 百分位数并且 cTn 术后值较基线值升高>20%。此外，至少出现下列任意一项症状：①新发 ECG 病理性 Q 波；②血管造影证实新发移植血管阻塞或新发冠状动脉阻塞；③影像学证据显示与缺血性病因一致的新发存活心肌丢失或局部室壁运动异常。

（七）复发心肌梗死和再梗死

当患者初发 MI 的 28 天内再次出现 MI 症状，不能归为新的 MI。初发 MI 的 28 天后再次出现 MI 症状，归为复发 MI。临床上，患者发生初发 MI 或复发 MI 的 28 天内再次发生急性 MI，定义为再梗死。初发 MI 后 ECG 的演变可能会混淆疑似再梗死的 ECG 诊断。当 ECG 至少两个相邻导联 ST 段再次抬高>1mm 或出现新的病理性 Q 波，特别伴随缺血症状时，应考虑再梗死。但 ST 段再次抬高也可见于心脏破裂或心包炎，应进一步诊断。对于怀疑初发 MI 后再梗死患者，应检测 cTn，并在 3～6 小时用更灵敏的方法再次检测 cTn。如果怀疑再梗死时，cTn 值升高，但处于稳定(变化≤20%)或下降趋势，第二次 cTn 值需要比第一次 cTn 值升高>20%。如果第一次 cTn 值正常，则适用初发 MI 诊断标准。

（八）与非血运重建心脏手术相关的心肌损伤和 MI

非血运重建心脏手术，如经导管瓣膜介入治疗，既直接损伤心肌，又造成继发于冠状动脉阻塞或栓塞的局部缺血，从而导致心肌损伤。心律失常射频消融术通过应用加热或冷却心肌组织造成可控的心肌损伤。手术相关心肌损伤的程度可以通过连续检测 cTn 来评估。在此情况下，cTn 值的增加应被视为手术相关心肌损伤，而不应视为 MI，除非符合 5 型 MI 的心肌生化标志物标准和辅助标准之一。

（九）非心脏手术相关的心肌损伤和心肌梗死

围手术期 MI 是重要的非心脏外科手术并发症之一，患者预后差。大多数围手术期 MI 患者由于麻醉、镇静或止痛药物而不会出现缺血症状。然而，围手术期无症状 MI 患者 30 天死亡率与有症状 MI 患者相当。明确高敏 cTn(hs-cTn)基线值有助于识别术前 cTn 慢性升高患者，以及术中和术后风险增加患者。多达 35% 术后患者 hs-cTn 值高于 URL 第 99 百分位数，17% 术后患者 hs-cTn 值呈上升趋势，表明正在进展的心肌损伤。hs-cTn 值呈上升趋势的患者特别危险，上升幅度越大，危险性越大。建议对于高危人群术前检测 cTn 基线值，术后监测 cTn 值，但除升高的 cTn 值外，还需要围手术期的心肌缺血证据来诊断 MI，比如 ECG 的 ST 段变化，反复发作的缺氧、低血压、心动过速或者影像学证据。

【一些特殊类型的心肌损伤和心肌梗死】

（一）Takotsubo 综合征

Takotsubo 综合征(TTS)类似 MI。TTS 的发作通常是由强烈的情绪或身体压力引起的，比如丧亲之痛。超过 90%TTS 患者是绝经后的女性。有 50%TTS 患者出现心血管并发症。因心源性休克、心室破裂或恶性心律失常，TTS 住院患者死亡率与 STEMI 患者类似(4%～

5%)。TTS 表现类似急性冠脉综合征(ACS),常见 ECG 的 ST 段抬高(44%),但 ST 段抬高的范围通常超过单个冠状动脉,广泛分布在侧壁和胸导联上。<10%患者发生 ST 段压低,12~24 小时后可出现典型的深对称性 T 波倒置和 QTc 延长。超过 95% TTS 患者有 cTn 值短暂升高,但峰值不高,不符合 ECG 大范围变化或左心室(LV)功能障碍。cTn 上升或下降提示急性心肌损伤,儿茶酚胺增多会触发 cTn 从心肌细胞中释放。

在大多数情况下,TTS 患者血管造影显示冠状动脉正常。如果合并 CHD(15%患者),也不足以解释区域室壁运动异常。在左心室造影和/或超声心动图中,左心室可能出现多种区域室壁运动异常,包括心尖部(82%)、中部(14.6%)、基底部(2.2%)或局灶(1.5%)无运动或运动减弱,并涉及多个冠状动脉区域。TTS 急性期时,CMR 常见心肌水肿,但 LGE 未见。LV 功能恢复时间从几小时到几周不等。心功能可能无法恢复正常,10%~15% TTS 患者在长期随访中出现持续舒张功能异常、运动心肌储备下降或心律失常。在局部室壁运动异常无恢复的情况下,建议予以 LGE-CMR 检查排除 MI 伴自发再通。

鉴别 MI 和 TTS 比较困难,特别是合并 CHD 时。两个有助于区分 TTS 与急性 MI 的特征是 TTS 急性期 QTc 延长>500 毫秒和 TTS 患者 2~4 周后 LV 功能恢复。罕见的情况下,MI 和 TTS 共存,如 MI 诱导的 TTS 或伴有二次斑块破裂的 TTS,但这种情况发生时,急性区域室壁运动异常比罪犯冠状动脉区域更广泛,并且符合 TTS 的模式和定义。

(二)非阻塞性冠状动脉心肌梗死

非阻塞性冠状动脉心肌梗死(MINOCA)主要用来定义血管造影未发现狭窄性 CHD(心外膜冠状动脉管径狭窄≥50%)的 MI 患者。其诊断类似 MI,需有至少一个可导致心肌损伤的心肌缺血因素,且排除非缺血原因,如心肌炎等。同时,需确保未忽略任何阻塞性 CHD(如自发性冠状动脉夹层)。

MI 患者中 6%~8%为 MINOCA,一般女性多于男性,NSTEMI 患者多于 STEMI 患者。动脉粥样硬化斑块破损和冠状动脉血栓形成可能是 MINOCA 的病因,即 1 型 MI。但冠状动脉痉挛和自发性冠状动脉夹层也可诱发 MINOCA,即 2 型 MI。此外,MINOCA 还有其他的病因。额外的冠状动脉造影和功能检测有助于明确 MINOCA 的缺血机制。

(三)慢性肾脏病相关的心肌损伤和心肌梗死

许多患有慢性肾脏病(CKD)的患者都有 cTn 值升高超过 URL 第 99 百分位数,尤其是 hs-cTnT。hs-cTn 分析表明,肾功能障碍通常与心血管异常相关。但如果缺乏心肌缺血症状和 ECG 改变,难以诊断 cTn 值升高的 CKD 患者为 MI。

研究表明,cTn 值连续变化在 CKD 患者和肾功能正常患者之间诊断 MI 同样有效。如果升高的 cTn 值无动态变化,而且事件发生的时间不太可能导致 cTn 上升和/或下降趋势,即使 cTn 升高,也可能只是反映慢性心肌损伤。这并不意味患者没有 CHD,因为肾功能障碍与 CHD 相关。然而,如果出现 cTn 上升和/或下降趋势,那么 cTn 值异常的病因可能是急性容量超负荷、充血性心力衰竭或 MI。如果出现 cTn 上升和/或下降趋势,伴随心肌缺血症状、新发 ECG 缺血性变化,或者影像学检查发现失活的心肌,很可能是急性 MI。值得注意的是,CKD 患者可能在胸痛发作后,短期内难以检测到 cTn 值上升和/或下降,尤其是在 cTn 基线值升高的情况下。在临床证据较强时,这种情况不应排除 MI 的诊断。

(四)危重患者的心肌损伤和心肌梗死

重症监护病房里的危重患者常出现 cTn 值升高,无论患者疾病状态如何,均提示预后不良。cTn 值升高可能反映了由潜在的 CHD 和心肌氧需增加导致的 2 型 MI,也可能反映了动脉粥样硬化斑块破裂以形成冠状动脉血栓形成导致的 1 型 MI。而有些患者会因为内毒素引起败血症,导致射血分数(EF)显著降低和 cTn 值升高。当败血症控制后,患者的 EF 和心肌功能会恢复正常。

（五）陈旧性、隐性/无症状/未被识别的心肌梗死分类

隐性/无症状 MI 在所有非致命性 MI 中占 9%~37%,并与死亡风险明显增加相关。以下任意一项符合即可诊断陈旧性、隐性/无症状/未被识别 MI:①在没有非缺血性原因的情况下,出现伴或不伴症状的 Q 波异常;②影像学证据显示与缺血性病因一致的存活心肌丢失;③病理解剖发现早期 MI 证据。

（六）心房纤颤患者的心肌梗死评估

在心房纤颤合并快速心室率或阵发性室性心动过速的患者中,可在无 CHD 的情况下,ECG 发生 ST 段压低或 T 波倒置,其原因可能与心脏记忆有关。心脏记忆是一种电重构现象,其特征是在一段时间的异常心室激动(如快速性心律失常、起搏或频率相关传导异常)后,恢复窦性节律时出现的持续性 T 波倒置或改变,可能是由瞬时频率相关传导干扰或起搏引起。另外,心动过速可能导致冠状动脉血流不足,难以满足心肌氧气需求,导致细胞缺氧和异常复极化。因此,新发心房纤颤患者,不能仅凭 cTn 基线值升高和 ECG 新发 ST 段压低就诊断为 2 型 MI。应结合患者有无心肌缺血临床症状,缺血症状发生时间是否与心房纤颤发作相关,cTn 值动态变化模式以及影像学和/或血管造影检查结果,来明确诊断。

【心肌损伤和心肌梗死的生化检查】

心肌损伤和 MI 的生化检查主要依靠检测心肌生化标志物,如 cTn,尤其是 hs-cTn。cTn 动态变化有助于临床医师对于急性 MI 进行确诊和排除,以及与慢性心肌损伤进行鉴别诊断(图 35-5)。如果无法检测 cTn,最好的替代方法是检测肌酸激酶同工酶 MB(CK-MB)。与 cTn 一样,CK-MB 升高定义为 CK-MB 值高于 URL 第 99 百分位数,可用来诊断 MI。

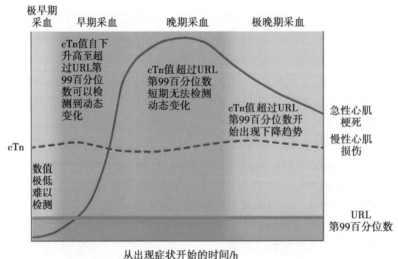

图 35-5　肌钙蛋白(cTn)动态变化的诊断价值

【心肌损伤和心肌梗死的心电图检查】

ECG 是诊断 MI 的重要方法之一。对于怀疑 MI 患者,应在首次接诊后立刻检查 ECG (10 分钟内)。连续检测 ECG 有助于诊断急性心肌缺血。当患者首次 ECG 无法确诊时,在之后的 1~2 小时内每隔 15~30 分钟记录固定电极位置的标准 ECG,或动态监测 ECG 变化,有助于诊断。连续检测 ECG 也有助于确定患者冠状动脉再灌注或再闭塞状态。冠状动脉再灌注通常伴随着抬高的 ST 段迅速大幅度下降。

更严重的涉及多个导联/区域的 ST 段移位或 T 波倒置与更严重的心肌缺血和更差的预后有关。例如,6 条导联的 ST 段下移≥1mm,合并 aVR 或 V_1 导联 ST 段抬高,以及血流动力学受损,提示多血管病变或左主干病变。病理性 Q 波增加预后风险。其他与急性心肌缺血相关的心电图表现包括心律失常、心室束支传导阻滞、房室传导延迟和心前区 R 波振幅丢失等。但 ECG 本身往往不足以诊断急性心肌缺血或 MI,因为其他情况,如急性心包炎、左心室肥厚(LVH)、左束支传导阻滞(LBBB)、Brugada 综合征、TTS、早期复极模式等,也可能出现 ST 段变化。

长时间 ST 段弓背向上抬高,特别是相对导联 ST 段压低(镜面反射),一般反映为急性冠状动脉阻塞所致的心肌损伤和坏死。镜面反射有助于区分 STEMI 与心包炎或早期复极化。心肌病导致心肌纤维化时,即使患者没有 CHD,ECG 也会出现 Q 波。心肌缺血早期表现是典型的 T 波和 ST 段变化。迅速升高的 T 波,至少连续两个导联有显著对称的 T 波,可先于 ST 段上抬。而新出现的 Q 波一般提示心肌坏死。

J 点(QRS 终止和 ST 段开始之间的链接)用于确定 ST 位移大小,以 QRS 波起始作为参考点。在有稳定基线的患者中,TP 段(等电间隔)能更准确评估 ST 段位移大小,以区分心包炎和急性心肌缺血。在急性期,心动过速或基线位移很常见,因此,推荐把 QRS 波开始作为 J 点的参考点(图 35-6)。

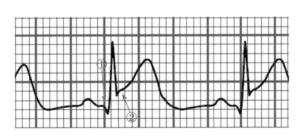

图 35-6　ST 段抬高的典型心电图
①QRS 波起始点;②J 点。

除 V_2 和 V_3 外连续两个导联新出现的 ST 段相对 J 点抬高≥1mm,以及在 V_2 和 V_3 导联≥40 岁男性抬高≥2mm;<40 岁男性抬高≥2.5mm;女性抬高≥1.5mm 提示急性心肌缺血。另外,在连续两个导联中出现水平或下斜性 ST 段压低≥0.5mm 和/或 T 倒置>1mm,合并明显的 R 波或 R/S>1,也提示急性心肌缺血。

胸导联 ST 段较 J 点上斜型压低>1mm 伴 T 波对称高尖,多伴 aVR 导联 ST 段抬高 >1mm,或者胸导联出现对称深倒(>2mm)的 T 波,与左前降支闭塞有关。aVR 导联 ST 段抬高>1mm 可能与前壁或下壁 STEMI 有关,且与 30 天死亡率增加相关。肺栓塞、电解质异常、低温和心包炎等也可导致 ST-T 异常。

【心肌损伤和心肌梗死的影像学检查】

（一）影像学技术

非侵入性成像用于诊断 MI，其基本原理是区域心肌灌注不足和缺血导致包括心肌功能障碍、细胞死亡以及心肌纤维化在内的一系列事件。因此，影像学重要参数是心肌灌注、肌细胞活力、心肌厚度、增厚和运动，以及心肌纤维化或瘢痕。在急性和陈旧性 MI 中常用的成像技术是超声心动图，使用单光子发射计算机断层扫描（SPECT）或正电子发射计算机断层扫描（PET）的心肌灌流闪烁照相术（MPS）、CMR 以及可能的计算机断层扫描（CT）。

（二）超声心动图

只要>20%厚度透壁心肌受到影响，超声心动图在发病后几乎立刻就能发现由缺血引起的区域室壁运动异常。超声心动图还能检测出其他引起胸痛的非 CHD 疾病，如急性心包炎、严重的主动脉瓣狭窄和肥厚型心肌病等。

（三）放射性核素显像

放射性核素显像技术的优势在于，它们是唯一可以直接评估生存能力的常用方法，尽管图像分辨率相对低，限制了放射性核素显像探测 MI 的最小区域。研究表明，心肌细胞仅损失 4%即可被放射性核素显像发现，相当于 5~10g 肌肉。

（四）心脏磁共振成像

CMR 的高组织对比和分辨率提供了对心肌结构和功能的准确评估。钆造影剂从纤维化的心肌中流出缓慢，从而增强显示了瘢痕（白色箭头）区域。瘢痕区（白色箭头）的不同形态分为缺血性和非缺血性；通常，典型缺血性瘢痕/纤维化（上层）从心内膜延伸至心外膜（心内膜下非透壁瘢痕与透壁瘢痕）；反之，非缺血性瘢痕/纤维化（下层）可见于心外膜、中层或右心室的插入点（图 35-7）。

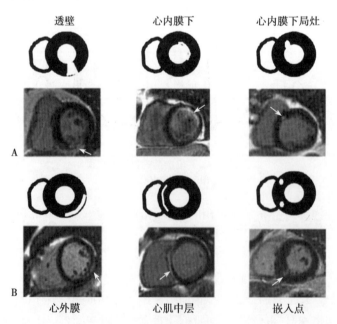

图 35-7　心脏磁共振（CMR）鉴别心肌缺血和非缺血性心肌损伤

A.心肌缺血；B.非心肌缺血。

（五）计算机断层摄影术

CT 冠状动脉造影（CTA）可用于在急诊或胸痛部门就诊的 ACS 患者中诊断 CHD，特别是 cTn 值正常的低至中危患者。研究显示，CTA 不能减少住院时间，但减少了之后的门诊检查和费用。不能仅凭 CTA 诊断 MI。

（六）急性心肌梗死中心脏成像应用

在急性 MI 的情况下，CMR 可用于评估缺血心肌的范围和程度（心肌水肿）、心肌挽救、微血管阻塞、心肌内出血和梗死范围大小。在可能急性 MI 但无阻塞冠状动脉的患者中，CMR 可以帮助诊断其他疾病如心肌炎、TTS、栓塞性梗死或自发再通的 MI。心脏成像能检测室壁运动异常或存活心肌丧失，可以支持 MI 的诊断。但生化标志物检测能排除急性 MI，因此，生化标志物检测应优先于心脏成像。

指南要点小结

1. 根据有无心肌缺血临床证据鉴别和区分心肌损伤和 MI。
2. 1 型 MI 与斑块破损和冠状动脉粥样硬化血栓形成相关。
3. 2 型 MI 与冠状动脉粥样硬化血栓无关。
4. cTn 值动态变化可用于诊断 CKD 患者 MI。
5. 不能仅凭 cTn 值升高和 ECG 新发 ST 段压低诊断心房纤颤患者为 MI。
6. CTA 和 LGE-CMR 有助于诊断和鉴别 MI。

（赵　旺）

参考文献

[1] THYGESEN K, ALPERT J S, JAFFE A S, et al. Writing Group on the Joint ESC/ACC/AHA/WHF Task Force for the Universal Definition of Myocardial Infarction. Third universal definition of myocardial infarction [J]. Eur Heart J, 2012, 33(20): 2551-2567.

[2] THYGESEN K, ALPERT J S, JAFFE A S, et al. Executive Group on behalf of the Joint European Society of Cardiology(ESC)/American College of Cardiology(ACC)/American Heart Association(AHA)/World Heart Federation(WHF)Task Force for the Universal Definition of Myocardial Infarction. Fourth Universal Definition of Myocardial Infarction(2018)[J]. Circulation, 2018, 138(20): e618-e651.

[3] SARKISIAN L, SAABY L, POULSEN T S, et al. Prognostic Impact of Myocardial Injury Related to Various Cardiac and Noncardiac Conditions[J]. Am J Med, 2016, 129(5): 506-514.

[4] BENTZON J F, OTSUKA F, VIRMANI R, et al. Mechanisms of plaque formation and rupture[J]. Circ Res, 2014, 114(12): 1852-1866.

[5] LYON A R, BOSSONE E, SCHNEIDER B, et al. Current state of knowledge on Takotsubo syndrome: a Position Statement from the Taskforce on Takotsubo Syndrome of the Heart Failure Association of the European Society of Cardiology[J]. Eur J Heart Fail, 2016, 18(1): 8-27.

[6] THYGESEN K, MAIR J, GIANNITSIS E, et al. Study Group on Biomarkers in Cardiology of ESC Working Group on Acute Cardiac Care. How to use high-sensitivity cardiac troponins in acute cardiac care[J]. Eur Heart J, 2012, 33(18): 2252-2257.

[7] ROFFI M, PATRONO C, COLLET J P, et al. 2015 ESC Guidelines for the management of acute coronary syndromes in patients presenting without persistent ST-segment elevation: Task Force for the Management of Acute

Coronary Syndromes in Patients Presenting without Persistent ST-Segment Elevation of the European Society of Cardiology(ESC)[J]. Eur Heart J,2016,37(3):267-315.

[8] SANDOVAL Y,JAFFE A S. Type 2 Myocardial Infarction:JACC Review Topic of the Week[J]. J Am Coll Cardiol,2019,73(14):1846-1860.

[9] RAWISH E,STIERMAIER T,SANTORO F,et al. Current Knowledge and Future Challenges in Takotsubo Syndrome:Part 1-Pathophysiology and Diagnosis[J]. J Clin Med,2021,10(3):479.

[10] CILIBERTI G,COMPAGNUCCI P,URBINATI A,et al. Myocardial Infarction Without Obstructive Coronary Artery Disease(MINOCA):A Practical Guide for Clinicians[J]. Curr Probl Cardiol,2021,46(3):100761.

第三十六章 妊娠期心脏病的处理

妊娠妇女 0.2%~4%合并心血管病;在发达国家,心血管病已成为导致妊娠妇女死亡的主要原因。此外,由于生育年龄增大和先天性心脏病成功的内外科治疗,使妊娠合并心脏病患者数量呈上升趋势。妊娠期心血管疾病的诊治不仅需要兼顾好母体心血管疾病的治疗效果与预后,而且还要考虑到胎儿生长、发育的安全性,因此妊娠期心血管疾病的管理对妇产科医师和心血管医师来说,既是难点,也是巨大的挑战。

【妊娠期心血管疾病的风险评估】

在妊娠前,对所有育龄期、有心脏疾病的女性采用改良的世界卫生组织(mWHO)妊娠风险评估分级(表 36-1)进行风险评估。

表 36-1　mWHO 妊娠风险分级

项目	mWHO Ⅰ级	mWHO Ⅱ级	mWHO Ⅱ~Ⅲ级	mWHO Ⅲ级	mWHO Ⅳ级
疾病类型	轻度肺动脉狭窄 小 PDA 二尖瓣脱垂	未手术的 ASD、VSD	轻度左心室功能受损(LVEF>45%)	中度左心室功能受损(LVEF 30%~45%)	肺动脉高压
	已成功手术修补的简单先天性心脏病(ASD 或 VSD、PDA和肺静脉畸形)	法洛四联症修补术后	肥厚型心肌病	围产期心肌病病史且左心室功能无受损	严重左心功能不全(LVEF<30%或 NY-HA 心 功 能 分 级Ⅲ~Ⅳ级)
	孤立性房性或者室性期前收缩	大多数心律失常(室上性心律失常)	心脏瓣膜病,不属于 WHO Ⅰ级或Ⅳ级的(轻度二尖瓣狭窄,中度主动脉瓣狭窄)	主动脉中度扩张(马方综合征或者其 他 HTAD,主 动脉直径 40~45mm;Turner 综合征 ASI 20~25mm/mm², 法洛四联症<50mm)	严重主动脉扩张(马方综合征或其他 HTAD,主动脉直径 > 45mm, Turner综合征 ASI>25mm/m², 法洛四联症 > 50mm)

续表

项目	mWHO Ⅰ级	mWHO Ⅱ级	mWHO Ⅱ~Ⅲ级	mWHO Ⅲ级	mWHO Ⅳ级
疾病类型		Turner 综合征不伴有主动脉扩张	马方综合征或者HTAD 不伴有主动脉扩张	右心室系统疾病且心室功能良好或轻度下降	有围产期心肌病史伴左心功能不全
			二尖瓣主动脉瓣（主动脉直径＜45mm）	Fontan 循环	重度二尖瓣狭窄
			主动脉缩窄矫治术后	未手术的发绀型心脏病	重度有症状的主动脉瓣狭窄
			房间隔缺损	其他复杂心脏病	严重（再发）主动脉缩窄
				机械瓣膜置换术后	血管性 Ehlers-Danlos
				重度无症状主动脉瓣狭窄	Fontan 伴任何并发症
				重度二尖瓣狭窄	
				室性心动过速	
风险	未发现增加妊娠妇女死亡风险并且发病率不增加/轻度增加	妊娠妇女死亡风险率轻度增加或者发病率中度增加	妊娠妇女死亡率中度增加或发病率中度至重度增加	妊娠妇女死亡率显著增加或发病率重度增加	极高的妊娠妇女死亡率或发病率重度增加
妊娠妇女心脏事件比率	2.5%~5%	5.7%~10.5%	10%~19%	19%~27%	40%~100%
是否咨询	是	是	是	是:心血管及产科专家咨询	是:妊娠禁忌,如果已妊娠,应讨论终止妊娠
妊娠期护理	当地医院	当地医院	中心医院	既可以治疗心脏疾病,又可以管理妊娠的专家中心	既可以治疗心脏疾病,又可以管理妊娠的专家中心
妊娠期最低随访次数	1 次或 2 次	每 3 个月 1 次	每 2 个月 1 次	每月 1 次或每 2 个月 1 次	每月 1 次
分娩地点	当地医院	当地医院	中心医院	既可以治疗心脏疾病,又可以管理妊娠的专家中心	既可以治疗心脏疾病,又可以管理妊娠的专家中心

注:PDA,动脉导管未闭;ASD,房间隔缺损;VSD,室间隔缺损;HTDA,遗传性胸主动脉疾病;LVEF,左室射血分数;mWHO,改良的世界卫生组织;WHO,世界卫生组织;ASI,主动脉大小指数。

应该动态进行妊娠心血管风险评估。因为并发症的发生风险可能会随着时间而变化,所以每次妊娠门诊都需要对风险进行再评估。

1. Ⅰ级风险　轻度肺动脉瓣狭窄、动脉导管未闭;已矫正的二尖瓣脱垂、房间隔缺损、室间隔缺损、动脉导管未闭、肺静脉畸形引流;孤立性的房性或室性期前收缩。此类患者风险最低,在妊娠期仅需 1~2 次心脏科随访。

2. **Ⅱ级风险**　未修补的房间隔缺损或室间隔缺损、法洛四联症修补术后、大部分心律失常。此类患者为低-中危,建议每 3 个月进行心脏科随访 1 次。

3. **Ⅱ级~Ⅲ级风险**　轻度左心功能受损(EF>45%)、肥厚型心肌病、马方综合征、主动脉缩窄纠正术后等。此类患者为中危,建议每 2 个月进行心脏科随访 1 次。

4. **Ⅲ级风险**　中度左心功能受损(EF 30%~45%)、机械瓣置换术、Fontan 循环、未手术的发绀性先天性心脏病、伴主动脉扩张(主动脉直径 40~45mm)的马方综合征、伴主动脉扩张(45~50mm)的主动脉瓣相关的主动脉疾病等。此类患者为高危,建议每月或每 2 个月进行心脏科及产科随诊。

5. **Ⅳ级风险**　属妊娠禁忌证,包括任何原因的肺动脉高压、严重心室功能下降(LVEF<30%,心功能Ⅲ~Ⅳ级)、严重二尖瓣狭窄、重度主动脉瓣狭窄、主动脉直径>45mm 的马方综合征、主动脉直径>50mm 主动脉瓣相关的主动脉疾病。此类患者不建议妊娠,但若已妊娠,又不愿意终止妊娠者,建议每月进行心脏科及产科随诊。

【避孕和终止妊娠的意见】

在详细评估妊娠期母婴发病风险和死亡风险后,有以下多种心血管疾病妇女,均应避孕和终止妊娠:①肺动脉高压(PAH)患者、右心系统受累患者(矫治型先天性 TGA)、NYHA 功能分级Ⅲ/Ⅳ级、心室功能受损(左室射血分数<40%)或者重度三尖瓣反流(TR);②有症状的 Ebstein 畸形患者及氧饱和度<85%和/或心力衰竭患者;③Fontan 循环及氧饱和度<85%、心功能下降、中重度房室反流、难治性心律失常或蛋白质丢失肠病患者;④二尖瓣狭窄(mitral stenosis,MS)女性且瓣膜面积<1.0cm² 在干预治疗前不建议妊娠;⑤血管性 Ehler-Danlos 综合征患者、严重主动脉扩张(遗传性胸主动脉疾病,如马方综合征其主动脉根部直径>45mm,主动脉瓣二瓣化畸形其主动脉根部直径>50mm 或>27mm/m² 体表面积,或 Turner 综合征主动脉大小指数>25mm/m² 体表面积)患者。

不宜妊娠的心脏病妊娠妇女,应在妊娠 12 周前行人工流产。妊娠超过 12 周时,应密切监护,积极防治心力衰竭,度过妊娠与分娩。定期产前检查能及早发现心力衰竭的早期征象。在妊娠 20 周前,应每 2 周行产前检查 1 次。在妊娠 20 周后,尤其是 32 周后,发生心力衰竭的几率增加,产前检查应每周 1 次。发现早期心力衰竭征象,应立即住院。妊娠期经过顺利也应提前住院待产。

【妊娠期母体的干预】

妊娠期心脏病患者接受介入治疗的最佳介入治疗时间为妊娠 4~7 个月。因这一时期胎儿的各器官发育已经完成,胎儿甲状腺尚不活动,子宫体积仍很小,胎儿与胸部的距离最大,对胎儿的影响相对小。同时建议术中应尽可能缩短 X 射线暴露时间,并对妊娠子宫进行遮蔽避免直接投照。

药物或介入手术失败而母亲生命受到威胁时可考虑心脏外科手术。最佳外科手术时机是妊娠 13~28 周。当妊娠期超过 28 周,应考虑术前进行分娩。在体外循环中应监测胎心率及子宫张力,并尽量缩短体外循环时间。

【妊娠合并心血管病的处理】

(一) 妊娠合并高血压

妊娠期高血压疾病是妊娠最常见的并发症,影响全世界 5%~10% 的孕产妇。目前它们仍是孕产妇、胎儿和新生儿患病率和死亡率的主要原因。孕产妇母体风险包括胎盘早剥、卒中、多器官衰竭、弥散性血管内凝血。发生胎儿宫内发育迟缓(25%的子痫前期)、早产(27%子痫前期病例)和宫内死亡(4%的子痫前期)的风险增高。

妊娠期高血压的定义(表 36-2)仅基于诊室(或住院)血压值[收缩压(SBP)≥140mmHg和/或舒张压(DBP)≥90mmHg],并且分为轻度血压升高(140~159/90~109mmHg)或重度血压升高(≥160/110mmHg)。虽然治疗高血压的目的是降低孕产妇的风险,但选择的药剂必须具有效果并且对胎儿安全(表 36-2)。中危或高危的子痫前期患者,从妊娠 12 周至妊娠36~37 周,推荐应用低剂量阿司匹林(100~150mg,每日 1 次)(Ⅰ类推荐,A 级证据)。

表 36-2 妊娠合并高血压的建议

建议	推荐分类	证据级别
对于从第 12 周到第 36 周的高危或中度子痫前期风险的女性,建议使用低剂量阿司匹林(每日 100~150mg)	Ⅰ	A
对于妊娠期高血压或既往高血压叠加妊娠期高血压,或高血压伴有亚临床器官损害或症状的女性,建议在 SBP>140mmHg 或 DBP>90mmHg 时开始药物治疗。在所有其他情况下,如果 SBP≥150mmHg 或 DBP≥95mmHg。建议开始进行药物治疗	Ⅰ	C
妊娠妇女 SBP≥170mmHg 或 DBP≥110mmHg 是紧急情况,建议住院治疗	Ⅰ	C
甲基多巴(B)、拉贝洛尔(C)和钙通道阻滞剂(C)被推荐用于治疗妊娠期高血压	Ⅰ	B(甲基多巴) C(拉贝洛尔和钙通道阻滞剂)
对于患有妊娠期高血压或轻度子痫前期的女性,建议在 37 周分娩	Ⅰ	B
当子痫前期合并不良情况比如视力障碍、凝血障碍时建议催产	Ⅰ	C
在与肺水肿相关的子痫前期中,推荐使用硝酸甘油作为静脉输注	Ⅰ	C
在严重高血压患者中,建议使用静脉注射拉贝洛尔或口服甲基多巴或硝苯地平进行药物治疗	Ⅰ	C
肥胖女性应考虑体重增加限制在<6.8kg	Ⅱa	C
不建议使用 ACEI、ARB 或直接肾素抑制剂	Ⅲ	C

注:ACEI,血管紧张素转换酶抑制剂;ARB,血管紧张素Ⅱ受体拮抗剂;DBP,舒张压;SBP,收缩压。

欧洲指南建议在血压升高≥150/95mmHg 的所有妊娠妇女,或血压>140/90mm 伴有以下合并症的妊娠妇女,应开始药物治疗:①妊娠期高血压(有或没有蛋白尿);②慢性高血压合并妊娠期高血压;③高血压伴亚临床器官损害或症状(Ⅰ类推荐,C 级证据)。收缩压≥170mmHg 或舒张压≥110mmHg 为妊娠妇女急症,应住院治疗(Ⅰ类推荐,C 级证据)。甲基多巴(Ⅰ类推荐,B 级证据)、拉贝洛尔和钙通道阻滞药(首选硝苯地平)(Ⅰ类推荐,C 级证据)可作为妊娠期控制血压的可选择药物。妊娠期高血压或轻度子痫前期的妇女建议在 37周分娩(Ⅰ类推荐,B 级证据)。出现子痫前期且合并视觉障碍、血流动力学紊乱等伴随症状时,应进行催产(Ⅰ类推荐,C 级证据)。对严重高血压患者,推荐静脉应用拉贝洛尔,口服甲基多巴或硝苯地平(Ⅰ类推荐,C 级证据)。静脉注射肼屈嗪不作为首选,仅在其他方案治疗后血压仍控制不佳,产科医师认为使用该药利大于弊时选用。乌拉地尔也可以考虑。硝普钠应作为最后的治疗选择,因为硝普钠治疗增加胎儿氰化物中毒风险。子痫前期并发肺水肿时,首选硝酸甘油,静脉输液 $5\mu g/min$,每 $3\sim5$ 分钟逐渐增加,最大剂量为 $100\mu g/min$。血管紧张素转换酶抑制剂、血管紧张素 Ⅱ 受体拮抗剂和直接肾素抑制剂是严格禁忌。推荐分娩时使用硫酸镁以预防子痫和治疗子痫抽搐,但不应与钙通道阻滞剂同时使用(因为其潜在的协同作用可能有低血压风险)。

(二) 妊娠合并先天性心脏病

大部分先天性心脏病妇女都可以很好地耐受妊娠。妊娠的风险主要取决于先天性心脏病的种类、心室功能、NYHA 心功能分级以及发绀程度等。指南建议先天性心脏病患者孕前应进行超声心动图和运动试验等检查,对此类女性做一个全面的孕前风险评估。所有先天性心脏病患者均应在妊娠后前 3 个月就诊,并制订个性化随访计划。大多数患者可经阴道自然分娩,有产科指征、心功能恶化时可及早择期剖宫产。

对于妊娠合并肺动脉高压的妇女,超声心动图诊断是关键。如果诊断不确定,建议使用右心导管检查,以协助指导治疗方案。对于合并肺动脉高压的妊娠妇女,应由妊娠心脏团队专家指导诊治;对于需要行右心导管检查以明确有无肺动脉高压的妊娠妇女,可以在妊娠期进行右心导管检查,但需非常严格遵循适应证,最好在多学科专家中心进行。

抗凝治疗的方案重点推荐低分子量肝素(LMWH),对慢性血栓栓塞性肺动脉高压患者,妊娠期建议给予治疗剂量的 LMWH。

妊娠合并肺动脉高压的靶向药物治疗:①当心功能Ⅳ级,严重右心衰竭推荐前列环素类(依前列醇或曲前列尼尔静脉推注或皮下);②心功能Ⅲ级,右心功能保留患者,推荐前列环素类(伊洛前列素吸入);③心功能Ⅰ、Ⅱ级,右心功能正常患者,推荐 5 型磷酸二酯酶抑制剂(PDE-5 抑制剂)(危重时可与静脉使用前列环素类药物联合使用);④无右心功能不全,血管反应试验阳性:钙通道阻滞剂,密切随访;⑤分娩期间,未使用过前列环素类药物的妊娠妇女可考虑静脉使用该类药物。内皮素受体拮抗剂和新药利奥西呱是妊娠 X 类药,在动物或人的研究表明它可使胎儿异常,禁用于妊娠或将妊娠的患者。如果肺动脉高压患者接受靶向肺高压治疗,应该考虑避免使用胚胎毒性药物,同时权衡撤药的风险。

(三) 妊娠合并心脏瓣膜病

在发展中国家,育龄期女性的心脏瓣膜病常由风湿性心脏病所致。若女性在孕前进行了瓣膜外科手术,机械瓣膜假体常给妊娠带来很多难题,尤其是口服抗凝药(OACs)的管理。推荐将已植入机械瓣的妊娠妇女分为需要高剂量(图 36-1)和低剂量(图 36-2)维生素 K 拮抗剂两类人群,分别予以抗凝方案的推荐。高剂量维生素 K 拮抗剂是指华法林>5mg/d;低剂量维生素 K 拮抗剂是指华法林<5mg/d。孕前这两类人群服用维生素 K 拮抗剂,妊娠后可继续服用维生素 K 拮抗剂或住院调整为普通肝素或低分子量肝素直至第 36 周。需要使用低剂量维生素 K 拮抗剂的患者在妊娠中晚期直到 36 周可考虑应用。从妊娠的第 36 周起,停止口服抗凝治疗,并根据剂量调整为普通肝素[活化部分凝血活酶时间(APTT)>正常值2 倍]或低分子量肝素(目标剂量:给药 $4\sim6$ 小时后抗 Ⅹa 因子水平 $0.8\sim1.2$U/ml);使用低分子量肝素的妊娠期女性,用药后 $4\sim6$ 小时抗 Ⅹa 应达目标水平,植入主动脉机械瓣者为$0.8\sim1.2$U/ml,植入二尖瓣或右心系统人工机械瓣膜者 $1.0\sim1.2$U/ml。使用低分子量肝素或者普通肝素的妊娠期妇女,建议每周监测抗 Ⅹa 因子水平或者 APTT 水平以用于调整药物剂量;口服 VKA 的妊娠期妇女,建议每周或每 2 周检测国际标准化比值。若患者正在使用维生素 K 拮抗剂或停用时间小于 2 周时进行分娩,推荐剖宫产术。

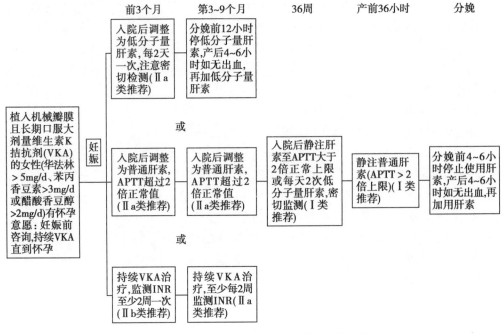

图 36-1　高剂量 VKA 妊娠后抗凝药物调整方案

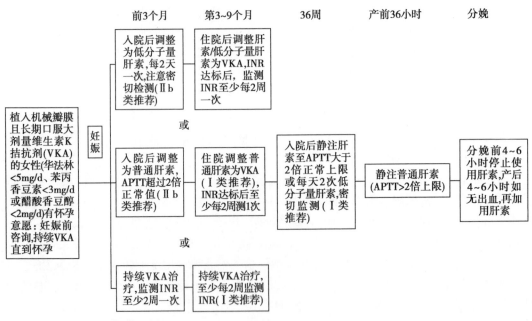

图 36-2　低剂量 VKA 妊娠后抗凝药物调整方案

（四）妊娠合并主动脉病变

一些遗传性的疾病可能累及胸主动脉,导致动脉瘤或者动脉夹层,如马方综合征、主动脉瓣二瓣化畸形、Loeys-Dietz 综合征、Turner 综合征及血管性 Ehlers-Danlos 综合征等。流行病学资料显示,主动脉夹层通常发生于妊娠最后 3 个月(约占 50%)或产后早期(约占 33%)。由于主动脉夹层常被漏诊,故妊娠期间所有有胸痛症状者均应考虑该诊断的可能。

建议主动脉疾病女性应当咨询并了解主动脉夹层的风险（Ⅰ类推荐,C级证据）;对于遗传性主动脉综合征或者明确诊断的主动脉疾病患者,建议妊娠前完善全主动脉 CT/MRI 检查（Ⅰ类推荐,C 级证据）;主动脉根部直径>45mm 的马方综合征患者及主动脉根部直径>50mm 的主动脉瓣二瓣化畸形患者不建议妊娠;先天性二叶主动脉瓣患者虽发生夹层的风险较马方综合征低,发生率小于 1%,但仍有风险,故需在妊娠期及围产期密切随访。

主动脉扩张或既往有主动脉夹层病史的女性,应在有妊娠心脏团队且能开展心胸外科手术的中心进行分娩,同时给予抗交感系统活性治疗,马方综合征和其他遗传性胸主动脉疾病患者妊娠期间应考虑使用 β 受体阻滞剂治疗。

（五）妊娠合并冠心病

妊娠期发生急性冠脉综合征罕见,发生率仅(3~6)/10 万。妊娠期冠心病的病因与一般人群不同,大多数为非动脉粥样硬化机制,包括妊娠相关的自发性冠状动脉夹层(43%)、冠状动脉造影正常(18%)和冠状动脉血栓形成(17%)。冠状动脉夹层相关急性心肌梗死常见于妊娠晚期或产后早期,主要累及左冠状动脉,也会累及多支血管。指南推荐妊娠妇女出现胸痛时,应进行心电图和肌钙蛋白检测。

孕妇发生急性心肌梗死时,只要有血运重建适应证,可进行直接经皮冠脉介入术(PCI),但辐射剂量必须最小化。稳定的、低危非 ST 段抬高心肌梗死应考虑无创治疗。

药物治疗方面安全性信息很少,低剂量阿司匹林似乎是安全的。但是 P2Y$_{12}$ 受体抑制药的安全性不明确,氯吡格雷应仅在必要时使用,并且使用时间尽可能最短。普拉格雷和替格瑞洛、血小板糖蛋白Ⅱb/Ⅲa 受体拮抗药、比伐芦定由于缺乏相关的数据资料,不推荐使用。β 受体阻滞剂可能对冠状动脉夹层患者有益。重组组织型纤溶酶原激活物不能通过胎盘但可能引起出血。妊娠女性 PCI 期间肝素的短期获益超过出血并发症的风险。哺乳期母亲服用抗血小板药物(除小剂量阿司匹林外)时,不建议进行哺乳。

（六）妊娠合并心肌病及心力衰竭

妊娠相关心肌病的病因包括获得性和遗传性心肌病,如围产期心肌病(PPCM)、甲亢性心肌病、肥厚型心肌病、扩张型心肌病(DCM)及应激性心肌病等。药物治疗方面,指南推荐心力衰竭的妊娠女性根据现有的非妊娠患者心力衰竭指南进行治疗,避免使用妊娠期禁忌的药物。射血分数下降的心力衰竭患者,既往接受了 β 受体阻滞剂治疗,推荐继续使用 β 受体阻滞剂治疗。妊娠合并心肌病时避免使用 ACEI、ARB,可使用肼屈嗪、硝酸酯;慎用多巴胺、β 受体阻滞剂、洋地黄、利尿剂等。

扩张型心肌病患者应该知晓妊娠及围产期心功能有恶化的风险,围产期心肌病和扩张型心肌病的患者,即使左心室功能恢复,仍推荐咨询随后妊娠期间的复发风险,此类患者 LVEF<40% 是高危预测指标;LVEF<20%,妊娠妇女死亡率非常高,应考虑终止妊娠;对于围产期心肌病及扩心病患者当射血分数<50%时,不建议继续妊娠。即使射血分数正常,因为有潜在复发的可能,需咨询复发风险。成功妊娠后,需进行专业的跨学科管理和分娩后的立即溴隐亭治疗。

溴隐亭可改善急性重症围产期心肌病患者的左心室功能恢复和临床结局。考虑在不复杂的案例中使用至少持续 1 周的溴隐亭(2.5mg/次、1 次/d),在 EF<25% 和/或心源性休克的患者中使用溴隐亭延长疗法(2.5mg/次、2 次/d,持续 2 周,再 2.5mg/次、1 次/d,持续 6 周)。溴隐亭的治疗必须配伍使用肝素类抗凝剂(低分子量肝素或普通肝素),其中抗凝剂至少应使用其预防剂量。对于急性围产期心肌病的疗法总结为 BOARD。B 指溴隐亭,O 指

心力衰竭治疗口服药,A 指抗凝剂,R 指血管舒张剂,D 指利尿剂。

（七）妊娠合并心律失常

心律失常的处理细化为四个部分,分别为房颤(AF)和阵发性室上性心动过速(PSVT)的急性、长期治疗;室性心律失常的急性、长期处理。

1. 心律失常的急性处理

（1）阵发性室上性心动过速转复可采用刺激迷走神经反射的方法,如果失败,建议使用腺苷;对于血流动力学不稳定的心动过速和预激 AF,建议立即进行电复律。

（2）PSVT 的急性转复可考虑应用选择性 β_1 受体阻滞剂。在心脏结构正常的稳定患者中,可考虑使用伊布利特或氟卡尼终止。

（3）对稳定和不稳定的持续性室性心动过速(SVT),均需立即进行电复律。

（4）对于持续的、血流动力学稳定的、单形性 SVT(如特发性 SVT)的急性转复,应考虑 β 受体阻滞剂、索他洛尔、氟卡尼、普鲁卡因酰胺或超速心室起搏。

2. 心律失常的长期治疗

（1）非预激室上速发作时,推荐应用选择性 β_1 受体阻滞剂或维拉帕米。

（2）对预激合并室上性心动过速患者,推荐应用氟卡尼或普罗帕酮。

（3）AF 或房性心动过速(AT)的心率控制,推荐应用选择性 β_1 受体阻滞药。如果房室结阻滞药无效,应考虑氟卡尼、普罗帕酮或索他洛尔来预防 SVT、AT 和 AF。如果 β 受体阻滞剂无效,应考虑地高辛和维拉帕米控制 AT 或 AF 节律。在有经验的中心,对于药物治疗无效或是难以耐受的 SVT 应考虑采用电标测系统指导的导管消融治疗。如果有临床适应证,建议妊娠前安装植入式心律转复除颤器(单腔更好),如果妊娠期间需要植入,建议使用超声心动图引导或标测,特别是在胎儿超过 8 周妊娠时。

（4）长 QT 综合征或儿茶酚胺敏感性多形性室性心动过速患者妊娠期及产后,均需应用 β 受体阻滞剂。

（5）对于血流动力学不稳的心动过速,应考虑直接电转复。对于房扑与房颤,最好给予抗凝剂后电复律。

指南要点小结

1. 对所有确诊或疑似先天性或获得性心血管疾病的妇女,应行孕前风险评估及咨询。

2. 所有合并心脏疾病的育龄期和妊娠后妇女均应接受风险评估。

3. 高危患者应在专科中心接受多学科联合治疗。

4. 对合并先天性心脏病或先天性心律失常、心肌病、主动脉疾病或与心血管疾病相关的遗传畸形的妇女,应提供遗传学咨询。

5. 对所有出现无法解释或新发心血管症状或体征的妊娠患者,均应行超声心动图检查。

6. 绝大部分患者首选经阴道分娩方式。

（陈雅琴）

参考文献

[1] REGITZ-ZAGROSEK V,ROOS-HESSELINK J W,BAUERSACHS J,et al. 2018 ESC Guidelines for the man-

agement of cardiovascular diseases during pregnancy[J]. Eur heart J,2018,39(34):3165-3241.

［2］ REGITZ-ZAGROSEK V,BLOMSTROM LUNDQVIST C,BORGHI C,et al. ESC Guidelines on the management of cardiovascular diseases during pregnancy:the Task Force on the Management of Cardiovascular Diseases during Pregnancy of the European Society of Cardiology (ESC) [J]. Eur Heart J, 2011, 32 (24): 3147-3197.

［3］ KATRITSIS D G,BORIANI G,COSIO F G,et al. European Heart Rhythm Association(EHRA)consensus document on the management of supraventricular arrhythmias,endorsed by Heart Rhythm Society(HRS), Asia-Pacific Heart Rhythm Society(APHRS),and Sociedad Latinoamericana de Estimulación Cardiaca y Electrofisiologia(SOLAECE)[J]. Eur Heart J,2018,39(16):1442-1445.

［4］ IBANEZ B,JAMES S,AGEWALL S,et al. 2017 ESC Guidelines for the management of acute myocardial infarction in patients presenting with ST-segment elevation:The Task Force for the management of acute myocardial infarction in patients presenting with ST-segment elevation of the European Society of Cardiology(ESC) [J]. Eur Heart J,2018,39(2):119-177.

［5］ GALIE N,HUMBERT M,VACHIERY J L,et al. 2015 ESC/ERS Guidelines for the diagnosis and treatment of pulmonary hypertension:The Joint Task Force for the Diagnosis and Treatment of Pulmonary Hypertension of the European Society of Cardiology(ESC)and the European Respiratory Society(ERS):Endorsed by:Association for European Paediatric and Congenital Cardiology (AEPC), International Society for Heart and Lung Transplantation(ISHLT)[J]. Eur Heart J,2016,37(1):67-119.

［6］ ELKAYAM U,JALNAPURKAR S,BARAKKAT M N,et al. Pregnancy-associated acute myocardial infarction: a review of contemporary experience in 150 cases between 2006 and 2011[J]. Circulation,2014,129(16): 1695-1702.

［7］ CARLSON M,AIRHART N,LOPEZ L,et al. Moderate aortic enlargement and bicuspid aortic valve are associated with aortic dissection in Turner syndrome:report of the international turner syndrome aortic dissection registry[J]. Circulation,2012,126(18):2220-2226.

［8］ NISHIMURA R A,OTTO C M,BONOW R O,et al. 2014 AHA/ACC guideline for the management of patients with valvular heart disease:executive summary:a report of the American College of Cardiology/American Heart Association Task Force on Practice Guidelines[J]. J Am Coll Cardiol,2014,63(22):2438-2488.

第三十七章 肿瘤心脏病学

肿瘤和心血管疾病是两种在我国高发,并有高死亡率的疾病。近年来随着诊疗技术的进步,恶性肿瘤的死亡率有所下降,但肿瘤相关的心血管疾病死亡率却逐年攀升。肿瘤对于患者的心血管疾病影响除了有氧化应激引起的心脏毒性、血压变化等直接损伤外,还有化疗、放疗等治疗方式等带来的间接损伤。

肿瘤心脏病学(oncocardiology)是识别、预防和治疗肿瘤治疗时出现的心血管并发症(比如高血压、心力衰竭、血管并发症和心律失常)的一门医学学科。随着癌症幸存者数量的增多和新的癌症治疗导致的心血管并发症的增加,近些年来这门学科得到心脏学领域关注。

2016 年 8 月,欧洲心脏病学会年会(ESC)发布了《2016 年 ESC 立场声明:癌症治疗与心血管毒性》,该声明从抗肿瘤药物引起心脏毒性的病理生理、预防、治疗做了详细总结,并给出了科学建议。

2019 年 2 月,美国心脏协会(AHA)发布了《心脏肿瘤学的血管和代谢观点声明》,主要介绍了心脏肿瘤学领域关于血管和代谢的观点。

【肿瘤与心血管疾病关系】

肿瘤与心血管疾病常伴有共同的危险因素,如吸烟、肥胖、糖尿病、高血压、高脂血症、吸烟、饮食、酒精、运动、年龄、性别、种族等,也存在部分共同的生物学机制,如慢性炎症、氧化应激及其他(性激素、瘦素、蛋白激酶等)。据悉,肿瘤放化疗引起的心脏毒性较为常见,如在乳腺癌化疗者中,心脏毒性发生率高达33%,在乳腺癌和淋巴瘤放疗后,5~10 年放疗相关心脏病总发生率为10%~30%,很多临床研究显示有部分化疗导致的心脏毒性可以呈进展性,甚至不可逆,严重影响肿瘤患者的生活质量和远期存活。抗肿瘤治疗最常见和较严重的心脏毒性表现是心力衰竭,可增加肿瘤患者患病率和死亡率,尤其是既往有心血管疾病风险的老年患者。

【肿瘤治疗相关心血管并发症】

(一) 心肌功能不全和心力衰竭

左心室功能不全和心力衰竭是肿瘤治疗常见且严重的不良反应。肿瘤患者常接受多种致心脏毒性药物或胸部放疗,预测左室功能不全存在困难。

患者对蒽环类药物的易感性存在明显差别,部分患者在首剂治疗后即可发生心脏毒性,及时发现、尽早干预,心功能常可恢复,反之则难于有效控制。环磷酰胺的心脏毒性相对罕见,主要在大剂量化疗(>140mg/kg)后数天内发生。对已有心脏病患者或有蒽环类药物应用史者,再予 HER2 抑制剂与抗体等免疫及靶向化疗药将增加心脏毒性风险,但此类心脏毒性与累积剂量无关,曲妥珠单抗中断后或开始心力衰竭治疗后,其诱导的左心室功能不全和心力衰竭常可逆。VEGF 抑制剂常可引起高血压,并潜在影响心功能;如果患者发生心功能不全,严密的心力衰竭治疗能使多数患者心功能逆转。硼替佐米和卡非佐米等蛋白酶抑制剂导致心力衰竭的风险有时会因联用激素而增加。放疗引起的心脏毒性真实发生率很难去评估,原因包括:从放射线暴露到出现临床症状存在延迟;联合应用致心脏毒性的化疗;放疗技术持续改良;尽管心血管医师已开始重视放疗对心脏的长期不良反应,仍未能正确识别已出现的心脏病是由前期放疗引起。放疗与蒽环类药物联合应用时,通常会出现心脏收缩功能障碍和心力衰竭。放疗引起的心脏瓣膜病和冠状动脉疾病会使心力衰竭进一步加重,并持续恶化。

肿瘤治疗相关的心功能不全的筛查、危险分层、早期检测:首先根据患者基线情况评估心血管危险因素,早期识别可能出现心脏毒性的高危患者(表 37-1)。对心脏毒性早期筛查、检测的方法包括心脏影像学和生物标志物(表 37-2)。方案的选择应兼顾专业性和可行性,应注意如下核心原则:在整个治疗过程中应采用相同的影像学和/或生物标志物作为监测指标;不建议更换监测指标;推荐将可重复性最佳的影像学检查和化验指标作为监测指标;推荐将能反映更多临床信息的影像学检查作为监测指标(例如右心室功能、肺动脉压力、瓣膜功能、心包评估);尽可能选择零射线、高质量成像的检查作为监测指标;影像学和/或生物标志物的精确监测时间和频次取决于个体化肿瘤治疗方案、致心脏毒性化疗药物的累积量以及基线心血管危险因素。

表 37-1　致心脏毒性的基线危险因素

心脏病史	其他心血管风险
心力衰竭(射血分数保留的心力衰竭或射血分数降低的心力衰竭)	年龄(低龄<18 岁,曲妥珠单抗治疗>50 岁,蒽环类治疗>65 岁)
无症状左心室功能不全(LVEF<50%或 BNP 升高[a])	早发心血管疾病家族史(<50 岁)高血压
冠心病证据(既往心肌梗死,心绞痛、PCI 或 CABG、心肌缺血)	糖尿病
中重度心脏瓣膜病伴左心室肥厚或者左心室受损	高胆固醇血症
高血压性心脏病合并左心室肥厚	
肥厚型心肌病	
扩张型心肌病	
限制型心肌病	
心脏结节病累及心肌	
严重的心律失常(房扑、快速性室性心律失常)	
致心脏毒性肿瘤治疗既往史	**生活方式危险因素**
既往蒽环类治疗	吸烟
既往胸部或纵隔放疗	酗酒
	肥胖
	久坐

注:[a] 不能用其他原因解释的 BNP(B 型钠尿肽,B-type natriuretic peptide)>100pg/ml 或 NT-proBNP(N 末端 B 型钠尿肽前体)>400pg/ml。CABG,冠状动脉旁路移植术(coronary artery bypass grafting);LVEF,左室射血分数(left ventricular ejection fraction)。

表 37-2 放化疗致心脏毒性的检测指标

影像技术	现有的诊断标准	优点	缺点
超声心动图 – 3D 测量 LVEF – 2D 辛普森法 LVEF – GLS	LVEF 降幅 > 10% 至 LLN（<50%） GLS 与基线相比下降幅度 > 15% 可能提示心脏毒性	可广泛应用 无放射性 可评价血流动力学及心内结构	操作者之间的差异 成像质量 GLS：超声厂商差异、操作技术要求高
核素心脏成像（MUGA）	LVEF 降幅 > 10% 至正常值以下（<50%）提示心脏毒性	可重复性好	累积放射性损伤 不能检测全部心脏结构及功能
CMR	如果 LVEF 在临界值，而其他检测方法不能明确左心室功能是否受损，则考虑 CMR	准确、重复性好 应用 T_1/T_2 图像和 ECVF 评估检测弥漫性心肌纤维化	实用性受限 患者不耐受（幽闭恐惧症、屏住呼吸、检查时间过长）
心脏生物标志物 – 肌钙蛋白 I – 高敏肌钙蛋白 I – BNP – NT-proBNP	使用蒽环类药物后肌钙蛋白 I 升高，予 ACEI 可能获益 常规监测高危患者 BNP 和 NT-proBNP 的必要性尚需验证	准确，可重复性好 可广泛应用 高敏感性	研究结果尚未达成一致，没有足够的证据表明需要行常规检查

注：ACEI，血管紧张素转化酶抑制剂（angiotensin converting enzyme inhibitor）；BNP，B 型钠尿肽（B-type natriuretic peptide）；ECVF，心肌细胞外容积分数（extracellular volume fraction）；GLS，整体纵向应变（global longitudinal strain）；LLN，正常值低限（lower limit of normality）；LVEF，左室射血分数（left ventricular ejection fraction）；MUGA，多门控血池显像（multigated radionuclide angiography）；CMR，心脏磁共振（cardiovascular magnetic resonance）；NT-proBNP，N 末端 B 型钠尿肽前体（N-terminal fragment B-type natriuretic peptide）。

对于化疗后监测到心功能受损的患者，尤其对存在亚临床指标改变的患者，目前尚无充足的证据表明如何进行积极有效的干预。小规模临床观察提示 ACEI/ARB、β 受体阻滞剂、右丙亚胺等药物对心功能 B 期的患者有效，一些研究提示心脏保护药的应用可逆转下降的 LVEF，或者预防化疗结束后心功能受损或者心力衰竭的发生，但是仍然需要大规模临床研究来验证。而对于心功能 C/D 期心力衰竭患者应基于已有的心力衰竭指南进行治疗，但预后不佳。

总之，指南对肿瘤治疗相关心功能不全的管理提出早预防、早治疗的观点，即治疗前心血管危险因素评估，治疗中监测影像学及生物学指标，尽早发现亚临床心功能不全，并尝试应用 ACEI/ARB、β 受体阻滞剂、右丙亚胺等药物保护心脏，并且期待更大规模的临床研究验证有效、可靠的临床路径，减少肿瘤治疗相关心功能不全事件的发生。

（二）冠状动脉疾病

不同抗肿瘤治疗可引起不同的心脏损伤，如心肌缺血、心肌梗死以及缺血相关的心律失常等。而不同治疗方案引起心肌缺血的机制各有差别，如致血管痉挛作用、内皮损伤、急性动脉血栓形成以及长期影响脂质代谢导致早期动脉硬化等。既往纵隔区域放疗史可加重肿瘤药物相关性冠脉损伤。

启动抗肿瘤治疗前，识别已有 CAD 或其他心血管疾病的患者是至关重要的。已有 CAD 的患者出现治疗相关冠状动脉并发症的风险更高。肿瘤患者的 CAD 诊断流程与非肿瘤人群相同，其诊断性检查应包括超声心动图。针对该类患者，抗血小板和抗凝药物常不可用或应用受限。为减少出血风险，应依据现行 ESC 指南对行 PCI 后诊断的恶性肿瘤患者尽可能合理缩短双联抗血小板时长。

依据病史、年龄、性别等临床资料对患者进行冠状动脉疾病评估时,需同时将化疗视为危险因素。为识别隐匿性 CAD 患者,推荐启动抗肿瘤治疗前给予患者充分的临床评估,必要时行心肌缺血相关检查,因其可能会影响抗肿瘤治疗决策。建议嘧啶类似物化疗患者以常规心电图监测心肌缺血情况;若发生缺血事件,需中止化疗。对冠脉痉挛患者,推荐应用硝酸酯类和/或钙通道阻滞剂预防痉挛再发。若非存在充分保护及严密监测,不推荐该类患者行药物激发试验。对已知心脏疾病患者,长期临床随访,必要时给予 CAD 相关指标检测以识别放、化疗的远期并发症可能是有益的。

(三) 心脏瓣膜病

化疗药物不直接影响心脏瓣膜,而放疗导致的心脏瓣膜病(VHD)较常见,发生率约 10%,病变主要包括主动脉根部、主动脉瓣瓣尖、二尖瓣瓣环、二尖瓣基底部及中部的纤维化、钙化,但不累及二尖瓣尖和二尖瓣结合处,这可与风湿性心脏瓣膜病相区别。对于接受包含心脏的放射治疗的癌症患者,推荐进行基线和反复的超声心动图检查,以诊断和随访 VHD。由于常合并纵隔纤维化、切口愈合能力降低、放疗相关的冠状动脉疾病、心肌及心包疾病,故对于此类 VHD 患者进行心脏外科手术常常面临很大的挑战。在这种情况下,选择经导管瓣膜植入术(如经导管主动脉瓣膜植入)可能更为适合。

(四) 心律失常

肿瘤患者可能合并窦性心动过速、缓慢性/快速性心律失常、传导异常等多种类型心律失常。抗肿瘤治疗的心律失常发生率为 16%~36%。

抗肿瘤治疗可导致 QT 间期延长,从而诱发尖端扭转型室性心动过速(Tdp)。在抗肿瘤治疗前、治疗中、治疗后,均应监测 QT 间期,应用 Bazett 或 Fridericia 公式计算心率校正的 QT 间期(QTC),并控制可导致 QT 间期延长的危险因素。在肿瘤患者中,导致 QT 间期延长的危险因素见表 37-3。

表 37-3　肿瘤患者 QT 间期延长的危险因素

可逆的危险因素	不可逆的危险因素
电解质紊乱	心脏性猝死家族史(隐匿性的先天性长 QT 综合征或基因多态性)
恶心、呕吐	晕厥史
腹泻	基线 QTc 延长
应用袢利尿剂	女性
低钾血症	老年人
低镁血症	心脏疾病
低钙血症	心肌梗死
甲状腺功能减退	肾功能不全
应用导致 QT 间期延长的药物	肝功能损伤
抗心律失常药	
抗感染药	
- 抗生素	
- 抗真菌药	
精神类药物	
- 抗抑郁药	
- 镇静药	
止吐药	
抗组胺药	

对 QT 间期延长或存在以上危险因素的患者,抗肿瘤治疗期间需密切随访 12 导联心电图;对治疗期间 QTc 超过 500 毫秒、QTc 延长超过 60 毫秒或新发心律失常患者,应考虑中止或调整抗肿瘤治疗方案;对药物致 QT 间期延长患者,需避免低钾血症、显著心动过缓,以降低尖端扭转型室性心动过速的风险;潜在 QT 间期延长作用的化疗药物应尽量避免与其他可致 QT 间期延长的药物合用。

室性心律失常的发生与 QT 间期延长、放化疗导致的急慢性心肌毒性(心功能障碍、心肌缺血)、导致 QT 间期延长的危险因素相关。放疗可导致窦房结功能障碍和心脏传导系统异常,并且常是不可逆的。紫杉醇和沙利度胺可导致窦房结功能障碍、缓慢性心律失常和传导阻滞。对于缓慢性心律失常和房室传导阻滞的患者,应进行个体化管理,在考虑是否进行药物或起搏器治疗(包括临时起搏及永久起搏)前,应首先去除诱因。

在放疗、化疗的过程中甚至是结束之后,都可发生各种类型的室上性心律失常,其中以房颤多见,术后发生房颤最多见。肿瘤患者房颤的管理同样需要考虑心率、节律管理、口服抗凝药物预防血栓及卒中。在肿瘤合并房颤患者的治疗中,如何权衡血栓形成与出血风险,是一个巨大挑战。CHA_2DS_2-VASc 评分和 HAS-BLED 评分是否适用于肿瘤患者目前并无依据。对 CHA_2DS_2-VASc 评分 ≥2 分的患者,如果血小板计数 >50 000/mm^3,可考虑应用维生素 K 拮抗剂进行抗凝治疗。即使是低卒中风险的房颤患者,有时也需要抗凝治疗,因为肿瘤患者本身是深静脉血栓形成的高危人群。建议对患者进行包括心脏超声的充分评估,是否开始抗凝治疗应考虑患者是否合并其他疾病、出血风险及患者的治疗意愿。抗凝治疗药物包括低分子量肝素(LMWH)、维生素 K 拮抗剂(VKA)、非维生素 K 拮抗剂类的新型口服抗凝药(NOACs)。肿瘤患者 INR 变异大、出血风险高,不建议应用华法林,推荐使用低分子量肝素。一项荟萃分析表明,肿瘤患者应用 NOACs 是安全的,但其抗凝作用尚不明确。β 受体阻滞剂和非二氢吡啶类钙通道阻滞剂可控制房颤患者心率,并控制室上性心律失常。合并心力衰竭且不能耐受上述药物的患者,可考虑应用洋地黄类药物。

(五) 高血压

高血压常与癌症并存。肿瘤治疗相关高血压的发生及严重程度取决于患者的年龄、高血压病史、心血管系统疾病史、肿瘤类型(例如肾癌与非肾癌)、药物的类型及剂量、应用方案及相关的抗肿瘤治疗措施。应用 VEGF 抑制剂可明显增加新发高血压或者已控制的血压波动的发生风险(11%~45%),其中 2%~20% 可发生严重的高血压。抗肿瘤药物导致的高血压可发生在治疗开始直到治疗结束后 1 年。

高血压的管理目标为筛查出血压 >140/90mmHg 的患者并将血压控制于 <140/90mmHg(对于明显蛋白尿的患者,应更低)。在应用 VEGF 抑制剂治疗前,应对 CVD 危险因素进行基线评估(包括高血压病史及目前高血压水平),并进行血压管理。为避免严重的并发症,需要对血压增高进行早期发现及干预,推荐进行积极的药物治疗。建议 ACEI、ARB、非二氢吡啶类钙通道阻滞剂(如氨氯地平、非洛地平)为降压一线用药。利尿剂可导致电解质紊乱,进而导致 QT 间期延长,因此应用时须谨慎,不推荐为高血压的一线用药。

应根据现行的 ESC/ESH 高血压及欧洲心血管疾病预防临床实用指南(详见 www.escardio.org/guidelines)对高血压患者进行充分的治疗,并根据患者特点及血压控制情况,在抗肿瘤治疗前及治疗期间定期进行血压监测。癌症患者的高血压可以应用传统降压药物治疗,但是为预防心血管系统并发症(如心力衰竭),建议早期、积极地治疗。抗高血压药物推荐应用 ACEI(或 ARB)、β 受体阻滞剂及非二氢吡啶类钙通道阻滞剂;由于药物相互作用,二氢吡啶类钙通道阻滞剂应尽量避免使用。对血压未达标者,可考虑化疗药物减量、强化降压治疗或者暂停 VEGF 抑制剂。一旦血压达标,可重新应用 VEGF 抑制剂以达到最大抗肿瘤疗效。

(六) 血栓栓塞性疾病

肿瘤细胞可通过多种病理生理途径触发凝血过程:一方面可通过激活凝血、抗纤溶、血小板等机制诱导高凝状态;另一方面通过释放促炎、促血管生成因子增加凝血物质与血管及血细胞的黏附。

肿瘤患者出现动脉内血栓事件较为罕见,其发生率约为 1%,主要见于应用蒽环类、紫杉烷及铂类药物治疗的转移性胰腺、乳腺、结直肠及肺癌患者,预后较差。静脉血栓栓塞症(VTE)经常出现在肿瘤患者。约 20% 的住院患者存在 VTE,且常未被临床识别。即使在能下床活动的化疗患者(如膀胱、结肠、卵巢、肺部、胃部及胰腺肿瘤患者)中,VTE 也常出现。目前,预防性抗凝的地位尚不明确。

针对 VTE 的预防性抗凝需参考患者的出血风险及预期寿命因人而异。对手术患者,预防性抗凝应至少延续至术后 4 周。对血流动力学稳定的 VTE 患者,应予 3~6 个月的 LMWH 治疗。急性期后,应长期抗凝,直至肿瘤治愈。目前关于 NOACs 的数据仅限于大型临床试验中的小样本亚组分析,其结果提示,NOACs 与 VKA 在预防 VTE 复发及出血风险等方面并无显著差异。血流动力学不稳的肺动脉栓塞患者行溶栓治疗需谨慎,应参考生活质量矫正的预期寿命及出血风险个体化进行。

(七) 外周血管疾病与卒中

尽管无 CVD 危险因素,约 30% 应用尼洛替尼、帕纳替尼或 BCR-ARL TKIs 的患者也会出现严重的下肢动脉疾病。其他与肿瘤治疗相关的外周动脉毒性主要包括 Raynaud 现象和缺血性卒中(如使用 L-门冬酰胺酶、顺铂、甲氨蝶呤、氟尿嘧啶及紫杉醇)。

纵隔或头颈部放疗后,患者的卒中风险至少上升 2 倍。放疗可造成脑小血管内皮损伤及血栓形成。文献报道,主动脉及周围动脉(包括锁骨下动脉、髂骨动脉等)亦可受累,并出现肢端缺血症状。

推荐在基线时对患者行 PAD 风险评估。Fontaine 1~2 期(无症状或仅有间歇性跛行)患者,应对其行危险因素控制,并予周期性临床、代谢及血流动力学随访。推荐头颈部肿瘤或淋巴瘤患者在放疗后(尤其是放疗 5 年后)行脑血管超声检查。

为防止斑块进展,应严格控制危险因素。抗血小板药物应主要用于有症状性 PAD 患者。对基线时已存在或肿瘤治疗中新出现的严重 PAD,应参考血液病学、血管外科学及肿瘤心脏病学专家意见,个体化决定是否予以再血管化治疗。

(八) 肺动脉高压

肺动脉高压(PAH)是部分抗肿瘤药物和骨髓干细胞移植少见而严重的并发症。目前认为,环磷酰胺及其他烷化剂均可促进肺静脉栓塞性疾病的发展。

对使用可致 PAH 药物(如达沙替尼)的患者,应在基线时予以超声心动图检查,以明确是否存在右心室负荷过重征象。对该类患者,尤其是新发劳力性呼吸困难、乏力或心绞痛者,应在用药期间以无创性心血管检查密切监测。对无症状患者,建议每 3~6 个月行超声心动图检查。达沙替尼所致 PAH 可在停药后逐渐恢复,但其右心系统血流动力学状态多难以完全恢复正常。对该类患者,可予暂时或永久性应用 PAH 靶向药物治疗。

（九）肿瘤治疗相关其他心血管并发症

部分化疗药物（主要见于蒽环类、环磷酰胺、阿糖胞苷及博来霉素等）可致急性心包炎，放疗引起的心包炎相对少见。胸腔积液在肿瘤患者中较为多见，可能由肿瘤本身、心力衰竭、感染及其他因素导致。部分肿瘤药物（如达沙替尼、伊马替尼等）或可因其水潴留作用引起可逆性胸腔积液。放疗对心脏自主神经系统的损害可导致交感-迷走神经失衡，主要表现为病理性窦性心动过速、心率变异性改变及敏感性降低。这可能导致伴有 CAD 的癌症幸存者痛阈增高或发生无症状心肌缺血。其管理策略与非癌症患者相同。

（十）特殊人群肿瘤治疗相关的心血管并发症

使用蒽环类药物及放射治疗是引起儿童期癌症患者心脏毒性最为常见的治疗。据报道，儿童期癌症幸存者心血管并发症的发生率高达 8.1%。既往有心力衰竭、心功能不全、高血压、糖尿病和 CAD 病史的患者，在进行化疗或者放疗时更容易造成心血管系统的损害。妊娠期女性与年龄匹配的非妊娠期女性的心脏毒性发生风险相似。目前存在较少的研究数据提示，癌症治疗药物穿透胎盘的能力较低，如蒽环类药物并不能通过胎盘。然而，低浓度的蒽环类药物对心肌细胞的正常发育是否有影响目前仍不清楚。母亲在妊娠期间接受抗癌治疗，对孩子出生后进行长期的随访观察，并未发现对孩子产生明显的远期心脏毒性。

指南要点小结

1. 肿瘤治疗相关性心功能不全——以保留左心室收缩功能为核心，兼顾危险因素，延缓心肌重构。

2. 肿瘤治疗相关性冠状动脉疾病——充分预测，全面评估，谨慎处理，密切随访。

3. 肿瘤治疗相关性心脏瓣膜病——合理检查，充分考虑风险。

4. 肿瘤治疗相关性心律失常——聚焦 QT 间期，随访与预防并重。

5. 肿瘤治疗相关性高血压——重视血压达标及心脏保护，药物配伍需合理。

6. 肿瘤治疗相关性血栓疾病——维生素 K 拮抗剂、低分子量肝素仍是主流，新型口服抗凝药潜力大。

7. 肿瘤治疗相关性周围血管病及卒中——多学科合作基础上的个体化治疗仍是最佳选择。

8. 肿瘤治疗相关性肺动脉高压——早期发现，协同处理。

9. 肿瘤治疗相关其他心血管并发症——放疗患者相对多见。

（柴湘平　肖宜超）

参考文献

[1] ZAMORANO J L, LANCELLOTTI P, RODRIGUEZ MUÑOZ D, et al. 2016 ESC Position Paper on cancer treatments and cardiovascular toxicity developed under the auspices of the ESC Committee for Practice Guidelines: The Task Force for cancer treatments and cardiovascular toxicity of the European Society of Cardiology (ESC)[J]. Eur Heart J, 2016, 37(36): 2768-2801.

[2] CAMPIA U, MOSLEHI J J, AMIRI-KORDESTANI L, et al. Cardio-Oncology: Vascular and Metabolic Perspectives: A Scientific Statement From the American Heart Association [J]. Circulation, 2019, 139(13): e579-e602.